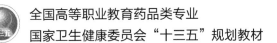

全国高等职业教育药品类专业
国家卫生健康委员会"十三五"规划教材

供药学、中药学、药品经营与管理、药品服务与管理专业用

药学服务实务

U0292531

第 **2** 版

主　编　秦红兵　陈俊荣

副主编　石少婷　刘　玮　何　心

编　者（以姓氏笔画为序）

石少婷（山东省莱阳卫生学校）　　　　何　颖（大庆医学高等专科学校）

冯　玘（皖北卫生职业学院）　　　　　张　萍（江苏省徐州医药高等职业学校）

吕　颖（百色市民族卫生学校）　　　　陈俊荣（沧州医学高等专科学校）

刘　玮（安徽医学高等专科学校）　　　赵丽霞（山东医学高等专科学校）

刘红霞（江苏医药职业学院）　　　　　胡鹏飞（上海震旦职业学院）

刘远嵘（北京卫生职业学院）　　　　　姚淑琼（湖南中医药高等专科学校）

邱腾颖（福建卫生职业技术学院）　　　秦红兵（江苏医药职业学院）

何　心（黑龙江省医院）

人民卫生出版社

图书在版编目（CIP）数据

药学服务实务/秦红兵,陈俊荣主编. —2 版. —北京：
人民卫生出版社,2018

ISBN 978-7-117-25607-0

Ⅰ.①药…　Ⅱ.①秦…②陈…　Ⅲ.①药物学–高等
职业教育–教材　Ⅳ.①R9

中国版本图书馆 CIP 数据核字（2018）第 072152 号

| 人卫智网 | www.ipmph.com | 医学教育、学术、考试、健康，购书智慧智能综合服务平台 |
| 人卫官网 | www.pmph.com | 人卫官方资讯发布平台 |

药学服务实务

第 2 版

主　　编：秦红兵　陈俊荣
出版发行：人民卫生出版社(中继线 010-59780011)
地　　址：北京市朝阳区潘家园南里 19 号
邮　　编：100021
E – mail：pmph @ pmph.com
购书热线：010-59787592　010-59787584　010-65264830
印　　刷：人卫印务（北京）有限公司
经　　销：新华书店
开　　本：850×1168　1/16　印张：24
字　　数：564 千字
版　　次：2013 年 8 月第 1 版　　2018 年 9 月第 2 版
　　　　　2023 年 11 月第 2 版第 8 次印刷(总第 16 次印刷)
标准书号：ISBN 978-7-117-25607-0
定　　价：58.00 元

打击盗版举报电话：010-59787491　E-mail：WQ @ pmph.com
（凡属印装质量问题请与本社市场营销中心联系退换）

全国高等职业教育药品类专业国家卫生健康委员会
"十三五"规划教材出版说明

《国务院关于加快发展现代职业教育的决定》《高等职业教育创新发展行动计划(2015–2018年)》《教育部关于深化职业教育教学改革全面提高人才培养质量的若干意见》等一系列重要指导性文件相继出台,明确了职业教育的战略地位、发展方向。为全面贯彻国家教育方针,将现代职教发展理念融入教材建设全过程,人民卫生出版社组建了全国食品药品职业教育教材建设指导委员会。在该指导委员会的直接指导下,经过广泛调研论证,人卫社启动了全国高等职业教育药品类专业第三轮规划教材的修订出版工作。

本套规划教材首版于2009年,于2013年修订出版了第二轮规划教材,其中部分教材入选了"十二五"职业教育国家规划教材。本轮规划教材主要依据教育部颁布的《普通高等学校高等职业教育(专科)专业目录(2015年)》及2017年增补专业,调整充实了教材品种,涵盖了药品类相关专业的主要课程。全套教材为国家卫生健康委员会"十三五"规划教材,是"十三五"时期人卫社重点教材建设项目。本轮教材继续秉承"五个对接"的职教理念,结合国内药学类专业高等职业教育教学发展趋势,科学合理推进规划教材体系改革,同步进行了数字资源建设,着力打造本领域首套融合教材。

本套教材重点突出如下特点:

1. **适应发展需求,体现高职特色** 本套教材定位于高等职业教育药品类专业,教材的顶层设计既考虑行业创新驱动发展对技术技能型人才的需要,又充分考虑职业人才的全面发展和技术技能型人才的成长规律;既集合了我国职业教育快速发展的实践经验,又充分体现了现代高等职业教育的发展理念,突出高等职业教育特色。

2. **完善课程标准,兼顾接续培养** 本套教材根据各专业对应从业岗位的任职标准优化课程标准,避免重要知识点的遗漏和不必要的交叉重复,以保证教学内容的设计与职业标准精准对接,学校的人才培养与企业的岗位需求精准对接。同时,本套教材顺应接续培养的需要,适当考虑建立各课程的衔接体系,以保证高等职业教育对口招收中职学生的需要和高职学生对口升学至应用型本科专业学习的衔接。

3. **推进产学结合,实现一体化教学** 本套教材的内容编排以技能培养为目标,以技术应用为主线,使学生在逐步了解岗位工作实践,掌握工作技能的过程中获取相应的知识。为此,在编写队伍组建上,特别邀请了一大批具有丰富实践经验的行业专家参加编写工作,与从全国高职院校中遴选出的优秀师资共同合作,确保教材内容贴近一线工作岗位实际,促使一体化教学成为现实。

4. **注重素养教育,打造工匠精神** 在全国"劳动光荣、技能宝贵"的氛围逐渐形成,"工匠精神"在各行各业广为倡导的形势下,医药卫生行业的从业人员更要有崇高的道德和职业素养。教材更加强调要充分体现对学生职业素养的培养,在适当的环节,特别是案例中要体现出药品从业人员的行为准则和道德规范,以及精益求精的工作态度。

5. 培养创新意识,提高创业能力 为有效地开展大学生创新创业教育,促进学生全面发展和全面成才,本套教材特别注意将创新创业教育融入专业课程中,帮助学生培养创新思维,提高创新能力、实践能力和解决复杂问题的能力,引导学生独立思考、客观判断,以积极的、锲而不舍的精神寻求解决问题的方案。

6. 对接岗位实际,确保课证融通 按照课程标准与职业标准融通,课程评价方式与职业技能鉴定方式融通,学历教育管理与职业资格管理融通的现代职业教育发展趋势,本套教材中的专业课程,充分考虑学生考取相关职业资格证书的需要,其内容和实训项目的选取尽量涵盖相关的考试内容,使其成为一本既是学历教育的教科书,又是职业岗位证书的培训教材,实现"双证书"培养。

7. 营造真实场景,活化教学模式 本套教材在继承保持人卫版职业教育教材栏目式编写模式的基础上,进行了进一步系统优化。例如,增加了"导学情景",借助真实工作情景开启知识内容的学习;"复习导图"以思维导图的模式,为学生梳理本章的知识脉络,帮助学生构建知识框架。进而提高教材的可读性,体现教材的职业教育属性,做到学以致用。

8. 全面"纸数"融合,促进多媒体共享 为了适应新的教学模式的需要,本套教材同步建设以纸质教材内容为核心的多样化的数字教学资源,从广度、深度上拓展纸质教材内容。通过在纸质教材中增加二维码的方式"无缝隙"地链接视频、动画、图片、PPT、音频、文档等富媒体资源,丰富纸质教材的表现形式,补充拓展性的知识内容,为多元化的人才培养提供更多的信息知识支撑。

本套教材的编写过程中,全体编者以高度负责、严谨认真的态度为教材的编写工作付出了诸多心血,各参编院校对编写工作的顺利开展给予了大力支持,从而使本套教材得以高质量如期出版,在此对有关单位和各位专家表示诚挚的感谢!教材出版后,各位教师、学生在使用过程中,如发现问题请反馈给我们(renweiyaoxue@163. com),以便及时更正和修订完善。

人民卫生出版社

2018 年 3 月

全国高等职业教育药品类专业国家卫生健康委员会"十三五"规划教材

教材目录

序号	教材名称	主编	适用专业
1	人体解剖生理学(第3版)	贺 伟 吴金英	药学类、药品制造类、食品药品管理类、食品工业类
2	基础化学(第3版)	傅春华 黄月君	药学类、药品制造类、食品药品管理类、食品工业类
3	无机化学(第3版)	牛秀明 林 珍	药学类、药品制造类、食品药品管理类、食品工业类
4	分析化学(第3版)	李维斌 陈哲洪	药学类、药品制造类、食品药品管理类、医学技术类、生物技术类
5	仪器分析	任玉红 闫冬良	药学类、药品制造类、食品药品管理类、食品工业类
6	有机化学(第3版)*	刘 斌 卫月琴	药学类、药品制造类、食品药品管理类、食品工业类
7	生物化学(第3版)	李清秀	药学类、药品制造类、食品药品管理类、食品工业类
8	微生物与免疫学*	凌庆枝 魏仲香	药学类、药品制造类、食品药品管理类、食品工业类
9	药事管理与法规(第3版)	万仁甫	药学类、药品经营与管理、中药学、药品生产技术、药品质量与安全、食品药品监督管理
10	公共关系基础(第3版)	秦东华 惠 春	药学类、药品制造类、食品药品管理类、食品工业类
11	医药数理统计(第3版)	侯丽英	药学、药物制剂技术、化学制药技术、中药制药技术、生物制药技术、药品经营与管理、药品服务与管理
12	药学英语	林速容 赵 旦	药学、药物制剂技术、化学制药技术、中药制药技术、生物制药技术、药品经营与管理、药品服务与管理
13	医药应用文写作(第3版)	张月亮	药学、药物制剂技术、化学制药技术、中药制药技术、生物制药技术、药品经营与管理、药品服务与管理

5

序号	教材名称	主编	适用专业
14	医药信息检索(第3版)	陈 燕 李现红	药学、药物制剂技术、化学制药技术、中药制药技术、生物制药技术、药品经营与管理、药品服务与管理
15	药理学(第3版)	罗跃娥 樊一桥	药学、药物制剂技术、化学制药技术、中药制药技术、生物制药技术、药品经营与管理、药品服务与管理
16	药物化学(第3版)	葛淑兰 张彦文	药学、药品经营与管理、药品服务与管理、药物制剂技术、化学制药技术
17	药剂学(第3版)*	李忠文	药学、药品经营与管理、药品服务与管理、药品质量与安全
18	药物分析(第3版)	孙 莹 刘 燕	药学、药品质量与安全、药品经营与管理、药品生产技术
19	天然药物学(第3版)	沈 力 张 辛	药学、药物制剂技术、化学制药技术、生物制药技术、药品经营与管理
20	天然药物化学(第3版)	吴剑峰	药学、药物制剂技术、化学制药技术、生物制药技术、中药制药技术
21	医院药学概要(第3版)	张明淑 于 倩	药学、药品经营与管理、药品服务与管理
22	中医药学概论(第3版)	周少林 吴立明	药学、药物制剂技术、化学制药技术、中药制药技术、生物制药技术、药品经营与管理、药品服务与管理
23	药品营销心理学(第3版)	丛 媛	药学、药品经营与管理
24	基础会计(第3版)	周凤莲	药品经营与管理、药品服务与管理
25	临床医学概要(第3版)*	曾 华	药学、药品经营与管理
26	药品市场营销学(第3版)*	张 丽	药学、药品经营与管理、中药学、药物制剂技术、化学制药技术、生物制药技术、中药制药技术、药品服务与管理
27	临床药物治疗学(第3版)*	曹 红	药学、药品经营与管理、药品服务与管理
28	医药企业管理	戴 宇 徐茂红	药品经营与管理、药学、药品服务与管理
29	药品储存与养护(第3版)	徐世义 宫淑秋	药品经营与管理、药学、中药学、药品生产技术
30	药品经营管理法律实务(第3版)*	李朝霞	药品经营与管理、药品服务与管理
31	医学基础(第3版)	孙志军 李宏伟	药学、药物制剂技术、生物制药技术、化学制药技术、中药制药技术
32	药学服务实务(第2版)	秦红兵 陈俊荣	药学、中药学、药品经营与管理、药品服务与管理

序号	教材名称	主编		适用专业
33	药品生产质量管理(第3版)*	李洪		药物制剂技术、化学制药技术、中药制药技术、生物制药技术、药品生产技术
34	安全生产知识(第3版)	张之东		药物制剂技术、化学制药技术、中药制药技术、生物制药技术、药学
35	实用药物学基础(第3版)	丁丰	张庆	药学、药物制剂技术、生物制药技术、化学制药技术
36	药物制剂技术(第3版)*	张健泓		药学、药物制剂技术、药品生产技术
	药物制剂综合实训教程	胡英	张健泓	药学、药物制剂技术、化学制药技术、生物制药技术
37	药物检测技术(第3版)	甄会贤		药品质量与安全、药物制剂技术、化学制药技术、药学
38	药物制剂设备(第3版)	王泽		药品生产技术、药物制剂技术、制药设备应用技术、中药生产与加工
39	药物制剂辅料与包装材料(第3版)*	张亚红		药物制剂技术、化学制药技术、中药制药技术、生物制药技术、药学
40	化工制图(第3版)	孙安荣		化学制药技术、生物制药技术、中药制药技术、药物制剂技术、药品生产技术、食品加工技术、化工生物技术、制药设备应用技术、医疗设备应用技术
41	药物分离与纯化技术(第3版)	马娟		化学制药技术、药学、生物制药技术
42	药品生物检定技术(第2版)	杨元娟		药学、生物制药技术、药物制剂技术、药品质量与安全、药品生物技术
43	生物药物检测技术(第2版)	兰作平		生物制药技术、药品质量与安全
44	生物制药设备(第3版)*	罗合春	贺峰	生物制药技术
45	中医基本理论(第3版)*	叶玉枝		中药制药技术、中药学、中药生产与加工、中医养生保健、中医康复技术
46	实用中药(第3版)	马维平	徐智斌	中药制药技术、中药学、中药生产与加工
47	方剂与中成药(第3版)	李建民	马波	中药制药技术、中药学、药品生产技术、药品经营与管理、药品服务与管理
48	中药鉴定技术(第3版)*	李炳生	易东阳	中药制药技术、药品经营与管理、中药学、中草药栽培技术、中药生产与加工、药品质量与安全、药学
49	药用植物识别技术	宋新丽	彭学著	中药制药技术、中药学、中草药栽培技术、中药生产与加工

序号	教材名称	主编		适用专业
50	中药药理学(第3版)	袁先雄		药学、中药学、药品生产技术、药品经营与管理、药品服务与管理
51	中药化学实用技术(第3版)*	杨 红	郭素华	中药制药技术、中药学、中草药栽培技术、中药生产与加工
52	中药炮制技术(第3版)	张中社	龙全江	中药制药技术、中药学、中药生产与加工
53	中药制药设备(第3版)	魏增余		中药制药技术、中药学、药品生产技术、制药设备应用技术
54	中药制剂技术(第3版)	汪小根	刘德军	中药制药技术、中药学、中药生产与加工、药品质量与安全
55	中药制剂检测技术(第3版)	田友清	张钦德	中药制药技术、中药学、药学、药品生产技术、药品质量与安全
56	药品生产技术	李丽娟		药品生产技术、化学制药技术、生物制药技术、药品质量与安全
57	中药生产与加工	庄义修	付绍智	药学、药品生产技术、药品质量与安全、中药学、中药生产与加工

说明：* 为"十二五"职业教育国家规划教材。全套教材均配有数字资源。

全国食品药品职业教育教材建设指导委员会
成员名单

主 任 委 员：姚文兵　中国药科大学

副主任委员：刘　斌　天津职业大学　　　　　　　马　波　安徽中医药高等专科学校

冯连贵　重庆医药高等专科学校　　　袁　龙　江苏省徐州医药高等职业学校

张彦文　天津医学高等专科学校　　　缪立德　长江职业学院

陶书中　江苏食品药品职业技术学院　张伟群　安庆医药高等专科学校

许莉勇　浙江医药高等专科学校　　　罗晓清　苏州卫生职业技术学院

昝雪峰　楚雄医药高等专科学校　　　葛淑兰　山东医学高等专科学校

陈国忠　江苏医药职业学院　　　　　孙勇民　天津现代职业技术学院

委　　　员（以姓氏笔画为序）：

于文国　河北化工医药职业技术学院　杨元娟　重庆医药高等专科学校

王　宁　江苏医药职业学院　　　　　杨先振　楚雄医药高等专科学校

王玮瑛　黑龙江护理高等专科学校　　邹浩军　无锡卫生高等职业技术学校

王明军　厦门医学高等专科学校　　　张　庆　济南护理职业学院

王峥业　江苏省徐州医药高等职业学校　张　建　天津生物工程职业技术学院

王瑞兰　广东食品药品职业学院　　　张　铎　河北化工医药职业技术学院

牛红云　黑龙江农垦职业学院　　　　张志琴　楚雄医药高等专科学校

毛小明　安庆医药高等专科学校　　　张佳佳　浙江医药高等专科学校

边　江　中国医学装备协会康复医学　张健泓　广东食品药品职业学院
　　　　装备技术专业委员会　　　　张海涛　辽宁农业职业技术学院

师邱毅　浙江医药高等专科学校　　　陈芳梅　广西卫生职业技术学院

吕　平　天津职业大学　　　　　　　陈海洋　湖南环境生物职业技术学院

朱照静　重庆医药高等专科学校　　　罗兴洪　先声药业集团

刘　燕　肇庆医学高等专科学校　　　罗跃娥　天津医学高等专科学校

刘玉兵　黑龙江农业经济职业学院　　郏枝花　安徽医学高等专科学校

刘德军　江苏省连云港中医药高等职业　金浩宇　广东食品药品职业学院
　　　　技术学校　　　　　　　　　周双林　浙江医药高等专科学校

孙　莹　长春医学高等专科学校　　　郝晶晶　北京卫生职业学院

严　振　广东省药品监督管理局　　　胡雪琴　重庆医药高等专科学校

李　霞　天津职业大学　　　　　　　段如春　楚雄医药高等专科学校

李群力　金华职业技术学院　　　　　袁加程　江苏食品药品职业技术学院

莫国民　上海健康医学院　　　　　　　　晨　阳　江苏医药职业学院

顾立众　江苏食品药品职业技术学院　　　葛　虹　广东食品药品职业学院

倪　峰　福建卫生职业技术学院　　　　　蒋长顺　安徽医学高等专科学校

徐一新　上海健康医学院　　　　　　　　景维斌　江苏省徐州医药高等职业学校

黄丽萍　安徽中医药高等专科学校　　　　潘志恒　天津现代职业技术学院

黄美娥　湖南食品药品职业学院

前　言

《药学服务实务》教材自2013年出版发行以来,得到了使用学校师生的充分肯定。为了使本教材能够更好地满足高等职业教育药品类相关专业教育教学改革的需要,在人民卫生出版社的组织规划下,我们编写了《药学服务实务》(第2版)。

本次修订继续坚持"三基"(基本理论、基本知识、基本技能)、"五性"(思想性、科学性、启发性、先进性、适用性)、"三特定"(特定对象、特定要求、特定限制)的原则。具体做了以下修订:一是进一步完善教材结构。由第1版的十三章调整为十五章。根据我国药学事业的发展和医疗机构药学服务实践的需要,新增"药学监护"一章;另外,将"常见症状和疾病的自我药疗"分拆为"常见症状的自我药疗"和"常见疾病的自我药疗"两章,使教材结构更加合理。二是进一步优化教材内容。根据高等职业教育药品类相关专业人才培养目标的要求,本教材对接医疗机构药房和社会零售药店岗位工作任务,彰显专业特色。三是进一步创新教材形式。每章在丰富"知识链接、案例分析、点滴积累、实训项目和目标检测"等内容的基础上,章首增加"导学情景"栏目。同时。注重纸质教材与数字资源的融合,在纸质教材中增加二维码,通过手机扫描相应的二维码,获得增值服务,包括PPT、同步练习、微课等富媒体形式,便于学生自主学习。

本教材主要供高等职业教育药品类相关专业使用,同时,也可以作为药学技术人员继续教育的教材和参考用书。

在教材的编写过程中,我们汲取和借鉴了相关教材和专家的研究成果,得到了多位专家的悉心指导和参编单位的大力支持,在此一并致以崇高的敬意和衷心的感谢。

教材编写团队全体成员虽已尽心竭力,但限于学术水平及多种原因,书中不妥之处在所难免,敬请广大师生批评指正。

秦红兵　陈俊荣

2018年3月

目 录

第一章

绪论

导学情景 ∨

情景描述：

李奶奶，65 岁，因受凉后感到全身不适，伴有头痛、咽痛、咳嗽、流涕等症状，在家人陪伴下去为民大药房购药。张药师根据病情判断李奶奶感冒了，他推荐李奶奶使用某种感冒药，李奶奶就药品使用相关情况向药师进行咨询，张药师对其进行用药指导。

学前导语：

本章我们将学习药学服务的概念，药学服务的实施背景，药学服务的具体工作，药学服务的对象、特点、效果，用药咨询的概念、对象，用药依从性和用药指导。

随着社会经济的发展和医药科技的进步，人们对医药卫生保健和用药安全的需求不断增加，药学技术人员向社会公众提供符合伦理和执业标准的药学服务是药学工作适应时代发展的必然要求。药学服务是在临床药学工作的基础上发展起来的，与传统的药物治疗有很大的区别，其服务的中心是患

ER-1-1

扫一扫，知重点

者。药学服务已成为全球药师共同追求的目标，实施全程化、立体化的药学服务是广大药学技术人员的神圣使命和共同责任。

第一节　概述

一、药学服务的概念

药学服务（pharmaceutical services，PS）是指药学技术人员应用药学专业知识、技能和工具，向社会公众（包括医护人员、患者及家属、其他关心用药的群体等）提供直接的、负责任的、与药品使用相关的各类服务。药学服务的宗旨是提高药物治疗的安全性、有效性和经济性，改善和提高社会公众的健康水平和生活质量。

Mikeal 于 1975 年提出药学服务的概念，其内容界定为满足患者获得安全与合理用药需求的服务。1980 年，Brodie 等强调为了保证患者获得最优的安全性与有效性的治疗，药学服务还应包括用药决策和提供患者所需药品与治疗前、治疗中、治疗后 3 个阶段的针对个体的药学服务内容。1987 年，美国学者 Dr. Hepler 在美国药学院校协会年会上提出了药学服务的初步概

念:"药师以负责的态度提供药物治疗,以达到特定的治疗结果,并因而改进患者的生活质量"。1990 年,Hepler 和 Strand 又进一步明确了药学服务的概念,这一概念已经在世界范围内得到认同,并被专业的药学组织作为服务标准,以不同方式和不同程度实施。我国药学界在 20 世纪 90 年代初,引入了药学服务的概念,虽然翻译的词汇不同(包括药学保健、药疗保健、药疗服务、药师照顾、药学关怀等),但其内涵是一致的。药学服务在我国真正付诸实践,是从 20 世纪 90 年代后期开始的。经过广大药学工作者的不懈努力,药学服务的理念已经得到广大药学技术人员的认同和接受,药学服务工作已在各级医疗机构和社会药房(药店)逐步展开。但是,目前许多因素仍然制约着我国药学服务的有效实施,如药学专业人员的不足、不受重视,缺乏硬件、法规不健全等,此外,药学服务标准化和药学服务收费问题需要进一步的研究,并形成广泛共识,从而促进我国药学服务的健康发展。

药学服务不仅是药学技术人员的执业理念,更是药学工作的具体实践。药学服务最基本的要素是与药品使用有关的服务。药学服务中的"服务"不同于一般的仅限于行为上的功能,它是药学服务工作人员对患者的关怀和责任。在药学服务实践过程中,药学技术人员的职业理念已经发生了根本性的转变,由过去的关注药物转向直接关注患者和消费者,这也就要求药学技术人员树立"以人为本"的服务理念,把自己的全部活动建立在以患者为中心的基础上,主动关注患者的心理、行为、环境、经济、生活方式、职业等影响药物治疗的各种因素,真正保证患者用药的安全、有效、经济和适宜,最大程度地改善和提高患者的身心健康。实践表明,药学服务的实施,对于提高药物治疗效果、减少药品不良反应和药源性疾病的发生、降低医疗服务费用,更好地保障公众用药的安全性、有效性和经济性具有极其重要的意义。

二、药学服务的实施背景

现代药学的发展主要经历了 3 个阶段:①传统的药品调配、供应,以保障药品供应为中心的阶段;②参与临床用药实践,促进合理用药为主的临床药学阶段;③以患者为中心,强调改善患者生命质量的药学服务阶段。随着经济社会的发展,人们对用药安全的要求和期望不断提高,享受药学服务已成为所有药物使用者的权利,实施全程化、立体化的药学服务是社会发展的必然。

1. 社会公众对医药卫生服务需求的增加 随着人们的物质、文化和生活水平的不断提高,人们对生命质量和健康水平的期望也越来越高,自我药疗和用药安全的意识逐步增强。同时,医药科学技术的迅速发展,新药层出不穷,用药复杂性增加;加之药价虚高,虚假药品广告蔓延,假药、劣药屡禁不止以及药害事件的曝光等,因药品使用不当引起的社会问题也越来越多。如何保证更加安全、有效、经济地使用药品成为社会公众广泛关注的问题。社会公众出于对药品使用安全性的需要,对药师的要求已不再满足于仅仅为他们提供安全、有效的药品,而且要求提供与药物治疗有关的全方位的药学服务。因此,社会公众对医药卫生服务的迫切需求是实施药学服务的社会基础。

2. 医药科技的进步和药学的发展 随着现代生命科学的发展和医药科技的进步,药物作用研究不断深入。随着药物作用机制的不断阐明,药物治疗方面的知识越来越完善,加之治疗药物监测技术的应用,促进了个体化给药方案的实施。同时,药学信息对合理用药进行了解释和设计,药物经济学对于药物治疗方案成本效果的比较和选择,循证医学为研究药品疗效、不良反应的发生等提供了重要依据。因此,临床药学、药物治疗学、药物经济学、药学信息学等学科的发展为药学服务奠定了坚实的理论基础。

3. 药学技术人员素质的提高 为了适应现代药学事业的发展,满足药学服务岗位对药学技术人才培养的要求,许多医药院校和高职院校相继开设了药学、中药、药品经营与管理等专业。在这些专业的课程体系构建中,增加了基础医学、临床医学、药物治疗学等课程,部分院校开设了诸如药学服务、药学服务技术、实用药学服务等课程,使学生的知识结构、能力和素质能够更好地满足药学服务岗位的要求。药师是实施药学服务成功与否的关键。为了满足药学事业发展的需要,执业药师的考试标准也随之不断完善与提高,在考试中逐渐加强了对药学实践技能和综合知识应用能力的要求,为开展药学服务创造了条件。至 2017 年 6 月,全国执业药师注册人数达到 37.8 万人。药学技术人员素质的不断提高以及队伍的不断壮大,为实施药学服务和提高药学服务水平提供了最重要的技术保障。

4. 药品分类管理制度的建立 药品分类管理制度是实施药学服务的制度保障。药品分类管理是发达国家对药品采取的一种管理模式,最早起源于美国。美国国会于 1951 年通过了由一位药师参议员提出的《Durham-Humphrey 修正案》,规定了处方药与非处方药的分类标准,在世界上首创药品分类管理制度。随着我国医疗卫生制度改革的深化,我国于 1999 年 6 月 18 日颁布了《处方药与非处方药分类管理办法》(试行),此后相继颁布 6 批《国家非处方药目录》名单,并相继建立了一整套管理法规。随着药品分类管理制度的确立和深化、非处方药的合理使用,社会公众自我保健、自我药疗的意识不断增强,使得药师在自我药疗中所起的作用不断突出,促进了我国社区药学服务工作的开展。

三、药学服务的具体工作

药学服务的内容包含患者用药相关的全部需求,随着服务对象和场所的不同,其服务内容有所不同和侧重,药学服务的具体工作主要包括处方调剂、参与临床药物治疗、治疗药物监测、药物利用研究和评价、药品不良反应监测和报告、药学信息服务、健康教育等。

1. 处方调剂 药学服务的核心是要求药师直接面向患者,对患者的药物治疗负责。处方调剂是药学技术人员直接面向患者的工作岗位,提供正确的处方审核、调配、复核、发药并进行用药指导是对药物治疗的基本保证,也是药师所有工作中最重要的内容之一。但是,随着现代药学事业的发展,药学工作已从以处方调剂为主向以临床为主转移,从保证药品供应向药学技术服务转移。为了适应药师工作的转型,处方调剂工作也要由"具体操作经验服务型"向"药学知识技术服务型"转变。因此,药学技术人员必须加强处方调剂工作中对患者的用药指导。

2. 参与临床药物治疗 药学服务要求药师在药物治疗全过程中,为患者争取最好的药物治疗结果。这也就要求药师积极参与药物治疗过程,运用其药学知识和专业特长,以及所掌握的最新药品信息和药物检测手段,结合临床实际,参与制订临床用药方案。药物治疗的对象是患者,在目前临床药物治疗的实践中,仍比较偏重于依赖临床用药的经验,重诊断轻治疗的倾向也较严重,不合理用药的事件屡有发生,药物资源浪费较为严重。药师与医师、护士要共同承担医疗责任,药师更要与他们一起,使药学、临床医学、护理学进行有机结合,以患者为中心,以疾病为线索,运用临床药学、药物治疗学的知识,结合疾病的病因和临床发展过程,研究药物治疗实践中合理用药的策略和技巧,制订和实施合理的个体化药物治疗方案,以获得最佳的临床治疗效果,承受最低的治疗风险。

3. **治疗药物监测** 治疗药物监测(therapeutic drug monitoring,TDM)是指根据药物代谢动力学规律,通过对患者体液药物浓度的测定,评价或确定给药方案,使给药方案个体化。目的是指导临床合理用药,增强药物疗效,减少不良反应,提高临床药物治疗水平。在药物代谢动力学原理指导下,应用现代分析技术进行TDM,在TDM指导下,药师根据患者的具体情况,监测患者用药全过程,分析药物代谢动力学参数,与临床医师一起制订和调整合理的个体化用药方案,这是药物治疗发展的必然趋势,也是药师参与临床药物治疗、提供药学服务的重要方式和途径。

4. **药物利用研究和评价** 药物利用研究和评价是对全社会的药品市场、供给、处方及其使用进行研究,重点研究药物引起的医药、社会和经济后果以及各种药物和非药物因素对药物利用的影响,其目的就是用药的合理化。包括从医疗方面评价药物的治疗效果以及从社会、经济等方面评价其合理性,以期获得最大的社会效益和经济效益。

5. **药品不良反应监测和报告** 药品不良反应的监测和报告是指把分散的不良反应病例资料汇集起来,进行因果关系的分析和评价,并及时上报。药品不良反应监测和报告是药品质量管理的一项重要内容。建立药品不良反应监测报告制度,其目的是为了及时发现、正确认识不良反应,保证不良反应信息渠道畅通和准确,减少药源性疾病的发生,防止药害事件,保障社会公众用药安全,为评价、整顿、淘汰药品提供服务和依据,为临床用药提供信息,保证科学决策,发挥药品不良反应的"预警"作用。同时,开展此项工作也可以促进新药研制和国际药品信息的交流。

6. **药学信息服务** 提供信息服务是药学服务的关键。及时掌握大量和最新的药物信息、建立药学信息系统,是提供药学服务、保证药物治疗合理性的基础。因此,药师在提供药学服务时应经常收集整理国内外药物治疗方面的研究进展和经验总结等药学信息,包括各类药物的疗效、不良反应、禁忌证、合理用药、药物相互作用、药品价格、药物研究和评价信息等,以便针对药物治疗中的问题,提供药学信息服务。通过药学信息服务,促进医药合作,保证患者用药的安全、有效和经济。

7. **健康教育** 健康教育是指医药卫生从业人员通过有计划、有目的的教育活动,向人们介绍健康知识和药品知识,进行健康指导,促使人们自觉地实行有益于健康的行为和生活方式,消除或减轻影响健康的危险因素,预防疾病、促进健康、提高生命质量。对社会公众进行健康教育是药学服务工作的一项重要内容。药师在为患者的疾病提供药物治疗的同时,还要为患者及社会公众的健康提供服务。通过开展医药卫生健康知识讲座及提供用药咨询等方式,宣教相应的自我保健、自我药疗知识,尤其是合理用药方面的基本理论和知识,从而提高患者的用药依从性。

四、药学服务的对象

药学服务的对象是社会公众,包括患者及其家属、医护人员、药品消费者和健康人群。药学服务

的重点对象主要有:

1. 用药周期长的慢性病患者,或需要长期甚至终身用药者 如高血压、糖尿病患者,需要长期使用降压药、降糖药。

2. 患有多种疾病,病情和用药复杂,需同时合并应用多种药品者 如老年患者常合并高血压、肺心病、哮喘等,需要使用多种药物。

3. 特殊人群 如小儿、老年人、妊娠期和哺乳期妇女、特殊体质者、肝肾功能不全者、血液透析者等。

4. 用药效果不佳,需要重新选择药品或调整用药方案、剂量、方法者 如糖尿病患者需要根据血糖情况对用药方案进行调整。

5. 用药后易出现明显不良反应者 如使用降糖药后易产生低血糖反应。

6. 使用特殊剂型和特殊途径给药的患者 如使用阿托品、毛果芸香碱等滴眼的患者。

7. 使用安全范围小、个体差异大的药物需做治疗药物监测者 如使用地高辛、苯妥英钠等药物的患者。

另外,医师在为患者制订用药方案及护士在临床给药时,针对药物的配伍、注射剂溶媒的选择、溶解和稀释浓度、静脉给药速度、不良反应、禁忌证、药物相互作用等问题,同样需要得到药师的指导和帮助。

五、药学服务的特点

药学服务是药学技术人员为保障用药的安全性、有效性、经济性和适当性,维护和促进社会公众健康的专业性服务,主要具有以下特点:

1. 与药物治疗有关 药学服务是与药品使用有关的服务,它要求药师不仅要提供合格的药品,更重要的是关注疾病的合理治疗,要对疾病治疗过程进行决策,包括药品的选择、剂量的确定、给药方法的优化、治疗效果的评估等,还要服务于预防用药、保健用药等。同时还应积极、主动地向患者提供人文关怀和社会支持,从心理、社会等方面关心和帮助患者,把药物治疗与改善患者生活质量联系起来,以实现提高患者的健康水平和生活质量的终极目标。

2. 服务具有主动性 药学服务强调对患者健康的关注和责任,尽管不需要对患者提供实际照顾,但药师应对服务对象实施发自内心的、负责的服务,这种行为方式不同于既往被动的按处方发药的服务方式。

3. 服务具有全程化 药学服务不限场所,也不仅限于药物治疗的某段时间。不论住院患者、门诊患者或急诊患者,不论是预防、治疗期间或康复期间,不论是在医院药房或社区药房,药学服务要直接面向需要服务的患者,贯穿于整个用药过程,渗透于医疗保健行为的各个方面。当住院患者出院后,药学服务仍在继续,只不过是实施者由医院的药师转变为社区的药师。

六、药学服务的效果

药学服务的效果体现在提高药物治疗的安全性、有效性、依从性和经济性,即降低和节约药物治

疗费用,合理利用医药资源等方面。具体表现如下:

1. 治疗学效果 改善病情或症状,如发热、疼痛、咳嗽、哮喘、高血压、高血脂、高血糖、骨质疏松等;减少和降低发病率、复发率、并发症、病死率;提高患者依从性,帮助患者按照医嘱或药品说明书使用药物;帮助社会公众提高健康意识,普及医药卫生、康复保健的方法。

2. 安全性效果 预防药品不良反应的发生,减少药源性疾病的发生率。

3. 经济学效果 缩短住院时间,减少就诊次数和住院次数;节约治疗费用,提高治疗效益-费用比值,减少医药资源的浪费。

七、药学服务人员应具备的素质

药学服务是高度专业化的服务过程,要使药学技术人员能够很好地履行和胜任药学服务的使命,药学技术人员必须具有药学类专业的教育背景,具备扎实的药学类专业知识、基础医学知识、临床医学知识以及开展药学服务工作的实践经验和能力,熟悉药学服务相关的药事管理与法规,具备高尚的职业道德和敬业精神。同时,还应当拥有较强的沟通交流能力、药历书写能力以及一定的投诉应对能力和技巧。因此,广大药学技术人员应当不断丰富和完善自身的知识结构和实践经验,全面提高其职业技能和职业素质,力争为社会公众提供优质、高效的药学服务。

知识链接

药 历

药历是药师为参与药物治疗和实施药学服务而为患者建立的用药档案。其源于病历,但又有别于病历。药历由药师填写,内容包括其监护患者在用药过程中的用药方案、用药经过、用药指导、药学监护计划、药效表现、不良反应、治疗药物监测、各种实验室检查数据、对药物治疗的建设性意见和对患者的健康教育忠告。

2006 年初,中国药学会医院药学专业委员会结合国外药历模式,发布了国内药历的书写原则与推荐格式,具体如下:①基本情况:包括患者姓名、性别、年龄、出生年月、职业、体重或体重指数、婚姻状况、病案号或病区病床号、医疗保险和费用情况、生活习惯和联系方式等;②病历摘要:既往病史、体格检查、临床诊断、非药物治疗情况、既往用药史、药物过敏史、主要实验室检查数据、出院或转归等;③用药记录:药品名称、规格、剂量、给药途径、起始时间、停药时间、联合用药、不良反应或药品短缺品种记录等;④用药评价:用药问题与指导、药学监护计划、药学干预内容、治疗药物监测数据、对药物治疗的建设性意见、结果评价等。

点滴积累 \\/

1. 药学服务是指药学技术人员应用药学专业知识、技能和工具,向社会公众提供直接的、负责任的、与药品使用相关的各类服务。

2. 药学服务的宗旨是提高药物治疗的安全性、有效性和经济性,改善和提高社会公众的健康水平和生活质量。

3. 药学服务的具体工作包括处方调剂、参与临床药物治疗、治疗药物监测、药物利用研究和评价、药品不良反应监测和报告、药学信息服务、开展健康教育等。

4. 药学服务的对象包括患者及其家属、医护人员、药品消费者和健康人群。

第二节 用药咨询

用药咨询是指药师应用所掌握的药学知识和药品信息,包括药理学、药效学、药动学、毒理学、药品不良反应、用药安全、用药评价等,承接患者、医师、护士、社会公众对药物治疗和合理用药的咨询服务。用药咨询是药师参与全程化、立体化药学服务的重要环节,也是药学服务的突破口,对保证临床合理用药具有十分重要的意义。根据药物咨询对象的不同,可以将其分为患者、医师、护士和社会公众的用药咨询。

> **案例分析**
>
> 案例:高某是某省城一家二级医院门诊药房的药师,2012 年 12 月的一天,他在门诊药房发药时,一位高血压病患者在取药后向他请教有关药品的使用注意事项。高某回答患者说:"我是药师,只管发药,有关药品使用的注意事项请去问医生。"
>
> 分析:高药师没有能够认真履行药师的工作职责。药师在处方调剂工作中,不仅要准确无误地调剂处方,还承担着回复患者的用药咨询和用药指导工作。

一、患者用药咨询

(一) 咨询环境

用药咨询的环境构建应遵循方便舒适、标志明确、适当隐蔽和必备设备的原则:①咨询处宜紧邻门诊药房或药店大堂,处于明显位置,以方便患者的咨询;②咨询环境应舒适,让患者感觉到温馨和信任,并相对安静,较少受外界干扰,对老年患者、站立不便的患者或咨询时间较长的患者,应请他们坐下;③药师咨询台(处)要设立"用药咨询"标志,标志牌要明确醒目,使患者可清晰看到咨询药师位置;④通常情况下,对大多数患者可采用柜台式开放性面对面咨询的方式,但对某些特殊患者(如计划生育、妇产科、泌尿科、皮肤及性病科患者)的用药咨询,应单设比较隐蔽的咨询环境,以便患者放心、大胆地提出问题,同时尊重患者的隐私权;⑤咨询台应准备药学、医学的参考资料以及向患者发放的医药科普宣传资料,有条件时可以配备装有数据库的计算机及打印机,可当场打印患者所需材料。

(二) 咨询内容

1. **药品名称** 包括药品的通用名、商品名和别名。

2. **药品适应证** 药品适合于治疗(或预防)哪些疾病或症状,适应证是否与患者病情相吻合。

3. **用药方法** 包括口服药品的正确服用方法、服用时间和用药前的特殊提示,如何避免漏服药物以及漏服后的补救方法,栓剂、滴眼剂、气雾剂以及缓释制剂、控释制剂、肠溶制剂等特殊剂型的用法。

4. **用药剂量** 包括首次剂量、维持剂量,每日用药次数、间隔时间及疗程等。

5. **用药后预计疗效及起效时间、维持时间** 使用药物后何时能够改善症状或痊愈。

6. **药品不良反应** 包括主要的副作用、毒性反应等。

7. **用药注意事项** 包括药品的禁忌证、饮食禁忌、是否影响驾驶等。

8. **其他** 是否有替代药品或其他疗法;药品的鉴定辨识、贮存、保管和有效期等;药品价格,药品是否进入医疗保险报销目录等。

（三）咨询方式

咨询方式可分为主动方式和被动方式。无论是医疗机构药师还是社会药房(药店)药师,都应当主动向公众发放合理用药宣传材料,或借助网络宣传促进健康和合理用药的小知识,这些都是主动咨询的一部分。另外,药师日常承接的咨询内容以被动咨询居多,往往采用面对面的方式或借助通讯工具。由于患者的情况各异,咨询所涉及的专业角度不同,了解问题的深度也各不相同。因此,药师在接受咨询时,必须详细、全面了解患者的信息,首先应问明患者希望咨询的问题,还可通过开放式提问了解更多患者的背景资料,以便从中判断患者既往用药是否正确、存在哪些问题,然后告知正确的用药信息。

（四）特殊情况下的提示

遇到以下情况应给予特别提示:

1. **患者同时使用两种或两种以上药品** 如糖尿病患者同时使用降糖药和解热镇痛药时。

2. **患者用药后出现不良反应** 包括既往曾有过不良反应史,患者所用的药品近期发现严重或罕见不良反应时。

3. **患者用药依从性低** 如老年患者。

4. **处方中药品用法用量及适应证与药品说明书不一致** 有些患者因病情需要,处方剂量超过规定剂量时。

5. **患者正在使用的药物中有配伍禁忌或配伍不当** 如有明显配伍禁忌时,应在第一时间与该医师联系,以避免发生纠纷。

6. **需要进行治疗药物监测(TDM)** 如使用安全范围较小的地高辛、苯妥英钠等药品时,通过治疗药物监测,提高疗效、减轻不良反应。

7. **近期修改说明书的药品** 如商品名、适应证、禁忌证、剂量、安全性、有效期、贮存条件、药品不良反应等。

8. **使用特殊药品及其他处方药** 如使用麻醉药品、精神药品以及应用抗菌药、激素类药物、镇静催眠药、抗精神病药等药物时。

9. **其他** 药品被重新分装而包装的标识不清晰时;使用需要特殊贮存条件的药品时,或使用临近有效期的药品时。

（五）需要特别关注的问题

药师向患者提供咨询服务时,要注意到不同患者对信息的要求及解释上存在种族、文化背景、性别及年龄的差异,要有针对性地使用适宜的咨询方式和方法,并注意充分尊重患者的个人意愿。

1. 关注特殊人群　对于老年人,由于其认知能力下降,因此向他们作解释时语速宜慢,还可以适当多用文字、图片形式以方便他们理解和记忆。对于女性患者,要注意问询是否已经妊娠或有无准备怀孕的打算、是否处在哺乳期和月经期。此外,患者的现有疾病状况也是不能忽视的问题,如肝、肾功能不全,会影响药物的代谢和排泄,容易导致药物蓄积中毒,引起药物不良反应。

2. 注意解释的技巧　对于一般患者的咨询,要以通俗性语言或容易理解的医学术语来解释,避免使用专业性太强的术语,力争做到使解释内容简明扼要、通俗易懂,从而便于患者能够正确理解和接受药师的咨询内容。

3. 尽量为特殊患者提供书面材料　如第一次用药的患者,用药依从性低的患者,使用地高辛、氨茶碱、苯妥英钠等安全范围小、个体差异大的药物的患者。

4. 及时解答患者的问题　对于患者咨询的问题,能够当场给予解答的就当场解答,不能当场答复的,或者不十分清楚的问题,不要冒失地回答,要问清对方何时需要答复,待进一步查询相关资料后,尽快给予正确的答复,拖延太久往往会失去咨询解答的意义。

5. 尊重患者的隐私权　在药学服务过程中,一定要尊重患者的意愿,保护患者的隐私,尤其不能将咨询档案等患者的个人信息资料用于商业目的或向他人公布。

二、医师用药咨询

我国医师用药咨询主要涉及药物的药效学、药动学、药物相互作用、不良反应、禁忌证、药物中毒的鉴别与解救,药品的选择、同一药品不同生产厂家、品牌的性价比、替代药品的评价、国内外新药动态和新药知识以及处方药和非处方药的相关管理制度等。目前,药师可从以下几个方面向医师提供用药咨询服务:

1. 合理用药信息　合理用药的含义是指安全、有效、经济、适当地用药。药师应利用其专业优势,在合理用药方面掌握更多、更新的信息。特别是在合理使用抗菌药物、药物相互作用、药品的性价比、国外新药动态、老药新用、新药疗效评价及不良反应监测等方面,应向医师提供有用的信息。

2. 新药信息　随着制药工业迅猛发展,新药和新剂型不断涌现。新药品种不断增多,在带给医师们更多治疗选择的同时,也带给他们更多的困惑;大量仿制药以及"一药多名"等现象,使得医师在开药时无所适从;个别药品生产企业和传播媒介对药品的误导宣传也会干扰医师选药。为此需要药师给予医师以信息支持,使他们了解对新药系统评价的内容、最新的循证医学结果等信息,为临床合理用药提供依据。

3. 治疗药物监测信息　治疗药物监测(TDM)是药学服务的一项重要工作。目前 TDM 对象已经扩展到强心苷、抗癫痫药、抗心律失常药、解热镇痛抗炎药、平喘药、抗精神失常药、免疫抑制药、抗肿瘤药、抗生素 9 大类的 30 多个常用药物,通过治疗药物监测信息,为医师制订合理的治疗方案提供了有力的保障,真正实现用药的个体化,以保证用药的科学合理、安全有效。

4. 药品不良反应和禁忌证信息　药师在做好药品不良反应的发现、整理和上报工作的同时，及时搜寻国内外有关药品不良反应的最新进展和报道，并提供给临床医师，开展药品不良反应的咨询服务，将有助于提高医师合理用药的意识和能力，防范和规避发生药品不良反应的风险，为医师开展新药临床研究、药物经济学评价、药物流行病学的调研及国家药品分类管理提供参考资料，为公正解决医患纠纷提供科学的论证指导。同时，尤其是医师在使用本专业、本学科以外的药物时，药师更加有责任提醒处方医师随时防范禁忌证。

三、护士用药咨询

护士是药物治疗的执行者和监护者。在施行药物治疗过程中，护士需要更多地获得有关药物的剂量、用法，注射剂配制溶媒、浓度和输液滴注速度，以及输液药物的稳定性及配伍禁忌等相关信息；同时，护士还需要获得合理用药、指导患者正确用药（包括用药的饮食宜忌等）以及用药监护等新信息、新知识。药师为护理人员提供科学合理的用药咨询，将有利于提高临床护理质量和药物治疗的效果。

四、社会公众用药咨询

随着医药知识的普及，社会公众的自我保健和自我药疗意识也不断加强，人们更加注重日常保健和疾病预防。药师通过对社会公众的用药咨询，普及药品不良反应、用药注意事项、药品禁忌证、合理用药等基本知识，提升社会公众安全用药的意识，实现社会公众的用药安全目标。在社会公众用药咨询中，尤其应该重视在非处方药（如抗感冒药）、社区常见疾病治疗药物（如抗高血压药）、补钙药、补充营养素制剂等的使用方面给予科学的用药指导，减少和避免受虚假广告的影响。

点滴积累　∨

1. 用药咨询是指药师应用所掌握的药学知识和药品信息，包括药理学、药效学、药动学、毒理学、药品不良反应、用药安全、用药评价等，承接患者、医师、护士、社会公众对药物治疗和合理用药的咨询服务。
2. 根据药物咨询对象的不同，可以将其分为患者、医师、护士和社会公众的用药咨询。

第三节　用药依从性和用药指导

ER-1-2

用药依从性

一、用药依从性

依从性是指患者对医师医嘱的执行程度，它是药物治疗有效性的基础。当患者能遵守医师确定的治疗方案、服从护理人员和药师对其健康方面的指导时，就认为这一患者具有依从性，反之，则为缺乏依从性。依从性并不限于药物治疗，还包括对饮食、吸烟、运动及家庭生活等生活习惯、行为方式等方面指导的遵从。患者若缺乏依从性，将使药物治疗产生不良的后果。如结核病患者，通过抗结核药物治疗1个月后,在症状得到明显改善时若擅自停药,可能导致病情加重,并对抗结核药产生耐药性,从而给结核病治疗带来困难。因此,提高患者的用药依从性,是药物治疗成败的关键因素之一。

（一）患者不依从的主要原因

患者不依从的情况有两种:一是患者不理解医嘱而不知如何执行,二是患者理解医嘱而不愿执行。主要与以下因素有关:

1. 医药卫生人员因素 在日常医疗工作中,由于医药卫生人员缺少与患者的沟通与交流,对患者缺乏指导、指导不力或提供的指导不准确、不清楚、不详细,从而导致患者的依从性差。如药学技术人员未向患者正确说明药品的作用、用法用量、不良反应及用药注意事项等,致使患者可能因症状缓解而过早停药,或因出现不良反应而停药,或因自感疗效不佳而加大剂量等。

2. 患者因素 由于患者对疾病和药物缺乏正确的认识,如病情好转中断用药,求治心切而盲目加大剂量,担心药物不良反应或不良反应难以忍受而擅自停药。另外,由于患者对医师缺乏信任、经济拮据等而自行停药,年迈残障或健忘而不能及时准确用药或重复用药等。

3. 药物因素 如某些药品具有不良气味、颜色或刺激性强等,使患者难以接受;药片过大使患者吞咽困难或药片过小使一些视力低下和手指灵活性减退的人拿取困难。

4. 治疗方案因素 复杂的治疗方案如用药种类太多、用药量各不相同、用药方法复杂、用药次数频繁、用药时间严格、疗程过长等,均会导致患者的不依从性。

（二）患者不依从的后果

患者的依从性是临床药物治疗的基础,也是药物治疗成败的关键之一。不依从的后果因不依从程度的不同而有差异,轻者延误病情,导致治疗失败,重者可能危及生命。此外,患者不依从也将误导医药卫生人员对药物治疗结果做出错误的判断,如:误认为诊断有误、用药错误或所用治疗药物无效等,从而延误患者的诊断和治疗,给患者带来严重的后果。同时,患者的不依从也造成医药资源的浪费。

因此,当临床药物治疗效果不佳,未达到预期药物治疗目标时,医药卫生人员必须考虑到患者依从性因素对药物治疗的影响。

临床通常通过以下方法来评估患者的依从性:患者自报、服药时间记录、计数剩余药量、电子剂量监测、体液血药浓度监测,其评估结果的可信性,依次递增。

（三）提高患者用药依从性的措施

1. 建立良好的医患关系 与患者建立良好的合作关系,赢得患者的信任和支持将有助于提高患者依从性。医药卫生人员要熟悉患者的生理、心理和社会需求,同情、关心和理解患者,尊重患者的人格、感受和观点;要改善服务态度,提高服务质量,加强与患者沟通、交流,通过有效的健康教育,提高患者的用药依从性。

2. 简化治疗方案 由于某些患者用药品种较多,用药方法复杂,患者难以按规定要求用药。简化治疗方案,将有利于提高患者的依从性,例如采用每日1次的长效制剂、缓释或控释制剂。

3. 加强用药指导 向患者提供用药指导能够使患者正确认识药物、使用药物,充分发挥药物应有的疗效,尽可能减少药物的不良反应。尤其是对于一些安全范围小、过早停药可能产生严重后果或需要长期使用的药物。

医疗机构门诊和社会药房(药店)可设立用药咨询台,由有经验的药师和具有执业资格的药学技术人员担任用药指导工作。用药指导的内容包括药物的治疗目的、药物的疗效、用法用量、不良反应、用药注意事项及药品正确的保存方法等。在对患者进行用药指导时,要针对不同的对象,对于老年患者则应给予更多关注。

4. 加强督促检查 医药卫生人员应经常督促、检查患者的医嘱执行情况,及时发现和解除患者在药物治疗过程中出现的各种问题,消除患者的顾虑,减少各种不依从的因素。

5. 改进药品包装 改进药品包装为解决不依从性问题提供了一条简捷途径,在许多发达国家已经实行了单剂量给药制(UDDS)。单剂量的普通包装以及一天量的特殊包装能够一定程度地减少差错。药品包装上的标签应醒目清楚、通俗易懂、简单明了,必要时可附加标签以示补充。如使用抗过敏药 H_1 受体拮抗剂时,"该药有镇静作用,可引起嗜睡,用药期间请勿驾驶汽车或从事精密仪器的操作";又如"用法用量如有疑问请向医师或药师咨询"等。

知识链接

单剂量给药制

单剂量给药制(unite does distribution system,UDDS)又称单元调剂或单剂量配发给药。美国从20世纪60年代开始使用这种方法。UDDS就是调剂人员把患者服用的各种药品固体制剂(如片剂、胶囊剂等),借助分包机,用铝箔或塑料袋热合后,按一次剂量单独包装。上面标有药名、剂量、剂型、适应证、用法和注意事项等,便于药师、护士及患者自己进行核对,避免了过去发给患者散片,无法识别、无法核对的缺点,也方便了患者的服用,防止服错药或重复服药。由于重新包装,也提高了制剂的稳定性,减少浪费。保证了药品使用的正确性、安全性和经济性。

二、药品的正确用法及保存方法

(一)药品的正确用法

1. 药品服用的适宜时间 根据时辰药理学原理,选择最适宜的服药时间,可以顺应人体生物节律的变化、提高生物利用度,增强疗效、减少和缓解不良反应;降低给药剂量和节约医药资源,提高患者的用药依从性。

例如,肾上腺皮质激素的分泌具有昼夜节律性,每日上午 7~10 时为分泌高峰,午夜 12 时为低谷。临床用药可遵循内源性糖皮质激素的分泌节律进行,采用"隔日疗法",即将一日药量于早晨 1 次给药或隔日早晨 1 次给药,可以减少对下丘脑-垂体-肾上腺皮质系统的负反馈抑制,从而避免长期使用糖皮质激素所导致的肾上腺皮质功能的不全。调血脂药洛伐他汀、辛伐他汀等,宜提倡睡前服,有助于提高疗效。一般利尿剂宜清晨服用,以减少起夜次数,避免夜间排尿过多,影响休息和睡眠。多数平喘药宜于临睡前服用,因为凌晨 0~2 时是哮喘患者对乙酰胆碱和组胺反应最为敏感的时间,即哮喘的高发时间。而氨茶碱则以早晨 7 时应用效果最好。维生素 B_2 吸收部位在小肠上部,若空腹服用则胃排空快,大量维生素 B_2 在短时间集中于十二指肠,从而降低其生物利用度,而餐后服用可延缓胃排空,使其在小肠较充分地吸收。

2. 药品剂型的正确使用 药品剂型是为了方便患者用药而将药物制成适合应用的给药形式。如供口服的片剂、胶囊剂、糖浆剂等,供呼吸道给药的吸入气雾剂等,供皮肤外用的洗剂、搽剂、软膏剂等,供黏膜给药的滴眼剂、滴鼻剂、眼膏剂、含漱剂、口腔膜剂等,供腔道内给药的栓剂、灌肠剂,供注射用的粉针剂、注射剂等。不同的剂型各有特点,药师要按照病情治疗的需要,选择适当剂型,并根据各种剂型的特点,指导患者正确使用。如使用缓释剂型和控释剂型时,应整片吞服,不宜掰开或嚼碎;使用舌下片时,给药应迅速,含服时把药品放到舌下,不要咀嚼或吞服,含服时间一般控制在 5 分钟左右;使用泡腾片剂口服时,严禁直接服用或口腔内含化,一般宜用 100 ~ 150ml 凉开水或温开水浸泡,待完全溶解或气泡消失后再服用;使用含漱剂时应避免咽下,因大多数含漱剂中的主要成分为消毒防腐药,含漱时须按照说明书的要求稀释浓溶液,含漱后不宜马上饮水和进食。

3. 药品的正确用法、用量及给药次数 药师要向患者详细说明、解释药品的具体用法和用量,指导患者正确阅读药品说明书,使患者理解和掌握药品的用法及用量,确保其能够严格按照医嘱要求和药品说明书的规定正确使用药品。每日用药的次数,除根据病情需要外,药物半衰期是给药间隔的基本参考依据。一般来说,半衰期较短的药物,每日给药次数相应增多;半衰期较长的药物,每日给药次数相应减少,这样可较好的维持有效血药浓度,且不会导致蓄积中毒。如阿奇霉素半衰期为 35 ~ 48 小时,每日只需给药 1 次。肝、肾功能不全者应适当调节用药次数和给药间隔时间。

（二）药品正确的保存方法

各种药品都有其相应的保存要求,应按药品包装说明的规定妥善保管。药品标注的有效期限是有条件的,若保存不当,即使药品在有效期内,也有可能变质失效。室温保存的药品一般应置于避光、干燥、阴凉处,避免阳光直射和受热受潮。特殊要求保存的药品应按规定要求保存,如生物制品、部分生物碱类药品、胰岛素、三磷腺苷、辅酶 A 等易受热变质的药品,应置于 2 ~ 10℃的低温处保存。

三、用药的特殊提示

（一）饮食及行为习惯对药物作用的影响

1. 饮酒 酒的主要成分为乙醇,可使中枢神经先兴奋后抑制,扩张血管,刺激或抑制肝药酶代谢系统。有些药物也可延迟乙醇的代谢和分解。药物与酒的相互作用可以降低药效和增加不良反应发生概率。如使用抗癫痫药苯妥英钠期间饮酒,会使苯妥英钠的代谢加快,药效减弱;使用抗痛风药别嘌醇期间饮酒,会降低别嘌醇疗效;使用维生素 B_1、维生素 B_2、地高辛期间饮酒,会减少药物的吸收;使用解热镇痛药阿司匹林、吲哚美辛、布洛芬期间饮酒,会加重药物对胃肠黏膜的刺激,增加发生胃溃疡或出血的危险;使用口服降糖药苯乙双胍、格列本脲、格列喹酮、甲苯磺丁脲期间饮酒,因乙醇可降低血糖水平,同时加重对中枢神经的抑制,易出现昏迷、休克、低血糖症状,严重时可抑制呼吸中枢而致死;使用中枢抑制药、镇静催眠药、抗抑郁药、抗精神病药时饮酒,乙醇可增强药物的中枢抑制作用,出现嗜睡、呼吸抑制、昏迷;使用头孢曲松、头孢哌酮、甲硝唑、氯丙嗪等时饮酒,药物可抑制乙醇脱氢酶的活性,使血液中乙醛浓度升高,出现"双硫仑样反应",表现为面部潮红、眩晕、头痛、腹痛、恶心、呕吐、嗜睡、血压降低等。因此,患者服药期间应控制饮酒。

另外,长期饮酒或饮酒过多,超过人体肝脏的代谢能力,会造成肝损害,形成肝硬化或脂肪肝,使其对药物的代谢迟缓,导致药物蓄积中毒。

2. 喝茶　茶叶中含有大量的鞣酸、咖啡因、儿茶酚、茶碱,其中鞣酸能与药中葡萄糖酸亚铁、琥珀酸亚铁、钴(维生素 B_{12}、氯化钴)、铋(枸橼酸铋钾)、铝(氢氧化铝、硫糖铝)结合而发生沉淀,从而减少药物的吸收,影响药物的疗效。

茶叶中的鞣酸能与胃蛋白酶、胰酶、淀粉酶、乳酶生中的蛋白结合,使酶或益生菌失去活性,减弱助消化药药效。鞣酸与四环素类(米诺环素、多西环素)、大环内酯类(乙酰螺旋霉素、麦迪霉素、罗红霉素、阿奇霉素)相结合会影响抗菌活性;四环素类、大环内酯类抗生素同时也可抑制茶碱的代谢,增加茶碱的毒性,引起恶心、呕吐等反应,因此,服用上述两类抗生素时不宜饮茶。另外,鞣酸也可与生物碱类(麻黄碱、阿托品、可待因)、苷类(如地高辛、人参皂苷、黄芩素)相互结合而形成沉淀,影响药物的吸收。

茶叶中的咖啡因与镇静催眠药地西泮、苯巴比妥、佐匹克隆、水合氯醛的作用相拮抗;服用抗结核药利福平时不可喝茶,以免妨碍其吸收;茶叶中的茶碱可降低阿司匹林的镇痛作用;浓茶中的咖啡因和茶碱能兴奋中枢神经和心脏,易引起失眠和心率加快。

3. 食醋　食醋的成分为醋酸,pH 在 4.0 以下。若与碱性药物(碳酸氢钠、碳酸钙、氢氧化铝、红霉素)及中性药同服,可发生酸碱中和反应,使药物失效;食醋不宜与磺胺类药同服,后者在酸性条件下溶解度降低,可在尿道中形成磺胺结晶,引起血尿、尿痛、尿路阻塞等;使用氨基糖苷类抗生素如庆大霉素、阿米卡星、链霉素,尿液呈碱性时,其抗生素的抗菌活性增加,食醋则会降低其抗菌作用;使用抗痛风药时不宜多用食醋,宜同时服用碳酸氢钠,这样可减少药物对胃肠道的刺激,同时可促进尿酸的排泄。

4. 食盐　食盐(氯化钠)对某些药物和某些疾病有一定的影响,正常人体内的总钠量为150g,维持血液的容量和渗透压,但钠摄入过多,可增加体内血容量,使血压升高,诱发充血性心力衰竭;还可诱发高钠血症。此外,钠盐摄入过多会降低利尿药的利尿效果。高血压、风湿性心脏病、肾炎等患者,要严格限制食盐的摄取,建议一日的摄入量不超过6g。

5. 脂肪或蛋白质　脂肪包括植物脂肪和动物脂肪。脂肪对药效有双重影响,既能降低某些药物的疗效,也能增加某些药物的疗效。如缺铁性贫血患者在服用硫酸亚铁时,大量食用脂肪性食物,会抑制胃酸的分泌,从而减少铁的吸收;帕金森病患者在服用左旋多巴时,宜少吃高蛋白食物,因为高蛋白食物在肠内产生大量氨基酸,阻碍左旋多巴的吸收,使药效降低;使用脂溶性维生素(维生素 A、D、E、K)或维 A 酸时,适当多食脂肪性食物,有利于脂溶性维生素的吸收,提高疗效。

使用糖皮质激素类药物时,因药物可加速体内蛋白质的分解,抑制蛋白质的合成,引起负氮平衡,故应适当补充高蛋白食物;使用抗结核药物异烟肼时,不宜吃鱼,因为前者可干扰鱼类蛋白质的分解,使其中间产物酪胺在人体内积聚,发生中毒,出现头痛、头晕、结膜充血、皮肤潮红、心悸、面部肿胀、麻木等症状。

6. 吸烟 烟草中含有许多有害的物质,如烟碱、煤焦油、多环芳香烃、一氧化碳等,其中烟碱是烟草中含有的主要生物碱,能兴奋中枢神经和交感神经,使心率加快,同时也可促进肾上腺释放大量儿茶酚胺,使小动脉收缩,导致血压升高。

烟草中的多环芳香烃类化合物,可增加人体肝脏中药酶的活性,加快对药物的代谢速度。如使用镇静催眠药地西泮时,吸烟使其血药浓度和疗效均降低;使用西咪替丁的患者,吸烟可延缓溃疡的愈合。烟碱可增加氨茶碱的排泄,使其平喘作用减弱、维持时间缩短;烟碱还可降低呋塞米的利尿作用。吸烟可破坏维生素 C 的结构,使血液中的维生素 C 浓度降低;可促使儿茶酚胺释放,减少对胰岛素的吸收,降低降糖药物的作用;可使机体对麻醉药、镇痛药、镇静催眠药的敏感性降低,药效下降,需要加大剂量来维持疗效;还可降低抗精神病药氯丙嗪的作用,使患者易出现头昏、嗜睡、疲乏等不良反应。因此,患者在服药期间应禁烟,避免吸烟对药物治疗带来不良后果。

(二)使用下列药品期间宜多饮水

1. 氨基糖苷类抗生素 庆大霉素、阿米卡星、链霉素等对肾脏的毒性大,本类药物多数在肾经肾小球滤过,尿液中浓度高,浓度越高对肾小管的损害越大,宜多饮水以稀释并加快药物的排泄。

2. 磺胺类药 主要由肾排泄,在尿液中的浓度高,可形成结晶性沉淀,易发生尿路刺激和阻塞现象,出现结晶尿、血尿、尿痛、尿路梗阻等。在服用磺胺嘧啶后宜大量饮水,以尿液冲走结晶,也可加服碳酸氢钠以碱化尿液,促进药物排泄,减少对泌尿道的损伤。

3. 平喘药 服用茶碱或茶碱控释片、氨茶碱、胆茶碱等,由于其可提高肾血流量,具有利尿作用而易致脱水,出现口干、多尿或心悸;同时哮喘者又往往伴有血容量较低。因此宜注意适量补充液体,多饮水。

4. 抗痛风药、抗尿路结石药 应用排尿酸药别嘌醇、苯溴马隆、丙磺舒的过程中,为了避免尿中排出的尿酸过多而导致结晶,应多饮水,保持一日尿量在 2000ml 以上,同时应碱化尿液,使 pH 保持在 6.0 以上。服用排石汤、排石颗粒等抗尿路结石药时,也宜多饮水,保持一日尿量 2500~3000ml,以冲洗尿道,并稀释尿液,降低尿液中盐的浓度,减少尿盐沉淀的机会。

点滴积累 ∨

1. 依从性是指患者对医师医嘱的执行程度。

2. 提高依从性的措施包括建立良好的医患关系、简化治疗方案、加强用药指导、加强督促检查、改进药品包装等。

3. 饮食及行为习惯对包括饮酒、喝茶、食醋、食盐、脂肪或蛋白质、吸烟等因素影响药物的作用,应加强用药的特殊提示。

4. 使用氨基糖苷类抗生素、磺胺类药、平喘药、抗痛风药、抗尿路结石药等药品期间宜多饮水。

实训项目一 社区药房药学服务情况调查

【实训目的】

1. 熟悉社区药房药学服务的工作内容。

2. 了解社区药店或社区卫生服务站药学服务状况。

【实训准备】

1. 在本社区范围内选择调查对象。

2. 制订调查方案、实施计划。

【实训步骤】

1. 在教师的带领下,学生分组到社区药店或社区卫生服务站进行药学服务情况调查。

2. 按照调查方案和计划要求,进行社区药房药学服务情况的调查。

3. 以小组为单位,完成社区药房药学服务情况调查报告。

【实训思考】

1. 制约基层药房开展药学服务工作的主要因素有哪些?

2. 从事药学服务工作人员应具备哪些素质?

实训项目二 模拟用药咨询

【实训目的】

1. 熟悉患者用药咨询的内容。

2. 初步学会对患者进行用药咨询。

【实训准备】

1. 对模拟药房进行用药咨询场景的布置。

2. 根据高血压用药咨询的内容,查阅相关文献。

【实训步骤】

1. 角色扮演分组,一位同学扮演药学技术人员,另一位同学扮演患者,进行抗高血压药物的用药咨询训练。

2. 模拟情景对话。

患者:药师您好! 我患高血压已多年,今天医生给我开了这个药,过去没有使用过,不知使用这种药合适吗?

药师:您好! 医生给您开的是一种新型长效抗高血压药。这种药品每日清晨服用 1 次,可维持 24 小时的降压作用。但有些患者在用药期间可能会发生不良反应,常见的不良反应有头痛、脚踝水肿以及呼吸道感染等。如果您在服药期间发生这些不良反应,或出现明显的身体不适,必须及时去医院就诊或向药师咨询。

患者:噢,请问药师,这里是否能提供有关这个药的详细信息资料?

药师:有,这是一份有关该药合理使用的宣传资料,上面提到的内容都是患者在用药中经常遇到的问题。请您带回去好好阅读一下,我相信对您的用药会有所帮助。如有不清楚的地方还可以向医师或药师咨询。

患者:好的。

药师:您还有什么其他问题吗?

患者:我有一个问题,服用这个药一定要在清晨吗? 能否在睡前服用?

药师:医学研究表明,血压在清晨呈现持续上升趋势,上午 8～10 时达到高峰,然后逐渐下降,到下午 3 时左右再次升高,随着夜幕降临,血压再次降低,入睡后呈持续下降趋势,午夜后至睡醒前这段时间,血压又有少许波动,但总的趋势是低平的。晚上用药,会使夜间血压下降得更为明显,使得心、脑等重要组织器官供血不足,诱发心绞痛和脑缺血。所以,我们一般不主张在睡前服用抗高血压药。长效抗高血压药每日只服用 1 次,宜清晨醒后即服。这种服用方法能使白天的高血压得到良好的控制,又不会使夜间的血压过度下降,从而起到稳定 24 小时血压的目的。

患者:知道了。另外,还要注意什么问题?

药师:高血压是慢性病,必须坚持长期用药,经常监测血压。另外,人的生活行为习惯也会影响血压的稳定。因此,要保持良好的情绪和心态,生活起居要有规律,注意劳逸结合,饮食要清淡,适当控制脂肪和食盐的摄入量,这样对治疗高血压病是会有帮助的。

患者:好的,谢谢药师!

药师:不用谢,欢迎您对我们的工作提出宝贵意见。再见!

患者:再见!

3. 在教师的主持下,对用药咨询角色扮演进行讨论。

4. 对模拟用药咨询进行小结。

【实训思考】

1. 对患者开展用药咨询中要注意哪些问题?

2. 如何提高用药咨询的质量?

目标检测

一、单项选择题

1. 药学服务最基本的要素是(　　)

　　A. 与药品供应有关的服务　　　　　　　B. 与药品使用有关的服务

　　C. 与药品销售有关的服务　　　　　　　D. 与药品有效性有关的服务

　　E. 与药品经济性有关的服务

2. 药学服务的对象包括(　　)

A. 患者　　　　　　　　　　　　　　　B. 患者家属

C. 医生　　　　　　　　　　　　　　　D. 护士

E. 患者及家属、医护人员及健康人群

3. 关于药学服务叙述错误的是(　　　)

A. 药学服务是以药品供应为主的服务

B. 药学服务是以患者为中心的主动服务

C. 药学服务的宗旨是提高治疗药物的安全性、有效性和经济性

D. 药学服务的对象包括广大社会公众

E. 药学服务最基本的要素是"与药物有关的服务"

4. 关于用药咨询叙述正确的是(　　　)

A. 用药咨询的对象仅限于患者

B. 对患者进行用药咨询不需要提供书面材料

C. 对大多数患者可采用柜台式开放性面对面咨询的方式

D. 医师和护士不需要用药咨询

E. 健康人群不属于用药咨询的对象

5. 关于对患者用药咨询的叙述正确的是(　　　)

A. 药品的商品名不属于咨询的内容

B. 药品是否进入医疗保险报销目录属于咨询的内容

C. 药品的价格不属于咨询的内容

D. 咨询地点应隐蔽,以保护患者的隐私

E. 咨询方式应采用被动式

6. 提高患者用药依从性的措施不包括(　　　)

A. 简化治疗方案　　　　　　　　　　　B. 与患者建立良好的关系

C. 加强用药指导　　　　　　　　　　　D. 选择安全有效的药物

E. 改进药品包装

7. 药学服务的具体工作不包括(　　　)

A. 治疗药物监测　　　　　　　　　　　B. 疾病诊断

C. 健康教育　　　　　　　　　　　　　D. 药学信息服务

E. 药物利用研究和评价

8. 关于实施药学服务背景叙述,错误的是(　　　)

A. 社会公众对医药卫生服务需求的增加是实施药学服务的基础

B. 医药科技的进步和药学学科的发展为实施药学服务提供了技术支撑

C. 药师素质的提高为实施药学服务提供了人才保证

D. 药品分类管理制度的建立是实施药学服务的制度保障

E. 提高医疗机构的经济效益是实施药学服务的内在动力

9. 关于饮食及行为习惯对药物作用的影响的叙述,错误的是( )

    A. 使用抗癫痫药苯妥英钠期间饮酒,使苯妥英钠药效减弱

    B. 使用抗结核病药利福平时喝茶,可减少利福平吸收

    C. 使用硫酸亚铁时食醋,可减少硫酸亚铁吸收

    D. 使用维生素 A 时适当多食脂肪性食物,有利于维生素 A 的吸收

    E. 使用西咪替丁时吸烟,可延缓溃疡的愈合

10. 关于用药咨询环境构建原则**错误**的是( )

    A. 方便舒适   B. 标志明确

    C. 经济实惠   D. 适当隐蔽

    E. 必备设备

二、多项选择题

1. 药学服务的具体工作包括( )

    A. 处方调剂   B. 参与对疾病的诊断和治疗

    C. 参与健康教育   D. 药学信息服务

    E. 药品不良反应监测和报告

2. 为了提高患者依从性,可采取以下措施( )

    A. 与患者建立良好的关系   B. 简化治疗方案

    C. 加强用药指导   D. 选择安全有效的药物

    E. 改进药品包装

3. 使用下列药品期间宜多饮水的有( )

    A. 氨基糖苷类药   B. 抗尿结石药

    C. 强心苷类药   D. 磺胺类药

    E. 抗痛风药

4. 药学服务对象中尤为重要的人群包括( )

    A. 用药周期长的慢性病患者

    B. 特殊给药途径的使用者

    C. 使用安全范围小的药物需做治疗药物监测者

    D. 妊娠及哺乳期妇女

    E. 肝肾功能不全者

5. 患者不依从性的后果有( )

    A. 延误病情   B. 造成误诊

    C. 治疗失败   D. 减少医疗机构的收入

  E. 浪费医药资源

 6. 对患者咨询的内容包括(   )

  A. 药品的商品名   B. 药品是否进入医疗保险报销目录

  C. 药物相互作用   D. 每日用药次数、间隔及疗程

  E. 药品价格

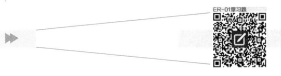

ER-01章习题

（秦红兵）

第二章

药学服务道德与药学服务礼仪

导学情景 V

情景描述：

　　小王和小李是同时来到药店工作的，1 年后，小王因工作出色被评为"优秀店员"，小李则因责任心不强、接待顾客不规范而遭到顾客投诉，最后被药店辞退。

学前导语：

　　药学服务道德与药学服务礼仪直接影响着药学服务工作的质量，主动、周到地为患者提供服务是药学技术人员的基本职业素养和道德要求。本章将带领大家学习药学服务道德与礼仪。

　　药学服务道德与药学服务礼仪直接影响着药学服务工作的质量，与社会公众的生命和健康息息相关。《中国执业药师职业道德准则》中明确指出，药学技术人员应"以专业知识、技能和良知，尽心、尽职、尽责为患者及公众提供药品和药学服务""保证公众用药安全、有效、经济、适当"。在药学服务中，讲究药学服务礼仪，主动、周到地为患者提供服务是药学技术人员的基本职业素养和道德要求。

扫一扫,知重点

第一节　药学服务道德

一、职业道德与药学服务道德

（一）职业道德

　　职业道德是人们在从事职业活动中所遵循的行为准则和道德规范的总和，由职业理想、职业态度、职业技能、职业纪律、职业责任、职业良心、职业荣誉、职业作风八个要素构成。职业道德不仅是从业人员在职业活动中的行为标准和要求，更是对社会所承担的道德责任和义务。职业道德是社会道德在职业生活中的具体化表现。

　　职业道德作为从业人员道德生活的特定领域，具有如下特征：①职业性：职业道德的内容与职业实践活动紧密相连，反映着特定职业活动对从业人员行为的道德要求，每一种职业道德都只能规范本行业从业人员的职业行为，在特定的职业范围内发挥作用；②实践性：职业行为过程就是职业实践过程，只有在实践过程中才能体现出职业道德的水准，职业道德的作用是调整职业关系，对从业人员职业活动的具体行为进行规范，解决现实生活中的具体道德冲突；③继承性：在长期实践过程中形成的职业道德会被作为经验和传统继承下来,即使在不同的社会经济发展阶段,一种职业因服务对象、服务手段、职业利益、职业责任和义务的相对稳定,职业行为道德要求的核心内容将被继承和发扬,从而形成了被不同社会发展阶段普遍认同的职业道德规范;④多样性:不同的行业和不同的职业有不同的职业道德标准。

(二) 药学服务道德

药学服务道德是指药学技术人员在依法开展药学服务活动时必须遵循的道德标准。药学服务道德是一般社会道德在药学服务领域中的表现,是从事药学服务工作者的职业道德,它具有很强的专属性、广泛的适用性和鲜明的时代性。高尚的药学服务道德要求药学技术人员既要掌握扎实的药学知识与技能,又要有良好的人文精神,以适应新形势下对药学服务的要求。药学技术人员应当具有对社会公众健康高度的责任感和献身精神。在药学服务工作中要认真、仔细;关心患者,热忱服务,一视同仁,平等对待;语言亲切,态度和蔼;尊重人格,保护隐私。

知识链接

《中国执业药师职业道德准则》

1. 救死扶伤,不辱使命　执业药师应当将患者及公众的身体健康和生命安全放在首位,以我们的专业知识、技能和良知,尽心、尽职、尽责为患者及公众提供药品和药学服务。

2. 尊重患者,一视同仁　执业药师应当尊重患者或者消费者的价值观、知情权、自主权、隐私权,对待患者或者消费者应不分年龄、性别、民族、信仰、职业、地位、贫富,一律平等相待。

3. 依法执业,质量第一　执业药师应当遵守药品管理法律、法规,恪守职业道德,依法独立执业,确保药品质量和药学服务质量,科学指导用药,保证公众用药安全、有效、经济、适当。

4. 进德修业,珍视声誉　执业药师应当不断学习新知识、新技术,加强道德修养,提高专业水平和执业能力;知荣明耻,正直清廉,自觉抵制不道德行为和违法行为,努力维护职业声誉。

5. 尊重同仁,密切协作　执业药师应当与同仁和医护人员相互理解,相互信任,以诚相待,密切配合,建立和谐的工作关系,共同为药学事业的发展和人类的健康奉献力量。

药学服务道德包括对药学职业认识的提高、职业情感的养成、职业意志的锻炼、职业理想的树立以及良好的职业行为和习惯的形成等多个方面的丰富内容。它可以在思想上、感情上、作风上和行为上促进协调医药行业内外的各种关系,避免利害冲突和意见分歧,完成和树立医药行业新风貌。药学服务道德可以帮助药学技术人员完善自我教育,总结和发扬医药行业的优良传统,不断纠正本行业的缺点;要求药学技术人员在履行自己的职业任务时,应当顾大局、讲原则、守信用、公平竞争、诚实待人、廉洁奉公,做到道德觉悟和专业才能的辩证统一。

二、药学服务道德的基本原则

药学服务道德的基本原则是药学技术人员在药学服务领域活动实践中应遵循的根本指导原则,它调整着药学服务领域各种人际关系、统帅药学服务道德的一切规范和范畴,贯穿于药学服务道德发展过程的始终,是评价与衡量药学服务领域内所有人员的个人行为和思想品质的最高道德标准。药学服务道德的基本原则包括保证药品安全有效、实行人道主义、全心全意为公众健康服务。

1. 保证药品安全有效　优质安全的药品直接关系到社会公众的健康,甚至影响整个社会的稳定和经济的发展。药学服务道德要求药学技术人员坚持以人为本,从治愈疾病和提高患者的生活质量出发,在保证药品安全有效的前提下,尽可能提供经济、合理的药品,真心实意地为患者提供药学服务,以满足社会公众防病治病的需求。

2. 实行人道主义　人道主义在医药道德领域内具有十分重要的意义。人道主义的核心是尊重人的生命。一视同仁地维护健康、关心患者是传统医药学道德的精华所在。在我国提倡的人道主义,不仅是对个人的尊重、肯定个人的价值、关心个人的幸福,而且扩展到对社会群体健康的关怀,并贯穿于整个医药卫生事业之中,从各个方面提供和保证优质的药学服务。

3. 全心全意为公众健康服务　药学技术人员在具体工作过程中,要真正做到全心全意为公众健康服务,必须处理好以下三个方面的关系:

(1) 正确处理药学技术人员自身与服务对象的关系:药学技术人员的直接服务对象是患者,通常情况下,药学技术人员处于主动地位,患者处于被动地位。这就需要药学技术人员时刻以服务对象的利益为重,主动热情地提供与药品使用有关的各种服务,以高度负责的精神确保药品质量和用药安全,维护和促进社会公众健康。

(2) 正确处理个人利益与集体利益的关系:药学服务工作需要依靠集体的力量来完成,因此药学技术人员之间的密切配合尤为重要。在个人利益与集体利益发生矛盾时,应牺牲个人利益,以广大社会公众的生命健康利益为重,不可因个人或小集体利益损害社会公众的权益。

(3) 正确处理德与术的关系:药学技术人员要做到全心全意为社会公众的防病治病、健康服务,既需要有良好的道德品质,又要有过硬的技术本领,两者缺一不可。

三、药学服务道德规范

(一) 药学服务道德规范的概念

药学服务道德规范是指药学技术人员在依法开展药学服务活动时必须遵守的行为准则和道德规范,用以指导药学技术人员的言行,协调药学服务领域中的各种人际关系,是社会对药学技术人员行为基本要求的概括,是药学服务道德基本原则的具体表现、展开和补充。药学服务道德规范也是道德行为和道德关系普遍规律的反映,是衡量和评价药学技术人员道德水平与行为的具体道德标准,它体现了社会对药学技术人员道德行为的基本要求。

(二) 药学服务道德规范的特点

1. 针对性　药学服务道德是针对药学技术人员中存在的不良道德现象所提出的具体的职业道德要求。

2. 理想性　药学服务道德既含有基本的道德要求,又包含有较高理想的道德要求,药学技术人员要对患者有高度的责任心并乐意为药学事业献身。

3. 现实性 药学服务道德要求药学技术人员在执业过程中将患者及公众的身体健康和生命安全放在第一位,尊重患者,依法执业,严格遵守药品管理法律和法规,科学指导用药,拒绝调配错误处方等。药学服务道德规范是药学技术人员在药学服务实践的基础上提出的,通过努力是完全可以实现的。

（三）药学服务道德规范的基本内容

1. 药学技术人员对服务对象的道德规范

（1）仁爱救人,文明服务:药学技术人员必须将服务对象的健康和安全放在首位,对待服务对象要有仁爱之心,同情、体贴患者疾苦。在药学服务工作过程中要维护用药者的合法权益,尊重服务对象的人格,公平对待、一视同仁,保证合理的药物治疗。

（2）严谨治学,理明术精:药学服务工作具有很强的技术性,药学技术人员应努力完善和扩大自己的专业知识,以科学求真的态度对待药学服务实践活动,保证药品质量,提供合格药品,开展药学服务,全力维护公众用药安全有效。

（3）济世为怀,清廉正派:药学服务工作是一项解除患者疾苦,促进人体健康的高尚职业。药学技术人员在工作中,应为服务对象保守保密,确保其享有接受安全、有效治疗的权利,自觉抵制各种诱惑,不利用自身在专业上的优势欺诈患者,谋取私利。

2. 药学技术人员对社会的道德规范

（1）坚持公益原则,维护人类健康:药学技术人员在实践中运用自己掌握的知识和技能为服务对象工作的同时,还肩负着维护社会公共利益的责任。药学技术人员以发展药学事业为目标,只能为自己的服务获取公正合理的报酬,做到对服务对象负责与对社会负责的高度统一。

（2）宣传医药知识,承担保健职责:在药学服务工作中,药学技术人员应向社会宣传医药卫生知识,积极开展健康教育,实现社会公众的安全、合理用药。

3. 药学技术人员间的道德规范

（1）谦虚谨慎,团结协作:谦虚的态度是一切求知行为的保障。药学技术人员要孜孜不倦地钻研业务知识,以谦虚谨慎的态度向他人学习,尊重他人的价值和能力,对同事应主动热情地给予帮助,与有关人员和机构通力合作,以促进药学服务质量的提高。

（2）勇于探索创新,献身医药事业:解除人类疾病痛苦,不断满足社会公众日益增长的对健康的需求,不断在科学发展的道路上探索新理论、新技术、新产品是药学技术人员的神圣使命和职责。药学技术人员应树立献身于药学事业的精神,追求至善至美的境界,不断促进药学服务事业的健康发展。

四、药学服务道德范畴

（一）药学服务道德范畴的概念

药学服务道德范畴既是对药学服务道德实践普遍本质的概括和反映,又是一般道德范畴和药学服务实践相结合的产物,反映了一般道德范畴在药学服务实践中的应用。

（二）药学服务道德范畴的内容

1. 良心　它是一定的道德观念、道德情感、道德意志和道德信念在个人意识中的统一，是人们在履行对他人、对社会的义务过程中形成的道德责任感和自我评价能力。

药学服务道德范畴中的良心是指药学技术人员在处理与服务对象及社会的关系时，对自己的职业行为具有的道德责任感和自我评价能力。药学技术人员凭借这种药学道德良心在没有任何外来压力、监督和社会舆论的情况下，自觉地履行自己的义务，并对自己的道德行为作出自我道德评价。

因此，药学技术人员在从业过程中应时刻以职业良心来约束自己，真正将患者的利益放在首位，对患者充满同情、爱护，以积极的态度热心为患者和社会公众服务。

2. 责任　它是一定的社会或阶级在一定的社会条件下表达或规定的个人应尽的义务。药学服务道德范畴中的责任关系着患者的生命安危，因此要以极端负责的态度对待工作，认真调配每张处方、解答患者的每个问题，确保社会公众的用药安全。

案例分析

案例：某医院中药房主任葛某核对一药师配好的几付中药时，发现药方中有"泽漆"一味与整个方意不符，原处方是"济生肾气丸"，其中应有泽泻，而"泽漆"辛苦寒有毒、药性峻烈，多为外用，不应在此方中出现。葛主任立即与门诊医师核实，原来是一名实习生抄方时因工作马虎，误将"泽泻"抄成"泽漆"，而药师也因业务不熟没能察觉，导致此错误。

分析：葛主任从业40余年，对工作严肃认真、一丝不苟，人们都称他"管闲事主任"，幸亏老主任"闲事"管得及时，否则将酿成严重后果。此案例告诉我们，药学技术人员应恪守职业道德，严于律己。

---

3. 信誉　它是人们通过一个具体的行为所赢得的社会信任和赞誉，是一种行为人或团体高尚的道德追求，反映了行为人的意志品质和心理特征。信誉的获得主要通过多种形式的舆论表达，尤其是群众舆论，它表现为一种广泛性和深刻性的评价能力。信誉一经获得，会对行为人的全部其他行为产生深远的影响。所以，药学技术人员应以信誉为动力，踏实工作，全心全意地为社会公众的健康服务。

4. 职业理想　它是人们在职业上依据社会要求和个人条件，凭借想象而确立的奋斗目标，即个人渴望达到的职业境界。职业理想是人类特有的一种精神现象，是与人生奋斗目标相联系的有实现可能性的想象，是鼓舞人奋斗前进的巨大精神力量。药学技术人员应树立崇高的职业理想，立志为药学服务事业的健康发展贡献力量。

点滴积累 ∨ ··

1. 药学服务道德是药学技术人员在依法开展药学服务活动时必须遵循的道德标准。

2. 药学服务道德的基本原则包括保证药品安全有效、实行人道主义、全心全意为公众健康服务。

3. 药学服务道德规范的基本内容包括药学技术人员对服务对象、对社会以及药学技术人员间的道德规范。

4. 药学服务道德范畴的内容包括良心、责任、信誉和职业理想。

第二节　药学服务礼仪

一、服务礼仪的概念、特征和原则

（一）服务礼仪的概念

服务礼仪是指服务人员在工作中，通过言谈、举止、行为等对客户表示尊重和友好的行为规范。服务礼仪是体现服务的过程和手段，使无形的服务有形化、规范化、系统化。做好服务工作，不仅需要职业技能，更需要懂得服务礼仪规范，良好的服务礼仪能让服务人员在与服务对象的交往中赢得理解、好感和信任。服务人员应具备热情周到的态度，敏锐的观察能力，良好的口语表达能力，以及灵活、规范的事件处理能力。

知识链接

服务礼仪的基本理论

白金法则：1987年，美国学者亚历山大德拉博士和奥康纳博士的论文提出了"在人际交往中要取得成功，就一定要知道交往对象需要什么，我们就要在合法的条件下满足对方什么"的白金法则。白金法则有三个要点，一是行为合法，二是交往应以对方为中心，三是对方的需要是基本的标准。

三A法则：即accept，接受对方；appreciate，重视对方；admire，赞美对方。

首轮效应与末轮效应：首轮效应是人与人在第一次交往中给对方留下的印象，在对方的头脑中形成并占据着主导地位的效应。末轮效应是相对于首轮效应而言的，强调服务结尾的完美和完善。

零度干扰：是使顾客不受到语言、表情、举止等任何干扰。

（二）服务礼仪的特征

1. **规范性**　服务礼仪主要以服务人员的仪容规范、仪态规范、服饰规范、语言规范等岗位规范为其基本内容。在具体问题上，服务礼仪对于服务人员到底应该怎么做和不应该怎么做都有详细的规定和特殊的要求。

2. **可操作性**　服务礼仪的可操作性表现得非常具体，绝不抽象，它不是"患者至上""以人为本"的口号，而是一条条、一款款可操作的细则。比如有的药店规定：向顾客介绍、引导、指明方向时，手指自然并拢，手掌向上斜，以肘关节为轴，指向目标，上身稍向前倾等服务礼仪的规范要求。

3. **单向性**　服务礼仪拥有其他礼仪没有的单向性，这是由于服务关系的特殊性所决定的。服务从内容上讲是服务人员满足服务对象需求的行为,消费者向服务人员提出需求,服务人员则依据消费者的需求提供服务。在服务关系中,服务人员有义务最大限度地满足服务对象的各种需求,却不能同时要求服务对象来满足自己的某些需求。如药学技术人员当面对患者的大声斥责和不满时,即便自身有理也不能以同样的方式回敬患者。

（三）服务礼仪的原则

1. 尊重的原则　孔子说:"礼者,敬人也",这是对礼仪核心思想的高度概括。所谓尊重,就是要将对服务对象的重视、恭敬和友好放在第一位,这是礼仪的重点与核心。因此,在服务过程中,要长存敬人之心。在与服务对象的交往中,只要不失敬人之意,哪怕具体做法一时失当,也容易获得服务对象的谅解。

2. 真诚的原则　真诚就是要表达对服务对象的尊敬和友好,倘若仅将礼仪当做一种道具和伪装,在具体操作礼仪规范时口是心非、言行不一,则有悖礼仪的基本宗旨。

3. 宽容的原则　宽容就是要求我们在服务过程中既要严于律己,更要宽以待人。要多体谅他人,多理解他人,学会与服务对象进行心理换位,而不要求全责备、咄咄逼人,这实际上也是尊重对方的一个主要表现。

4. 从俗的原则　由于国情、民族、文化背景的不同,存在着"十里不同风,百里不同俗"的现象。从俗就是要求我们在服务过程中坚持入乡随俗,确保自己的言行与绝大多数人的习惯做法保持一致,切勿目中无人、自以为是、唯我独尊,随意批评和否定他人的习惯性做法。尊重习俗,可使礼仪规范应用得心应手、生动自如。

5. 适度的原则　适度就是要求应用礼仪时,为了保证取得成效,必须注意技巧,合乎规范,特别要注意做到把握分寸、认真得体。凡事过犹不及,假如做过了头,或者做不到位,都不能正确地表达自己的自律和敬人之意。

二、药学技术人员礼仪要求

药学服务礼仪是礼仪在药学服务行业的具体运用,是药学技术人员在自己的工作岗位上向服务对象提供的标准的、正确的药学服务行为,它包括药学技术人员的仪容仪表、服饰、仪态、语言和岗位规范等基本内容。拥有良好的药学服务礼仪是药学技术人员必备的职业素质之一。

（一）仪容仪表

1. 头发整洁,发型美观大方,适合工作场所要求。男性不宜留长发、大鬓角和胡子;女士应化淡妆,给人清新、淡雅和自然的形象,不宜使用香味浓重的香水。

2. 指甲长短适宜,保持清洁,制剂人员不得佩戴戒指,药房窗口人员不得戴手套调配和发药。

3. 口腔保持清洁,工作时间不吃零食。

（二）服饰

工作人员应按规定着工作服上岗,保持服装干净,并佩戴好工作牌。工作服、衬衣等应熨烫平整,男士领带以素色为宜,工作时间不穿拖鞋。

（三）形体仪态

1. **站姿**　两脚着地,合上脚跟和膝盖、脚尖分开微向外,挺胸直背,两臂自然下垂,置重心于脚掌,姿态优美、文明、富于规范化。

2. **手势**　向顾客介绍、引导、指明方向时,手指自然并拢,手掌向上斜,以肘关节为轴,指向目标,上身稍向前倾。

3. **表情**　目视前方,表情开朗得体,面带微笑,情绪饱满热情,精力集中、持久,兴奋适度、谨慎。

（四）接打电话

1. 听到电话铃响,应尽快接听,通话时应先问候"您好",仔细听取并记录对方的讲话要点,结束时礼貌道别,待对方切断电话后方可放下话筒。

2. 通话内容应简明扼要,不应在电话中聊天。

3. 对自己不能处理的电话内容,应做出合理解释或向上级反映。

（五）文明用语

1. **打招呼**　与服务对象打招呼应落落大方,微笑相迎,使其有宾至如归的感觉,如"阿姨,您好!请问有什么需要可以帮忙?"等。

2. **介绍**　要求热情、诚恳、实事求是,突出药品特点,抓住顾客心理,当好顾客的参谋,如"这是品牌药品,疗效好,价格合理,一向很受欢迎!"等。

3. **收款**　要求唱收唱付,吐字清晰,交付清楚,将找回的差款递送到顾客手中,如"您买药品共计×元,收您×元钱,找您×元钱,请点一下!"等。

4. **包装**　要求在包装过程中关照顾客注意事项,双手递交给顾客药品,如"药品我已帮您装好,请不要倒置!"等。

5. **道别**　要求谦逊有礼、和蔼亲切,使顾客感觉愉快和满意,如"请慢走,祝您早日康复!"等。

知识链接

微　笑　训　练

嘴角上翘练习:口里念普通话的"一"字音,使双颊肌肉上抬,口角的两端平均地向上翘起。

眼中含笑练习:取厚纸一张,遮住眼睛以下部位,对着镜子,心里想着那些最让自己高兴的事情,使笑肌抬升收缩,鼓起双颊嘴角两端做出微笑的口型,自然地呈现出微笑表情。紧接着放松面部肌肉,眼睛恢复原形,目光中会反射出脉脉含笑的神采。

三、药患人际沟通

ER-2-2

售药技巧之 FAB 法则

人际沟通是人与人之间、人与群体之间思想与感情传递和反馈的过程,以求达成思想和感情的一致。药患人际沟通是通过药学技术人员与患者的沟通与交流,有助于建立相互信任的、开放的医患关系,使患者获得有关用药的指导,以利于疾病的治疗,提高用药的依从性、有效性和安全性,减少药疗事故的发生。同时,药学技术人员从中可获取患者的信息、问题,并通过药学技术人员科学、专业、严谨、耐心的回答,解决患者在药物治疗过程中存在的问题。伴随着沟通的深入、交往频率的增加,药学技术人员和患者加强了解并建立信任,从而使药学技术人员的服务更贴近患者。患者对治疗的满意度增加,可确立药学技术人员的价值感,树立药学技术人员的形象,提高公众对其的认可度。

（一）人际沟通的模式

美国专家黑贝尔斯·威沃尔认为,人际沟通的模式是一个相互循环的过程,并提出了人际沟通循环模式图（图2-1）。

（二）人际沟通的特征

人际沟通实际上就是信息的交流,具有互动性、情境性、客观性和多样性的特征。

1. 沟通过程的互动性　沟通参与的双方同时充当信息发出者和接收者的角色,沟通的目的不在于行为本身,而在于结果。如说话只是为了信息,而不顾及他人的感受和反馈,就很难达到沟通的目的。

2. 沟通效果的情境性　人际沟通一般都在一定的情境下进行,相同的沟通内容在不同的情境下会出现不同的沟通效果。如时间、空间、沟通者的文化程度、性格、情绪、信仰等因素在不同程度上影响着沟通的效果。

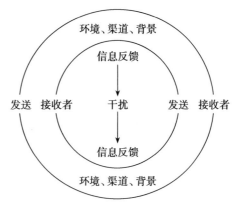

图2-1　人际沟通循环模式图

3. 沟通发生的客观性　人际沟通会在感觉可及的范围内,通过语言和非语言表现而发生。如患者会从药学技术人员的服务礼仪和用药服务中判断出药学技术人员的工作能力、责任心和整体素质。

4. 沟通手段的多样性　人际沟通会通过语言、非语言体现表达,沟通手段具有多样性。如人际沟通可通过电话、电子邮件等多种通讯工具实现。

（三）人际沟通的功能

人际沟通总是为了达到某种目的、满足某种需要而展开,良好的人际沟通能促进人们的相互了解,协调人们的社会生活。

1. 满足身心需求　心理学家认为,人际沟通是人类特有的需求。如果人的这种需求得不到满足,就会影响个人的身心健康。因此,人际沟通对于个人来说,也是个体生活中不能缺少的行为。

2. 和谐人际关系　有效沟通是社会正常运转的重要保障,绝大多数信息的传播和反馈都与沟通有关。人们通过沟通增进彼此之间的了解而建立人际关系,并通过沟通使人际关系得以发展、维系或改变。

3. 形成自我认知　人的自我认知是在人际沟通中逐步形成和发展起来的。通过人际沟通,了解他人对自己的态度及评价来认识自己,形成自我形象和概念。如"狼孩"由于没有与人沟通的经验,既没有语言,又没有自我概念。

4. 帮助科学决策　决策正确与否往往取决于相关信息的掌握程度,人际沟通可以广泛地收集信息,使决策者掌握的信息更加全面、真实,还可以通过与他人的沟通获得启发和帮助,从而做出正确的决策。

药学技术人员从事药学服务时进行沟通的意义在于提高公众对药学技术人员的认知度,加强患者和药学技术人员之间的联系并促进感情,能获得患者的信息、需求及存在的问题,患者获得有关的用药指导,提高用药的依从性、有效性和安全性。

(四)人际沟通的方式

1. 语言沟通 语言沟通是以文字为媒介的一种准确、有效、广泛的沟通形式,根据其表达形式可分为口头语言沟通和书面语言沟通。口头语言沟通是人们最常用的交流方式,通过交谈、汇报、讨论、电话、演讲等形式表达,是传递快速、反馈及时、灵活性较大的一种沟通形式。药学技术人员在了解病情、对患者进行健康教育等过程中,都需要进行口头交流。书面语言沟通则不受时空限制,便于查对和保留,具有准确、规范、清晰、简洁等特点。药学技术人员在工作中填写各种表格、记录等,都属于书面语言沟通。

2. 非语言沟通 非语言沟通是以非自然语言为载体进行的信息传递,人的仪表、服饰、动作、表情、空间、时间等非语言符号都是其常用的载体。非语言沟通在人际沟通中具有不可替代的特殊地位,具有表达感情、验证信息、调节互动、显示关系等作用。

(五)药患沟通技巧

药学技术人员应用合理的沟通技巧与患者沟通,既可以得到患者的信任、促进疾病康复,又可避免药学服务纠纷。沟通成功与否,不仅在于沟通的内容,还在于沟通的方式。药学技术人员要做到在药学服务中游刃有余,需培养出有效的沟通技巧。

1. 热情友善 热情可以使人与人之间变得亲近,是人际沟通的催化剂,使人感到舒服、放松、愉悦,觉得自己受欢迎(表 2-1)。

表 2-1 表达热情的方法

行为	要求
面部表情	面部表情自然放松,温和的眼神接触,表现出对患者足够的关注和感兴趣
姿势	正对着患者,姿势自然,呼吸均匀,形态得体,避免坐立不安
距离与接触	与患者保持适度的距离会让患者感到舒服,通过轻拍肩膀、握手等传递热情,让患者感到温暖、关怀和安慰

2. 尊重 是接受患者想法、感受、经历的沟通方式,尊重患者是维护患者尊严的重要组成部分(表 2-2)。

表 2-2 表达对患者尊重的方法

行为	要求
认同患者	看着患者,注意力集中,保持目光接触,适当地微笑,确定如何称呼患者并介绍自己,用握手和轻触的方式与患者打招呼
建立和谐的交往环境	初次接触:询问患者的需要和要求,清楚自己所能提供的力所能及的帮助,申明保护患者隐私 继续交往:确定患者的需要,记得患者的一些个人细节,重申隐私保护,给予患者适当的参考建议

行为	要求
建立舒适的氛围	清除房间的障碍物,讨论隐私事件前确保隐秘,谈话期间避免打扰
结束谈话	对谈话做个小结,言行一致,表达自己的想法和感受,让患者表达自己的感受,记下必要的话题,以便于下次讨论

3. 询问 药学技术人员的有效询问是提供良好药学服务的基础,和帮助患者学会如何向药学技术人员询问同样重要(表2-3)。

表2-3 有效询问的要素

要素	要求
为什么问	在开始询问之前,应明确为什么需要这些信息
问什么	计划好问些什么问题,确保得到自己所要的信息
如何问	措辞清楚,有逻辑地提出问题,使患者做出回答
问谁	在患者能回答的情况下,首选询问患者;在患者不能提供准确信息的情况下,可询问其家属或陪同人员

4. 移情 也就是理解沟通,是通过沟通理解他人内心世界的行为。通过移情,有助于建立互助的药患人际关系。移情可通过语言文字准确具体地反映患者的经历,或用非语言行为表达热情和真诚(表2-4)。

表2-4 移情沟通的步骤

步骤	要求
集中精力	抛却个人的烦恼,专注于沟通,记住患者的发言,高效率处理患者的情况
注意倾听	主动倾听,适时地与患者交流感受和理解,让患者感到自己被理解
理解意图	通过语言和非语言交流,理解患者表达的真正意图,并表达自己的理解
检查效果	有效的移情反应可使患者感到被关注,如释重负

四、接待投诉与处理纠纷

接待患者投诉和处理纠纷是在药学服务过程中经常遇到的棘手问题。患者投诉属于危机事件,需要及时处理。妥善处理患者投诉,可改善药学技术人员的服务,增进患者对药学技术人员的信任。

（一）投诉的类型

患者投诉的原因主要有药学技术人员的服务态度、工作效率、药品的数量和质量、药品的不良反应和价格等。

1. 服务态度和质量 药学技术人员的服务态度不尽如人意、工作效率低、患者等候时间长,这些问题的存在直接影响患者的心情及药物治疗的安全性和有效性。在以患者为中心的药学服务过程中,要不断地掌握药品专业知识,将药学技术人员的责任心、爱心、细心、耐心渗透在整个药学服务过程中,落实到实际工作中,从而提高药学服务的质量。

2. 药品数量 这类投诉占的比例较大。通过加强药学技术人员的工作责任心,严格执行核对制度,可大大减少此类投诉的发生。

3. 药品质量 部分患者取药后发现与过去的用药外观有差异,因此怀疑药品的质量存在问题而投诉。药学技术人员对确属药品质量有问题的,应立即予以退换。但对品牌更换、包装改变等导致患者产生疑问的,应耐心细致地予以解释。

4. 退药 《医疗机构药事管理规定》指出,为保证患者用药安全,除药品质量原因外,药品一经发出,不得退换。但遇特殊情况,确需退药时,各医疗机构、社会药房都制定了相关的规章制度,对于此类投诉原因比较复杂,既有患者方面的,也有医疗机构、社会药房方面的。患者退药通常是由于各种原因认为药品不适合自己使用,有时也因医师对药物的作用和应用、不良反应、禁忌证、规格、剂量、用法等信息了解不够,导致处方不当,造成退药投诉。因此,对退药投诉应综合考虑医疗机构、社会药房和患者的利益,充分尊重患者的特殊要求,妥善处理此类投诉。

5. 用药后发生严重不良反应 对此类投诉应会同医护人员共同应对,原则上应先处理不良反应,减轻对患者的伤害。

6. 价格异议 医疗机构和社会药房应严格执行国家药品价格政策。如因招标或国家药品价格调整而导致价格上调,应耐心向患者解释。但对价格或收费有误的,应立即查明原因并退还多收的费用。

案例分析

案例:某患者,取药后认为医师开药数量过多,要求退药。

分析:对于未拆封的注射用药,如果有正当理由和医师退药处方,一般均予以退药;对于口服药,如果患者收费后未取药或取药后未离开配药窗口可以退药,但需医师开具退药处方。 其他情况不予退药。 对于不能退药者,应合理解释,取得患者理解,如"对不起,根据国家药监部门的规定,除药品质量原因外,药品一经发出,不得退换,很抱歉,我不能给您退药。"

(二)对患者投诉的处理

1. 选择合适的地点 接待患者的地点宜选择办公室、会议室等场所,以利于谈话和沟通。发生投诉时,应尽快将患者带离现场,以缓和患者的情绪,转移其注意力,尽量避免事件对其他患者造成影响。

2. 选择合适的人员 接待投诉的人员必须具备较强的亲和力、有一定的经验且善于沟通。一般性的投诉,可由当事人的主管或同事接待。事件比较复杂或患者反映的问题比较严重,则应由科主任、店长或经理亲自接待,无论是即时或是事后,均不宜由当事人接待患者。

3. 接待投诉的基本方法及技巧 接待患者投诉时,接待者的行为举止至关重要。接待者的行为端庄、语言得体等细节能使投诉者感到自己是备受尊重的,可使投诉过程从抱怨、谈判变为倾诉和协商,有利于投诉问题的解决。接待者应表现出积极主动地处理问题的态度,不打断患者的陈述,用自己平和的语气稳定患者激动的情绪,站在患者的立场着想,对患者的行为表示理解,主动做好投诉细节的记录,重复患者所说的重点,确认投诉的重点所在。要注意就事论事,援引相关法律法规和政策制度,耐心地解释、处理。对超权限范围的问题,要首先向患者说明,并迅速请示上级管理者。对于确实属于药学技术人员失误的,要迅速与相关管理者一同处理投诉。暂时无法处理的,可将事情详细记录,留下患者的联系电话,并承诺尽快答复。最后应感谢患者对药学服务工作提出的不足,并表示今后一定改进工作,对由于服务工作失误而造成患者的不便予以道歉。

4. 重视保全证据 对于患者投诉的问题应有确凿的证据,在工作中应当注意保存有形的证据,如处方、清单、病历、药历或电脑存储的相关信息,以应对患者的投诉。

点滴积累 ∨ ··

1. 良好的药学服务礼仪是药学技术人员必备的职业素质之一,主要包括药学技术人员的仪容仪表、服饰、仪态、语言和岗位规范等基本内容。
2. 常见的患者投诉原因有服务态度和质量、药品数量、药品质量、退药、用药后发生严重不良反应、价格异议等。
3. 药学技术人员接待患者投诉时应选择合适的地点、人员,注意接待投诉的基本方法及技巧,并重视保全证据。

实训项目三　药学服务的基本礼仪训练

【实训目的】

学会药学服务的基本礼仪。

【实训准备】

1. 药学服务礼仪规范的实训课件、VCD 和录像带等视听教学资源。

2. 形体训练室、工作服、药学技术人员相关场景的照片。

【实训步骤】

1. 仪表仪容与服饰

(1) 观看视频等。

(2) 正、反两种案例图片比较,分组讨论,教师点评。

(3) 分组进行学生仪表仪容面对面点评。

2. 形体仪态训练分组分解动作练习,建立良好的体态语言体系。

内容	操 作 规 范	基本要求
站姿	头抬起,正视前方,下颚微收,颈部挺直,双肩放松,呼吸自然,腰部挺直。脚掌分开呈"V"字形,脚跟并拢,两膝并严,双手自然下垂或相交放在小腹部	站得端正,自然,亲切,稳重,即要做到"立如松"
手势	指引:向顾客介绍、引导、指明方向时,手指自然并拢,手掌向上斜,以肘关节为轴,指向目标,上身稍向前倾 展示物品:展示物品时,不论是口头介绍还是动手操作,均应将被展示物品正面向顾客,解说时应口齿清晰,动手操作时应手法干净利索、速度适宜,并进行必要的重复 递接物品:以双手递物于他人最佳,不方便双手并用时,以尽量采用右手为宜	自然优美,规范适度,手势不宜过多,幅度不宜太大,身体其他部位应与手势协调
表情	眼神:在问候对方、听取诉说、征求意见、强调要点、表示诚意时,应注视对方的眼睛,但时间不宜过长,一般以3~6秒为宜;注视对方的面部时,最好是对方的眼三角,以散点为宜;有时根据需要应对顾客的一部分多加注视,如在递接物品时应注视手部	在注视顾客时,应面带微笑,视觉要保持相对稳定,注意自然,体现重视、友好和尊敬

3. 文明用语训练两人一组,角色扮演,教师指导、点评。

分类	内 容	要求
招呼用语	"阿姨,您好,有什么可以帮忙的?" "请稍等一下,我接待完这位顾客,马上就来。" "先生/小姐,您慢慢选,选好了叫我一声,我先接待其他顾客。"	列举你想到的其他说法
售中用语	"这是品牌药品,疗效好,价格合理,一向很受欢迎。" "这种药品,几个品种都不错,您可以随便选。" "对不起,您要买的品种刚卖完,但××与它是同样性能,我拿给您看。" "对不起,您问的药品我们刚卖完(用同类性质的药品怎么样?),近期不会有。请您到其他药房看看。" "您想买的药品在那边,请往这边走(手势)。"	
收款用语	"这是找您的×元钱,请收好。" "您的钱数不对,请您重新点一下。"	
包装用语	"东西都放进去了,请您带好。" "这东西容易碎,请您小心拿好,注意不要碰撞。" "东西我已帮您装好,请不要倒置。"	
道歉用语	"对不起,因为刚才忙没听见您叫我,您需要什么?" "我会将您的意见反映给领导,以改进我们的工作,谢谢!"	
解释用语	"对不起,这的确是药品质量问题,我给您退换。" "对不起,您的药品已经使用过了,又不属于质量问题,不能再卖给别的顾客了,实在不好给您退换。" "对不起,对这个药品的质量问题很难判断,请您到相关质检单位鉴定一下,如确属质量问题,我们承担相应责任。"	
调节用语	"我是××,您有什么意见请对我说好吗?" "请您放心,我们一定解决好这件事情。" "您别着急,我们大家回忆一下,我记得刚才收您的是×张×元面额的人民币,找您×元钱,请您再回忆一下,好吗?"	
道别用语	"这是您的药,请拿好!" "慢走,祝您早日康复!"	

【实训思考】

案例:某药店顾客,男,65 岁,因感冒进药店买板蓝根颗粒,此药缺货,推荐清开灵颗粒。

请针对此案例,进行角色扮演,注意体现药学服务的基本礼仪。

实训项目四　药学服务沟通技巧训练

【实训目的】

1. 掌握药学服务沟通技巧。

2. 初步学会接待投诉和处理纠纷。

【实训准备】

建立模拟药房。

【实训步骤】

1. 药患沟通技巧练习

(1) 表达热情练习:每组 4～6 人,录制 10 分钟与患者单独沟通的视频。组织小组讨论,并完成评价表(表 2-5),反复练习,达到反馈信息满意为止。

表 2-5　表达热情评价表

药学技术人员行为	1 分钟间隔										
	1	2	3	4	5	6	7	8	9	10	总数
眼神沟通											
直视患者											
身体微向前倾											
注意聆听的姿态											
放松的姿态											
点头表示感兴趣											
笑容											
语调温和											
面部表情表示出感兴趣、专注											
语言沟通表明很感兴趣											

说明:出现相应的行为,在对应的时间点栏目画√。每项行为在 1 分钟出现计 1 分,2 分钟出现计 0.9 分,每迟 1 分钟递减 0.1 分,10 分钟出现计 0.1 分。4.0 很有热情;2.5～3.0 有热情;1.5～2.0 冷淡;1.0 冷酷

(2) 表达尊重练习:两人一组,1 人扮演谈话者,1 人扮演倾听者。倾听者的工作是表现吵嚷、喧闹、不尊重,如初次见面不打招呼、不关注对方、行为粗鲁、草率结束谈话等。2～3 分钟后停止谈话一起讨论,互换角色体验。分享不尊重和不被尊重的感受,学习不被尊重带来的消极影响。

(3) 有效询问练习:一患儿妈妈到药店咨询购买解热药,作为药学技术人员,向患儿妈妈询问相关病情。每组 4 人,写下要问的前 3 个问题,小组讨论后,角色扮演模拟练习,互换角色后练习,交

流讨论,体会有效询问的技巧。

（4）移情表达练习:患者说,我今天很恐惧,医师告诉我糖尿病可能会带来很多部位的病变,有可能会死人的。两人一组,角色扮演进行移情表达,讨论并提出改进意见。

在教师的指导下分组进行角色扮演(一位同学扮演药师,另一位同学扮演患者)。

2. 案例讨论引导学生应用所学的理论知识来分析问题。

参考案例1

地点:药房

药师:您好! 请问我能帮助您什么?

患者:我好像感冒了,想买点感冒药。

药师:请问您感觉哪里不舒服?

患者:这两天我咳嗽得厉害。

药师:咳嗽时有没有痰?

患者:没有。

药师:请问您咳嗽有多长时间了?

患者:一两天吧。

药师:您除了咳嗽以外,还有没有其他地方感觉不舒服?

患者:没有。

药师:在此之前,您用过什么药吗?

患者:没有。

药师:我去给您拿点咳必清,它会帮助您早日康复。

患者:好的。那我怎么服用它呢?

药师:口服,一日 3 次,一次 2 片。

患者:那它有没有什么不良反应?

药师:它的不良反应很少,偶尔会有头晕、口干等。

患者:知道了。另外,在服药期间我要注意哪些问题呢?

药师:回去后多喝水、注意休息;避免食用辛辣和生冷的食物;在天气变化时注意保暖。这些都会让您的咳嗽好得更快一些。

患者:好的,谢谢您!

药师:不用谢,祝您早日康复! 再见!

患者:再见!

参考案例2

地点:门诊药房

患者:嘿,怎么搞的,你们医院的药品质量有问题,怎么按都按不出来!

药师:您好,您先别急,让我看一下。哦,这个鼻用喷雾剂要先振摇一下,然后再往下按。

患者:我摇过了,根本压不下去(不耐烦,发火)。

药师:我来试试看。您看,药喷出来了,可能是您压的时候遇到阻力就没敢用力往下压,您再试试。其实这个鼻用喷雾剂质量没问题的。如果有质量问题,我们一定会给您更换的,您放心好了。

患者:噢,不好意思,是我没搞清楚(面带愧色)。

药师:没关系,这种情况我们经常遇到,因为这个是进口药,患者接触不多,所以不会用也是很常见的。如果还有其他问题,请随时与我们联系。

患者:谢谢你,再见。

【实训思考】

1. 请列举以上案例中应用到的沟通技巧。

2. 搜集一个药房沟通案例,分析所用的沟通技巧是否合理,并给出最佳解决方案。

目标检测

一、单项选择题

1. 药学服务道德规范除具有道德的一般特点外,还具有以下哪些特点(　　)

　　A. 针对性、真实性、完整性　　　　　　B. 理想性、现实性、规范性

　　C. 针对性、理想性、现实性　　　　　　D. 专属性、适用性、时代性

　　E. 规范性、针对性、现实性

2. 药学服务道德范畴的内容包括(　　)

　　A. 良心、责任、信誉、职业理想　　　　B. 良心、义务、责任、情感

　　C. 义务、责任、情感、荣誉　　　　　　D. 情感、信誉、良心、职业理想

　　E. 自我评价、舆论表达、社会信任、为人民服务

3. 在接待投诉时,下列不合适的做法是(　　)

　　A. 选择合适的地点　　　　　　　　　　B. 选择合适的人员

　　C. 保全证据　　　　　　　　　　　　　D. 立即答复患者投诉的问题

　　E. 明确患者投诉的问题

4. 药学技术人员应对"即时投诉患者"时,首先要(　　)

　　A. 给患者示座、倒水　　　　　　　　　B. 用微笑化解患者的怨气

　　C. 尽快将患者带离现场　　　　　　　　D. 使患者换位思考

　　E. 认真聆听患者的倾诉

5. 不适合接待投诉的人是(　　)

　　A. 当事人的同事　　　　　　　　　　　B. 当事人

　　C. 店长　　　　　　　　　　　　　　　D. 经理

　　E. 主任

6. 正确处理医药人员自身与服务对象的关系时应(　　)

　　A. 考虑个人利益为重　　　　　　　　　B. 以服务对象的利益为重

　　C. 让患者处于主动地位　　　　　　　　D. 只提供用药咨询

E. 不考虑药品质量

7. 体现服务礼仪特性的是(　　)

    A. 患者至上

    B. 以人为本

    C. 以其人之道,还治其人之身

    D. 耐心聆听患者的大声斥责和不满

    E. 服务人员可根据个人喜好选择服饰和发型

8. 未体现药学服务礼仪的是(　　)

    A. 双手递药品给患者

    B. 始终直视患者

    C. 站姿端正自然

    D. 向患者问好

    E. 向患者道别

9. 面对因排队时间长而情绪激动的患者,较好的表达方式是(　　)

    A. 医院有规定,必须排队取药

    B. 都是电脑联网,急也没用

    C. 现在是取药高峰,都在这儿等着呢

    D. 排队取药,天经地义

    E. 请仔细看好大屏幕,出现您的名字就可以取药了,我们会尽快为您服务

10. 两顾客进药店议论:顾客 A 认为甲药好,顾客 B 认为乙药好,售药人员却极力推荐丙药,结果顾客 A 拉着顾客 B 就走出了药店,是因为售药人员(　　)

    A. 缺乏认真的倾听

    B. 语言表达有问题

    C. 非语言沟通有问题

    D. 交流时间掌握得不好

    E. 未关注特殊人群

二、多项选择题

1. 药学服务道德基本原则的内容包括(　　)

    A. 保证药品安全有效

    B. 实行人道主义

    C. 全心全意为公众健康服务

    D. 坚持公益原则,维护人类健康

    E. 宣传医药知识,承担保荐职责

2. 应对患者投诉的处理,正确的是(　　)

    A. 尽快将患者带离现场

    B. 保存有形的证据

    C. 采用适当的方式和语言

    D. 一般投诉由当事人接待

    E. 尊重投诉人

3. 药患沟通技巧包括(　　)

    A. 热情

    B. 尊重

    C. 询问

    D. 适当运用非语言

    E. 注意语言的表达

4. 药学技术人员从事药学服务时进行沟通的意义在于(　　)

    A. 提高公众对药学技术人员的认知度

B. 加强患者和药学技术人员之间的联系并促进感情

C. 能获得患者的信息、需求及存在的问题

D. 患者获得有关的用药指导

E. 提高用药的依从性、有效性和安全性

5. 属于药学技术人员对服务对象的服务道德规范的有(　　　)

A. 仁爱救人、文明服务　　　　　　B. 严谨治学、理明术精

C. 尊重患者、承担保健　　　　　　D. 坚持公益、维护健康

E. 济世为怀、清廉正派

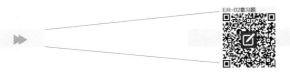

（石少婷）

第三章

药学监护

ER-03章PPT

导学情景 ∨

情景描述：

患者，女，83 岁。因阵发性头晕、头痛 10 年，加重伴胸痛 1 个月住院治疗，血压最高 180/100mmHg。诊断为高血压 3 级，极高危。医师开具厄贝沙坦片 150mg，一日 1 次，口服；苯磺酸氨氯地平片 2.5mg，一日 1 次，口服。同时，药学技术人员对其进行药学监护。

学前导语：

本章我们将学习药学监护的概念及其内涵、开展药学监护的目的与意义、药学监护的对象与内容、药学监护中药学技术人员的职责、药学监护的基本要求、药学监护的模式、药学监护的工作流程、药学监护的评估、药学监护的计划、药学监护的记录、药学监护的干预以及阿司匹林和高血压的药学监护实践。

药物治疗可为许多患者解除病痛，带来健康，但同时也可能造成药害事件，引发后遗症，甚至导致死亡。事实上，多数问题不在于药物本身，而是由处方开具、药品调剂或使用过程中的不当引起的。药学技术人员从道德上讲有责任保护患者免于药害之忧。目前人们对健康水平的要求不断提高，已不

ER-3-1

扫一扫，知重点

仅满足于有药可用，而且要求保证治疗质量甚至生存质量，接受优质、高效、低消耗的药学服务。因此，药学监护的应运而生也就成为了必然趋势。药学监护是近年来国内外医院药学领域的热门话题，由美国学者首次提出，至今已有 20 余年的时间，已得到世界范围内同行的普遍认可，现已成为中国传统药学技术人员的新的工作模式及药学服务的发展方向。

第一节 概述

一、药学监护的概念及其内涵

药学监护（pharmaceutical care，PC）是提供负责的药物治疗，其目的在于实现改善患者生活质量的既定结果。这些结果包括治愈疾病、消除或减轻症状、阻止或延缓疾病进程、防止疾病或症状发生。药学监护是一个过程，药学技术人员通过与患者和其他专业人员合作，设计治疗计划，其执行和

监测将会对患者产生特殊的治疗效果。药学监护包括三个功能:一是发现潜在的或实际存在的用药问题;二是解决实际发生的用药问题;三是防止潜在的用药问题发生。药学监护也是卫生保健的必要部分,应当与其他保健工作结合起来。药学技术人员的工作应直接面向患者,直接对患者负责,以保证药学监护的质量。药学监护中药学技术人员与患者的基本关系是患者将自己托付给药学技术人员,药学技术人员接受委托并承担责任。药学监护的基本目标、过程和相互关系存在于所有的医疗机构中。

药学技术人员的使命是提供药学监护。药学监护是提供直接的、负责的与药物有关的监护,目的是改善患者的生活质量。药学工作的全部活动建立在以患者监护为中心的基础上,以最大限度地改善患者的身心健康为目标,药学技术人员要承担起监督执行、保护患者用药安全、有效的社会责任。

二、开展药学监护的目的与意义

药学监护在发达国家受到高度重视,从近年的实践情况来看,效果十分明显。开展药学监护的目的和意义在于:①促进药物的合理使用,提高药物的治疗效果;②减少药物的不良反应,能够预防某些药源性疾病的发生;③使患者的疾病得以治愈,病症得到消除或减轻,从而达到改善患者的生活质量和延长寿命的根本目的;④大幅减少或杜绝了不合理用药,节约了药物资源,从而降低了医疗费用;⑤提高了药学技术人员在医院乃至全社会的地位和形象。

我国的临床药学工作起步较晚,药学监护工作处于宣传时期和监护初期。通过发挥药学技术人员的专业特长,保证理想的用药结果,降低药物有关的医疗费用,尽可能地使每一位患者在接受药物治疗后能够保持正常的机体功能和精神状态、健康幸福的生活。随着我国医药、医疗、医保三医联动医改的深入发展,社会公众保健意识的不断增强,对药学监护的社会需求将日益增加,开展药学监护的意义将更加重大。

三、药学监护的对象与内容

药学监护将医疗、药学、护理有机地结合在一起,让医师、药学技术人员、护士齐心协力,共同承担医疗责任。药学技术人员应对不同的服务对象开展不同的药学监护。

1. **主动对患者提供用药指导**　药学技术人员有责任和义务对患者提供个性化的合理用药指导,通过直接与患者、家属交流,解答其用药疑问,介绍药品和疾病的常识。药学技术人员接受咨询时应当做到注重礼仪,使用通俗性语言,尊重患者隐私,了解患者日常用药情况,判断患者既往用药的正确性,对首次使用该药品、用药依从性差及使用治疗指数低的药品的患者,应当提供书面的指导资料。

药学技术人员指导患者合理使用药品,应当做到了解患者对医学和药品知识的掌握程度;辅导患者如何正确使用药品;确认患者是否已经了解指导建议;提醒患者应该注意的事项。

对购买非处方药的患者或消费者,药学技术人员有责任和义务提供专业指导,内容主要包括询问近期疾病和用药情况;询问患者是否有药物禁忌证、过敏史等;对患者非处方药的选用给予建议与指导。

2. 药学技术人员配合医护人员安全、有效、合理地使用药物 内容主要包括血药浓度监测与解析、临床药物治疗咨询与会诊、单剂量作业、患者出院后用药教育、门诊患者药物咨询、药物不良反应监测与上报、参与新药临床评价方案的制订等,定期对药物的使用和管理进行科学评估。

根据药学监护的上述内容,医院药学技术人员和药店药学技术人员的工作方式都将发生改变,工作不仅仅是调剂药品,而是要与医师、护士一起在临床第一线直接面向患者,参与药物治疗和指导用药。

四、药学监护中药学技术人员的职责

在过去,医院药学技术人员往往被看做是"幕后英雄",因为药学技术人员很少与患者直接接触,他们只是为医院准备各类药品或为医师调配某些临时使用的药剂。随着医院药学的发展,特别是临床药学的兴起,这种状况正在发生根本的转变。作为药学技术人员,其中心任务是保证患者用药的合理、安全和有效。药学技术人员参与临床,将使药学技术人员直接与患者建立联系,直接参与制订药物治疗方案,这是药学技术人员职能的一个根本性转变,意味着药学技术人员要承担起对患者治疗全过程用药的监护责任。药学技术人员的药学监护(即药物从采购到使用的全过程管理)与医师的治疗监护、护士的护理监护共同组成了全方位的"患者监护"过程。在药学监护中药学技术人员的职责包括:

1. 参与药物治疗决策 药学技术人员首先要与医师一起决定患者是否需要进行药物治疗,明确治疗目标。药学技术人员需根据患者的基本资料、具体病情进行有针对性的个性化临床用药方案设计或调整(即个体化用药),对患者用药的全过程进行监测,综合评价药物的治疗效果,发现用药过程中出现的不良反应,最大限度地降低药物不良反应及有害的药物相互作用的发生。药学监护不仅涉及药物治疗的实际提供药品,而且涉及每个患者的药物治疗决策。药学技术人员必须综合分析信息,根据来自于多方服务人员所获得的信息、患者的情况、疾病类型和医师提出的治疗观点制订用药方案,保证合理用药,即安全、有效、经济地用药。根据患者的疾病种类、性质、发病时间、既往用药史、有无药物过敏史等情况,选择安全有效的药物以及适当的剂型、给药途径和给药方法。不仅要决定是否需要用药,而且要判断药物的选择、剂量、给药途径、给药方法、药物治疗监测和向患者提供与用药有关的情报和咨询服务。对不适宜的用药方案进行及时纠正,为以后的药品使用、管理积累临床经验,并及时上报药品不良反应、不良事件和用药错误。

2. 进行用药指导 药学技术人员有责任对医师、护士及患者、患者家属进行用药指导,为他们提供相关的药物信息咨询和解答如何保障临床用药的安全性、规范性、合理性及有效性。对患者采取直接服务,包括用药教育、临床治疗会诊等,对医护人员逐步、详细地讲解、介绍药物使用知识及合理用药常识,使其能够理解药物使用的时间、剂量及给药途径对治疗效果的影响,从而认识到合理用药的重要性,增强护理人员的工作素质,减少护理工作中的疏忽过错并能够对新药、联合用药时产生的不良反应应对自如。

3. **发现和解决临床用药问题** 药学技术人员在药学监护中有责任及时发现临床用药问题并予以解决以防再次发生。为保证医师能够进行合理用药,应根据患者的疾病类别、程度、起病、用药史、过敏史等临床情况,综合考虑患者的基本情况如年龄、性别、受教育程度、家庭经济状况等,辅助医师选择安全、有效、经济的药物、合适的剂型及给药途径。选药应考虑以下几点因素:①药物正确无误;②用药指征适宜;③疗效安全,使用价格适宜;④剂量、用法、疗程妥当(依据药动学和药效学知识决定剂量及疗程);⑤用药对象适宜(无禁忌证、不良反应小);⑥调配无误;⑦患者的依从性良好。

4. **建立患者用药档案** 对患者治疗后的治疗效果及生活质量进行综合性的评估。采用 WHO 指定的各种临床量表,通过问卷调查或效用测定等方式,对患者治疗后的病情缓解治愈情况及生活质量进行客观的评估,根据评估结果进行相应的指导。

5. **开展药学信息咨询服务** 开展药物情报工作,促进全院药物信息和知识水平的提高。可以将临床工作出现的药物中毒情况和不良反应、用药错误等进行收集、整理、分析并总结经验;组织药学讲座,与临床科室分享用药经验,同时探讨、促进临床科室用药合理化、规范化改进;定期发布新药资讯,构建药物信息平台,为全院提供良好的药物应用支持。

总之,药学技术人员参与临床、治疗药物监测和药物信息咨询等药学监护工作,主要职责是对于药学监护所必需的资源(包括人和药品)进行综合管理。其中包括对药物使用管理如采购、储存、供应及药物使用进行综合评估;对医师、护士进行药学指导,提供有关药物的信息咨询服务;对患者采取直接服务,包括用药教育、临床治疗会诊等。

点滴积累 ∨

1. 药学监护是提供直接的、负责的与药物有关的监护,药学技术人员要承担起监督执行、保护患者用药安全、有效的社会责任。

2. 开展药学监护的目的和意义主要包括促进药物的合理使用,提高药物的治疗效果;减少药物的不良反应,预防某些药源性疾病的发生;改善患者的生活质量和延长寿命;节约了药物资源,降低医疗费用;提高药学技术人员在医院乃至全社会的地位和形象。

3. 药学监护的对象包括医师、护士、患者及其家属等,药学技术人员应当主动对患者提供个体化的合理用药指导,配合医护人员安全、有效、合理地使用药物。

4. 药学监护中药学技术人员的职责主要包括参与药物治疗决策、进行用药指导、发现和解决临床用药问题、建立患者用药档案、开展药学信息咨询服务。

第二节 药学监护实施

一、药学监护的基本要求

(一)药学监护中对药学技术人员的要求

药学监护要求药学技术人员应当掌握获取医药卫生信息资源的技能。资源要有治疗药物的信息,还要有疾病的基本诊疗相关知识等。药学技术人员通过各种方式与工具收集、整理、归纳分析各类有价值的信息,用于开展各项业务活动。向临床提供治疗全过程的药学信息和建议是药学监护实施的重要组成部分,目的是确保提供正确的用药建议。

1. **提供药品信息** 药学技术人员通过各种继续教育途径,及时更新自己的药品知识,提供与新的产品和治疗进展相符合的药品信息。对于新的药品,药学技术人员应该非常熟悉其优点、缺点和与其他已经上市药品的异同,以及在目前临床应用中的进展情况。

2. **提供用药建议** 了解所提供药学信息的背景,为医务人员和患者提供建议。药学技术人员有时难以直接获得患者的相关信息,如果必要,就要与患者建立联系,获得患者的相关信息,根据患者的实际情况提供合理化的用药建议。

3. **实施用药评估和个体化药学服务** 充分利用经过评价的有循证医学证据的药品信息对医师的处方进行评估,对个体患者实施服务。药学技术人员需要充分掌握服务机构的药品处方集和处方制度的评价,要求积累各种不同的文献信息和本地药品使用评价信息。对个体患者所提供的信息建议应该记录在患者的监护计划中。

4. **参与用药教育和培训** 药学技术人员应该参加对于其他医务人员的有关药品安全性、有效性和经济性的用药培训。可以利用正式的或非正式的机会,提供没有偏颇的药学教育。

5. **参与临床药学试验** 参与临床药物试验的药学技术人员要与临床试验的负责人或管理者联系,参与在病房进行的临床试验。药学技术人员应该积极参与组织和支持临床试验,参照本领域的相关文献报道,对临床试验进行监督,报告并讨论药品使用中出现的问题。药学技术人员应该确保试验药品的正确调配,确保医务人员和患者接受正确的用药指导,遵守操作程序。同时应该向科研和伦理委员会提出临床试验的药学方面的设计意见,确保临床试验设计符合药学要求,包括全面考虑药品因素和患者因素。

(二) **药学监护中对患者的要求**

目前我国的药学服务是"以患者为中心"的服务。我国不同机构开展药学监护的内容都不尽相同。药店、医疗机构、社区、养老机构等不同机构的药学技术人员的工作模式、工作时间、工作记录等均不相同,从而药学技术人员的工作内容也不尽相同。药学技术人员要明确开展药学监护工作的内容和重点,规范药学技术人员药学监护的实践。药学技术人员要对药学监护对象,即患者进行初步的筛选。按图3-1确定药学监护患者人群,将需要监护的患者分成是否有潜在药学监护问题的患者,针对有潜在药学监护问题的患者实施分级监护。

药学监护的分级方法是鉴于患者病情和治疗药物的不同,拟定患者所需的药学监护项目。分级监护的概念起源于对重症患者的护理研究,即根据不同患者的护理需求提供护理服务,被认为是保证ICU患者的护理质量而采取的比较适宜的管理方法。该概念是借鉴美国药学监护中的相关内容而提出的,依据患者对药物治疗的不同需求而将药学监护分为一、二、三级的方式,结合药学监护的特点,从患者的特殊病理、生理状态和所用药物的特点三个方面了来对患者进行分级,将监护标准指定为一、二、三级,制订相应的监护项目。分级的标准为依据疾病及所用药物,确定并实施不同级别的药学监护,根据患者治疗情况的变化进行动态调整。具体分级标准见表3-1。

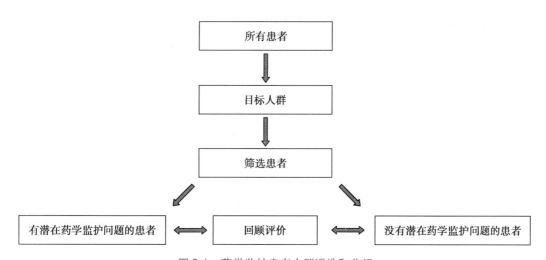

图 3-1 药学监护患者人群遴选和分组

表 3-1 药学监护的分级标准

分级依据	一级监护	二级监护	三级监护
肝、肾功能	严重肾功能不全（Ccr ≤ 30ml/min）或接受血液净化治疗的患者 严重肝功能不全（生化指标 ALT 或 AST>5ULN 或 ALP > 5ULN 或 BIL > 3ULN）或 CTP 评分 ≥ 10 分者	中度肾功能不全（30ml/min < Ccr ≤ 70ml/min）或接受血液/腹膜透析的患者 中度肝功能不全（生化指标 ALT 或 AST>2ULN 或 ALP>2ULN 或 BIL>2ULN）或 CTP 评分 ≥ 7 分者	—
疾病状态	重症感染、高血压危象、急性心力衰竭、哮喘持续发作、急性心肌梗死，以及癫痫持续状态患者	非儿科的儿童患者（<18 岁）、高龄（>85 岁）及妊娠患者；既往药物过敏史、既往上消化道出血、既往癫痫史；中度感染、甲状腺危象、酮症酸中毒、凝血功能障碍、血液病患者出现危急值者、慢性心力衰竭、COPD、哮喘、药物中毒患者	—
用药情况	同时应用的药物超过 15 种的患者 应用强心苷类药物、华法林、硝普钠，联合应用 3 种及 3 种以上抗肿瘤药物的患者，接受溶栓治疗的患者	同时应用的药物超过 10 种或使用 2 种以上有明确相互作用的药物的患者 使用特殊管理级抗菌药物、氨基糖苷类抗菌药物或存在抗菌药物不良反应高危因素者（凝血功能异常、中枢神经系统损伤等） 接受静脉糖皮质激素、抗心律失常药、质子泵抑制剂、降脂药、抗血小板聚集药（阿司匹林、氢氯吡格雷）、免疫抑制剂、抗精神病药物、化疗药物治疗者	药物治疗方案确定，用药品种不超过 10 种，未应用前述一、二级药学监护患者接受的特殊给药方式及治疗措施的患者
其他	血药浓度监测值异常者或出现严重 ADR 者	接受静脉输液泵给药、经喂食管给药的患者	

注：符合上述各级标准中的 1 条者即列为相应级别的监护

二、药学监护的模式

在制订了患者的药学监护级别后,针对患者的监护分级依据,相应地制订药学监护的项目和监护频率,范围包括药学问诊、药物治疗方案的评价与干预、不良反应监测以及出院用药交代和用药教育等。确定患者所需的药学监护分级后,即依照药学监护标准实施监护。为了使得分级药学监护工作开展得更为有效、规范,在标准中分别规定了药学监护实施的记录内容,具体药学监护项目见表3-2。

表3-2 分级药学监护的主要项目

监护项目		一级监护	二级监护	三级监护
药学问诊重点	时间	入院当日	入院当日	入院当日
	目的	拟定药学监护计划	拟定药学监护计划	评估患者的用药依从性
医学查房	频率	每日进行	至少每周2次	至少每周1次
	内容	重要生命体征的变化情况,主要病情变化,诊疗方案调整情况	重要生命体征的变化情况,主要病情变化,诊疗方案调整情况	诊疗方案调整情况
药学查房	频率	每日进行	至少每周2次	至少每周1次
	内容	患者的一般情况,是否存在药物不良反应的表现(皮疹、共济失调、精神状态等)、输液治疗的安全性监护(滴速、避光、配伍等)。对意识清楚可交流的患者进行访谈,了解用药依从性、药物治疗效果等情况,交代药物服用时间及注意事项,对第一次接受气雾剂、鼻喷剂、缓控释制剂等特殊剂型药物的患者进行用药指导	患者的一般情况,是否存在药物不良反应的表现(皮疹、共济失调、精神状态等)、输液治疗的安全性监护(滴速、避光、配伍等)及特殊给药方式用药指导。对患者或家属进行访谈,了解用药依从性、药物治疗效果等情况,交代药物服用时间及注意事项,对第一次接受气雾剂、鼻喷剂、缓控释制剂等特殊剂型药物的患者进行用药指导	根据药学问诊情况确定患者需要的用药指导,对第一次接受气雾剂、鼻喷剂、缓控释制剂等特殊剂型药物的患者进行用药指导
医嘱审核		每日进行	每周3次	治疗方案发生变化时
出院指导		出院时完成	出院时完成	出院时完成

知识链接

药 学 查 房

医院药学工作的重点应该是以患者为中心,开展药学监护,为患者提供更优质的药学服务。药学技术人员参与查房,在住院病房用药现场与患者随时联系和沟通,对指导患者合理用药具有重要意义。目前药学技术人员参与临床工作主要集中在大型综合性医院、三级医院。国内药学技术人员参与查房主要有3种模式:跟随医师进行医学查房、跨科室对重点病例进行药学查房及专科药学技术人员单独进行药学查房。其中跟随医师进行医学查房开展得最为普遍,药学查房为药学技术人员提供了与患者面对面交流的平台,从而真正做到将"面向药品供应"转变为"面向患者服务"。

三、药学监护的工作流程

1. 确定需要药学监护的患者人群 "药学需求"是对药品或相关的药学服务的需要,可以由医务人员提出,也可以由患者提出。药学部门(或药店)的管理者应确定普通药学服务的患者组或要求特殊监护的患者组,安排具有特定知识水平的药学技术人员来实施特定的服务,通常由普通的药学技术人员或通科药学技术人员来完成普通药学服务的患者;药学部负责人应该安排经过药学专科监护培训的专科药学技术人员为相应疾病的患者实施特定的服务。药学技术人员在实施药学监护前要对需要监护的患者进行遴选,要明确服务的患者的分组,分别进行普通药学服务或专科药学服务。药学监护患者遴选和分组见图3-1。

确定了患者分组后,应由专门的药学技术人员为其进行药学监护,鉴别患者个体潜在的药学需求。例如药学技术人员要根据自己的经验,将心血管病房患者分成两组,一是暂时不需要药学监护组,二是有潜在药学问题而需要监护的患者组。对"暂时不需要药学监护的患者",如果治疗方案发生变化,需要重新进行评价,以确保新的用药问题的出现。

2. 个体患者的药学监护程序 见图3-2。

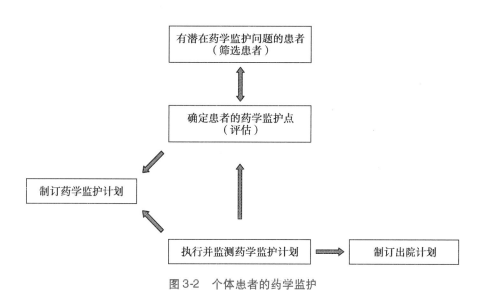

图 3-2　个体患者的约学监护

四、药学监护的评估

药学技术人员在决定药物治疗方法之前,要对患者主观的和客观的信息进行评估。结合患者的健康状况、疾病状态、药学需求和用药中所存在的问题,之后确定干预方法并对患者治疗进行跟踪随访,确保患者达到药物治疗的期望效果。为了全面评估患者的情况,药学技术人员要首先要思考以下几个问题:①患者的主诉、症状及体检结果中有哪些异常可能是药物引起的(考虑药品不良反应);②有没有其他可能的原因造成患者的这些异常(考虑其他疾病);③使用的每种药品是否有其适应证(每种药品的使用是否正确);④选择的每种药品是否是最有效和最安全的(对于这种疾病,考虑患者的年龄、性别、肝肾功能和不良反应);⑤药品的剂量是否是最有效和最安全的(考虑患者的年龄、性别、肝肾功能和其他疾病）；⑥患者有没有出现不良反应（如果有，能不能解决）；⑦有没有药物相互作用影响治疗的有效和安全（需要考虑处方药和非处方药、药物和食品间的相互作用，以及药物对实验室检查的影响等）；⑧患者能否依从药物治疗（患者是否明白怎样服用这些药品，能否负担这样的治疗）；⑨患者的病情不见好转，是否需要增加药物治疗，治疗的协同性怎样，是否可以预防用药。

正确的患者评估要求药学技术人员具有丰富的药物治疗学和疾病治疗的知识，并且要全面考虑患者和用药的危险因素。表3-3 所列的是药学技术人员需要评估的患者的各种因素。

表3-3 评估患者用药的危险因素

患者因素	用药因素
1. 患者的基本信息 　年龄 　性别 　种族 　身高和体重	1. 对目前和原来药物治疗的反应情况 2. 药物治疗的疗效 　开始的疗效 　起作用的时间 　期望效果
2. 患者的疾病因素 　住院原因 　现病主诉 　曾经主诉 　医疗史,包括手术、精神心理疾病等 　家庭病史 　诊断,鉴别诊断 　预后 　生化指标 　血液学指标 　微生物学指标 　营养状况 　免疫状况	3. 药物分布因素 　肝脏功能 　肾脏功能 　心脏功能 　呼吸系统功能 　胃肠道功能 　治疗药物监测 4. 不良反应和注意事项 　过敏反应 　毒性反应 　禁忌证 　相互作用 　特别注意
3. 功能和认知因素 　患者的活动性 　平衡能力 　卫生状况 　肢体灵活性 　听力情况 　视力 　记忆力 　集中精力情况 　注意力 　定向力 　理解力	5. 药品可供性 　合法状况 　处方集收集 　供应来源 　发送情况 　费用 6. 药品应用 　应用程序 　剂型 　给药途径 　用药复杂性 　依从性 　治疗疗程
4. 社会和环境因素 　职业 　日常生活情况 　家庭环境 　家庭亲属,如婚姻状况 　宗教和文化信仰 　烟酒嗜好 　毒品情况 5. 患者对药物治疗的理解	

五、药学监护的计划

1. **制订药学监护计划** 药学监护计划是药学技术人员为达到治疗目标或者预防和解决药物治疗问题而制订的个体患者的详细计划。药学监护计划的基本内容包括药学监护点、期望结果和为达到期望结果而采取的药学措施等。药学监护点是指由药学技术人员从专业角度阐述的患者的药学需求;期望结果是指药学技术人员通过药学监护,达到所期望的临床结果;药学措施是指药学技术人员为解决药学监护问题所采取的措施;实际结果是指医务人员或者患者对于药学技术人员所采取的措施的反应情况以及临床的实际结果。

药学监护计划应该清晰明了,治疗目标明确和可测量,并且应该有达到治疗目标的时间计划。药学监护计划制订范例见表3-4。

表3-4 药学监护计划

姓名:_____ 性别:_____ 年龄:_____ 科室:_____ 床位:_____

入院诊断

一、患者用药后评估

1. 患者的症状、体征及检查结果是否为药物治疗所致? (ADR) 是□ 否□

2. 患者是否存在其他可能原因? (疾病) 是□ 否□

3. 药物使用是否有明确的指征? 是□ 否□

4. 药物使用方法是否正确?

        药物剂量 合适□ 过低□ 过高□

        药物给药方式 正确□ 不正确□

        药物滴速 合适□ 过慢□ 过快□

        药物疗程 正确□ 过短□ 过长□

5. 药物联合是否合理? 是□ 否□

6. 药物治疗效果: 良好□ 无效□

7. 使用药物期间是否发生 ADR?

ADR 名称:_____

ADR 处理:_____

8. 药物之间是否存在相互作用? 是□ 否□

9. 药物与食物之间是否存在相互作用? 是□ 否□

10. 药物与疾病之间是否有相互作用? 是□ 否□

11. 药物之间是否存在配伍禁忌? 是□ 否□

12. 患者是否知道如何合理使用药物? 是□ 否□

13. 患者是否能负担得起药物治疗费用? 是□ 否□

14. 患者是否需要另外的药物治疗? 是□ 否□

二、药学监护指标

1. 症状是否改善? 是□ 否□

2. 阳性体征: 消失□ 改善□ 无改变□

3. 体温: 正常□ 不正常□

4. 血压: 正常□ 不正常□

5. 血糖: 正常□ 不正常□

6. 血常规:_____ 正常□ 升高□ 降低□

送检时间:_____ RBC:_____ HB:_____ WBC:_____ NE:_____ PLT:_____

7. 肝功能:

ALT 正常□ 异常□

AST	正常□	异常□

8. 肾功能：

BUN	正常□	异常□
Ccr	正常□	异常□

9. 血电解质：

K^+	正常□	异常□
Na^+	正常□	异常□
Cl^-	正常□	异常□
Ca^{2+}	正常□	异常□

10. 细菌学检查：

一般细菌□	抗酸杆菌□	真菌□
涂片:阳性□	阴性□	细菌名称:_____
培养:阳性□	阴性□	细菌名称:_____

药物敏感性实验结果：

11. 治疗药物监测：

送检时间:_____药物:_____药物浓度：$C_{谷浓度}$ $C_{峰浓度}$ 样本：

12. 其他：

三、药学监护干预措施

1. 与临床医师交换意见：	是□	否□
2. 与患者交换意见：	是□	否□
3. 推荐新的替代意见：	是□	否□
4. 提出药物治疗建议：	是□	否□

5. 建议内容

四、药学监护结果

1. 医师对药学技术人员建议的态度：	采纳□	拒绝□	观察□
2. 更换药物：	是□	否□	
3. 停用药物：	是□	否□	
4. 调整给药方式：	是□	否□	
5. 调整给药次数：	是□	否□	
6. 调整给药时间：	是□	否□	
7. 调整给药速度：	是□	否□	
8. 患者症状：	好转□	无改变□	
9. 治疗效果：	治愈□ 好转□	无效□	恶化□
10. ADR 转归：	痊愈□ 好转□	无改善□	
11. 患者依从性：	提高□ 无改变□		
12. 其他：			

2. 执行和监测药学监护计划　药学监护计划是在整体评估了患者情况的基础上制订的。为顺利执行监护计划,药学技术人员要与其他医务人员共同制订出监护时间表。药学技术人员要监测患者的临床指征和症状、生化和血液学检查数据、血药浓度水平、药品不良反应等。

药学监护的实际结果是由期望结果来评价的。期望结果达到了,药学监护的确保作用就达到了;期望结果没有达到,要对药学监护计划进行再回顾和评价。

3. 制订出院计划　这个阶段的药学监护计划包括住院期间未解决的药学监护问题,以及出院后可能出现的新的药学需求。药学技术人员应与其他医务人员共同合作对患者的慢性病进行管理,制订出院时和出院后的药学监护计划。要考虑到患者出院后环境的改变、患者能否配合等问题,以及国内共同认可的治疗规范等。

药学技术人员要向患者讲解出院后需要服用的药品的知识,对于依从性不好的患者应重点强调持续治疗的重要性。要预料到患者在新环境下药品供应的变化,采取合适的方法确保药品的持续供应。

六、药学监护的记录

药物治疗病历(药历)是目前最常用的药学监护文档记录。药历一般包括患者的基本信息、既往疾病史、既往药物治疗史、临床诊断、非药物治疗情况、本次住院药物治疗情况、实验室检查数据、影响患者药物代谢的因素、治疗药物监测、药学监护计划以及药学监护计划的评估。药历的内容一般不宜太烦琐,药学监护计划是药历的核心,药历是评价药学技术人员工作质量的依据。

药历记录患者的药物治疗史,有助于药学技术人员评估患者并确定患者的药学需求及监护点。药学技术人员应凭借自己的职业经验判断哪些患者需要详细记录用药史,通常药学技术人员会记录所有需要患者的用药史。当患者出现不良反应,或者对于目前的治疗没有效果时,药学技术人员要对患者的用药史进行完全深入的评估。

记录用药史要了解患者的所有既往用药,包括处方药、非处方药及滋补营养品等,患者对于疾病和药品的了解情况,既往出现过的疗效和毒性反应,过敏反应和患者对于处方药的依从性等。具体方法如下:

1. **收集用药史** 药学技术人员应该在访问患者前收集有关过去和当前治疗的详细情况,包括处方药、非处方药、顺势疗法、中药或其他治疗。要了解每种药品的基本信息,包括药品名称、适应证、剂型、剂量、治疗疗程、是否是处方集药品等。

2. **进行访谈** 征得患者同意后,药学技术人员可以带着准备好的问题对患者进行访问。询问患者有关治疗、产品等的详细信息,评价药品使用的必要性、使用频率、部分或全部反应、期望结果,以及实际效果、不良反应等。药学技术人员还应该评价患者对于他们疾病和治疗的理解情况。

药学技术人员有责任帮助患者建立患者个人的药历手册。当患者住院、去门诊诊疗、去药店购药时,患者应随身携带自己的药历,以便于诊疗的医师和药学技术人员掌握患者的以往药物治疗史、药物过敏史等信息。药学技术人员记录患者的药历非常重要,应该按照本地区制订的规程,简单清楚地记录患者的用药史,由药学技术人员签字并签署日期。

七、药学监护的干预

(一) 对患者进行药学教育和提供咨询服务

对于患者的教育和咨询服务是所有药学技术人员日常工作的组成部分。开展药品和给药器具使用的教育和咨询,使患者或其他人员获取有关药品和给药器具的使用知识、技能和方法是药学监护的重要组成部分。

1. **参与药学教育工作** 药学技术人员应该通过参与患者、护理人员和公众的药学教育,促进安全和有效地使用药物。这样的活动可以包括与患者的直接交谈、与大众百姓的交流、发放教育宣传资料等。

2. 区分特殊咨询的患者 药学技术人员应该鉴别需要特殊药学教育,并且能够从中获益的患者人群。如曾有过不遵从医嘱的患者,治疗方案复杂的患者,尤其是使用给药器具的患者,或者是使用治疗范围窄的药物的患者,如华法林。

3. 检测接受教育和咨询的患者的理解能力 药学技术人员应该确定患者或者护理人员是否明白药物治疗的目的、使用方法和期望结果,确定患者能否具有按照方案服药治疗的能力。药学技术人员应该提供给患者和护理人员正确的教育咨询内容,使药物和给药器具得到安全和有效的使用。对于患者的教育应该基于患者的疾病和药品使用方面的知识,应该有书面资料。

4. 制订监护计划 收集所有可以获得的患者的信息,包括医务人员、护理人员、患者、亲属的交流信息和临床记录都应该是评估对患者进行用药教育和用药咨询所需求的有用信息。药学技术人员应该与其他医务工作人员合作,达成一致并且记录药学监护计划以达到教育目的。对于出院前的患者应考虑其自我药疗方案。如果患者不能进行自我药疗,药学技术人员应做好教育和咨询工作。如果患者通过药学教育,使用药物治疗仍然有困难时,药学技术人员应该重新制订药学监护计划。

5. 记录文件 药学技术人员应该将所做的教育和咨询工作作为文件记录下来,没有进行的教育内容应该连同原因记录下来。必要时请患者和护理人员参与对药学技术人员的教育和咨询服务的审评工作,以提高药学技术人员的药学教育和药物咨询水平。

(二) 药学监测干预处方质量

通过对患者的处方监测,药学技术人员要鉴别治疗中的问题,寻找优化治疗的时机。处方监测的目标是要确认处方的药品是否与患者的诊断相符;给药的剂量、次数、途径、时间是否合适;确保药品的使用按照处方执行;处方是否确定,有没有模棱两可,有没有无指征使用的药品;所使用的药品是否合法;当前的治疗有问题时,应该有新的治疗替代品;要考虑药品与药品、药品与食物之间的相互作用;确保没有药理学相似的药品重复使用;要考虑药品的过敏反应、耐受性;处方要与本机构的处方集或当地的卫生行政部门的处方政策相符。

1. 处方监测的相关信息 要完成以上所述目标,仅从处方上所得的信息是不足的,处方分析不可能离开患者的其他数据。例如患者使用了庆大霉素,药学技术人员要确定庆大霉素的剂量、给药途径和使用次数时,应考虑患者的其他相关资料,如年龄、体重和肾功能。

2. 监测患者所有的处方药品 同一患者可能会有几种不同的处方形式,应该评价所有的处方药品。如用糖尿病患者用静脉输液给药同时,还要皮下给予胰岛素,或者同时给予口服药等。

3. 监测给药次数和给药时间 住院后应该尽快对所有患者进行监测,常规地重复监测处方药品,监测频率要根据患者的情况而定。按表3-2分级药学监护的主要项目中一级监护患者每日进行监护,二级监护患者至少每周监护2次,三级监护患者至少每周监护1次。重症患者的监护高于一般患者。急性疾病治疗药物的监测频率要高于慢性稳定期的患者。对于已经出院的、有慢性病的患者应依据病情定期实施药学监护。

4. 文件记录 药学技术人员对于药品使用提出的警告,或者在与医师讨论并经同意后更改的医嘱或处方等都要认真记录。记录所采取的每个措施和药学监护的结果是非常重要的,这是药学监护计划的组成部分。

(三) 对患者进行药物治疗管理

药学技术人员应当掌握沟通技能和药物治疗评估的实践技能,对患者开展药物治疗管理工作。药物治疗管理的重点对象包括:①就医或变更治疗方案频繁者;②多科就诊或多名医师处方者;③患有 2 种以上慢性疾病者;④服用 5 种以上药品者;⑤正在服用高警示药品或依从性差者;⑥药品治疗费用较高者。

药学技术人员应当主动参与患者的药物治疗管理,为患者合理用药、优化药物疗效提供专业服务。药物治疗管理包含:①采集患者个体的所有治疗相关信息;②评估和确认患者是否存在药物治疗问题;③与患者一起确定治疗目标、制订干预措施,并执行药学监护计划;④对制订的治疗目标进行随访和进一步评估,以确保患者的药物治疗达到最佳效果。

药学技术人员应当在与患者建立互信关系的基础上,采集患者的相关信息,建立药历。采集的信息包括患者的个人基本信息、目前的病情与诊断、用药体验、疾病史、过敏史、药物治疗方案等。患者的个人隐私在交流与记录中应当予以保护。药学技术人员采集患者的信息后,应当对患者药物治疗的适宜性、有效性、安全性及用药依从性方面进行用药评估。用药评估包括判断患者所使用的药品是否与适应证相符合,评估患者的治疗效果,确认是否存在任何药物治疗问题。如发现药物治疗问题,应当按照药物治疗问题影响患者的严重和难易程度,依先后顺序解决。确认患者是否能够并愿意遵从医嘱服用药物。

药学技术人员应当针对患者的每种疾病,与患者共同确立治疗目标并拟定药学监护计划。必要时,药学技术人员应当与患者和其主治医师互相讨论其治疗目标,并获得共识。药学技术人员的干预措施应当针对患者个体的病情、药物相关需求和药物治疗问题,并做好记录。药学技术人员在执行药学监护计划时,应当拟定收集监测数据的时间表,确定需监测的临床指标,以评估患者的药物治疗效果。

药物治疗管理中,应当提供患者用药清单,以便于提醒患者用药以及就诊时与医师和药学技术人员沟通信息。药学技术人员进行患者疗效随访评估时,应当依据治疗目标,评估患者的实际治疗结果,确定患者达到治疗目标的进度,判断患者的药物治疗是否存在任何安全性或用药依从性问题、是否有新的药物治疗问题发生。药物治疗管理的记录应当包括患者的主诉、临床客观指标、评估患者存在的药物治疗问题以及下一步的药物治疗计划。药学技术人员应当鼓励患者、家属或看护者积极参与药物治疗和用药评估的全过程。药物治疗管理以达到治疗目标为终点,整个过程必须是系统的,且可以持续执行。对于药品的用法、用量处于调整阶段以及其他需要特别关注的患者,药学技术人员应当加强随访,追踪用药成效。

(四) 预防、监测和报告不良反应

药学技术人员在医疗队伍中对促进安全用药起到重要作用。药学技术人员应当承担预防药品不良反应、药品不良反应监测和报告的责任。预防和最小化药品的已知不良反应,预防因药物相互作用而引发或增加不良反应是药学技术人员非常重要的职责。对使用的药品进行跟踪,特别关注处

于药品监测期和特殊人群使用的药品。监测和报告新药的不良反应和药品可预测的不良反应或特异质反应,具有降低药源性疾病发病率和死亡率的功能。应该要求患者协助医务人员预防、监测药品不良反应。药学技术人员在安全用药中需要做好以下几个方面的工作:

1. **监测药品不良反应** 由药学技术人员协助预防药品不良反应,并将药物不良反应导致的发病率和死亡率控制在最小,确保个体患者药品的安全使用。具体方法包括:①鉴别可预测的药品不良反应,使用具有相同疗效或更加安全的替代品,并确保合理用药。通过遴选某类药物中耐受较好的药品,或优化使用适宜的剂型,以减少不良反应的发生。②教育患者怎样识别药品不良反应、怎样服药才能减少不良反应的发生、如果发生了某种类型的不良反应怎么处置等。③鉴别需要紧密监测的患者,也就是那些使用药品的能力有限,或处理药物的能力有限的患者,确保正确的剂型和给药方法。④药品的使用应该有非常合适的适应证,其治疗的益处应该超过风险。例如某些药品在孕妇和哺乳期妇女中应避免使用,除非非常需要。⑤无法判断患者可能对某些药物的不良反应时,很多药品不良反应常常被临床忽略。药学技术人员对于药品的特性应非常警觉,以识别其不良反应。⑥检查患者有没有使用不需要的药品,有没有忽视警告、特殊注意事项或禁忌证;或者与处方药、非处方药、食品或饮料的相互作用。避免某些相互作用,患者的知晓是必要的。⑦询问患者过去对药品的反应情况,鉴别曾有过的对某种药品的不能耐受或过敏反应,如果可能应该避免再次使用。药品引起过敏反应和其他反应的详细情况应该记录在患者的病历和药历中。

2. **参与不良反应监测上报** 药学技术人员在日常用药咨询和药物治疗管理中,应当特别关注患者新发生的疾病,仔细观察患者的临床症状和不良反应,判断患者新发生的疾病是否与药品的使用有关。应该鼓励记录、监测、上报新药使用过程中的所有不良反应和其他意外的事件。药学技术人员应该尽可能地帮助临床医务人员报告新药的疑似不良反应和老药的严重疑似病例,一旦发现,应当及时纠正和上报。

3. **监测药品的迟发不良反应** 有些药品不良反应是在用药后几天、几个月,也可能几年后发生。要监测所有可能的来自于患者本身的、患者医疗上的或与用药有关的症状。详细的用药史在检测和报告疑似延迟不良反应时是非常关键的,例如婴儿的先天畸形应该考虑母亲妊娠期间所使用的所有药物。

4. **处置疑似严重不良反应** 由于不知道或不确定的非常严重的疑似不良反应而停止治疗的药品,可考虑再重新使用,从而确定此药品的不良反应。若重新开始使用已经停止使用的治疗药物,是一种风险-效益分析。采用此方法前要与其他医务人员共同讨论,权衡利弊,确定是否重新使用。

药学技术人员必须谨慎获取所有可能得到的药品不良反应信息,这些信息包括医师病历、护理记录、其他医务人员和患者的记录等。发现药品不良反应时,应当及时记录、填写报表并按《药品不良反应报告和监测管理办法》的规定上报。

(五) 个体用药剂量调整

对于某些特殊药品,特殊人群需要常规的用药监测,以确保其最大效益的使用和最小不良反应的产生。这些特殊药品是治疗窗窄,并且患者属于特殊人群,尤其是药物消除途径受损的患者、年龄偏大或偏小的患者,以及使用多种药物治疗的患者,这样的患者就要求药学技术人员通过对于临床病程的监测,或者通过体液中药物浓度的监测,对于患者进行个体化用药剂量的设计和监测。

1. **强调个体化用药剂量的重要性** 药学技术人员需要正确理解"正常剂量"的概念。每一个患者对于药物治疗的反应都应视为独特的个体,临床效果依赖于许多复杂的因素。作为药学监护工作的关键内容,药学技术人员应该鉴别需要个体化用药设计的患者,提出个体化用药的意见并监测治疗结果。

2. **识别影响用药个体化的临床状况** 影响用药个体化的临床状况包括患者的药代动力学和药效动力学。很多情况会影响患者使用的治疗剂量,患者可能会表现为对于标准治疗的耐受性或反应性过高,药学技术人员应该注意这种潜在的与药物用量有关的问题。但是值得注意的是,患者对于治疗的某些反应是很难预测和量化的。药代动力学的变化会影响药物的吸收、分布、代谢和排泄,是导致治疗结果不同的另一个原因。影响因素包括年龄、体重、合并用药、并发的疾病以及体液平衡等。药学技术人员在考虑了所有问题后选择药物的剂量,包括起始剂量和维持剂量。只要有可能,要用定量的方法指导用药剂量的调整,例如老年患者的肾小球滤过率可以用肌酐清除率测定。

3. **应用合理的方法优化剂量的选择** 应用患者的临床药代动力学参数,如生物利用度、分布容积、消除率和消除半衰期等,允许个体剂量在一定范围内转换。例如应用生物利用度数据完成从静脉注射到口服用药的转换;应用分布容积计算负荷剂量;应用清除率原理计算维持剂量;应用消除半衰期原理计算达稳态时间。很多因素会影响药代动力学参数,因此剂量调整应在个体患者中进行。有时并不需要测定血药浓度来计算这些参数。药学技术人员通过理解这些相似的基本原理、相关的文献报道和临床情况,可以将不合理剂量而导致的药物相关问题最小化。

4. **通过药理学效果或药物治疗监测结果修订个体用药剂量** 如果有可能,药学技术人员应该直接观察药理学效果,来判断药物治疗的效果和调整用药剂量的必要性。例如抗高血压药、支气管扩张剂、降血糖药和抗凝血药等都可通过确切的疗效判断量效关系;可以由症状的解除评价止吐制剂、溃疡愈合药、利尿药等药物是否有效等;也可以通过间接或代替治疗终点的方法判断药物的治疗效果,包括抗微生物药(发热)及集落刺激因子(白细胞计数)。

5. **治疗药物监测** 治疗药物监测为个体患者的剂量调整提供了更加客观的方法。对于有些药物,其药理效果不能很容易地测量,或者不能等到可测量的终点。但是其血药浓度范围却与临床反应有很好的联系,使用某一点的血药浓度,利用药代动力学原理可以计算和调整给药剂量,当然要与患者的临床状况相符合。

(六) 药物利用评价

药物利用评价是一种持续不断的、系统的和标准化的药物应用评估系统,可以帮助确定药品在患者个体水平上的应用合理性。如果认为药物治疗方法不合理,将需要对医务人员或患者采取优化治疗的干预措施。需要通过评价特定药品在医疗机构中使用的问题,药品处方的情况,药品使用的正确性、安全性、有效性以及费用等,来评价药物治疗是否达到了预定目标,从而改善药品使用的质量。药学技术人员应该认识到药物利用评价是一个多学科的过程,需要管理人员、医师和其他医务人员的支持。一个可靠的、综合的文件记录系统是药物利用评价的前提。

药学技术人员应该注意以下两点也是药物利用评价的目标:①当改变处方习惯可以获得更好的

费用-效益比时,应该强调这样的药物使用方法,例如当患者的临床效果和(或)费用不能达到预定目标时,应考虑进行评价;②通过对于当前用药结果的预测,判断那些费用太高,或当前的药物治疗不能达到目标,需要额外资源的情况。

1. **确定可以做药物利用评价的药品** 药物利用评价是一种分析药品使用数据的定量方法,药学技术人员需要首先确定那些适合评价的药品。药物使用的数据应该是准确的、完整的和最新的,应该是在计算机数据库的基础上以便于灵活使用的数据,应该包含足够的数据以显示药物使用的有意义的趋势,并且能够进行年度间的比较。药物利用评价的典型药品可以是具有较窄的治疗范围的药品,费用高的患者病例,或者处方的使用频率高,年消耗费用高的病例。另外一个重要的药物利用评价领域是新药的使用。药学技术人员必须对临床试验进行监督,并且鉴别任何不可避免的不良反应的发生。一旦这样的新药应用于实践,药物利用评价可以确保其正确使用。

2. **制订监测标准和监测规程** 药学技术人员承担药物利用评价会需要很多的信息依据来建立标准和规程,这需要药学技术人员查阅大量的文献资料,并且与其他医务人员讨论数据的来源和收集情况,确定药品正确使用的可以接受的标准。药物利用评价的标准应该是适中的、明确无误的、可测量的,并且目标是可达到的。临床结果是否符合这个标准,以及哪些情况例外都应该明确定义出来。

3. **根据标准进行测定和文件记录** 作为最基本的评价,药品使用的数量、费用和处方情况可以通过查阅处方获得,并且可以评价处方集药品的使用情况。这个过程可以丰富个体患者的监护计划,可以从中收集到定性和定量的数据、临床指标和临床结果。进一步的信息可以从处方者中获取,例如不使用医保药品的原因。其他评价的数据包括工作负荷和诊断指标(病床情况、患者周转情况等)以及与治疗有关的并发症的信息来源等,应该从不同层次收集数据,例如患者、处方者、科主任、病房、医院。

4. **向临床治疗组汇报评价结果并且提出建议** 当出现与标准不相符的情况时,应该采取措施来完善标准,或者对所有的评价情况作出建议。采取的措施可能包括使用告知或通讯等方式进行沟通,组织审评会议或者教学讨论会,或者进行处方集和治疗路径的评价。另外,可能需要进行对标准的再评价。

点滴积累 ∨ ⋯⋯⋯

1. 药学监护中对药学技术人员的要求包括提供药品信息,提供用药建议,实施用药评估和个体化药学服务,参与用药教育和培训,参与临床药学试验;药学监护中对患者的要求是确定药学监护患者人群,针对有潜在药学监护问题的患者实施分级监护。

2. 药学监护的模式是在制订了患者的药学监护级别后,针对患者的监护分级依据,制订药学监护的项目和监护频率。

3. 药学监护的工作流程是将遴选出的需要监护的患者进行分级,对患者进行药学评估,制订药学监护计划,执行和监测药学监护计划,制订出院用药计划或后续治疗计划。

4. 药学技术人员在决定药物治疗方法之前,要对患者主观的和客观的信息进行评估,确保患者达到药物治疗的期望效果。

5. 药学监护的计划包括制订药学监护计划、执行和监测药学监护计划、制订出院计划。

6. 药历是目前最常用的药学监护文档记录。药历一般包括患者的基本信息、既往疾病史和药物治疗史、临床诊断、实验室检查数据、药学监护计划以及药学监护计划的评估等。

7. 药学监护的干预包括对患者进行药学教育和提供咨询服务，药学监测干预处方质量，对患者进行药物治疗管理，预防、监测和报告不良反应，个体用药剂量调整和药物利用评价。

第三节　药学监护实践

进行药学监护的理论学习,最终目的是将其应用于临床实践,为患者提供更为有效、安全、经济的医药服务,减少药害事件的发生。本节介绍阿司匹林和高血压慢性疾病的临床药学监护实践。

一、阿司匹林合理用药药学监护

阿司匹林作为一种环氧化酶抑制剂,具有良好的抑制血小板环氧化酶的作用,进而实现有效阻止 PGI_2 以及 TXA_2 的释放,从而达到抗血小板凝聚的效果。阿司匹林常用于治疗血小板增多症以及预防血栓疾病。但是,任何药物都具有不良反应,这就需要对具体的药学监护情况进行研究,才能使阿司匹林的药效达到最优化。

实践案例　患者李某,男,65 岁。诊断为不稳定型心绞痛。医师开具阿司匹林肠溶片100mg×30 片;用法为 100mg,每日 1 次,口服。

首先药学技术人员要掌握有关阿司匹林的相关信息,其中包括药品说明书中的所有信息、阿司匹林有哪些剂型、不同的剂型有何区别;掌握相关疾病的临床诊断、临床表现、疾病进程等;与患者交流,了解患者的基本信息如性别、年龄、临床表现、疾病进程及临床诊断。

（一）　对没有潜在药学监护问题的患者仅做用药交代

临床治疗过程中阿司匹林是一种常用药物。小剂量阿司匹林($75 \sim 300mg/d$)具有抗血小板聚集作用,可用于防止冠状动脉和脑血管血栓性病变以及其他术后的血栓形成,降低稳定型和不稳定型心绞痛患者的发病风险或预防心肌梗死复发。依据该患者的病情,每天服用100mg 即可。

强调患者在自行购买药物时,要注意购买肠溶的阿司匹林,肠溶片应饭前用适量水送服,药物不会对胃肠道有刺激性;注意用药剂量;必须整片吞服,不得碾碎或溶解后服用。

告知患者用药后可能会有药物不良反应发生,一旦出现下列症状,请及时与医师或药学技术人员联系。

1. **常见不良反应**　主要有恶心、呕吐、上腹部不适或疼痛等胃肠道反应。

2. **较少见或罕见的不良反应**

（1）胃肠道出血或溃疡,表现为血性或柏油样便、胃部剧痛或呕吐血性或咖啡样物,多见于大剂量服药的患者。

（2）支气管痉挛性过敏反应,表现为呼吸困难或哮喘。

（3）皮肤过敏反应,表现为皮疹、荨麻疹、皮肤瘙痒等。

（4）血尿、眩晕和肝脏损害。

（二）对有潜在药学监护问题的患者需监护

1. 规避阿司匹林的禁忌证 对阿司匹林和其他解热镇痛药过敏、胃及十二指肠溃疡、肝肾功能减退、血友病或血小板减少症、低凝血酶原症、维生素 K 缺乏症、鼻息肉综合征、哮喘等患者禁用。

2. 注意阿司匹林与其他药物的联合应用

（1）阿司匹林不宜与抗凝血药及溶栓药同用:与任何可引起低凝血酶原血症、血小板减少、血小板聚集功能降低或胃肠道溃疡出血的药物同用,有加重凝血功能障碍及引起出血的风险。

（2）阿司匹林不宜与抗酸药同用:抗酸药如碳酸氢钠等可增加本品自尿中的排泄,使血药浓度下降,不宜同用。

（3）阿司匹林不宜与糖皮质激素同用:糖皮质激素治疗过程中减少血液中水杨酸的浓度,在停止使用糖皮质激素治疗后会增加水杨酸过量的风险。

（4）阿司匹林不宜与口服降血糖药同用:阿司匹林具有降糖作用而增强降糖效果,且能与磺酰脲类竞争结合血浆蛋白。

（5）阿司匹林不宜与其他非甾体抗炎药合用:布洛芬会干扰阿司匹林对血小板的不可逆性抑制作用,具有心血管风险的患者使用布洛芬可使阿司匹林的心血管保护作用受限;阿司匹林与对乙酰氨基酚长期、大量合用可引起肾脏病变;高剂量阿司匹林与其他含水杨酸盐药物合用,可增加溃疡和胃肠道出血的风险。

（6）阿司匹林不宜与利尿药合用:利尿药与高剂量阿司匹林合用时,减少肾前列腺素的合成而降低肾小球滤过率。

（7）阿司匹林不宜与酒类合用:乙醇可加强阿司匹林所致的出血时间延长及胃出血症状,服药期间应戒酒。

3. 监护阿司匹林所致的出血和消化性溃疡 阿司匹林可使消化道黏膜损伤的风险增加 2～4 倍。其风险缘于阿司匹林的不良反应,其抑制环氧化酶、抑制内源性 PGI 合成,使 PGI 失去对胃肠黏膜的保护作用,致黏膜-碳酸氢盐屏障功能减退,更易受到传统危险因素（胃酸、蛋白酶、胆盐）的侵害或穿透胃黏膜上皮细胞膜,破坏黏膜屏障而致消化性溃疡;同时阿司匹林可破坏黏膜屏障,直接损伤胃黏膜,减少内皮细胞增生,减少溃疡面血管形成和肉芽组织生长,延迟溃疡的愈合。此外,阿司匹林还可抑制血栓素 A_2,抑制凝血酶原合成。阿司匹林所致的消化道溃疡伴随患者年龄和剂量增加而明显增加。为减少阿司匹林所致的消化道黏膜损伤,应注意识别高危人群（高龄,有溃疡、出血病史、幽门螺杆菌感染者,联合应用抗血小板药、抗凝血药、非甾体抗炎药、糖皮质激素治疗者）。对不能耐受阿司匹林者、糖尿病患者、高胆固醇血症和以前进行过心脏手术者,应用氯吡格雷安全有效,对有不稳定型心绞痛或非 Q 波心肌梗死者,无论他们是否进行过经皮冠状动脉介入术（PCI）,氯吡格雷都可有效减少危险。

4. 抉择阿司匹林的最佳剂量 阿司匹林的不同剂型发生消化性溃疡及消化道出血的危险几乎无差异,但与其剂量密切相关。阿司匹林对急性心肌梗死、不稳定型心绞痛等若无禁忌证,应尽快给予 150 ~ 300mg/d,1 ~ 7 日后改为 75 ~ 150mg/d,长期服用。

5. 尽量选择单药治疗 氯吡格雷或噻氯匹定与阿司匹林联合应用时,对血小板的抑制作用增强。因此,对阿司匹林单药预防效果良好者无须联合治疗,对阿司匹林有禁忌证或不适宜的患者可以氯吡格雷替代,但应监测严重出血事件的危险。

6. 长期应用时应监测出血 长期应用阿司匹林者均需应注意出血危险,监测治疗时有无黑便,定期行便潜血、血常规检查。①对阿司匹林所致的溃疡、出血患者,不建议氯吡格雷替代治疗,建议给予阿司匹林联合质子泵抑制剂(PPI)治疗,但 PPI 可升高胃内的酸性环境,降低阿司匹林的生物利用度;②对肾功能明显障碍者应定期检查肾功能,同时于用药期间应注意监测异常出血情况;③与任何血小板聚集抑制剂、溶栓剂及导致低凝血酶原血症或血小板减少症的药物联用均可加重出血的危险;④用药期间应定期监测血象,最初 3 个月内每 2 周监测 1 次,一旦出现白细胞或血小板计数下降应即停药,并继续监测至恢复正常。服用期间若患者受伤且致继发性出血的危险时,应暂停服药。

二、高血压慢性病药学监护

高血压是一种严重威胁人类健康的常见疾病,它能显著增加心血管疾病的发病风险。对于已经确诊为高血压的患者,除改善生活方式外,长期合理的药物治疗是控制病情、减少并发症的不二选择。由于高血压病程长、控制难、多数需终身服药,部分患者无明显症状且对高血压的防控意识不强,再加上经济负担、用药复杂性、不良反应和个体差异等多种因素的影响容易造成患者的用药依从性差,使得高血压的控制达标率较低。药学监护要求药学技术人员在制订药物治疗方案时,不仅要考虑治疗效果,还要考虑患者的心理、经济负担等因素,做到全程用药监护,保证治疗的安全性、有效性和经济性。

实践案例 患者的基本情况:女,83 岁。因阵发性头晕、头痛 10 年,加重伴胸痛 1 个月住院治疗,血压最高 180/100mmHg。诊断为高血压 3 级,极高危。医师开具厄贝沙坦片 150mg,一日 1 次,口服;苯磺酸氨氯地平片 2.5mg,一日 1 次,口服。

首先药学技术人员要掌握有关患者住院期间的相关信息,其中包括患者入院相关疾病诊断、既往用药史、家族史等信息;掌握患者相关疾病的临床诊断、临床表现、疾病进程等;掌握患者住院医嘱中所用药品说明书中的所有信息;与患者交流,了解患者的基本信息。

(一)有效性监护

患者因阵发性头晕、头痛 10 年,加重伴胸痛 1 个月住院治疗,入院后血压较高。患者为 83 岁的高龄老人,血管弹性差,控制血压平稳尤为重要,降压药物应从小剂量逐渐增加,必要时联合用药。入院后医师为其选择血管紧张素Ⅱ受体拮抗药中的厄贝沙坦与长效钙拮抗剂氨氯地平联合使用调节血压,厄贝沙坦片 150mg 一日 1 次口服,苯磺酸氨氯地平片 2.5mg 一日 1 次口服,剂量及用法较为合理。血管紧张素Ⅱ受体拮抗药是目前最常用的高血压的一线治疗药物之一,本类药物通过选择性阻断血管紧张素Ⅱ受体,产生与血管紧张素转化酶抑制剂相似的药理学作用。血管紧张素Ⅱ受体拮抗药能有效控制血压,降低伴有糖尿病、心房颤动、左室肥厚、颈动脉内膜硬化等疾病的高血压患者的卒中风险。厄贝沙坦片为常用的 ARB 类药物,常用剂量为 150mg,一日 1 次;氨氯地平为长效钙拮抗剂,系外周动脉扩张剂,直接作用于血管平滑肌,降低外周血管阻力,从而降低血压,常用剂量为成人口服2.5~5mg/次,一日1次。药师应对患者用药后的有效性进行监护,确定是否能够有效平稳地降低患者的血压,使血压达到理想水平,用药剂量是否适宜,并根据患者的血压情况调整用药及剂量。

（二）安全性监护

厄贝沙坦的常见不良反应为头痛、眩晕、心悸等,偶有咳嗽,一般程度都是轻微的,呈一过性,多数患者继续服药都能耐受。罕见荨麻疹及血管神经性水肿发生。对于血容量不足的患者,在服用本品时可能会发生症状性低血压,特别是在首剂服用后。在开始服用本品之前应纠正这些情况,如其他影响肾素-血管紧张素-醛固酮系统的药物。使用本品的过程中可能会发生高血钾,尤其是存在肾功能损害、由于糖尿病肾损害所致的明显蛋白尿或心力衰竭,建议密切监测这些患者的血清钾水平。服用氨氯地平可导致头痛、水肿、面红、心悸和头晕等不良反应,应予以监护;如出现不良反应,应给予相应处置。血管紧张素Ⅱ受体拮抗药可抵消二氢吡啶类钙拮抗剂导致的踝部水肿,可部分阻断其所致的反射性交感神经张力增加和心率加快的不良反应。服用血管紧张素Ⅱ受体拮抗药和钙离子拮抗剂类降压药物,若无不良反应可长期遵医嘱服用,切勿随意停药或减量,以免引起血压波动而诱发心脑血管疾病。

（三）高血压患者的生活指导

1. 在任何时候对任何高血压患者来说,健康的生活方式都可使其获益。

2. 生活方式干预能降低血压和减少心血管事件发生,所有患者都应采用。主要措施包括:①饮食管理,应低盐、低脂、低糖饮食,清淡、易消化,减少钠盐摄入,增加钾盐摄入;②控制体重,适当运动,使体重指数控制在正常范围内;③戒烟;④不过量饮酒,适当少量饮用红酒对血管有益;⑤减轻精神压力,保持心理平衡。

3. 应定期监测血压、心率,出院1个月后门诊随诊复查肝功能、血离子,如有不适应及时就诊。

点滴积累 ∨ ....

1. 阿司匹林合理用药药学监护 对无潜在药学监护问题的患者需药学指导;对有潜在药学监护问题的患者需监护。

2. 高血压慢性病药学监护 患者本次住院的治疗方案有效性及安全性监护;高血压患者的生活方式指导。

实训项目五 对慢性疾病的患者进行药学监护

【实训目的】

1. 了解药学监护的目的、意义及如何进行药学监护。

2. 选取病区患者实施具体的药学监护。

【实训准备】

1. 选择医院科室病区,了解其科室中的常见疾病及用药。

2. 选取病区的 1 名在院患者,了解其病程及用药情况。

【实训步骤】

1. 在教师指导下,学生按其选定的患者,根据患者的病情及其用药情况为其制订具体的药学监护计划,并协助医师实施药学监护方案,监护患者用药的有效性、安全性及经济性等。

2. 待患者转归后对本次监护计划进行总结、评价,对监护过程中出现的问题进行讨论、分析。

【实训思考】

对患者实施药学监护,能给患者的治疗带来哪些方面的获益?

目标检测

一、单项选择题

1. 药学监护的核心理念是( )

    A. 以医师为中心   B. 以药学技术人员为中心

    C. 以护士为中心   D. 以患者为中心

    E. 以药品管理为中心

2. 下列不是处方监测目标的是( )

    A. 代替医师开写正确处方   B. 确保没有处方配伍禁忌

    C. 确保没用重复使用相同的药品   D. 确保没有与治疗目的不一致的药品

    E. 监测所处方的药品是否与患者的诊断相符

3. 药学技术人员在药品的安全使用方面起重要作用,下列所述不是药学技术人员的职责的是( )

    A. 追究开写处方医师的责任

    B. 监测、报告药品不良反应

    C. 鉴别可预测的药品不良反应,预防其发生

    D. 教育患者怎样识别药品不良反应、怎样服药才能减少药品不良反应

    E. 教育护士正确配制药品,以及需要避光使用的药品

4. 药学技术人员在为患者设计个体化用药剂量和方法时,错误的观点是( )

    A. 药代动力学参数适合于所有患者

    B. 每一个患者对于药物治疗的反应都应视为独特的个体

    C. 某些药物可以直接通过药理学效果判断调整用药剂量

    D. 可以应用生物利用度数据计算从静脉注射到口服用药的剂量转换

    E. 对于儿童患者,可以通过其体重或体表面积计算其给药剂量

5. 药学技术人员向临床提供经过评价的药学信息和建议是药学监护工作的重要内容之一。下列信息中,不应该提供给临床的是( )

    A. 药品说明书信息   B. 各种书籍、期刊的药学信息

    C. 随机、双盲、对照的临床试验   D. 某些厂商赞助的有偏颇的信息

E. 国家不良反应监测中心发布的不良反应信息

6. 药历是(　　)

A. 以治疗时间线索为顺序,以临床诊疗为中心内容而归纳整理的一份临床药学工作文件

B. 以治疗时间线索为顺序,以药学服务为中心内容而归纳整理的一份临床药学工作文件

C. 以药物类别为顺序,以药学服务为中心内容而归纳整理的一份临床药学工作文件

D. 以治疗原则线索为顺序,以临床疗效评估为中心内容而归纳整理的一份临床药学工作文件

E. 以治疗事件线索为顺序,以临床治疗监护为中心内容而归纳整理的一份临床药学工作文件

7. 不属于住院患者药学监护实施步骤的是(　　)

A. 收集资料　　　　B. 发现问题、评估问题　　　　C. 诊断和鉴别诊断

D. 制订监护计划　　　　E. 参与不良反应的处置

8. 住院患者药学监护中患者资料的收集包括(　　)

A. 主观资料和客观资料　　　　B. 基本资料和综合资料

C. 简单资料和复杂资料　　　　D. 个体资料和整体资料

E. 临床资料和药学资料

9. 不属于首次治疗计划讨论重点的是(　　)

A. 药学监护结果　　　　B. 治疗原则

C. 药物治疗方案　　　　D. 治疗原则和药物治疗方案分析

E. 可能出现的药物不良反应及处置方案

10. 下列患者中,不属于药学监护重点对象的是(　　)

A. 新入院的患者　　　　B. 联合其他治疗的患者

C. 特殊给药途径的患者　　　　D. 孕妇、高龄、合并多种疾病的患者

E. 特殊需求的患者

二、多项选择题

1. 药学技术人员应积极参与的工作包括(　　)

A. 参与处方集的制定与管理　　　　B. 参与治疗规范的制定

C. 参与标准治疗指南的制定　　　　D. 参与临床诊断标准的制定

E. 参与药事法规的制定

2. 对于个体患者的药学监护,其一般内容包括(　　)

A. 对患者进行评估　　　　B. 制订出院计划

C. 制订药学监护计划　　　　D. 执行和监测药学监护计划

E. 制订不良反应上报计划

3. 药学监护计划是药学技术人员为达到治疗目标或者预防和解决药物治疗问题而制订的个体

患者的详细计划,其内容一般包括(　　)

    A. 药学监护点　　　　　　　　B. 期望结果　　　　　　　　C. 药学措施

    D. 实际结果　　　　　　　　　E. 监护反馈

4. 药物利用评价可以帮助确定药品在患者个体应用的合理性。以下可以进行药物利用评价的情况包括(　　)

    A. 药品费用太高　　　　　　　B. 临床诊断有误

    C. 患者需要心理治疗　　　　　D. 当前治疗不能达到治疗目标

    E. 护士对于药物的使用不当

5. 药学技术人员非常重要的日常工作还包括(　　)

    A. 对患者进行用药教育和咨询工作

    B. 参与测定患者的肝、肾功能等检验工作

    C. 参与改善大众生活方式等健康促进活动

    D. 参与对其他医务人员有关用药方面的教育和咨询

    E. 不良反应的收集及上报工作

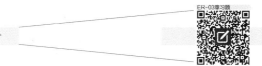

ER-03章习题

(何　心)

第四章

药学信息服务

导学情景 $\bigvee$

情景描述：

　　张大爷今年 75 岁，随着年龄的增长总感觉到腰背、周身疼痛，尤其在负荷增加时，疼痛加重；医院诊断的结果是张大爷患上了骨质疏松症，并推荐服用碳酸钙维 D 片。张大爷在服用的过程中听朋友说有机钙的吸收比无机钙要好，犹豫要不要将平日服用的无机钙更换为有机钙。

学前导语：

　　本章我们将学习药学信息服务的概念、对象、特点、质量要求等相关知识。

扫一扫，知重点

　　药学信息服务（drug information service）或称药学信息活动（drug information activity），是所有涉及药学信息的活动，是指药学技术人员进行药学信息的收集、保管、整理、评价、传递、提供和利用等工作。实施药学信息服务是药学咨询服务工作的重要组成部分，也是药学咨询服务所有工作的中心和基础。

　　药学信息服务是 20 世纪中期提出和发展起来的。随着医药科学的迅猛发展，药物种类大量增加，有关药物的各项研究也日益深入、全面，每年仅是关于药物评价的论文就达到数十万篇。信息数量的激增，使得医师对药学信息的有效掌握变得十分困难，医师和护士对药学信息的要求也日益提高。过去那种仅靠药学技术人员个人零星的药物信息活动已不能适应临床医疗实际工作的需要，系统的、正式的药学信息服务工作就提到了议事日程，并逐渐发展成为药学服务工作的一项重要的基本的职能。

第一节　药学信息

一、药学信息的概念、特点

（一）药学信息的概念

　　药学信息（pharmaceutical information）也称为药物信息或药品信息（drug information，DI），内容非常广泛。广义的药学信息包括药学学科所有方面的信息，甚至还涉及大量的医学学科的信息,如药品研发信息、药品专利信息、药品生产和上市信息、药品价格信息、药品监督和管理信息、药学教育信息、药学各专业学科的信息、药物使用信息、疾病变化、耐药性、生理病理状态、健康保健信息等。狭义的药学信息是指为实现合理用药所需要的信息,它涉及的内容仍然十分广泛,只要与用药安全、有效、经济有关的信息均属于药学信息,几乎包括药物研发、生产、经营、检验、使用等全过程的每一个方面的信息,但集中表现是药品的使用信息。药学信息已发展成为一门独立的分支学科。

（二）药学信息的特点

1. 载体多样、传递快捷　现代信息技术对信息资源载体形式及传递方式的影响是最直接、最根本的。随着现代信息技术的不断发展,印刷型文献信息一统天下的局面被打破,出现了各种形式的电子出版物,增加了磁盘、光盘等载体形式和电话、传真、网络等传递方式,由此而形成信息资源的多类型、多媒体、跨时间、跨行业、跨地域的快速增加。

2. 内容丰富、数量激增　由于现代信息技术的应用,信息生产周期缩短,信息资源数量迅速增多,属传统信息资源的图书、期刊、特种文献等正式出版物,全世界正以每秒 2000 印张的速度在增长。在浩如烟海的信息中,医药文献信息约占 1/4,目前世界上生物医药刊物已达30 000 种以上,每年发表的医药论文近 400 万篇。与此同时,网络型信息资源的数量日益扩大并持续动态地增长。

3. 分布广泛、交叉分散　如今信息资源的社会分布异常分散,数量众多的信息资源广泛地分布在各类社会机构、社会组织以及大部分家庭中。信息服务部门的信息除了来源于出版社、书店外,还可以来自于计算机硬件和软件公司、数据库开发公司,甚至是遍布世界各地的千千万万个服务器上。而个人可利用网络传播自己的研究成果和其他信息,也成为信息来源之一。现代科学技术综合与交叉的特点,使某一学科专业内容和相关信息的分布范围极为广泛,药学除与医学、化学关系密切外,还涉及生物学、生物化学、生理学、环境科学、农业、工业以及管理科学、市场营销等学科,专业信息的分散和交叉重复无疑增加了开发和利用信息资源的难度。

4. 历史悠久、蕴意精深　我国药学研究至今已有几千年的历史,在漫长的发展过程中积累了大量的文献信息,由于这些信息高度的经验性和实用性,得到人们的普遍重视和尊崇。在当今"人类回归大自然"的趋势下,人们越来越重视从天然药物中研究和开发新药。根据 WHO 的资料,未来制药业创制的来自于天然药物的新药可能有高速增长,一些欧美大医药公司纷纷成立天然药物部,不惜重金搜集中医药信息。中国古代药学研究成果主要保存在历代遗留下来的中医药文献典籍之中,现存本草专著约 278 种,还有些中药信息散见于综合性中医著作中。由于年代久远,有些书籍散失,加之时代变迁、文字古奥、词义艰深,这些都为获取中药信息造成了较大的困难,因此积极开发和利用中药信息也是当今重要的任务之一。

二、药学信息获取的途径

（一）药品说明书

药品说明书是该药经国家药监部门批准的具有法律效力的重要药品文书,是临床用药的重要依据。不同生产企业生产的同一药品,其说明书会有所不同,使用哪一种药品就应该阅读该药品的说明书。

（二）原始文献和数据

原始文献和数据包括报纸、期刊、药物不良反应资料、医院用药分析资料和相关医疗机构的有关资料等,具有数量大、品种多、周期短及报道快等特点。例如报纸有《健康报》《中国医药信息报》《中国医药经济报》《中国医药论坛报》等。国内外期刊是定期或不定期连续发行的科技出版物,在药学信息服务中起着重要作用。

（三）工具书和参考书籍

工具书和参考书籍在药学信息服务过程中提供的药学信息内容权威规范、系统全面,但信息可能比较滞后。

1. 各国药典　药典是国家颁布的有关药品质量标准的法规,属政府出版物。

（1）《中华人民共和国药典》（Chinese Pharmacopeia,ChP）:由国家药典委员会编辑出版。新中国成立以来,我国先后出版了10版药典,现行使用的是《中华人民共和国药典》（2015年版）。

（2）《美国药典/国家处方集》（U. S. Pharmacopeia/National Formulary,USP/NF）:分为两部分,前面为《美国药典》（USP）,后面为《美国国家处方集》（NF）。《美国国家处方集》收载了《美国药典》尚未收入的新药和新制剂。

（3）《英国药典》（British Pharmacopoeia,BP）:由英国药品委员会编辑出版。不仅提供药用和成药配方标准以及公式配药标准,而且提供所有明确分类并可参照的欧洲药典专著,最早出版于1864年,现行最新版为2017版（即BP2017）。

（4）《欧洲药典》（European Pharmacopoeia,EP）:由欧洲药典委员会编辑出版,于1977年首版。现行最新版本为第9版。

（5）《日本药局方》（The Japanese Pharmacopoeia,JP）:由日本药局方编集委员会编纂,经厚生省颁布执行。1886年6月颁布第1版。现行最新版本为2016年出版的第17改正版（即JP17）。

（6）《国际药典》（Pharmacopoeia Internationalis,Ph. Int. ）:由世界卫生组织（WHO）国际药典和药物制剂专家咨询小组编纂,世界卫生大会批准出版。第1版于1951年和1955年分两卷用英、法、西班牙文出版。目前为止,《国际药典》共发行了5版,最新版本为2015年发布的第5版。

2. 与药学信息服务工作相关的主要中文书籍

（1）陈新谦、金有豫、汤光主编的《新编药物学》:由人民卫生出版社出版。本书对各种药物的性状、药理及应用、用法、注意事项、制剂等均做了详尽的阐述。

（2）国家药典委员会编《临床用药须知》:由中国医药科技出版社出版。为药典的配套书籍,主要提供药典中的有关药物在临床中的使用信息。

（3）戴自英主编的《实用抗菌药物学》:由上海科技出版社出版。分总论、各论和临床应用三篇,内容主要讨论抗菌药物,也包括抗立克次体、衣原体、支原体、螺旋体、真菌、原虫和病毒等药物。

（4）李家泰主编的《临床药理学》:由人民卫生出版社出版。它以药理学和临床医学为基础,阐述人体对药物的代谢过程和规律、药物对人体的作用及药物之间相互作用的规律,对新药的安全性及有效性作出科学评价,并通过血药浓度监测调整给药方案,以便于临床合理、安全、有效地使用药物。

（5）S. C. 斯威曼主编,李大魁、金有豫、汤光主译的《马丁代尔药物大典》（原著第 37 版）（中文版）:由化学工业出版社出版。全书近 1500 万字,收录 5930 种药物专论、161 700 种制剂、54 500 篇参考文献、675 种疾病治疗资料。是一本世界范围内的权威性药物大全,是各国临床医（药）师用药的最终指南。可查药物的化学名称,理化性质,药物的稳定性和配合禁忌、不良反应及处置方法、注意事项、药物相互作用、用法与用量及相关文献等。

（6）布鲁顿主编,金有豫主译的《古德曼·吉尔曼治疗学的药理学基础》:由人民卫生出版社出版。全书分 9 篇共 67 章,分别对药理研究和治疗原理,各类药物的化学结构、药理作用机制、生物代谢、常用剂型的药物效应动力学、治疗效果、适应证和禁忌证、毒副作用进行了全面系统的总结,详细地介绍了药理学研究的现状和最新理论,第 12 版中文版已于 2017 年由人民卫生出版社出版。

3. 与药学信息服务工作相关的主要国外书籍

（1）《默克索引》（The Merck Index）:是由美国 Merck 公司出版的,是一部集化学制品、药物制剂和生物制品于一体的大辞典,辞典按标题化合物的字母顺序排列,标题后面列出美国化学文摘采用的名称及其他可供使用的名称、药物编号、商品名、化学式、分子式、参考文献、结构式、物理数据、衍生物的通用名称和商品名、用途等内容。

（2）《英国国家处方集》（British National Formulary）:主要收集了关于开药方、配药和医药管理方面的信息,旨在指导药学技术人员配药。还提供了一些药品方面的信息,这些主要来源于药品制造商、产品目录、医学与药物文献、有关管理部门和药方价格单等。

（3）《医师案头参考》（Physicians Desk Reference,PDR;美国）:该书定期将说明书汇编成册,每年综合汇编 1 次,介绍市场上的新药,内容比较全面,并且还出版补充本,用途较广。

（4）《马丁代尔药物大典》（Martindale the Extra Pharmacopoeia）:由英国药学会出版。全书分为三部分,第一部分为医院制剂,按药物作用类别分类;第二部分为辅助药物部分,按字顺排序;第三部分为专利药物部分。书末附有厂商索引、药物临床用途索引和总索引。

（四）网络药学信息资源

上述医药文献检索工具除了印刷形式的出版物外,目前大都建立了计算机联机检索系统,有的还有光盘形式的电子出版物。文献报道的滞后性减小,甚至可以从中查找到印刷中的文献。信息数据库已非常普及,常见的医药学数据库有中文科技期刊数据库、CNKI 全文数据库、万方数据库、维普科技期刊数据库、PubMed（美国国立医学图书馆提供）、CA（Chemical Abstracts,美国化学文摘）、SCI（Science Citation Index Expanded,美国科技信息所科学引文索引数据库）、OVID 外文全文数据库、Springer Link 外文全文数据库等,但是各网站的检索格式和习惯各异。

另外,可以通过一些药学专业网站、药学相关网站和药学论坛获取所需的药学资源。

知识链接

药学相关网站

网站中文名网址

中国医药信息网	http://www.cpi.gov.cn/
米内网	http://www.menet.com.cn/
东方药网	http://www.chinapharm.com.cn/
世界卫生组织	http://www.who.int/zh/
美国食品与药品管理局（FDA）	http://www.fda.gov/
国家药品监督管理局	http://www.cnda.cfda.gov.cn/
中国食品药品检定研究院	http://www.nicpbp.org.cn/
中华人民共和国国家卫生健康委员会	http://www.nhfpc.gov.cn/
中华人民共和国国家中医药管理局	http://www.satcm.gov.cn/
中国药学会	http://www.cpa.org.cn/
中国药理学会	http://www.cnphars.org/
药物在线	http://www.drugfuture.com/
药学之窗	http://www.winpharm.net
中国药物评价网	http://www.drugchina.net/
中国医药技术经济网	http://www.pharmtec.org.cn/

（五）学术交流

积极参加学术会议、专题报告和继续教育讲座是专业技术人员更新知识的好机会，也是获取新信息的渠道。从专家的学术报告，可以了解某一专业领域前沿的情况。将这些报告资料收集起来，可以弥补药学期刊的不足，因为这些资料都是药学期刊未发表的。另外，产品推广会、新药介绍等资料虽然具有一定的片面性，但也有一定的参考价值。

（六）临床实践

药师参与临床实践，如查房、会诊、病例讨论，在直接与医师、护士和患者的接触中学习，并取得第一手资料，这都是书本上难以找到的药学信息。

三、药学信息的评价

（一）对文献信息的评价

文献是获取信息的主要来源，客观衡量其准确性与价值是成功利用信息的关键。在文献评价中，循证药学既强调严谨的科研方法，又注重大规模的临床试验结果。因此，在药学信息服务中，药学专业人员可以将收集到的药学信息，运用随机对照试验的系统评价、meta 分析和描述性系统评价技术，对药物的安全性和有效性进行评价，最后得到可靠的结论。运用循证药学的方法，根据证据有

效程度由强至弱将文献信息分为以下五级:

一级:至少来自于一篇设计良好的大样本多中心随机对照试验系统综述的强烈证据;按照特定病种或特定疗法收集所有质量可靠的随机对照试验后,作出的系统评价或 meta 分析结果。

二级:来自于设计良好的单个大样本的随机对照试验的强烈证据。

三级:来自于设计良好但随机性不佳的证据。

四级:来自于设计良好但无对照试验的证据。

五级:来自于权威的临床经验为基础的意见、描述性研究或专家委员会的报告。

对文献信息的评价须注意以下几点:①内容相关性;②内容新颖性;③内容广度与深度;④文献作者;⑤内容客观性;⑥结构准确性;⑦参考文献。

(二) 对网络信息资源的评价

由于网络信息发布无须编辑或专家的预审,而且不对任何组织机构负责,因而缺乏像出版印刷品那样有力的质量保障机制。因此,对网络信息更有必要仔细衡量其信息价值,尤其对于需要高质量的药学信息的药学专业人员来说更是如此。网络信息资源的评价标准是权威性、准确性、客观性、适时性和内容范围。评价方法可分为第三方评价法、用户评价法、引文分析法及网络计量法。

1. **第三方评价法**　是由第三方根据特定的信息需求,建立符合特定信息需求的信息资源评价指标体系,按照一定的评价程序或步骤,得出网络信息资源的评价结论。

2. **用户评价法**　主要是有关网络资源评价的专业机构向用户提供相关的评价指标体系和方法,由用户根据其特定信息需求从中选择符合其需要的评价指标和方法。

3. **引文分析法**　是评价期刊质量的经典工具。Web 网站中的链接可被看作类似于印刷型出版物中的引文,可通过计算其相关的数量指标来计算网站的相对质量。

4. **网络计量法**　是目前正在探讨和研究的一种网络资源评价方法,具有方便、快速、客观公正、评价范围广等优点。但由于其通过网站之间的"引用"情况差异来衡量网站的质量或影响度,其结果是相对的,这就有可能造成评价的误差。

以上评价方法各有利弊,药学技术人员可以根据需要借鉴和参照这些评价方法和指标体系,对网络信息进行评价。

四、药学信息的管理

面对信息的海洋,如何将能够"为我所用"的药学信息采集、整理出来,是药学信息管理工作中非常重要的一环。正确分类、编目与索引是信息查询利用的基础。为使收集到的资料能够有效地利用,并保持其完整性,必须进行科学的组织管理,包括文献资料的摆放布局、信息资料的贮存、文献的阅览和出借、信息的查询、文献的清理等。具体可以从以下几个方面入手:

1. 所有图书包括新购置的书都要及时登记、编号、建卡、分类存放,借阅有严格的手续。

2. 期刊每年都要整理装订成册,保持资料的连续性。

3. 建立药物资料卡片库。从各种最新期刊、资料上摘录药学信息建立卡片,按药物相互作用、不良反应、老药新用、新剂型、研究进展等几大类进行整理,各类中再按每种药的汉语拼音字头进行排列、存档,便于检索查询。计算机技术还未广泛应用之前,这种查阅方法发挥了很大作用。

4. 建立药学信息数据库。计算机辅助系统的引入使药学信息的管理登上一个新台阶,计算机被广泛应用于门诊药房、住院药房、药库管理、护士工作站、医师工作站等,各系统之间虽然功能各异,但都有一个共同的特点,即包含了大量的药学信息。将信息资源充分利用并加以开发,是提高药学信息工作效率的重要手段和发展方向。

点滴积累 ╲

1. 药学信息也称为药物信息或药品信息,包括药学学科所有方面的信息。
2. 药学信息获取的途径主要有药品说明书、原始文献和数据、工具书和参考书籍、网络药学信息资源、学术交流与临床实践。
3. 网络信息资源的评价标准是权威性、准确性、客观性、适时性和内容范围。

第二节　药学信息服务概论

一、药学信息服务的目的

药学信息服务的目的是收集药物安全性和疗效等信息,建立药学信息系统,提供用药咨询服务,使药物得到安全、有效、经济的使用。

1. **促进合理用药**　在药物治疗过程中,药物的使用需要通过不同人员的参与和协作才能完成。医师正确地诊断和下医嘱,药师及时准确地调配药品,护士正确地执行医嘱,患者遵从医嘱正确地用药。在这一过程中,药学信息服务将医师、药师、护士和患者紧密地联系起来,共同以合理用药为目的,形成一个相互协作的整体,发挥着提供药物治疗决策依据、促进各类人员互相沟通的作用,推动了整体合理用药水平的发展和提高。

2. **改善药物治疗结果**　节省药物资源、降低药物治疗成本、减少药物对患者的伤害固然重要,但将着眼点放在用药过程是否合理上述不能全面体现药学信息服务的深层含义。药学信息服务的最终目标是确保药物治疗获得预期的、令人满意的结果。根据现代医疗保健模式的要求,药物治疗的目的已不仅限于缓解症状和治愈疾病,而是提高到维护患者身体和心理健康、改善患者生活质量的高度。对临床用药结果的认识由原来只统计发病率和治愈率,扩大到综合评价患者的身体状况、精神心理状况、社会功能和生活质量改善情况等。

3. **实现药师角色的转换**　开展药学信息服务,一方面使药师的专业特长得到发挥,药物治疗学、药动学、药效学等专业知识有用武之地,更重要的是强化了药师在临床医疗工作中的作用,重新塑造药师在患者面前的专业形象。

二、药学信息服务的特点

1. **高技术性**　高水平的文化素质和合理的知识结构是做好药学信息服务工作的必备条件。药学信息服务人员不仅要具备药学专业的基础理论知识,还要具备计算机及网络知识、较高的外语水平和相关学科的知识。既要成为本专业的行家,同时也要具备对新知识、新技术兼收并蓄、快速接受的能力,使自己成为业务精、知识面广、沟通能力强、管理手段先进的药学信息服务专家。

2. **双向性**　药学信息服务是双向的,在提供信息服务的同时得到反馈,得到对信息质量、提供信息方式的评估。药学信息服务能帮助医师作出更好的药物治疗决策,避免护理人员给药过程中的不当,同时药学技术人员可以获得治疗效果和不良反应等反馈的信息。正确获取和合理利用药学信息是保证药学服务成功实施的重要步骤。

3. **全面性**　药学信息服务是全面的。药学信息的内容是全面而完整的,不带有个人的意愿和偏见,其收集与评价是按照科学方法与标准进行的;药学信息服务的对象是全面的,它包括了专业与非专业、公众与管理者的各种人群;药学信息服务的手段或途径也是全面的。

4. **开放性**　药品消费者对药学信息的需求正在日益增加。随着自我保健意识的增强,公众主动地参与到卫生保健、药物治疗过程中,药品使用者不再都是患者,药学信息服务对象已经从医疗机构就诊的患者延伸到非处方药品的消费者及预防阶段药品的潜在使用者。除在医院、社会药房开设用药咨询处,由资深药师解答用药相关的问题,指导患者合理用药外,还应开设社会药学信息服务,为公众提供全方位的药学信息服务,通过面谈、电话或者互联网提供药物治疗有关的问题,及时提供关于疾病预防、药品正确使用、药物中毒解救等方面的专业指导。

三、药学信息服务的对象

药学信息服务的对象是广大公众,包括医护人员、患者及家属、药品消费者和健康人群,其中尤为重要的人群包括:

1. **医师**　医师是药学信息服务的主要对象。给医师的服务有时是被动的,有时是主动的。医师经常有很多的用药问题需要得到答案,这些问题涵盖了患者用药的全部过程中可能遇到的所有问题。

2. **护士**　护士在患者的用药过程中起着重要作用,特别是需要正确地执行用药方案,如正确地注射药物、换药和按正确的顺序给药等,药师需要向护士提供准确的药学服务。

3. **患者**　患者是整个药学信息服务的核心,给医师、护士的服务是间接地向患者提供服务。药师直接地向患者提供药学信息服务正越来越受到重视。药师深入临床了解患者的病情和治疗效果,同时也有责任直接向患者解释药物治疗中的有关问题,帮助患者提高对药物治疗的依从性,最大限度地提高药物治疗的效果。

四、药学信息服务的内容

药学信息服务的内容主要包括:

1. 药学信息的收集、整理、保管和评价,负责收集、整理药学相关信息,实现药学信息的有效管理。

2. 向患者、家属、健康工作者和其他人员提供药学信息咨询服务,确保药品得到正确、合理的使用。

3. 以疗效、安全性、费用和患者因素为科学依据,建立和维护处方集,为临床提供科学、全面的用药指导。

4. 参与药品不良事件的报告和分析,及时发现并分析、上报药品的不良反应信息。

5. 提供用药审查服务,提示用药方案中潜在的问题,以便医师制订更好的用药方案。

6. 出版《药讯》,就药品的使用等对患者及其家属、健康工作者进行教育。

7. 对医师、药师、药学学生和其他健康工作者进行药学信息的教育和培训工作。

8. 对药品的使用进行评价,为药品监督管理部门提供药品在临床使用中的再评价数据,确保药品使用的安全可靠。

9. 开展有关药学信息服务的研究工作,探索更多、更好的药学信息服务方式和技术,促进药学信息服务水平的提高。

10. 医疗机构之间的药学信息交流和合作,最大限度地利用不同机构之间的药学信息进行科学的整合、交流与合作。

五、药学信息服务的质量要求

药学信息服务具有一般信息服务的共性,即强调可靠性、针对性、及时性、系统性、公开性,也有其自身的特点和要求。

1. **可靠性**　药师实施药学信息服务首先要保证信息的可靠性。无论是回答用药咨询,还是主动进行指导服务,药师都必须以高度的责任感,确保信息内容准确、可靠。同一信息源获取信息过程中人为因素是不可避免的,个人态度对信息的取舍有非常大的影响,文献来源也对结论有影响。为确保药学信息的可靠性,药师要全面收集准确可靠的信息。在药学信息服务全过程中严格把关,不论在采集还是分析整理过程中,不能放过任何一个疑点,运用既往药学信息,对新的信息进行分析判断,去伪存真,才能保证信息的可靠性。

2. **针对性**　药学信息服务要注意针对性,重点突出。医师往往关注药物的作用特点和相互作用,护士往往关注药物的配伍问题,患者则关注疗效和不良反应,药师提供的药学信息应有所侧重。对医务工作者和公众有用的药学信息才会受到欢迎,药学信息服务的对象才是决定信息服务内容和方式的关键。

3. **及时性**　时间是信息价值的生命,信息传递越及时越有效。药学信息日新月异,如新的适应证、新的用法用量、未报道过的不良反应和相互作用等信息呈几何级增长。药学信息服务工作应把握时机,尤其对急诊的药学信息服务,在急诊环境下应及时提供药物疗效、代谢特征和禁忌证等方面的信息。

4. **系统性**　药学信息服务的内容要有系统性。对来源于医药研究机构及企业的最新信息和来源于临床的药物治疗信息以及回溯性药学知识,进行有效的组织和优化处理。在时间上应保证连续性,具有反映各时期情况及发展趋势的系统性。

5. **公开性**　药学信息服务的宗旨决定了药学信息服务要面向社会公众,共享药学信息,药物相关信息如应用报告、新药的专利、科研成果等都是公开报道的。互联网使药学信息的共享达到了世界范围。药学信息服务也应是开放式的,对医师、药师、护士和公众提供药学信息。还可以通过交换药学刊物、建立网站等,加强与其他单位的横向交流,互通信息,交换信息资料,与其他单位实现信息共享。

点滴积累　∨

1. 药学信息服务的目的是促进合理用药、改善药物治疗结果、实现药师角色的转换。

2. 药学信息服务的特点有高技术性、双向性、全面性和开放性。

3. 药学信息服务的质量要求是可靠性、针对性、及时性、系统性、公开性。

第三节　药学信息服务的实施

药学信息服务的
实施

一、用药咨询服务

用药咨询是指药房或其他医疗保健机构的药学技术人员为医、护、患提供药物使用的针对性专业建议,提供信息咨询服务的过程,是药学工作的主要内容之一。用药咨询应紧紧把握合理用药的四个要素,即在用药安全、有效、合理、经济的情况下来开展药学咨询服务工作。不同的用药咨询对象对所咨询的信息内容、信息质量和服务方式有所不同(参见第一章绪论)。

案例分析

案例:患者走到咨询窗口,药师正低头忙着写什么,看也没看患者:"有事吗?"

患者:发药的药师说让我上这里看看,如何使用这药物?

药师:(抬头快速看了一眼患者所拿的药物,没等患者说完,很快递给该患者药品使用说明或宣教册)您就按照上面的方法使用。

患者:用这药有副作用吗?

药师:按照上面的用法应该没有吧。

分析:尽管药师也完成了咨询任务,但没有进行良好的交流和沟通,主要有三个错误:第一,没有在患者进来时放下手头的事,对患者态度冷漠;第二,没有仔细听患者叙述,没有进行深入交流,没有听完问题就随意打断问话;第三,没有给患者确定回答。

正确的做法应该是(以"情景表述"中的张大爷病例为例):

口头介绍:

药师:您好,我这儿是咨询台,我是承接患者咨询的药师,您有什么需求吗?

患者:我今年75岁了,医师诊断我患了骨质疏松症,并给我开了碳酸钙维 D 片,我听朋友说这是无机钙,比有机钙的吸收差,请问无机钙和有机钙有什么区别?　无机钙的吸收是比有机钙的吸收差吗?

药师：有机酸与钙成盐后，称为有机钙；目前市场上的有机钙包括乳酸钙、枸橼酸钙、苏糖酸钙和葡萄糖酸钙等。各种钙剂中，碳酸钙和醋酸钙的钙含量最高，是最常用的钙剂。各种有机钙常常宣传吸收好，但由于其钙的含量低，吸收进入体内的绝对钙量并不高。

患者：哦，我知道了，那请问像我们这样的老年人如何正确补钙呢？

药师：维生素 D 不缺乏时，膳食钙的吸收率高达 30%～40%；维生素 D 缺乏时，常降低到10%。因此老年人补钙时，同时服用维生素 D 制剂很重要，而医师给您开的这个药物也含有维生素 D。

利用书面材料：

药师：这是一份有关钙剂合理使用的宣传资料，这上面提到的内容都是患者在用药中常遇到的问题。请您带回去好好阅读一下，对您的用药会有帮助。

进一步问询和聆听：

药师：您还有什么问题或不清楚的吗？

患者：我还有一个问题，什么时间服用该药？有特别要注意的吗？

药师：补充钙剂一般以清晨和睡前各用 1 次为佳，如采用一日 3 次的用法，最好是于餐后 1 小时服用，以减少食物对钙吸收的影响。服用钙制剂前后不要生吃蔬菜，蔬菜中的大量草酸会与钙反应沉淀，生成草酸钙结晶，不仅不易吸收，还容易形成结石。钙制剂不可与油脂类食物同食，油脂分解后生成的脂肪酸与钙结合后不容易被肠道吸收。

结束咨询（健康指导）：

药师：鉴于年龄因素，您要注意及时补充身体流失的钙质，除了药补以外，合理膳食同样重要，多吃些富含钙质的食物，如奶类、豆制品类等；同时，适量进行体育运动、多晒太阳，这些都可以促进钙质的附着。

药师：特别提醒您，吃钙片时按照剂量服用，不要过量，可长期服用。您看，我表述得清楚吗？

患者：十分清楚，谢谢！

药师：祝您早日康复！

二、药学信息的传播

药学信息只有被有效利用，对医务工作者或药品使用者才有帮助，才能体现药学信息服务的价值，药学信息服务才会得以生存和发展。药学信息咨询是被动的药学信息服务，虽然针对性较强，但服务对象窄。为了更好地发挥药学信息人员的作用，必须以各种方式主动传播交流药学信息。药学信息的传播可通过编写文字资料、讲座和网络媒体宣传等途径。

（一）编写文字资料

1. **药讯** 药讯是一种由药师编辑的药物知识宣传材料，其目的是为了指导合理用药，内容包括药事管理、药物评价、不合理用药分析、新药和新剂型介绍、老药新用、用药问答、药物配伍禁忌、治疗药物监测、药物不良反应等。亦可增加电子版,方便全院医务人员的阅览。

2. 药品处方集 各医院为规范临床用药,需要编印《医院处方集》,它对开展药物情报活动、药物治疗发挥了很大的作用。同时也减少了临床开方、用药差错,降低了药学部门回答临床科室问题的次数。

3. 宣传窗 利用各种形式介绍药物用药知识和信息,如利用医院、药房公共场所的宣传橱窗、黑板报或者张贴宣传画等形式介绍合理用药知识,传播药学信息。

(1) 板报宣传:其办法简单易行。可宣传一些合理用药的基础知识、如何合理掌握给药时间、常用剂型的正确给药方法等。可在门诊药房周围、用药咨询的环境中或患者候诊室中张贴。注意应定时更换并应该根据用药咨询的常见问题有针对性地更换。

(2) 图画宣传:是一种简单易行、通俗易懂的方法。更多见于合理用药的概念宣传,也可以作为合理用药知识的宣传。

(3) 单页或卡片式宣传:药师在承接咨询中或在用药中发现错误的观念或问题,可针对这些问题编印单页或卡片式的宣传资料。此法针对性比较强,可更有效地解决问题。

(4) 宣传册:一般针对一种疾病或一类药品而编写,不仅可以宣传合理用药,而且可以宣传疾病的预防、心理治疗、健康锻炼等相关知识。这样内容相对比较系统,尤其适合于慢性病患者的教育。

(二) 药学讲座

药师在健康教育和社区医疗中,承担着患者用药教育及药学知识的科普教育的责任。讲课的内容主要以合理用药为主,可根据不同的患者群选择内容,采用通俗易懂的形式,介绍如何正确服药;如何处理用药后出现的不良反应;误服药如何处理;漏服药如何处理;如何储存药品;特殊剂型的药品如何使用等。讲课的地点可利用门诊候诊厅、医院的会议室等,也可在社区进行,并配合发放一些资料。

(三) 网络、电视等媒体宣传

1. 电视宣传 针对疾病或一类药物的合理应用而拍摄专题片,在候诊大厅演播。还可以在门诊大厅安装触摸式计算机显示屏,方便患者自己查询有关药学信息和合理用药知识等。

2. 建立药学网站,提供开放式查询服务 充分利用计算机网络技术,建立药学信息网,将收集到的药学信息进行再加工整合,根据信息属性进行分类,通过设立"医药动态""药政法规""合理用药指南""疾病药物治疗方案""药学文摘""药学论坛"等栏目,来实现药学信息服务的公示化、远程化、现代化,为药师-患者-医护人员之间架起了信息共享与相互交流的平台。

点滴积累 ╲

1. 用药咨询是从事药房或其他医疗保健机构的药学技术人员为医、护、患提供药物使用的针对性专业建议,提供信息咨询服务的过程。

2. 药学信息的传播可通过编写文字资料、讲座、网络和电视媒体宣传等途径。

实训项目六　社区用药咨询服务

【实训目的】

1. 学会面向社区开展正确的用药咨询服务,指导患者合理用药。

2. 掌握用药咨询、用药指导的基本程序和注意事项。

【实训准备】

1. 选定社区用药咨询服务对象,并与社区相关部门进行沟通,以求得到社区的支持。

2. 通过药学信息检索,制订社区用药咨询方案,并准备健康教育和用药咨询的相关材料。

【实训步骤】

1. 以 5 ~ 8 人为一个小组,到社区走访典型患者,向患者详细询问病情、诊治过程和用药情况。

2. 结合患者的用药情况,评价药物治疗的合理性,讲授安全用药知识,进行用药咨询和用药指导,并对活动内容做详细记录。

3. 对实训内容在班级组织一次汇报和答辩,各组同学在预先充分讨论的基础上推选 1 名代表参加,同组同学可做补充。

4. 指导教师在汇报和答辩结束时进行总结,指出各组咨询和指导的成功和不足之处,并现场评分。

【实训思考】

1. 针对每个小组确定的社区应该提前做哪些用药咨询服务的准备工作?

2. 此次用药咨询服务对患者有何帮助?

实训项目七　药学信息宣传窗的制作

【实训目的】

1. 学会制作药学信息宣传窗,面向公众传播适当的药学信息,开展健康教育,促进患者合理用药。

2. 掌握收集、整理、传播药学信息的方式、方法与注意事项。

【实训准备】

1. 选定特定人群作为药学信息宣传窗的宣传对象(可以结合项目一中的社区状况),了解该人群的药学信息需求。

2. 通过药学信息检索,设计药学信息宣传窗的版面,并准备健康教育的相关材料。

【实训步骤】

1. 以 5 ~ 8 人为一个小组,找到部分患者,了解其病情与用药情况。

2. 结合患者的用药情况,进行药学信息检索,设计药学信息宣传窗,收集制作宣传窗所用的文字信息与图片信息,包括疾病、健康、合理用药与生活保健等方面的知识。

3. 将收集各类信息进行排版,完成宣传窗的制作。

4. 对实训内容在班级组织一次汇报和答辩,各组同学展示宣传窗并作介绍。

5. 指导教师在汇报和答辩结束时进行总结,指出各组宣传窗制作的成功和不足之处,并现场评分。

【实训思考】

1. 药学信息宣传窗应该包括哪些内容?

2. 如何在有限的版面内更加有效的展示药学信息?

目标检测

一、单项选择题

1. 对于广义的药学信息概括最全面的是( )

    A. 药学学科所有方面的信息,甚至还涉及大量的医学学科的信息

    B. 药品研发信息

    C. 药品专利信息

    D. 药品生产和上市信息

    E. 药品价格信息

2. 以下属于药学信息获取途径中"工具书和参考书籍"的是( )

    A. 药品说明书　　　　　　B.《中国医药信息报》　　　　C.《治疗指南》

    D. 万方数据库　　　　　　E. 产品推介会

3. 运用循证药学的方法,根据证据有效程度由强至弱可将文献信息分为( )级

    A. 二　　　　　　　　　　B. 三　　　　　　　　　　　C. 四

    D. 五　　　　　　　　　　E. 六

4. "来自于设计良好但随机性不佳的证据"属于对文献信息评价的第( )级

    A. 二　　　　　　　　　　B. 三　　　　　　　　　　　C. 四

    D. 五　　　　　　　　　　E. 六

5. 以下被认为是"评价期刊质量的经典工具"的是( )

    A. 第三方评价法　　　　　B. 用户评价法　　　　　　　C. 引文分析法

    D. 网络计量法　　　　　　E. 专家预审法

6. 关于"药学信息服务对象"表达最为全面的是( )

    A. 医护人员　　　　　　　B. 患者及家属　　　　　　　C. 药品消费者

    D. 健康人群　　　　　　　E. 广大公众

7. 在"药学信息的传播"中,"宣传窗"属于( )

    A. 药师直接面对患者　　　B. 网络媒体宣传　　　　　　C. 讲座

    D. 信函　　　　　　　　　E. 编写文字资料

二、多项选择题

1. 药学信息的特点包括( )

  A. 载体多样、传递快捷   B. 内容丰富、数量激增   C. 分布广泛、交叉分散

  D. 历史悠久、蕴意精深   E. 信息资源社会分布集中

2. 药学信息获取的途径包括( )

  A. 原始文献和数据   B. 药品说明书   C. 工具书和参考书籍

  D. 学术交流   E. 网络药学信息资源

3. 对网络信息资源的评价方法可分为( )

  A. 第三方评价法   B. 用户评价法   C. 引文分析法

  D. 专家预审法   E. 网络计量法

4. 以下属于药学信息服务目的是( )

  A. 促进合理用药   B. 改善药物治疗结果   C. 实现药师角色的转换

  D. 实现自我药疗   E. 更好地服务于临床

5. 以下属于药学信息服务特点的是( )

  A. 专属性   B. 双向性   C. 全面性

  D. 开放性   E. 高技术性

6. 药学信息服务的质量要求包括( )

  A. 可靠性   B. 针对性   C. 及时性

  D. 系统性   E. 公开性

7. 药学信息的传播途径包括( )

  A. 药师直接面对患者   B. 网络媒体宣传   C. 讲座

  D. 信函   E. 编写文字资料

ER-04章习题

（张 萍）

第五章

ER-05章PPT

▲

健康教育与健康促进

导学情景

情景描述：

王大妈60岁，体型偏胖，平时不爱运动，喜欢甜食。近日体检查出血压150/85mmHg，空腹血糖8.0mmol/L。诊断为高血压、糖尿病。王大妈很紧张，想咨询一下如何改变生活与饮食习惯。

学前导语：

本章我们将学习健康、健康教育的概念及影响健康的因素，并了解健康教育的特点及基本形式，学会对不同疾病的患者进行健康教育。

健康是人类永恒的话题。保持健康是每个人的义务和权利，也是最基本的人权。人类自从有了最基本的医疗活动，就产生了最原始的健康教育，到目前为止，健康教育与健康促进仍是促进人类健康的最有效、最经济的手段。世界卫生组织（WHO）已将健康教育与健康促进列为当前预防和控制疾病的三大措施之一，列为21世纪前20年全世界减轻疾病负担的重要政策和策略。

ER-5-1

扫一扫，知重点

知识链接

"健康中国2030"

2016年，中共中央、国务院印发的《"健康中国2030"规划纲要》提出，到2020年，建立覆盖城乡居民的中国特色基本医疗卫生制度，健康素养水平持续提高，健康服务体系完善高效，人人享有基本医疗卫生服务和基本体育健身服务，基本形成内涵丰富、结构合理的健康产业体系，主要健康指标居于中、高收入国家前列。到2030年，我国的主要健康指标进入高收入国家行列，人均预期寿命达到79岁。到2050年，建成与社会主义现代化相适应的健康国家。

第一节　概述

一、健康的概念

1990 年,WHO 重新颁布了健康的概念:一个人只有在躯体、心理、社会适应和道德四个方面都健康,才算是完全健康。

躯体健康即传统意义上的"无病、无伤、无残",能精力充沛地生活和劳动,满足基本的卫生要求,具有基本的预防和急救知识。躯体健康是初级(第一级)健康。

心理健康就是人格完整,情绪稳定,积极情绪多于消极情绪,自我感觉良好,有较好的自控能力;能够保持心理上的稳定,能自尊、自爱、自信,有自知之明;在自己所处的环境中有充分的安全感,能保持正常的人际关系,能受到他人的欢迎和信任;对未来有明确的生活目标,能切合实际地不断进取,有理想和事业上的追求。

社会适应健康就是心理活动和行为能适应复杂的环境变化,为他人所理解和接受。

道德健康就是不损人利己,有辨别真伪、善恶、美丑、荣辱、是非的能力,能够按照社会公认的准则约束、支配自己的言行,愿为人们的幸福作贡献。

为了帮助人们判断一个人是否完全健康,WHO 提出了个人健康的 10 条具体标准:①有充沛的精力,能从容不迫地应付日常生活和工作的压力而不感到过分紧张;②处事乐观,态度积极,乐于承担责任,对日常生活中的小事不计较;③善于休息,睡眠良好;④应变能力强,能适应环境的各种变化;⑤能够抵抗一般感冒和传染病;⑥体重适当,身体匀称,站立端正,臂、臀部位协调;⑦眼睛明亮,反应敏锐,眼睑不发炎;⑧牙齿清洁,无龋齿,无痛感,牙龈颜色正常,无出血现象;⑨头发有光泽、无头屑;⑩皮肤有弹性,走路感觉轻松。

然而,健康与疾病之间并没有明确的界限,"健康-亚健康-临床健康-疾病-死亡"之间有内在联系。一个人的机体可能潜伏着病理性缺陷或功能不全,而表面上看起来仍是"健康"的。例如约有半数的高血压患者不知道自己患有高血压;在自知高血压的患者中,由于缺乏保健知识,自觉症状不严重而没有及时就医或坚持服药,不少患者最终出现脑卒中、冠心病等严重后果。这就要求我们的医药卫生服务走进社区,去发现潜伏着的生理、心理缺陷,提高社会公众的生命质量和健康水平。

知识链接

卫 生 革 命

第一次卫生革命以防治传染病、寄生虫病和地方病为主要目标,促进了人类长寿和人口数量的激增。19 世纪后半叶,传染性疾病和寄生虫病导致的人口死亡率特别是婴儿、孕产妇的死亡率高居不下。从欧洲开始,通过控制传染源、预防接种、改善环境等措施,以控制传染病的流行。

第二次卫生革命以慢性非传染性疾病为主攻目标,健康教育和自我保健引起了世人的关注,使慢性非传染性疾病在发达国家和一些发展中国家得到了有效控制。 第二次世界大战以后，人们的行为和生活方式发生变化，影响人类健康的主要疾病已由传染病逐步转变为心脏病、脑血管病及恶性肿瘤等。 美国保健福利部推荐6项有益于健康的生活方式：①不吸烟；②少饮酒；③合理膳食；④适量运动；⑤定期健康检查；⑥遵守交通规则。

第三次卫生革命就是改革城市卫生服务体系，积极发展社区卫生服务。 现在，卫生服务机构的功能和卫生服务的模式正在发生转变，以医院为中心，开展社区范围的宣传教育，将医院的工作扩大到社会，让更多的人获得健康知识，提高自我保健能力，也为医院工作创造良好的社会环境。

我国第一次卫生革命的任务还未彻底完成，三次卫生革命的任务交错、叠加，医药卫生工作者任重道远。

二、影响健康的因素

在我们的工作、生活中，影响健康的因素有很多，但归纳起来主要有以下四类。

（一）医药卫生服务

医药卫生服务是指由医药卫生服务部门提供的预防、医疗、保健、康复等服务。我国医药卫生体制改革中的社区卫生服务中心就是体现以群众为基础、以健康为中心的重要实践，是实现公平、平等和人人享有卫生保健的宏伟目标的重要举措。

（二）环境

健康不应仅仅立足于个人生理和心理的健康，更应强调人类与环境的统一，强调健康、环境与人类发展问题的整体性。影响健康的环境因素包括自然环境因素和社会环境因素。

1. 自然环境　自然环境包括阳光、空气、水、气候、地理等，它们是人类赖以生存和发展的物质基础，是人类健康的根本。保持自然环境与人类社会和谐发展对维护、促进健康的意义众所皆知，如健康有益的居住环境比有效的医疗服务更能促进健康，而空气污染导致酸雨、光化学事件，地表水污染导致骨痛病、水俣病等都是恶劣的居住环境会损害健康的有力证明。

2. 社会环境　社会环境又称文化-社会环境，包括社会制度、法律、职业、经济、文化、教育、人口、民族、人际关系和社会状态等因素。它们都与健康息息相关：社会制度为健康提供相关的政策和资源保障；法律、法规是人们的行为准则；职业决定着人们的劳动方式、强度和环境等；经济条件决定着衣、食、住、行等物质文明的程度；民族、文化决定着人的风俗、习惯、道德、饮食结构、生活方式等精神文明的程度。贫穷、人口拥挤等都会给健康带来负面的影响。

环境因素对健康的影响越来越被人们所重视，这需要全社会共同承担起这份责任。

（三）行为和生活方式

无论是环境中的有害因素，还是医疗卫生保健因素，都常以人的自身行为作为中介作用于人体。个体的不良行为和生活方式都直接或间接地妨碍健康，如高血压、糖尿病、冠心病、结肠癌、乳腺癌、前列腺癌、精神性疾病、自杀、性传播疾病等都可能与不良行为和生活方式有关。

1. 行为因素　有些行为和特定的疾病之间关系密切。例如吸烟与肺癌、慢性阻塞性肺疾病、缺血性心肌病及其他心血管疾病有密切关系,婚外性行为、吸毒等与艾滋病有密切关系,这些不良行为严重危害着人类的健康。

2. **生活方式**　生活方式包括饮食习惯、社会生活习惯等,受到社会关系和个体特征的制约,是建立在文化继承、社会关系、个性特征、遗传等综合因素基础上的稳定的生活特征。不良生活方式所导致的疾病常因进展缓慢而易被忽视,危害更加严重。

行为和生活方式因素是四大因素中最活跃、也相对易改变的因素。研究表明,只要有效地控制行为危险因素,合理饮食、增加体育锻炼、戒烟限酒、合理用药等,可减少疾病发生,促进疾病康复,延长寿命。

(四)生物学

生物学因素包括病原微生物、遗传因素、生物个体差异及心理等因素。对生物学因素的控制是20世纪人类医学快速发展的主要表现。

1. **病原微生物**　20世纪中期以前,病原微生物引起的感染性疾病一直都是人类死亡的主要原因。青霉素的发现、疫苗的发明、新型药物的合成和医学技术的进步使大部分感染性疾病逐渐被人类控制。但是,人类获得性免疫缺陷(AIDS)病毒、耐药结核分枝杆菌等新型病原微生物的不断出现,给人类健康提出了新的挑战。

2. **遗传因素**　人类明确的遗传缺陷和遗传性疾病近3000种,占人类各种疾病的20%左右;目前我国新生儿缺陷的总发生率为13.7‰,其中严重智力低下者每年有200万人。高血压、糖尿病、肿瘤等慢性疾病的发生也与遗传密切相关。

3. **个体的生物学差异**　包括年龄、性别、形态和健康状况等方面的差异。不同的个体之间存在较大的生物学差异,对某种疾病的易感状态也有很大不同。例如不同的人处于相同的结核危险因素下,其感染结核的可能性及患结核病的严重程度是不同的。

4. **心理因素**　在现今充满竞争的社会,心理承受力和心理稳定性与健康的关系尤为明显。自杀率、抑郁症发病率的上升是心理因素影响健康的佐证。

三、健康教育

(一)健康教育的概念

健康教育(health education)是通过有计划、有组织、有评价的涉及多层次、多方面对象和内容的系统活动,促使人群和个体自觉采纳有利于健康的行为和生活方式,避免或减轻影响健康的危险因素,实现预防疾病、治疗康复、提高健康水平和生活质量的目的。健康教育的核心是促使个体或群体改善健康相关的行为,尤其是群体行为的改变。

健康教育是一个独立的医疗卫生工作领域,也是广泛应用于预防、治疗、保健、康复各领域的一种工作方法,它是在过去的"卫生宣教"的基础上发展起来的,卫生宣教是健康教育的主要手段。

(二)健康教育的目的和工作步骤

1. **健康教育的目的**　健康教育的目的是通过传播健康信息、提供卫生服务、建设组织和社会网络等,使个体和人群获得最高的健康水平和生活质量,由被动的治疗模式向主动的健康促进模式转变(图5-1)。

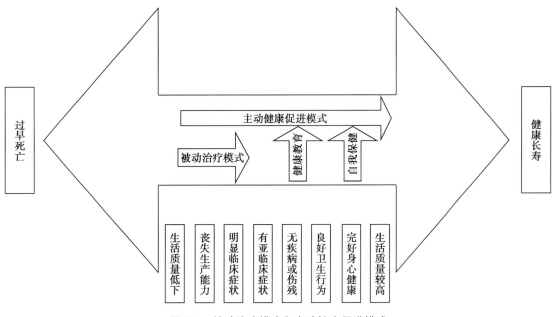

图 5-1 被动治疗模式和主动健康促进模式

2. 健康教育的工作步骤 健康教育的特定目标是改善人群的健康相关行为,常以项目形式展开工作,其过程一般分为三个步骤:行为危险因素评估(又称为健康教育诊断)、行为危险因素干预(又称为健康教育干预)和干预效果评价(又称为健康干预评价)。

评估以调查研究为前提,收集、分析信息,得出诊断。

行为干预是健康教育的核心。干预活动主要是:①取得领导和决策层的认可和支持,使各部门参与进来,共同制定健康促进和健康教育活动的政策,加强社会支持网络的建设,创造有益于健康的外部环境(硬件设施和人文环境);②以社区为依托,以健康为中心,加强社区职能,促使社会公众与医药卫生专业人员共同参与活动、参与决策;③推动和完善队伍建设,改变以"医疗服务"为中心的观念,以"促进健康"为中心;④提倡文明、健康、科学的生活方式,促进社会主义精神文明建设。

干预评价就是评价干预对象的行为是否发生了改变。通常的做法是通过问卷了解干预对象的行为改变情况的有关信息,同时找出一些客观的、评估行为改变情况的测量指标。

健康教育是一项投入少、产出高、效益大的事业,它可使人们利用有限的卫生资源产生最大的经济和社会效益,并具有持久性、多重性和潜效性。按我国 GDP 粗略估算,人群的自我保健能力提高后,如果因病缺勤天数平均减少2.44 天,就可创造百亿元的产值。然而,健康教育并非万能,它也存在自身的局限性:从影响健康的四大因素来看,环境因素(包括自然环境、社会环境)难以通过健康教育来改变;而且,许多不良行为或生活方式受经济条件、文化背景、社会习俗和卫生服务等影响,并与工作条件、居住条件、饮食习惯、市场供应、环境状况、社会规范等密切相关,不良行为的改变受到多种因素的影响,难以通过单纯的健康教育达到目标,还需要家庭和社会的大力支持。

四、健康促进

ER-5-2

健康促进的概念
与策略

（一）健康促进的概念

健康促进（health promotion）是在健康教育的基础上发展而来的。《渥太华宪章》中指出："健康促进是促使人们提高、维护和改善他们自身健康的过程，是协调人类与环境的战略。"健康促进是个人与家庭、社会和国家一起采取措施鼓励促进健康的行为，增强人们改进和处理自身健康问题的能力。其基本内容包含了个人行为改变和政府行为（社会环境）改变两个方面，并重视发挥个人、家庭、社区、社会的健康潜能。

（二）健康促进的活动领域

健康促进活动的优先领域主要涉及以下五个方面：

1. **发展个人的技能**　通过提供健康信息，帮助人们提高作出健康选择的技能，使人们能够有准备地应对人生各个阶段可能出现的健康问题，并很好地对付慢性非传染性疾病和意外伤害。家庭、社区、学校和工作单位都有这个责任。

2. **加强社区的行动**　健康促进的重点是社区。挖掘社区资源，帮助社区人群认识自己的健康问题，并提出解决问题的办法。社区群众的参与是社区行动的核心。

3. **营造健康支持环境**　健康支持环境包括家庭、工作和休闲地、当地社区、获取健康资源的途径、有关的政策和法规等。创建安全的、令人满意的生活和工作环境，为人们提供免受疾病威胁的保护，系统评估环境快速变化对健康的影响，以保证社会环境和自然环境都有利于健康。

4. **制定健康促进的公共政策**　健康促进的含义已超过了卫生保健的范畴，它把健康问题提到各个部门、各级政府和组织的决策者的议事日程上。健康促进明确要求非卫生部门（如财政、税收等部门）实行健康促进政策，其目的就是要促使人们作出更有利于健康的选择。

5. **调整医药卫生服务的方向**　卫生服务的责任由个人、社区团体、卫生专业人员、医疗保健部门、工商机构和政府共同分担，须多方共同努力，建立一个有助于健康的卫生保健系统。医疗部门的作用必须超过仅能提供治疗服务的职责，更多地提供健康促进服务。

（三）健康促进的策略

早在1986年第一届国际健康大会上，《渥太华宣言》明确提出了三个主要策略促进健康的发展。

1. **政策倡导**　各级政府从政策上支持，社会各界对健康措施认同，卫生部门调整服务方向，激发社会和群众对健康的关注，创造有利于健康的社会、经济、文化、环境和条件。

2. **多方协调**　争取个人、社区、卫生机构、政府和非政府组织等在健康促进方面的利益和合作，建立强大的健康促进联盟和支持系统，从而产生有效的社会氛围，使健康的生活方式成为普遍被人们接受的社会规范，共同实现健康目标。

3. **赋权参与**　个人或群体有权获得足够的正确的健康观念、知识、技能，以有效地解决健康问题。通过各种渠道，激发个人和群体的健康潜能，并积极参与社区卫生规划，参与决策和管理，参加到健康促进的各项活动中。

点滴积累 ＼∕

1. 健康是指一个人在躯体、心理、社会适应和道德四个方面都处于良好的状态。 影响健康的因素有医药卫生服务、环境、行为和生活方式、生物因素等。

2. 健康教育的特定目标是改善人群的健康相关行为。 健康教育是通过有计划、有组织、有评价的涉及多层次、多方面对象和内容的系统活动，它是一个独立的医疗卫生工作领域，也是广泛应用于预防、治疗、保健、康复各领域的一种工作方法。

3. 健康教育实际工作常以项目形式展开，其过程一般分为三个步骤：行为危险因素评估、行为危险因素干预、干预效果评价。

4. 健康促进是促使人们提高、维护和改善自身健康的过程，是协调人类与环境的战略。 健康促进活动的优先领域主要涉及以下五个：①发展个人的技能；②加强社区的行动；③营造健康支持环境；④制定健康促进的公共政策；⑤调整医药卫生服务的方向。

第二节　健康教育传播

传播是一种社会性传递信息的行为，是人类借助符号和媒介传递信息、交流思想感情以及发生相应变化的活动。在健康教育与健康促进的过程中，传播是"知→信→行"转变的一个重要环节，传播效果影响着健康教育的成败，又受到社会、经济、心理等因素的影响。

一、概述

（一）健康传播的概念

健康传播（health communication）是指为维护和促进人类健康，运用各种传播媒介和方法，收集、制作、传递、分享健康信息的过程。

健康传播是一般传播行为在卫生保健领域的具体和深化，是应用传播策略去影响公众，让人们获得健康信息，并促使相关个人及组织在态度、行为方面的改变，降低疾病的患病率和死亡率，有效提高个人、社区和国家的生活质量和健康水准的行为。健康传播的重点是要了解当信息传到目标人群后产生的效果。

（二）健康传播的特点

1. 传播者具有专业素质　健康传播不同于一般信息的传播，它要求传播者是卫生专业技术人才。

2. 信息正面　实际生活中的信息有正、负两个方面的影响，健康传播有明确的目的，即"以健康为中心"。要控制和抵抗色情、暴力、酗酒等有害于身心健康的污染信息，力图让公众知晓健康信息，认同健康信念，形成健康态度，采纳健康行为。

3. 传播过程复合　从信息来源到最终的目标人群，健康信息的传播往往经历多级、多途径传播，并经多次反馈。

二、传播模式

传播学者为研究传播现象,采用简化而具体的图解模式对复杂的传播现象进行描述,以解释和揭示传播的本质,从而形成不同的传播模式。传播模式种类很多,最早的传播模式是美国人哈罗德·拉斯韦尔在 1948 年《社会传播的构造和功能》中提出的拉斯韦尔模式,又称"5W"模式(图 5-2)。描述传播行为的简单方法,就是回答下列 5 个问题:谁(who),说什么(say what),通过什么渠道(in which channel),对谁(to whom),取得什么效果(with what effects)。

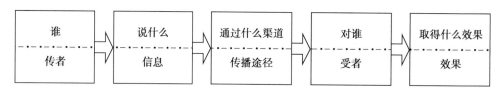

图 5-2　拉斯韦尔模式及其相应的传播过程诸要素

该模式具有综合性及简洁明了的特点,抓住了传播的主要方面,被誉为传播学研究经典,至今仍然是指导人们传播的方便的综合性方法。

(一)传播者

又称传者,泛指信息的发出者,可以是特定的个人如记者、编辑、主持人等;也可能是一个机构如出版社、影剧院、报社、广播电台、电视台以及各级宣传部门和教育机构等。

在进行健康教育的传播中,要重视传播者的学术声誉、专业水平、信息的准确性和可靠性等。传播者的声誉在传播过程中构成特殊的心理定势,影响着传播效果。例如由一位药学专家或一位学生来做同样内容、同样水平的安全用药知识讲座,听众听前的积极性、听时的注意力和听后的记忆程度会有很大的差距,这就是心理定势的作用。

(二)信息

信息就是传播者所传递的内容,泛指人类社会传播的一切内容,如消息、数据、信号等。信息可以是观点、判断、思想和情感。信息是传播活动得以进行的最基本的因素,是传播的灵魂。

健康信息是指与人的健康有关的信息,泛指一切有关人的生理、心理、社会适应能力的知识、技术、观念和行为模式。健康信息具有以下几个特点:①符号通用和通俗性:信息传递过程中所使用的符号必须通用、准确,并且是受传者易于接受理解的,尽量少用专业术语,否则达不到健康教育的目的;②科学性:只有科学准确的健康信息才能促进人们的健康,达到健康传播的效果,反之不仅不会促进人们的健康,甚至会草菅人命;③针对性和适用性:健康信息应根据受者的需要因时、因地、因人有针对性地制作,要能够保证不被人们错误理解,并能在现有的社会经济水平上加以应用;④指导性:健康信息对人们具有较强的现实指导意义,告诉人们如何运用健康知识、技能,教育人们改变不良的生活习惯,采纳健康的行为方式。

(三)传播媒介

又称传播途径。采取不同的传播途径对传播的效果有直接的影响,讲话、电传、电话、信件等是常见的个人传播媒介,报刊、电视、广播、书籍等是常见的大众传播媒介。健康教育者在实际工作中应根据具体情况,兼顾各个方面的利益,选择适宜的传播媒介,以确保传播的效果。

（四）受传者

受传者又称受者,是指信息通过各种途径到达并被接受的个人或群体,大量的受者称之为受众。

在社区健康信息传播中,受者主要是指居住在社区的居民。受者对健康信息的认识、态度和行为与其心理现象有关。受者具有求真、求近、求新、求短的心理特点,也就是说所传播的健康信息在内容上要科学真实,在信息选择上要与受者在知识、生活经验、环境、空间及情感等方面比较接近,在制作上要注意角度新、立意新、技巧新,在文字表述上尽量做到短小精悍、一目了然、长话短说。因此,医药卫生工作者在健康信息的传播上,只有迎合受者的心理现象,才能最大限度地调动受者接受理解信息的兴趣。

（五）效果

传播效果是指受者接受信息后,在情感、思想、态度和行为等方面发生的反应。比如通过健康传播让青少年拒绝吸烟。

1. **知晓健康信息**　健康信息的知晓情况主要取决于信息传播的强度、比对度、重复率、新鲜度和创意性等信息的结构性因素,如获得吸烟有害健康的知识。

2. **认同健康信念**　受者接受所传播的健康信息,理解信息中倡导的健康信念,自觉或不自觉地按照这样的信念进行分析判断,如相信吸烟是有害健康的行为。

3. **形成健康态度**　受者的态度从不利于健康向有利于健康的方向转变,成为一种心理定势,如不喜欢他人吸烟。

4. **采纳健康行为**　这是健康传播效果的最高层次,受者接受健康信息后,在行为方面作出了反应。这是健康传播的最终目的,如拒绝吸第一支烟,最终养成不吸烟的好习惯。

传播过程中的每个环节都有许多因素直接或间接地影响着传播的效果。因此,在传播活动之后,应注意做好反馈性的调查研究,以了解传播是否达到了预期的效果。

知识链接

影响较大的其他传播模式

1. 施拉姆的共同经验范围模式　传者和受者在编码、阐释、解码、传递、接受信息时,形成一种环形的、相互影响的和不断反馈的过程。施拉姆提出了编码、解码、反馈的概念,参加传播的人既是传者又是受者的双重角色的概念。该模式更注重传播的过程,而不是效果。

2. 申农-韦弗的线性模式　该传播模式的优点是对传播过程的分析比"5W 模式"更细致,提出了噪声（也称为干扰）的概念,表明传者发出的信息和受者收到的并不是相同的。

3. 控制论和社会系统模式　该模式的主要贡献是变"单向直线性"为"双向循环性",引入了"反馈"的机制,从而更客观、更准确地反映了现实的传播过程。

三、社区健康传播的特点及基本形式

社区健康传播是指社区居委会和卫生服务中心利用各种媒体,将各种健康知识、观念、行为、资讯等有计划地与居民进行交流和分享的过程。它是以"人人健康"为出发点,目的是维护和促进社区居民健康。

（一）社区健康传播的特点

社区健康传播因其在内容、方式上与医院及一般的商业传播具有不同的侧重点,加上社区居民组成的多层次性和复杂性,所以社区健康传播除具有科学性、针对性的特点外,还包括以下特点。

1. **传播形式的多样性**　在社区,居民的构成具有多层次性和复杂性,不同文化、职业、年龄的人对健康信息的兴趣、接受能力也是有差别的。因此,在健康传播时,必须针对不同的对象、目的而采取不同的传播形式。

2. **传播对象的广泛性**　社区健康传播的对象应包括该社区的所有居民。社区居民根据职业、年龄、文化等主要特征分为不同的群体。从居民的职业角度看,某些社区居民的职业可能有一定的类似性,如机关、学校、企业、个体经营者等。从年龄的角度看,居民可被分为婴幼儿、青少年、中年、老年等。因此,社区健康信息传播的对象具有广泛性。

3. **传播内容的趣味性**　文化水平不高的社区居民,其健康信息的接受程度不仅取决于传播内容的科学性,同时还取决于内容的趣味性。具有趣味性的健康信息更能引起居民的注意,因此在社区健康信息的传播中要注意内容的趣味性、丰富性和多样性。

4. **传播时间的不定性**　因社区居民年龄、职业、生活习惯的不同,很难找到一个固定的时间,让更多的社区居民集中在一起接受健康信息的传播。因此,必须根据社区居民的实际情况,灵活多样地安排时间,让更多的人有机会接受到健康信息的传播。

（二）社区健康传播的基本形式

根据规模,传播形式一般被分为6种:自我传播、组织传播、人际传播、群体传播、大众传播和网络传播。社区健康传播中常用的为后面4种。

1. **人际传播**　又称人际交流或人际沟通,是指个体之间直接的信息交流过程,是最基本、最常用的社会传播形式。健康教育中常用的人际传播形式有咨询、交谈或个别访谈、劝服、指导等。按其表现形式可分为面对面传播,一般通过语言、动作和表情等媒介进行交流;非面对面传播,指通过电话、书信等媒介进行交流。人际传播的特点见表5-1。

表5-1　人际传播的特点

特点	分　析
及时性	人际传播简便易行,不受机构、媒介、时空等条件的限制,可较随意地进行。交流中,传、受双方不断交换着自己的传、受角色,接受和发出信息,反馈及时,交流充分,双方可以随时了解对方对信息的接受程度和传播效果。如药师指导患者口服降血糖药该如何使用时,患者仔细聆听,频频点头,对不懂之处再次提问,这就是反馈
针对性	传者可以根据传播对象和传播的信息内容以及传者自己的意图、目的来选择传播的方式、内容、地点。在进行传播的同时,传者还可根据受者的接受情况、反应情况等随时调整传播策略,充分运用和发挥传播技巧。这种针对性是在大众传播方式中做不到的
双向性	传、受双方相互依赖,双方参与相互间的传播行为所构成的有机整体,是双向互动的过程
局限性	与大众传播相比,人际传播的信息量相对较少,在一定时限内的信息覆盖量和人群数量远不如前者

2. 群体传播 是组织以外的小范围群体的传播活动。指在一定的规章下,对临时聚合于某一场所、具有一定人数的公众进行传播。适用于不同目的的健康教育与健康促进活动,例如收集和传递健康信息、新婚夫妇学习班、糖尿病小组讨论、用药安全知识讲座等。群体传播的特点见表5-2。

表5-2 群体传播的特点

特点	分析
广泛性	群体传播的场合是公开的,信息的覆盖量可以达到几十人、几百人甚至更多
综合性	在群体传播中,可以利用人际传播,也可以利用实物,还可以利用电视等媒体进行传播
及时性	由于面对面的交流,受众能及时地反馈自己的意见,使传播者及时调整传播内容,以达到更好的传播效果
双向性	在群体传播中,传、受双方可以面对面的交流,实现信息交流的双向性

3. 大众传播 是指职业性信息传播机构和人员通过广播、电视、电影、报纸、期刊、书籍、传单等大众媒介和特定的传播技术手段,向范围广泛、为数众多的社会人群传递信息的过程。大众传播的特点见表5-3。

表5-3 大众传播的特点

特点	分析
即时性	大众传播一旦发出,立即会发生社会影响。大众传播中某条确切或虚假的消息,可能使很多人受益或使很多人上当受骗
公开性	大众传播内容是公开的、公共的,是一种"公开的说话",不具有保密性。因而,公开性也是普遍分享性,广大受众可以分享大众传播媒体中的任何信息
单向性	大众传播属于单向性很强的传播活动,它的传者特定,传者与受众通过媒体发生间接联系,很难互换传、受角色,信息流动基本上是单向的。受众一般无法要求当面解释与直接提问,信息反馈不及时,速度缓慢而缺乏自发性
广泛性	受众为数众多、分散广泛,受众的多少取决于媒体的传播范围
超越性	大众传播超越时空,信息传递量大,速度快。大众传播运用日益先进的设备和技术,使媒体传递信息的速度不断加快,超越时空的功能不断加强

4. 网络传播 是指通过计算机网络进行信息传播活动。具体来说,就是以现代计算机网络技术和光纤技术为基础,融合计算机网络、电话、有线电视及无线电通讯系统的所有功能,对文字、声音、图像或三者的结合进行的信息传播。它以全球的海量信息为背景、以海量参与者为对象,参与者同时也是信息接收者和发布者,并随时可以对信息作出反馈。它的文本形成与阅读是在各种文本之间随意衔接,并在因文化程度不同而形成的各种意义的超文本中完成的。网络传播使人类的传播活动出现了新的飞跃。它的出现不仅使整个的信息传播发生了从量到质的改变,而且使我们的地球发生了巨大的变化。网络传播是对以往各种传播的一种全新延伸、全面超越和彻底整合,具有强烈的人性化、时尚化、生活化等传播优势和大容量性、交互性、多样性等传播特点。网络传播在健康教育中的应用如下:

(1)健康咨询或网上医院:人们可以通过各种网络聊天工具、电子邮件等进行文字交流、语音交流、视频对话交流,这使得医师、药师与居民之间能够建立一种直接的、即时的、互动式的沟通渠道。人们通过在线健康咨询或网上医院解决健康问题,包括不愿意直面医师、药师说的一些问题也可以在这里得到解决,同时节省一定的就诊时间。

(2)检索健康信息:网络中信息资源丰富,信息内容无所不包,教育、文化、娱乐、医学、药学等方面的信息也很丰富,它们分布在世界各国的服务器、数据库中。人们可以根据自己的需要,检索到感兴趣的信息。

四、传播技巧

健康信息的传播是一个十分复杂的过程,在传播的每个环节上都有许多因素能直接或间接地影响传播效果。这其中,良好的传播技巧在很大程度上能提高传播效果。

(一)交谈的技巧

健康传播者,尤其是医药卫生工作者的责任不只是将健康信息表达清楚,还要考虑怎么谈才能使对方产生兴趣,容易理解,并根据对方的各种反馈信息来调整自己的讲话内容和方式。

1. 说话技巧 掌握说话技巧,就是使用对方能理解的言语和能接受的方式,提供适合个人需要的信息。"一对一交谈"是健康传播过程中最常用的一种口头传播方式。

(1)尊重对方:传播者要尊重社区居民或患者的权利和人格,平等地对待他们。礼貌待人,正确地称呼社区居民或患者;尊重他人隐私及拒绝回答问题的权利,避免使用批评、威胁或阻碍沟通的语言;要热情、亲切、诚恳,努力做到"声情并茂",否则即便口才再好,也只能给人以哗众取宠之感。

(2)语言通俗:使用简单句和通用词语,避免使用对方不易理解的专业术语和俚语。如果对一个不懂英语的人讲英语,对一个不懂方言俚语的人讲方言俚语,对一个不懂药学的人讲药学术语,信息自然无法传递,交流活动也就无法进行。所以,在说话的过程中,应根据谈话对象的身份、文化层次等,选择适当的语言,必要时使用当地语言或群众习惯用语,讲话时发音清晰、语速适中。另外,生动的语言和表情、抑扬顿挫的语调和节奏更可使对方产生兴趣、共鸣、反应和效果。

(3)概念解释:在交谈过程中,对于比较重要的或对方比较陌生而难以理解的概念应重复 2~3 遍,以加强理解和记忆。

(4)重点突出:一次谈话围绕一个中心问题,涉及的内容不宜过多、过广。

(5)及时反馈:传播的本质是互相间的呼应。交谈过程中对方不自觉的表情、动作等都表达了其感受,要注意观察其感情变化及其内涵。在谈话的过程中可适当停顿,给对方提问和思考的机会,随时停下来询问对方是否听懂了、是否有问题、是否有需要重复的地方。

(6)善用辅助手段:必要时可运用图画、模型等辅助谈话,以达到更好的沟通效果。

2. 倾听技巧 倾听是人们通过有意识的听而理解信息的过程。有效地倾听是人际交往的基本技能之一,听对方的词句,注意其说话的音调、流畅程度、选择用词等,借以洞察说话人的真正含义和感情,是对接收到的信息所做的积极能动的心理反应。有效的倾听应注意以下一些问题:

(1)主动参与,给予积极响应:采取稳重的姿势,与说话者保持同一高度,双目注视对方,在听的过程中,用各种对方能理解的动作与表情,如微笑、皱眉、迷惑不解、点头,说"哦""嗯"或重复对方所说的关键词等,表示自己的理解和感情,给讲话人提供准确的反馈信息以利于其及时调整。

(2)集中精力,排除各种干扰:与人交谈时要排除有碍于倾听的干扰因素,客观干扰如噪声、有人来访等,主观干扰如分心、急于表态等心理因素。对外界的客观干扰要听而不闻,即使偶尔被打断,应尽快将注意力集中回来;有意识地克服和排除自身的主观干扰。

(3) 注意观察,体察言外之意:充分听取对方的谈话,捕捉每一个有关的信息,不轻易打断对方的话,不轻易作出判断,不轻易表达自己的观点回答。有时,对方叙述病情的过程也是内在心理压力缓解和释放的过程,可能绕着圈子讲话,对于离题过远或不善于言表者可以给予委婉、恰当的引导。提出一个富有启发性的问题,或抓住对方的某一句话,自然地引导到另一个双方都感兴趣的话题上。这需要传播者在倾听时要有耐心,在听的过程中不断进行分析,抓住要点,分辨出"表"和"里",听出话外音,注意说话人不自觉地以表情等非语言形式表达的情感及其内在含义,这将有助于对其谈话内容的理解和解释。

3. **提问技巧** 提问的目的在于开启话题,获取信息,便于进一步沟通。提问的方式有时比提问的内容还要重要。比如用平和的语气,不把提问变质问;问话有间隔,给对方一些思考时间,避免一个紧接一个地提问给对方造成紧张和心理压力等。不同的提问可能产生不同的谈话效果,不同提问技巧的特点见表5-4。

表5-4 不同提问技巧的特点

分类	特点及举例
封闭式提问	要求对方简短而准确地回答"是"或"不是""有"或"没有",以及名称、数量等,通常是为了证实情况,适用于收集简明的事实性资料。 如,问:"您抽烟吗?" 答:"抽"或"不抽"; 问:"您每年定期做体检吗?" 答:"是的。"
开放式提问	这类问题比较笼统,在于让对方根据自己的理解、思考、判断表达出感觉、认识、想法等,可以获得较多的信息。开放式问题有利于对方不受说话者的诱导,说出真实、客观的事实。 如,问:"用药后您有哪些不舒服的地方呢?" 答:"腹痛、恶心、呕吐等"; 问:"你平常给孩子添加什么辅食?" 答:"蔬菜泥、鸡蛋羹、果汁等。"
探索式提问	为进一步了解对方存在某种认识、信念、行为现象的缘由而提问以获得更深层次的信息,也就是再问一个"为什么"。 如,问:"你为什么不继续用药呢?"。在提此类问题时,尤其注意使用缓和的语气,以免质问之嫌。
诱导式提问	又叫倾向性提问。提问者实际上已经表明了自己的立场,诱导对方按自己的思路回答问题,有暗示作用。 如"你今天感觉好多了吧?"更容易使人回答:"嗯,好多了"。在提示对方注意某事时,可以用诱导式提问,如"你最近该去体检了吧?" 在涉及敏感性问题和隐私时,适当的应用诱导式问题可能获得必要的信息。但是在以收集信息为首要目的的活动如了解病情、用药咨询中,应避免使用此类问题,以保证信息的可靠性。
复合式提问	指在所提的问题中包括了两个和两个以上的问题。应避免使用复合式问题。 如"你经常抽烟、喝酒吗?"。烟和酒是两种东西,是否经常又是个问题,此类问题使回答者感到困惑,不知如何回答,且易顾此失彼

4. 反馈技巧　反馈是指受者接收信息后所产生的反应通过某种传播形式又返回传播者的现象和过程。恰当的反馈可以使谈话得以深入。在健康传播过程中,传者及时取得反馈,得以及时了解受者的知识、态度及行为状况;同时,适当地给予反馈,则使受者可获得必要的激励和指导。常见的反馈方法如下:

(1) 积极性反馈:又称肯定性反馈。受者用语言或动作、表情等对谈话对方的言行作出恰当的反应,表示理解、赞同或支持,这对于建立良好的人际关系是非常重要的。在交谈的过程中,适时地插入这样一些话:"是的""我也这样认为",或微笑、点头、伸出大拇指等形式表示肯定对方,这样会使对方感到高兴,受到鼓舞而易于接受。在用药咨询、技能训练、行为干预时,运用积极性反馈尤为重要。

(2) 消极性反馈:又称否定性反馈。受者用语言、动作、表情等对谈话对方的不正确言行或存在的问题表示不赞同或反对。为了取得预期效果,消极性反馈应注意两个原则:首先先肯定对方值得肯定的一面,力求心理上的接近;其次是用建议的方式指出问题,态度和缓、口气婉转。如"要是我处于你的位置,我也会这样的,但……"或摇头、摆手表示反对等。消极性反馈的意义在于使谈话对方保持心理上的平衡,易于接受批评意见和建议,敢于正视自己存在的问题。

(3) 模糊性反馈:对谈话对方的言行没有表示出明确的态度和立场。如"是吗?""真的吗?""哦!"适用于难以回答的问题或暂时回避对方的某些敏感问题。

(4) 鞭策性反馈(四步谈话法):有些时候,需要用鞭策性反馈来激励健康传播对象树立更高层次的目标,以促进其知识、信念、行为达到更完善、更健康的境界。运用这种反馈,首先要对谈话对方的言行作出客观的评述,然后说明这种言行给你的印象,再向对方提出要求,最后请对方作出答复,故称"四步谈话法"。这种反馈既指出了问题的所在,提出了改变的方向,又以征求意见的方式要求对方自己作出抉择,很有激励性。如"你不愿意谈论某某问题,这让我觉得你不敢正视它。希望我们能一起分析一下,你看怎么样?"。

5. 非语言传播技巧　非语言传播指以动作、体态等非语言形式传递信息的过程,它融会在说话、倾听、提问、反馈中。人的表情、眼神等蕴含着丰富而真实的信息内涵,人际交流中的大部分信息是通过非语言形式传播的。

(1) 动态体语的运用:通过无声的动作来传情达意,如目光、面部表情、手势、触摸等。人的喜怒哀乐都可以通过眼神表达出来。控制目光能表现一定的内容,在不同的环境中还可以采用环顾、虚视等形式。人们的感情常会在不经意间通过面部表情显示出来,比如面含微笑点头表示赞许;皱眉表示不愉快或迷惑;瞪眼、嘴唇紧绷表示冲突、敌意等。以微笑待人,是人际交往中解除生疏紧张气氛的重要方法。人们也常常用手势强调或辅助表达,比如否定或制止时用手左右摇摆、兴奋时鼓掌、愤怒时握拳、不知所措时抓耳挠腮、认真倾听时用手托腮等。恰当地运用手势会增强信息的清晰性,增加表达思想感情时的感染力。

(2) 静态体语的运用:姿势、体态、仪表服饰等属于静态体语,它能传递出丰富的信息,反映人的气质、文化修养及心理状态等。着装整洁,举止稳重,使人易于信任,这是对健康传播者最基本的职业要求。

（3）类语言的运用：类语言是指说话时声音的音量、速度、语调、节奏以及鼻音、喉音等。在交谈中适时适度地改变声调、音量和节奏，可有效引起对方的注意和调节气氛；适当地运用鼻音等则可表达对对方的理解和关注。因此，学会控制和利用类语言也会产生语义的效果，使传播更有感染力。

（4）时空语的创设：利用由时间、环境、设施和交往气氛所产生的语义来传递信息。遵守约定的时间是有礼貌、有诚意的表现。不同的空间距离、不同的空间方位不仅标志着人们不同的感情关系，而且影响着人们的情感表达。一般来讲，谈话双方保持的距离反映了两者的关系或希望建立的关系；谈话双方处于同一高度时，较易建立融洽的交流关系。封闭式的安静环境、较小的空间适宜做较长时间的深谈；而开放的场所则比较适合进行较大规模的宣传活动。

（二）知识灌输的技巧

知识灌输是健康教育的主要途径，知识对形成健康的行为十分重要。人们健康知识的获得要依赖于健康教育传播者的健康教育服务，因此，掌握知识灌输技巧对满足人们对健康知识的需求是必不可少的。

1. **讲授**　讲授是指健康教育者通过循序渐进的叙述、描绘、解释等向学习者传递信息、知识，阐明概念，以帮助学习者理解和认识健康问题，树立健康的态度和信念。讲授的主要技巧是讲述、讲解和讲演。讲述是教育者用口述的方法，将教学内容传达给学习者。讲述的基本要求是重点突出，注意启发鼓励受教育者参与教学，提出问题，引导受教育者分析和思考问题，激发其学习兴趣，避免照本宣科。讲解是对要领、原理、现象等进行的解释，在讲解时应尽量使用通俗易懂的语言。讲述与讲解各有侧重，在实践中常结合使用。讲述是从广度上说明问题，讲解是从深度上讲述理解问题的意义。讲演是一个人在公共场合向众多人就某问题发表意见或阐明事理的传播活动，是以讲为主、以演为辅、讲演结合的信息传播形式。举办专题讲座是健康教育的常用方式。讲演效果的好坏主要取决于讲演者的口才、个人魅力、讲演内容的吸引力、讲演过程中恰当的举例及能否有效地应用非语言技巧。从某种意义上讲，一次成功的讲演就是一次成功的学术演讲。

2. **阅读**　知识的获得，只靠传播者的讲授是远远不够的，要领会、消化、巩固和扩大知识还必须靠自己去阅读。这就要求健康教育的传播者要掌握阅读指导，提高受者的自学能力。可针对对方当前的健康问题指导其有针对性地阅读相关材料，比如对于高血压患者指导阅读心血管疾病合理用药的书籍。并根据受者的学习能力、身心状态进行评估，制订相应的阅读计划。每次阅读的内容不易过多。要注意帮助受者制订经济、实用的购书方案，学会选择具有权威性、科学性、可读性的书籍。

3. **演示**　演示即通过实物、直观教具使受者获得知识或巩固知识。演示的特点在于加强教学的直观性，它不仅是帮助受者感知和理解书本知识的手段，也是获得知识、信息的重要来源。演示的主要作用是帮助受者学习自我照顾的技能，如胰岛素自行注射、自测血糖、如何使用家庭常用保健用具等。

演示者要先解释操作的全过程，并示范一遍，然后再重新慢慢地示范，并解释每个步骤、原理、方法及如何与其他步骤相联系。演示过程要耐心，尽量用简单易学的步骤教学。演示时要注意安排好场所，尽量让所有参与者都能看到示范的进行，人数较多时可以分组示范。

（三）行为干预的技巧

健康教育的主要目的是改变人们的不健康行为,培养和巩固有益于健康的行为和生活方式。为了帮助患者或社区居民建立有益于健康的行为,应掌握行为干预的技巧,也就是注重行为的模仿和强化训练。

1. 行为指导 行为指导是指通过文字、语言、声像等材料和具体的示范指导,帮助教育对象形成健康态度,作出行为决策,学习和掌握新的行为方式。

2. 行为矫正 行为矫正是现代心理治疗的一种重要技术。国内外实践证明,应用行为矫正技术是快速取得健康教育干预效果的一种有效的手段,特别适用于戒烟等成瘾行为以及减肥、儿童的不良行为矫正。

3. 群体行为干预 群体行为干预是利用小群体开展健康教育,是行为干预的一种有效途径。群体可以是社会生活中自然存在的,如家庭、居民小组、学生班集体等;也可以是为了某一特定目标将人们组织起来成为小的活动集体,如冠心病、糖尿病患者学习小组等。对于依靠个人努力难以实现的行为改变,如改变个人饮食习惯、戒烟、锻炼等,在有组织的集体中,在家人、同伴和朋友的帮助监督下,可以较容易实现。群体行为干预的方法主要有:①注意树立榜样;②制定群体规范;③多应用鼓励手段,对已改变的态度和行为给予支持和强化;④提倡互帮互助,增进群体的凝聚力。

案例分析

案例:某男,50岁,身高180cm,体重88kg,每天抽烟1～2包,常忽略早餐,喜食红烧肉,基本以车代步。个性强,易冲动,面对问题时不愿与人沟通。近期因家庭事件和工作不顺,连续发作心绞痛2次。出院后,遵医嘱坚持用药,多食蔬菜和水果,仍每天抽烟约半包。该患者了解一定的健康知识,认可一些健康信念,且有可塑的健康行为(能遵医嘱坚持用药,按时早餐,由喜食红烧肉到少食大肉、多食果蔬,比原来减少了抽烟)。但依然是个健康状况堪忧的人:有冠心病(身体疾病),情绪化、不愿沟通(心理不稳定),工作和家族关系紧张(社会不适应)。

分析:对该患者的健康促进可以尝试从下列几个方面入手:①提供给他更多的关于冠心病防治保健的信息;②用良好的生活习惯、社会道德等实例影响他,力图改变其生活方式和健康理念;③联络心理专家给他必要的心理调适;④动员他所在的社区力量、家族成员和工作伙伴主动与其沟通,并给予其实际的关心。

点滴积累 ∨

1. 通过健康传播,最终是要实现"知→信→行"的转变,力图让公众知晓健康信息,认同健康信念,形成健康态度,采纳健康行为。

2. 健康传播要求传播者是卫生专业技术人才,传播的信息是"以健康为中心"的正面信息,并经历多级、多途径传播及多次反馈。

3. 健康信息传播的效果受传播每个环节(传者、信息、媒介、受者)的诸多因素的直接或间接影响。其中,良好的谈话技巧(包括说话、倾听、提问、反馈和非语言传播等技巧)、知识灌输的技巧（包括讲授、阅读指导、演示等技巧）和行为干预技巧（包括行为指导、行为矫正和群体行为干预等技巧）在很大程度上能提高传播效果。

实训项目八　社区高血压/糖尿病患者的健康教育

【实训目的】

1. 熟悉社区健康教育的主要形式与方法。

2. 了解社区居民高血压/糖尿病的患病情况。

【实训准备】

1. 提前复习《临床医学概要》《药理学》等课程中涉及高血压/糖尿病和抗高血压药/降血糖药等的理论知识,从中国健康教育中心和 WHO 等卫生组织的网站上寻找有关高血压/糖尿病及其健康传播资料,制作调查问卷、宣传单、宣传报或宣传展牌。

2. 提前联系有关社区居委会,发放调查问卷,并现场收回。

3. 学生分组、分工。

【实训步骤】

1. 在老师的带领下,前往某选定社区。

2. 以小组为单位,分别行动。第一组负责在小区卫生宣传栏/橱窗张贴准备好的宣传报。第二组负责在人流量较大的地方发放宣传单,并向居民说明此次活动的目的。第三组负责摆放宣传展牌,并设健康咨询服务台提供健康咨询。

3. 带教老师全程指导下,学生发放调查问卷并现场收回。

4. 收集高血压/糖尿病患者案例,制订健康咨询服务方案。

【实训思考】

1. 健康教育的概念、目的是什么? 健康教育工作一般有哪几个主要步骤?

2. 从事健康教育工作需要哪些知识、技能?

目标检测

一、单项选择题

1. 吸烟、酗酒对人体健康的危害属于(　　)

    A. 环境因素 　　　　　　B. 行为与生活方式因素 　　　　　C. 生物学因素

    D. 卫生保健服务因素 　　E. 上述各种因素的综合

2. 健康促进的基本内容为(　　)

    A. 改变人们的个人行为

    B. 侧重于政府行为

    C. 包含了个人行为改变、政府行为改变两个方面

  D. 主要着眼点是个体健康问题

  E. 主要着眼点是群体健康问题

3. 健康教育的核心在于(　　)

  A. 个体改善健康相关行为　　　　　　　　B. 群体改善健康相关行为

  C. 个体或群体改善健康相关行为　　　　　D. 解决危险因素

  E. 解决环境问题

4. 下列属于人际传播的是(　　)

  A. 药师对患者的咨询　　　　B. 出版书籍　　　　　　C. 在公共汽车上做广告

  D. 在电视上做广告　　　　　E. 网上医院

5. 下列选项中正确的是(　　)

  A. 健康促进>健康教育>卫生宣传　　　　B. 健康促进>卫生宣传>健康教育

  C. 健康教育>卫生宣传>健康促进　　　　D. 健康教育>健康促进>卫生宣传

  E. 卫生宣传>健康教育>健康促进

6. WHO 提出的健康概念是(　　)

  A. 没有疾病　　　　　　　　　　　　　　B. 没有残疾

  C. 没有虚弱　　　　　　　　　　　　　　D. 生理与心理的健康

  E. 身体、心理、社会适应和道德的完美状态

7. 不属于拉斯韦尔模式的是(　　)

  A. 传者　　　　　　　　B. 信息　　　　　　　　C. 反馈

  D. 效果　　　　　　　　E. 受者

8. 在下列传播形式中,反馈效果最差的是(　　)

  A. 广播　　　　　　　　B. 劝服　　　　　　　　C. 指导

  D. 小组讨论　　　　　　E. 座谈

9. 健康传播效果中的最低层次为(　　)

  A. 知晓健康信息　　　　　　　　　　　　B. 转变健康态度

  C. 采纳健康行为　　　　　　　　　　　　D. 健康信念认可

  E. 对健康信息充耳不闻、固执己见

10. 谈话中最重要的一个技巧是(　　)

  A. 力求讲普通话　　　　B. 适当重复　　　　　　C. 尊重对方

  D. 及时取得反馈　　　　E. 重点突出

二、多项选择题

1. 社区健康传播的特点是(　　)

  A. 形式多样　　　　　　B. 对象广泛　　　　　　C. 内容有趣

  D. 时间不定　　　　　　E. 方向单一

2. 社区健康传播的常用形式为(　　)

　A. 组织传播　　　　　　B. 人际传播　　　　　　C. 群体传播

　D. 大众传播　　　　　　E. 网络传播

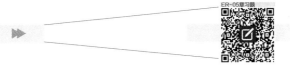

（刘远嵘）

第六章

处方调剂

ER-06章PPT

导学情景 ⋁

情景描述:

　　某老年男性患者,因与家人争吵后,突发心前区压榨性疼痛,数分钟后缓解,遂来医院就诊。医师进行相关检查后开具处方,告知患者到医院门诊药剂科药师处获取相应药品。

学前导语:

　　医师开具处方后须由药师进行处方调剂。处方调剂工作是药学服务的重要内容之一,包括药师收方、审核处方、调配、核对、发药及指导患者用药。药师在处方调剂过程中,应严格遵守处方调剂原则,重视处方审查,正确调配处方,严格防范差错。

　　处方调剂是指医院药剂科或社会药房取得药学专业技术资格的调剂工作人员,按医师处方进行正确调配和发药的过程。处方调剂工作是药学服务的重要内容之一,也是医院或社会药房直接面对患者的重要工作之一。其服务水平及质量直接关系到患者的用药安全,同时也影响患者对医院或药房的信任度。因此药师应根据医师处方,及时、准确地调配和分发药品,严格执行处方调剂操作规程,尽可能避免处方调剂差错,从而保障患者的权益与用药安全,同时也为患者与医护人员之间搭起沟通的桥梁。

ER-6-1

扫一扫,知重点

第一节　概述

一、处方的含义

　　处方是指由注册的执业医师和执业助理医师(以下简称医师)在诊疗活动中为患者开具的,由取得药学专业技术职务任职资格的药学专业技术人员(以下简称药师)审核、调配、核对,并作为患者用药凭证的医疗文书。处方包括医疗机构病区用药医嘱单。

二、处方的分类

　　处方分为法定处方、医师处方和协定处方。

　　1. 法定处方　是指《中华人民共和国药典》(以下简称《中国药典》)和国家药品监督管理局标

准收载的处方,具有法律约束力。在制备法定制剂或医师开写法定制剂时均应照此规定。

2. 医师处方 是指医师为患者诊断、治疗与预防用药所开具的处方。

3. 协定处方 是指医院药剂科与临床医师根据医院日常医疗用药的需要,共同协商制订的处方。它适合大量配制和储备,便于控制药品的品种和质量,可以提高工作效率,减少患者取药等候时间。每个医院的协定处方仅限于在本单位使用。

知识链接

处 方 颜 色

普通处方的印刷用纸为白色;急诊处方印刷用纸为淡黄色,右上角标注"急诊";儿科处方印刷用纸为淡绿色,右上角标注"儿科";麻醉药品和第一类精神药品处方印刷用纸为淡红色,右上角标注"麻、精一";第二类精神药品处方印刷用纸为白色,右上角标注"精二"。

三、处方的意义

处方具有技术性、经济性和法律性。

1. 技术性 处方的技术性表现为开具或调配处方者必须是经过医药院校系统专业学习,并经国家职业资格认定的医药卫生技术人员。通过处方可以审查药物配伍是否合理,了解药物治疗的发展趋势,总结处方开写的经验教训,达到提高处方质量和医疗水平的目的。

2. 经济性 处方的经济性体现在药品消耗及药品经济收入结账是以处方为凭证和原始依据的,也是患者在治疗疾病,包括门诊、急诊、住院全过程中用药的真实凭证。

3. 法律性 在我国临床实践中,医师具有诊断权和开具处方权,但无调配处方权;药师具有审核、调配处方权,但无诊断和开具处方权。一旦发生医疗差错、事故或纠纷,处方是追查医疗责任和法律责任的依据之一。对处方中的任何差错和疏漏,药师都有权提请医师修改。

四、处方的结构

处方由前记、正文、后记三部分组成。处方正文是处方开具者为患者开写的用药依据,为处方的核心部分。

1. 前记 包括医疗机构全称、科别、费别、门诊号或住院号、患者姓名、性别、年龄、处方开写日期、临床诊断等。也可根据需要,在前记中添列特殊要求的项目。麻醉药品和第一类精神药品处方还应当包括患者身份证明编号、代办人姓名及其身份证明编号。

2. 正文 以 Px. 或 Rp. 起头(拉丁文"Recipe"请取的缩写),意为"请取下列药品"。正文内容包括药品名称、剂型、规格、数量、用法、用量等。

3. 后记 包括医师、审核人、调配人、核对人、发药人的全名签名(或加盖专用签章)及药品金额等。

随着计算机的广泛应用,医院多使用电子处方。电子处方的格式要求与纸质手写处方一致,应有处方医师和审核、调配、核对、发药药师的手写全名签字。由于处方具有法律意义,电子处方必须设置处方或医嘱正式开具后不能修改的程序,以明确有关责任。普通处方格式参见图6-1。

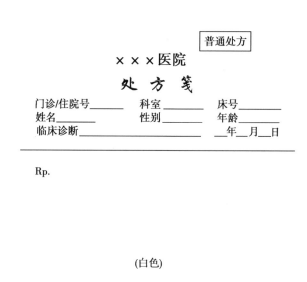

图 6-1　普通处方格式示例

儿科处方格式示例

急诊处方格式示例

麻醉药品、第一类精神药品处方格式示例

第二类精神药品处方格式示例

五、处方调剂的基本程序

药师在处方调剂过程中,应根据《处方管理办法》的要求,严格遵守处方调剂原则,重视处方审查,正确调配处方,严格防范差错。处方调剂的基本程序见图6-2。

处方调剂的基本程序与注意事项

1. 收方　是药师接触患者的第一个环节,态度应和蔼。

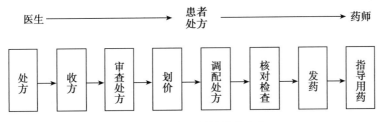

图 6-2　处方调剂的基本程序

2. 审核处方　包括处方形式审核和用药适宜性审核。处方经药师审核后,如发现存在用药不适宜时,应告知处方医师,请其确认或者重新开具处方,但不得擅自更改或者配发代用药品。即药师无权更换药物,不得擅自更改处方。对于发现严重不合理用药或用药错误的处方,药师应拒绝调配,及时告知处方医师,并应记录,按照有关规定报告。

3. 划价　自费药品应经患者同意并注明"自费"字样。应认真执行国家物价政策,保证药价准确,不得任意估价、改价。杜绝处方漏费,造成医院损失(多数医院已经利用信息化管理系统,基本取消划价环节)。

4. 调配　①调配西药方剂时禁止直接用手接触药品;调配中药方剂称量要准确,不得估量取药,重量误差一般不超过 5%,按处方药味顺序调配,以便于核对。②严禁调配发霉、变质、虫蛀的药品。③中药方剂中先煎、后下等需特殊煎服的药品应单独包装注明,坚硬药品应破碎。④药品容量应准确,包装应完整,标签应清楚,用法和注意事项要写明。⑤中药调配要避免药箱间串药,称药后及时将药箱放回原处。⑥调配完毕应自己检查核对一遍,并在处方上签字或盖章。

5. 核对　核对过程中要注意患者姓名、年龄及药品名称、规格、剂量、用法、用量等信息。核对剂量时,对老年人和儿童患者尤应仔细。

6. 发药及指导用药　①发药时要核对患者姓名,警惕重名现象;②仔细交代服药方法和注意事项;③如有先煎、后下等需要特殊煎服的药品要交代清楚;④发现问题,及时纠正。

六、处方的管理制度

现行的处方管理制度是于 2007 年 5 月 1 日起正式施行的《处方管理办法》,共有 8 章 63 条。该制度主要包括:明确了监管部门为卫生行政部门;规定了开具处方应使用药品通用名;严格了"麻、精"药品的监管;提出了病区用药问题;还要求医疗机构建立处方点评制度,对不合理用药及时干预,提出动态监测及超长预警;并增加了法律责任条款。以下介绍处方管理制度的部分内容。

(一) 处方权的获得

执业医师或执业助理医师在注册的执业地点取得相应的处方权。执业助理医师开具的处方须执业医师签字或加盖专用签章后方有效。试用期的医师开具处方,须经有处方权的执业医师审核并签名或加盖有备案的专用签章后方才有效。

（二）处方书写规定

1. 患者的一般情况要求填写清晰、完整，并与病历记载相一致。

2. 每张处方只限于一名患者的用药。

3. 字迹清楚，不得涂改；如需修改，应当在修改处签名并注明修改日期。

4. 药品名称应当使用药品通用名，应当使用规范的中文名称书写，没有中文名称的可以使用规范的英文名称书写，但在一张处方中一种药品不得用中英文混写；医疗机构或者医师、药师不得自行编制药品缩写名称或者使用代号；药品剂量、规格、用法、用量要准确规范，药品用法可用规范的中文、英文、拉丁文或者缩写体书写，但不得使用"遵医嘱""自用"等含糊不清的字句。

药师应掌握处方正文中常见的外文缩写，并理解其中文含义。处方中常见的外文缩写及含义见表 6-1，同时，医师和药师在书写处方和审核时要特别注意识别易混淆的药品名称（表 6-2）。

表 6-1 处方常见外文缩写字简表

外文缩写	中文含义	外文缩写	中文含义
q. m.	每日早晨	q. d.	每日 1 次
b. i. d.	每日 2 次	t. i. d.	每日 3 次
q. i. d.	每日 4 次	q. h.	每 1 小时
q. o. d.	隔日 1 次	q. n.	每晚
b. i. n.	每晚 2 次	a. m.	上午,午前
p. m.	下午,午后	h. s.	临睡时
p. r. n.	必要时	s. o. s.	需要时
Stat！或 St.！	立即	Cito！	急！急速地！
q. s.	适量	aa.	各
i. m.	肌内注射	i. v.	静脉注射
i. v. gtt. 或 i. v. drip	静脉滴注	gutt.（gtt.）	滴
i. h.	皮下注射	C. T.	皮试
p. o.	口服	Tab.	片剂
Amp.	安瓿(瓶)	Caps.	胶囊
Ocul.	眼膏	Aq.	水剂
Inj.	注射剂	Supp.	栓剂
GS	葡萄糖溶液	NS	生理盐水
O. D.	右眼	O. S. 或 O. L.	左眼
O. U.	双眼	Add.	加至

表6-2　处方中容易混淆的中文药名对照表

药品	易与之混淆的药品
阿拉明(间羟胺,抗休克的血管活性药)	可拉明(尼可刹米,中枢神经兴奋药)
安妥明(氯贝酯,血脂调节药)	安妥碘(普罗碘铵,眼科用药)
消心痛(硝酸异山梨酯,抗心绞痛药)	消炎痛(吲哚美辛,非甾体类抗炎药)
潘生丁(双嘧达莫,抗心绞痛药)	潘特生(泛硫乙胺,血脂调节药)
安坦(盐酸苯海索,抗帕金森病药)	安定(地西泮,抗焦虑药)
泰能(亚胺培南/西司他丁,抗菌药)	泰宁(卡比多巴/左旋多巴,抗帕金森病药)
培洛克(培氟沙星,氟喹诺酮类抗菌药)	倍他乐克(美托洛尔,β受体拮抗药)
安可欣(头孢夫辛,头孢菌素类抗生素)	安可米(扎鲁司特,白三烯受体拮抗药)
病毒唑(利巴韦林,抗病毒药)	病毒灵(吗啉胍,抗病毒药)
特美肤(丙酸氯倍他松,糖皮质激素)	特美汀(替卡西林/克拉维酸钾)
雅司达(对乙酰氨基酚,非甾体类抗炎药)	雅施达(培哚普利,血管紧张素转化酶抑制剂)
亚思达(阿奇霉素,大环内酯类抗生素)	压氏达(氨氯地平,钙离子通道阻滞剂)
普鲁卡因(局部麻醉药)	普鲁卡因胺(抗心律失常药)
氟嗪酸(氧氟沙星,喹诺酮类抗菌药)	氟哌酸(诺氟沙星,喹诺酮类抗菌药)
克林霉素(林可霉素类抗生素)	克拉霉素(大环内酯类抗生素)
氟尿嘧啶(抗肿瘤药)	氟胞嘧啶(抗真菌药)
阿糖腺苷(抗病毒药)	阿糖胞苷(抗肿瘤药)
异丙嗪(抗组胺药)	氯丙嗪(抗精神病药)

5. 患者年龄应当填写实足年龄,新生儿、婴幼儿写日、月龄,必要时要注明体重。

6. 西药和中成药可分别开具处方,也可开具一张处方,中药饮片应当单独开具处方。

7. 开具西药、中成药处方,每一种药品应当另起一行,每张处方不得超过5种药品。

8. 中药饮片处方的书写一般应当按照"君、臣、佐、使"的顺序排列;调剂、煎煮的特殊要求注明在药品右上方,并加括号,如布包、先煎、后下等;对饮片的产地、炮制有特殊要求的,应当在药品名称之前写明。

9. 药品剂量与数量一律用阿拉伯数字书写。剂量应当使用法定剂量单位。处方一般不得超过7日用量;急诊处方一般不得超过3日用量;毒麻药品不得超过1日极量。一类精神药品不得超过3日常用量;二类精神药品不得超过7日常用量。对于某些慢性病、老年病或特殊情况,处方用量可适当延长,但医师必须注明理由。

10. 除特殊情况外,应当注明临床诊断。

11. 开具处方后的空白处画一斜线以示处方完毕。

12. 处方医师的签名式样和专用签章应当与院内药学部门留样备查的式样相一致,不得任意改动,否则应当重新登记留样备案。

(三) 处方有效期

处方开具当日有效。特殊情况如部分慢性病或老年病需要延长有效期的,经医师在"诊断"栏注明有效期限的不得超过 3 天。过期处方需开方医师重新签名才予以调配。需反复多次调配的处方,需医师注明使用次数及使用日期。

（四）处方保管规定

普通处方、急诊处方、儿科处方的保存期限为 1 年,医疗用毒性药品、第二类精神药品处方的保存期限为 2 年,麻醉药品和第一类精神药品处方的保存期限为 3 年。处方保存期满后,经医疗机构主要负责人批准、登记备案,方可销毁。

（五）处方点评制度

医疗机构应建立完善的处方点评制度,填写处方评价表,对处方实施动态监测及超常预警,登记并通报不合理处方,对不合理用药及时予以干预。

点滴积累 ∨

1. 处方是指由医师在诊疗活动中为患者开具的,由药师审核、调配、核对,并作为患者用药凭证的医疗文书。

2. 处方包括法定处方、医师处方和协定处方,具有技术性、经济性和法律性,其结构包括处方前记、正文和后记。

3. 处方调剂的基本程序包括收方、审核处方、划价、调配、核对、发药及指导用药。

4. 现行的处方管理制度是于 2007 年 5 月 1 日起正式施行的《处方管理办法》,共有 8 章 63 条内容。

第二节 处方审核

处方审核包括对处方形式的审核和对用药适宜性的审核。

一、处方的形式审核

1. 审核处方资质 药学专业技术人员须确认处方的合法性,非经医师处方不得调剂。

2. 审核处方内容 药学专业技术人员应当认真逐项检查处方前记、正文和后记书写是否清晰、完整,并认真检查处方类型（普通处方、急诊处方、麻醉药品处方、儿科处方）、处方的报销方式（公费医疗专用、医疗保险专用、部分自费、自费等）、处方开具时间、有效性及医师签字是否规范等。

二、用药适宜性的审核

（一）规定必须做皮试的药品,处方医师是否注明过敏试验及结果的判定

β-内酰胺类的青霉素类、氨基糖苷类的链霉素、碘造影剂（如碘化油）、局部麻醉药（如盐酸普鲁卡因）、生物制品（酶、抗毒素、类毒素、血清、菌苗、疫苗）等在给药后极易引起过敏反应,甚至出现过敏性休克。为安全起见,需在注射给药前进行皮肤敏感试验,皮试后观察 15～20 分钟,明确药品敏感试验结果为阴性后再调配药品;对尚未进行皮试者、结果阳性或结果未明确者应拒绝调配药品,同

时注意提醒有家族过敏史或既往有药品过敏史者在应用时提高警惕性,于注射后休息、观察 30 分钟,或采用脱敏方法给药。

药物是否需要做药物皮肤敏感试验,请参照药品说明书和官方的药物治疗指南。所有抗毒素、血清、半合成青霉素、青霉素或头孢菌素类、β-内酰胺酶抑制剂的复方制剂均应按说明书要求做皮肤试验;此外应根据各单位具体要求,对皮试做具体规定。

(二) 处方用药与临床诊断的相符性

为加强对合理用药的监控,药师审方时应仔细查看临床诊断与处方用药适应证是否相符,这要求药师具备较强的专业知识和处方分析的能力。临床用药不合理的情况有非适应证用药、超剂量用药、撒网式用药、非规范用药、盲目联合用药和过度治疗用药等。如医师给流感、咳嗽等患者开具抗生素多属于非适应证用药。流感的病原体主要是 A 型、B 型、C 型(也称甲型、乙型、丙型)及变异型流感病毒等,对未继发细菌感染的患者不应当使用抗生素;咳嗽可能是寒冷刺激、花粉过敏、空气污染或气道阻塞所致,不一定因细菌感染所致。药师可建议医师对该类处方用药进行修改。

(三) 药物剂量、用法的正确性

剂量即药物治疗疾病的用量,药师审核处方时应注意核对剂量与剂量单位。剂量常以 g(克)、mg(毫克)、ml(毫升)等表示。中药饮片以克(g)为单位;片剂、丸剂、胶囊剂、颗粒剂分别以片、丸、粒、袋为单位;溶液剂以支、瓶为单位;软膏及乳膏剂以支、盒为单位;注射剂以支、瓶为单位,应当注明含量;中药饮片以剂为单位。

对效价不恒定的部分抗菌药物、性激素、维生素、凝血酶及抗毒素等采用特定的 IU(国际单位)或 U(单位)表示剂量,如青霉素钠每 1IU 等于 0.5988μg、肝素每 1mg 不少于 150U。

此外,药学专业技术人员还应注意单位时间内进入体内的药量,特别是静脉注射或滴注的速度。根据病情和药物作用机制的特点,每种药品服用时应选择适宜的时间。

(四) 选用剂型与给药途径的合理性

1. 剂型与疗效 由于处方组成及制备工艺不同,同一药物的不同剂型,其生物利用度、作用快慢、强弱、疗效及副作用都有可能不同。比如甘露醇注射液静脉滴注可用于治疗各种原因引起的脑水肿、颅内高压和青光眼,但作为冲洗剂,则应用于经尿道做前列腺切除术。又如吲哚美辛胶囊剂用于消炎镇痛时,其剂量显著低于吲哚美辛片,副作用更少。

对于同一药物的相同剂型,其药效也可表现不同。如 1968—1969 年澳大利亚曾发生癫痫患者广泛的苯妥英钠中毒,其原因是在生产苯妥英钠胶囊时用乳糖替代了原处方中的硫酸钙作为稀释剂而增加了苯妥英钠的吸收。

2. 给药途径 正确的给药途径是保证药品发挥疗效的关键之一,也是药师审核处方的重点。不同的给药途径,可使同一个药物的作用、性质、强弱、起效快慢不同。如硫酸镁溶液,外敷可消除炎性水肿,口服可导泻或解除胆管痉挛,注射可降压和抗惊厥。又如尿素,静脉滴注可降低颅内压;外用可软化指(趾)甲甲板,抑制真菌生长,用于甲癣的治疗。故药师应熟悉各种药品的给药途径,以便根据病情和药物性质作出适当的选择。

（五）是否有重复给药的现象

重复用药系指含同一种化学单体的药物同时或序贯应用,导致剂量和作用的重复,易导致用药过量。造成重复给药的原因主要是一药多名和中成药中含有化学药成分。

1. 一药多名 我国药品一药多名的现象比较严重,如头孢呋辛有60多个商品名,头孢哌酮、头孢他啶、阿奇霉素有80多个商品名。公众可能将含有同一成分而商品名不同的药当作不同的药物,易致重复用药、过量或中毒,在临床用药上存在较大的安全隐患。

案例分析

案例:患者,男,22岁。因感冒出现流鼻涕、打喷嚏,咽痛,有轻微咳嗽,并伴有白色黏痰,疲乏。经检查被确诊为上呼吸道感染,医师开具下列处方:

Rp.

1. 白加黑片 20片

　　Sig. 1片 t.i.d. p.o.（早、中各1片白片,夜晚1片黑片）

2. 抗病毒颗粒 10袋

　　Sig. 1袋 t.i.d. p.o.

3. 泰诺感冒片 20片

　　Sig. 2片 t.i.d. p.o.

分析:上述处方不合理。泰诺感冒片和白加黑中均含对乙酰氨基酚、伪麻黄碱、右美沙芬等相同成分的化学药,属于重复用药,药学技术人员应拒绝调配。此外,在处方正文中药品名称未采用药品通用名,药品规格、用药剂量书写不规范,不符合处方书写规定。

---

2. 中成药中含有化学药成分 伴随中药、化学药联合应用及复方制剂的出现,累加用药、重叠用药或过量用药越发多见。如有的降血糖中成药中含有格列本脲,若与其他格列类降血糖药合用,可能引起低血糖反应;某些治疗感冒的中成药中含有对乙酰氨基酚、氯苯那敏,若与其他解热镇痛药或抗过敏药合用,可能出现出血、急性肾衰竭、嗜睡、疲劳、口干、少尿、贫血、多汗、膀胱颈梗阻等不良反应。故当中成药与化学药联合应用时,须弄清成分,避免因累加而出现严重不良反应。

ER-6-7

常用含有化学药成分的中成药品种

（六）是否有潜在临床意义的药物相互作用和配伍禁忌

药物相互作用是指同时或相继使用两种或两种以上的药物时,其中一种药物作用的强度、持续时间甚至作用性质受到另一种药物的影响而发生明显改变的现象。药物相互作用包括发生在体内的药动学、药效学方面的作用以及发生在体外的相互作用。药物相互作用是双向的,既可能产生对患者有益的结果,使疗效协同或毒性降低,也可能产生对患者有害的结果。因此应权衡利弊,避免盲目合用。

1. 药物相互作用对药动学的影响

（1）影响吸收:如含有2、3价的阳离子（Ca^{2+}、Mg^{2+}、Al^{3+}、Bi^{3+}、Fe^{3+}）的复方制剂与四环素类同

服,可形成难溶性的配位化合物(络合物)而不利于吸收,影响疗效。改变胃排空或肠蠕动速度的药物如阿托品、颠茄、溴丙胺太林等可延缓胃排空,增加药物的吸收;而甲氧氯普胺(胃复安)、多潘立酮(吗丁啉)、西沙必利等药物增加肠蠕动,从而减少了药物在肠道中的滞留时间,影响同服药物的吸收。若上述药物同时在处方中应用,应建议医师修改处方。

(2)影响分布:水杨酸类、依他尼酸、水合氯醛等均具有较强的血浆蛋白结合力,与口服磺酰脲类降血糖药、抗凝血药以及抗肿瘤药等合用,可将其从蛋白结合部位置换出来,使后三者的游离型药物增加,使得在剂量不变的情况下,增强了这些药物的药理作用,增加了药物的毒性。

(3)影响代谢:由肝药酶代谢的药物与肝药酶诱导剂如苯巴比妥、苯妥英钠、利福平等合用时,前者的代谢加快,因此剂量应适当增加;反之,若与肝药酶抑制剂如大环内酯类抗生素、咪唑类抗真菌药、异烟肼、西咪替丁等合用时,前者的剂量应酌减。如普伐他汀、辛伐他汀等 β-羟基-β-甲基戊二酸单酰辅酶 A(HMG-CoA)还原酶抑制剂在治疗剂量下与环孢素、伊曲康唑、酮康唑、大环内酯类抗生素等合用时,其血药浓度能显著增高。

(4)影响排泄:如丙磺舒可延缓 β-内酰胺类药物经肾小管的排泄,使其发挥持久的治疗作用。而非甾体抗炎药如水杨酸类与甲氨蝶呤联用时由于抑制后者从肾小管分泌,增加甲氨蝶呤的毒性,严重时甚至威胁到患者的生命。

2. 药物相互作用对药效学的影响

(1)作用相加或增加疗效:如磺胺甲噁唑(SMZ)与甲氧苄啶(TMP)联用,两者分别作用于细菌的二氢叶酸合成酶与二氢叶酸还原酶,使细菌的叶酸代谢受到双重阻断,抗菌作用增强。亚胺培南与西司他丁钠合用时,后者阻断亚胺培南在肾脏中被肾肽酶破坏,保证药物的有效性。

(2)协同作用和减少药品不良反应:如普萘洛尔与硝酸酯类产生抗心绞痛的协同作用,并抵消或减少各自的不良反应;阿托品与吗啡合用,可减轻后者所引起的平滑肌痉挛而加强镇痛作用。

案例分析

案例:患者,男,60 岁,患不稳定型心绞痛,医师开具下列处方:

Rp.

硝酸甘油片　0.5mg×10 片

Sig.　0.5mg 必要时舌下含服

普萘洛尔片　25mg×20 片

Sig.　25mg　b. i. d.　p. o.

分析:上述处方合理。硝酸甘油和普萘洛尔合用可取长补短,普萘洛尔可取消硝酸甘油引起的反射性心率加快和心肌收缩力加强,硝酸甘油可对抗普萘洛尔所致的心室容积增大和射血时间延长,两药合用对心肌耗氧量降低起协同作用。

---

(3)敏感化作用:一种药物可使组织或受体对另一种药物的敏感性增强,即为敏感化现象。如

排钾利尿药可降低血浆钾离子浓度,使心脏对强心苷类药物敏感化,易诱发心律失常。

案例分析

案例:患者,男,66 岁,中度心力衰竭,下肢明显水肿。 医师开具下列处方:

Rp.

地高辛片　0.25mg×10 片

Sig.　0.25mg　q. d.　p. o.

氢氯噻嗪片　25mg×20 片

Sig.　50mg　b. i. d.　p. o.

分析:上述处方不合理。 地高辛片为强心苷类药物,安全范围小(治疗量接近中毒量的60%),生物利用度及个体差异大。 如果地高辛片的用量过大,可致心肌细胞内的 K^+ 浓度过低而出现心脏毒性。氢氯噻嗪片为中效利尿药,连续用药可引起血中的电解质紊乱,尤其容易出现低血钾。 两者联合用药,易诱发或加重地高辛的心脏毒性反应。

---

(4)拮抗作用:分为竞争性拮抗作用和非竞争性拮抗作用。前者的拮抗发生在同一部位或受体,如甲苯磺丁脲促进胰岛 B 细胞释放胰岛素产生降糖作用可被氢氯噻嗪类药拮抗。

(5)增加毒性或药品不良反应:甲氧氯普胺与吩噻嗪类抗精神病药合用加重锥体外系反应。氨基糖苷类抗生素与依他尼酸、呋塞米和万古霉素合用,耳毒性和肾毒性增加,可能发生听力损害,停药后仍可发展至耳聋。

将中药与化学药进行合理联合应用,可呈现较显著的协同作用,有的还能降低化学药品的不良反应。如将氟尿嘧啶、鲨肝醇、环磷酰胺、奋乃静、白及以及海螵蛸粉制成片剂,用于临床治疗消化道肿瘤有较好的疗效,还可防止出现严重的消化道反应。

3. 药物的体外相互作用　药物在进入机体之前,因配伍不当可产生物理或化学反应,导致药物的药效减弱或毒副作用增强,称为配伍禁忌。药物配伍禁忌主要存在于静脉注射、滴注及肠外营养液等溶液的配伍中,包括药液浑浊、沉淀、变色或活性降低。如20%磺胺嘧啶钠注射液与10%葡萄糖注射液混合后,pH 改变,磺胺嘧啶结晶析出,进入微血管后引起栓塞,导致周围循环衰竭。青霉素类与头孢菌素类药物在静脉输液中若加入以下药物如红霉素、两性霉素 B、血管活性药(间羟胺、去甲肾上腺素等)、苯妥英钠、盐酸羟嗪、氯丙嗪、异丙嗪、B 族维生素或维生素 C 时,将出现浑浊。此外,其他抗菌药物如去甲万古霉素和克林霉素等也不宜加入组成复杂的输液中,以免发生配伍禁忌。中药、化学药同服也可能会发生相互作用而引起不良反应,这是由于一些化学药与常用中成药的有效成分可能发生配伍禁忌所导致的。

化学药与常用中成药可能发生配伍禁忌的实例

药师在审核处方时应严格审核药品的相互作用和配伍禁忌,对有害的药物相互作用,应对处方医师提出建议或拒绝调配;对目前尚有争议的相互作用,应提示医师注意,或在监护条件下用药。

点滴积累 V

1. 处方审核包括对处方形式的审核和对用药适宜性的审核。

2. 处方的形式审核包括处方资质和处方内容的审核。

3. 用药适宜性的审核包括：①规定必须做皮试的药品,处方医师是否注明过敏试验及结果的判定；②处方用药与临床诊断的相符性；③药物剂量、用法的正确性；④选用剂型与给药途径的合理性；⑤是否有重复给药的现象；⑥是否有潜在临床意义的药物相互作用和配伍禁忌；⑦是否有其他用药不适宜情况。

4. 药物相互作用是指同时或相继使用两种或两种以上的药物时,其中一种药物作用的强度、持续时间甚至作用性质受到另一种药物的影响而发生明显改变的现象。包括体内的药动学和药效学方面的作用以及体外的相互作用。

第三节　处方调配、核对与发药

一、处方调配

《处方管理办法》明确指出,药师调剂处方时必须做到"四查十对",即查处方,对科别、姓名和年龄；查药品,对药名、剂型、规格、数量；查配伍禁忌,对药品性状、用法用量；查用药合理性,对临床诊断。药师在审查过程中发现处方中有不利于患者的用药处或其他疑问时,应拒绝调配,并联系处方医师进行干预,经医师改正并签字确认后,方可调配。对发生严重药品滥用和用药错误的处方,及时告知处方医师,并应当记录,按有关规定报告。另外,药师应当对麻醉药品和第一类精神药品处方,按年月日逐日编制顺序号。

药师在处方调配过程中还要注意以下几点：①仔细阅读处方,按照药品的顺序逐一调配。②对贵重药品、麻醉药品以及精神药品等分别登记账卡。③调配药品时应首先检查药品的批准文号,并注意药品的有效期,以确保使用安全。所取的同一种药品若有不同批号时,取用批号最早的药品。④药品调配齐全后,与处方逐一核对药品名称、剂型、规格、数量和用法。对药名相近相似而药理作用不同的药品,应问清患者病情是否与所用药品对应。⑤准确、规范地书写标签。对需特殊保存条件的药品应加贴醒目标签,以提示患者注意,如2～10℃冷处保存、凉暗处(避光且不超过20℃)或遮光(用不透光的容器包装)贮藏。⑥尽量在每种药品上分别贴上用法、用量、储存条件等标签,并正确书写药袋或粘贴标签。⑦调配好一张处方的所有药品后,再依次调配下一张处方,以免发生差错。⑧调配后签名或盖名章。

二、核对、发药与服药标签的书写

1. **核对** 处方药品调配完成后由另一名药师进行核对检查。具体内容包括：①再次全面认真地审核处方内容；②逐个核对处方与调配的药品、规格、剂量、用法、用量是否一致；③逐个检查药品的外观质量是否合格(包括形状、色、嗅、味和澄明度),是否在有效期内；④核对无误后核对人员签字。

2. 发药 发药是患者在用药前重要的药学服务之一,是处方调剂工作的最后环节,也是确保患者用药安全有效的重要环节。具体内容包括:①核对患者姓名,并询问患者就诊的科室,以确认患者。②逐一核对药品与处方的相符性,检查药品剂型、规格、剂量、数量、包装。③发现处方调配有错误时,应将处方和药品退回调配处方者,并及时更正。④发药时向患者交代,进行用药指导。认真交代每种药品的使用方法和特殊注意事项,同一种药品有 2 盒以上时,需要特别交代。⑤发药时应注重尊重患者隐私。⑥如患者有问题咨询,应尽量回答,对较复杂的问题可建议到用药咨询窗口。⑦发药时签名或盖名章。

3. 药品标签的书写 配方中,常有需特殊处理或另行交代服用方法的药物,在配方前应先写好标签或药袋。书写要简明、确切、通俗易懂,防止患者误用。特别注意写清以下几点:①患者姓名;②药品通用名或商品名、剂型、剂量和数量;③用法用量;④调剂日期;⑤处方号或其他识别号;⑥药品贮存方法和有效期;⑦有关服用注意事项(如餐前、餐后、冷处保存、驾车司机不宜服用、需振荡混合后服用等);⑧调剂药房的名称、地址和电话。

知识链接

药 品 编 码

药品编码是在药品调剂中应用的新技术。 建立国家药品编码系统是我国药品监督管理的一项基础的标准化工作,也是一项专业性极强的技术工作。 国家药品编码适用于药品生产、经营、使用、检验、科研、教学、统计、财务、保险、物价、海关、监督、管理等领域和包括电子政务、电子商务在内的信息化建设与应用中的信息处理和信息交换。 药品作为特殊商品,为防止"假冒伪劣",遵循"单品单码"的原则。 实现药品编码利于药品的识别、鉴别、跟踪、查证。

点滴积累 ∨

1. 药师调剂处方时必须做到"四查十对",即查处方,对科别、姓名和年龄;查药品,对药名、剂型、规格、数量;查配伍禁忌,对药品性状、用法用量;查用药合理性,对临床诊断。

2. 药品调配完成后应由另一名药师进行核对,核对无误后方可发药,配方时应注意药品标签的书写。

第四节　处方调剂差错的防范与处理

一、处方调剂差错的概述

处方调剂差错是所有医疗错误中常见的一类,属于临床不合理用药现象的一项特殊内容,是发生在药物调剂和发药操作中的疏忽。

（一）处方调剂差错的内容

处方调剂差错包括药品名称出现差错、药品调剂或剂量差错、药品与其适应证不符、剂型或给药途径差错、给药时间差错、疗程差错、药物配伍禁忌差错以及药品标识差错等内容。如在调配过程中将 0.9% 氯化钠注射液调配成 10% 氯化钾注射液，将己烯雌酚软膏调剂成己烯雌酚片，贴错瓶签、错写药袋及其他不同类型的处方差错。

（二）处方调剂差错的性质

处方调剂差错的性质包括客观环境或条件可能引起的差错（差错未发生）。发生差错但未将药品发给患者（内部核对控制），则不会影响患者。但是如果已将药品发给患者，则有可能对患者造成不同程度的伤害，其性质包括发给患者但未造成伤害；需要监测差错对患者的后果，并根据后果判断是否需要采取预防措施以减少伤害；差错造成患者暂时性伤害；差错对患者的伤害可导致患者住院或延长患者住院时间；差错导致患者永久性伤害；差错导致患者生命垂危；差错导致患者死亡。

（三）处方调剂差错出现的原因

1. 精神不集中或业务不熟练。

2. **选择药品错误** 药品位置邻近易导致选择药品错误。如将均存放于冰箱内的 50% 硫酸镁溶液调配成水合氯醛溶液。

3. **处方辨认不清** 对于处方字迹模糊的，由于药师的假设或猜想导致调剂差错。

4. **处方缩写不规范** 如用"KCl"代替"氯化钾"。

5. **药品名称相似** 药名相似是导致调剂差错的最常见的原因。如将泰诺调配成泰诺林。

6. **药品外观相似** 同一厂家的不同品种往往包装、颜色以及字号相近，易导致出现差错。如将同为某一厂家生产的那格列奈片调配成特比萘芬片。

7. 药品分装、稀释、贴标签时出错。

（四）处方调剂差错的防范

药师必须清醒认识到自己在药品调配和给药差错干预中的地位和作用，在调剂药品的各个环节中增强责任心和集中注意力，每个环节的工作人员必须掌握必要的预防措施，以减少和预防调剂差错的发生。同时指导和提示患者正确应用药品，提高疗效，减少药品不良反应的发生。

1. 在调剂处方过程中严格遵守《药品管理法》《药品经营质量管理规范》《药品不良反应报告和监测管理办法》以及《处方管理办法》等相关法律、法规以及医疗机构有关医疗行为的各种规定，严格做到"四查十对"。

2. 严格执行有关处方调剂管理和工作制度，熟知工作程序及工作职责。

3. 建立差错登记，包括时间、地点、差错或事故内容与性质、原因、后果、处理结果及责任人等。对差错及时处理、及时报告。

4. 建立首问负责制，无论所发生差错是否与己有关，第一个接到询问、投诉的药师必须负责接待患者,就有关问题作出耐心细致的解答,并立即处理或向上级药师汇报。

5. 防止调剂差错需遵守的规则

(1) 药品储存:药品码放按药品的使用频率结合中英文首字字母顺序,或药品的药理作用或制剂剂型分类码放;受过训练且经过授权的药学技术人员才有资格往药品货架上码放药品;近效期药品的储存及陈列应按生产批号摆放,做到先产先用、近期先用;特别注意要将相同品种不同规格的药品分开,包装相似或读音相似的药品分开,在易发生差错的药品码放处贴上醒目标签,以便于药师在配方时注意。

(2) 调配处方:调配处方前首先读懂处方,有疑问时不要猜测,可咨询上级药师或致电与处方医师联系;依次调配处方,以免混淆;贴标签时再次与处方核对;如果核对人发现错误,应将药品退回配方人,并提示配方人改正。

(3) 发药:首先确认患者身份,确保药品发给对应的患者;对照处方向患者逐一交代每种药物的用法,可帮助发现并纠正调配和发药中的错误;对理解服药标签有困难的患者,需耐心仔细地说明药品的用法并辅以更详细、明确的服药标签;在用药咨询服务中提示或确认患者及家属了解药品的使用方法。

(4) 制订明确的差错防范措施:制订和公示标准的药品调剂操作规程,有助于提醒工作人员在工作中注意操作要点;合理安排人力资源,保证调剂人员的数量,调配高峰期可适当增加调配人员,减少因疲劳而引发的调剂差错;及时让工作人员掌握药房中的新药信息;发生差错后,及时讨论,分析原因,采取杜绝措施,及时让所有工作人员了解如何规避类似差错发生;定期召开工作人员会议,接受关于差错隐患的反馈意见,讨论并提出改进建议。

6. 应用现代化技术与设备　有条件的医院可引入并采用先进的技术与设备,如单剂量配方制、静脉用药集中调配中心(室)、智能输液泵、自动摆药机、条形码技术、计算机处方录入(CPOE)等。这些技术与设备在药师的监管下可增强药品调配过程的质量保证,提高调配效率,减少人为差错。

二、处方调剂差错的处理

(一) 处方调剂差错的报告制度

发现处方调剂差错必须及时向部门负责人报告并进行登记,明确责任。部门负责人得知后向药房主任或药店值班经理报告,如发生差错导致严重的不良反应或事故,应及时通报医院主管领导并采取相应措施;部门负责人还应着手调查差错发生的经过、原因、责任人,分析出现差错危害的程度和处理结果;及时与患者的家属联系更正错误并致歉。调剂差错报告流程见图6-3。

(二) 处方调剂差错处理的步骤

1. 建立差错处理预案　本单位应建立调剂差错处理预案制度,及时处理调剂差错,减少和避免调剂差错带来的不利影响。

2. 核对、处理并上报　一有药品差错反映,立即核对相关处方和药品;如果是患者发错了药品或药品发错了患者,药师应立即按照本单位差错处理预案迅速处理,并上报部门负责人。

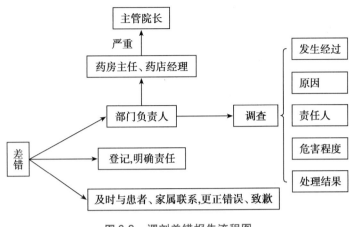

图 6-3 调剂差错报告流程图

3. 采取救助措施 根据差错后果的严重程度,分别采取救助措施,请相关医师帮助救治或治疗,到病房或患者家中更换药品,致歉,随访,取得谅解。

4. 提供救助指导和用药教育 对患者本人用药不当引起的问题,应积极提供救助指导,并提供用药教育。

（三）处方调剂差错的调查

差错发生后,应进行彻底调查,并向药房管理人员提交"药品调剂差错报告"。药品调剂差错报告应包括:

1. 差错的事实、发现的经过、发生过程的细节和原因的确认。

2. 事后对患者的安抚措施与差错处理意见。

3. 保存处方的复印件。

（四）改进措施

1. 总结经验教训,对杜绝再次发生类似差错提出建议。

2. 修订处方调剂工作流程。药房管理人员应根据既往差错发生的情况,对处方调剂工作流程及时进行修订,防止或减少此类差错的发生。

3. 药房管理人员将发生的重大差错向医疗机构、药品监督管理部门报告,由医疗机构管理部门和药品监督管理部门协同相关科室、药店,共同杜绝重大差错的发生。

点滴积累 ∨ ···

1. 处方调剂差错是一类常见的医疗错误,是发生在药物调配和发药操作中的疏忽,可能对患者造成不同程度的伤害。

2. 药师在处方调剂过程中要注意避免可能出现调剂差错的因素,严格遵守相关法律、法规及各种规定,防范调剂差错的发生。

3. 发生调剂差错应立即核对差错内容,确定差错即刻上报,及时处理调剂差错,进行差错调查,提交"药品调剂差错报告"并制订改进措施。

实训项目九 处方分析

【实训目的】

1. 能正确说明处方的含义、组成及格式。

2. 学会正确的分析处方合理性的方法及处方调配技术。

【实训准备】

1. 收集常见疾病的处方。

2. 根据处方中出现的药品,查阅相关文献或药品说明书。

【实训步骤】

1. 给出案例处方,提示学生该案例需解决的问题。

2. 让学生分组讨论完成处方分析,并由该组组长汇报讨论结果,教师逐一对其进行点评。

3. 教师点评小结案例分析,给出实训成绩。

【实训思考】

1. 处方的基本结构包括哪几部分?

2. 处方的用药适宜性审核包括哪些内容?

参考案例1

幼儿,男,2岁10个月。感冒、流鼻涕3天,在家服用感冒药未见好转,现又伴有剧烈咳嗽,来附近的医院诊治。医师开出下列处方:

Rp.

1. 左氧氟沙星胶囊 0.1g×12 粒

 Sig. 0.1g b.i.d. p.o.

2. 小儿速效感冒片 2g×12 片

 Sig. 2g t.i.d. p.o.

3. 小儿百部止咳糖浆 100ml×2 瓶

 Sig. 10ml t.i.d. p.o.

分析:上述处方不合理。左氧氟沙星胶囊为喹诺酮类抗菌药,该类药物的作用机制为抑制细菌脱氧核糖核酸(DNA)的合成。该类药物能使幼龄动物的承受重力关节产生损害,并能抑制四肢的增长发育,还可能诱发骨骺端结构破坏,发生关节病。故建议妊娠期妇女、哺乳期妇女、婴幼儿以及骨生长期(18岁以下)禁用或限制性使用该类药物。该处方可选择使用第三代头孢菌素类抗生素替换左氧氟沙星胶囊。

参考案例2

贺某,女,25岁。月经量多4年,头昏、乏力、食欲减退,活动后心慌、气短约7个月。近日出现尿痛、尿急、尿频,来我院就诊,经检查被诊断为缺铁性贫血伴尿路感染。医师开出下列处方:

Rp.

1. 硫酸亚铁片 0.3g×20 片

    Sig.   0.3g t. i. d. p. o.

2. 维生素 C 片   100mg×20 片

    Sig.   100mg t. i. d. p. o.

3. 四环素片 0.25mg×20 片

    Sig.   0.25mg q. i. d p. o.

分析:上述处方不合理。因为四环素类药与高价金属阳离子易形成不溶性络合物,影响药物的吸收而降低疗效。此外服用四环素的副作用较大,可致牙齿黄染、牙釉质发育不良及龋齿,还可导致骨发育不良,临床已经基本不使用,建议使用其他药物代替。

参考案例 3

王某,男,58 岁,患尿路感染。医师开出下列处方:

Rp.

1. 乌洛托品片   0.6g×15 片

    Sig.   0.6g t. i. d. p. o.

2. 碳酸氢钠片   1.0g×15 片

    Sig.   1.0g t. i. d. p. o.

分析:上述处方不合理。乌洛托品(化学名为环六亚甲基四胺)是甲醛与氨的缩合物,本身无抗菌作用。本品口服吸收后,在酸性尿中缓慢分解成甲醛和氨,甲醛有杀菌作用。但氨易使尿液碱化,服用时需要加服酸化尿液药物,如氯化铵。该处方中误用碱化尿液药物,加重尿液碱化,易形成结晶尿,属于配伍禁忌。

参考案例 4

李某,男,25 岁。近几天感冒,鼻塞、头痛、咽痛,体温 39℃,有黄色黏痰,咳嗽不止。医院门诊医师给他开了治疗感冒的复方氨酚烷胺片和治疗呼吸道感染的罗红霉素分散片。他拿着处方来到药店,想让药师再给他加上一种止咳药喷托维林。假如你是药师,应怎样指导李某用药?

分析:虽然李某有咳嗽症状,但通过咳嗽才能使黏痰不断排出,如使用止咳药则使痰液不能咳出而堆积,造成气道阻塞引起其他症状,所以李某不宜用止咳药,但可以加服一种化痰药,加服化痰药有利于黏痰的排出,黏痰排出咳嗽自然就会减轻或消失。如选用盐酸溴己新片,口服,一次 1～2 片,每日 3 次。该药偶有恶心、胃部不适等副作用,减量或停药后可消失。但若患者有胃炎或胃溃疡,则最好不用。

实训项目十　处方调剂

【实训目的】

学会正确的处方调剂技术。

【实训准备】

1. 收集常见疾病的处方。

2. 根据处方中出现的药品,查阅相关文献。

3. 准备常用的基本药品,并对模拟药房进行处方调剂场景的布置。

【实训步骤】

1. 进行分组角色扮演(一组同学扮演药学技术人员,对处方进行审核、调配、核对及发药;另一组同学扮演患者)。

2. 按照处方调剂的基本程序,扮演药学技术人员的同学完成处方调剂过程。老师根据学生的完成情况进行点评并给出实训成绩。

【实训思考】

1. 处方调剂包括哪几个基本程序?

2. 处方调配过程中要注意哪些事项?

目标检测

一、单项选择题

1. 仅限于本单位使用的处方是(　　)

    A. 电子处方　　　　　　B. 药师处方　　　　　　C. 协定处方

    D. 法定处方　　　　　　E. 医师处方

2. 《处方管理办法》中明确要求药学技术人员不仅对处方的前记、正文、后记要逐项检查,同时还要审查(　　)

    A. 麻醉药品处方中患者身份证明编码　　　　B. 处方用药的适宜性

    C. 一类精神药品处方中患者身份证明　　　　D. 处方的报销方式

    E. 处方开具日期

3. 关于处方书写的叙述错误的是(　　)

    A. 每张处方只限于一名患者用药

    B. 处方一律用规范的中文或英文名称书写

    C. 不得超过 3 日用量

    D. 开具麻醉药品处方时,需要病历记录

    E. 西药、中成药可以分别开具处方,也可以在一张处方上开具

4. 关于处方形式审核的叙述错误的是(　　)

    A. 药师须凭医师处方调剂药品

    B. 只有取得药学专业技术资格者方可从事处方调剂工作

    C. 药师应确认处方的合法性

    D. 药师可以调剂非经医师处方

    E. 药师应当认真检查处方的前记、正文和后记书写是否完整

5. 药物相互作用对药动学的影响为(　　)

    A. 增加疗效　　　　　　　　　　　　　　B. 毒性增加

C. 拮抗作用

D. 影响吸收

E. 协同作用和减少药品不良反应

6. "四查十对"的内容不包含(　　　)

A. 查处方,对科别、姓名、年龄

B. 查药品,对药名、剂型、规格、数量

C. 查配伍禁忌,对药品性状、用法及用量

D. 查用药合理性,对临床诊断

E. 查药物相互作用,对药品包装、使用办法

7. 调配每一种药品前,应检查该药的(　　　)

A. 有效期　　　B. 批准文号　　　C. 名称　　　D. 失效期　　　E. 剂量

8. 下列出现调剂差错的原因中不正确的是(　　　)

A. 药品名称出现差错

B. 业务不熟悉

C. 处方辨认不清

D. 药品名称相似或外貌相似

E. 处方中缩写不规范

9. 如果调剂差错引起严重的不良反应或事故,最重要的处置程序为(　　　)

A. 部门负责人向药房主任报告

B. 及时通报医院主管领导并采取相应措施

C. 及时向患者家属或患者道歉

D. 向部门负责人报告

E. 部门负责人立即调查调剂差错发生的过程

10. 发生药品调剂差错的对应原则和程序是(　　　)

A. 报告、调查、改进措施

B. 报告、调查、核对、改进措施

C. 核对、报告、调查、改进措施

D. 报告、核对、调查、改进措施

E. 调查、核对、报告、改进措施

二、多项选择题

1. 处方的用药适宜性审核包括(　　　)

A. 审核药物剂量和用法的准确性

B. 审核药物剂型与给药途径的合理性

C. 审核处方用药与临床诊断的相符性

D. 审核处方中对规定必须做皮试的药物,处方医师是否注明过敏试验及结果的判定

E. 审核处方是否有重复给药的现象

2. 对于药师核对处方和发药的说法正确的是(　　　)

A. 处方调配完成后需由另一名药师核对,但不需要检查人员签字

B. 处方核对人员只需要核对调配的药品数量、规格、剂量、用法及用量是否与处方一致即可

C. 向患者发放药物是处方调剂工作的最后环节

D. 发药时应向患者交代每种药品的服用方法和特别注意事项

E. 患者如有问题要咨询,必须到药物咨询窗口

3. 关于处方调配下列说法正确的是(　　　)

A. 调剂处方过程中须做到"四查十对"

B. 药师必须按说明书上的用法用量向患者交代服用方法

C. 药师调配完处方后需由另一名药师进行核对

D. 一般处方 3 日有效

E. 药师在审查处方时发现不利于患者的用药处,应谢绝调配

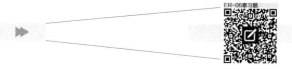

（何　颖）

第七章

静脉用药集中调配

导学情景 ∨

情景描述:

　　小王是一名医药学校药学专业的学生,被学校安排至医院静脉用药集中调配中心进行实习。小王不禁有些困惑:印象中都是临床科室护士给患者配制输液,为什么药学专业的学生也可以从事此类工作? 静脉用药集中调配中心在医院中有什么作用呢?

学前导语:

　　随着医疗技术的不断进步,我国静脉输液加药方式也在发生转变。本章我们将学习静脉用药集中调配中心的概念和意义、无菌调配的要求及验收环节。

扫一扫,知
重点

　　随着现代医药科技的发展,液体药物静脉输注的治疗模式已由开放式、半开放式向着全密闭式的输液方式转换。目前,医院的传统静脉输液加药调配模式为医师开具处方或用药医嘱→药师按处方或医嘱调剂配发药品→护士在病房(区)开放式加药混合调配→护士负责给患者滴注用药。此模式的缺点为护士的药物知识相对较弱、药师的专业技术作用未能发挥、护士调配每道工序无第二者核对,这就造成了调配过程易出错。此外,开放式加药存在着调配输液易受到污染,危害药物对护士有所伤害并对环境造成污染,大量基础输液、各种小针剂的存放增加了病房(区)药品管理的难度等问题。因此,实施静脉用药集中调配,对提升静脉输液成品质量,促进临床静脉用药安全、有效、经济、适当具有极其重要的意义。

第一节　概述

　　静脉用药集中调配是指医疗机构药学部门根据医师处方或用药医嘱,经药师进行适宜性审核,由药学专业技术人员按照无菌操作要求,在洁净环境下对静脉用药物进行加药混合调配,使其成为可供临床直接静脉输注使用的成品输液的操作过程。

　　为解决静脉用药集中调配问题,静脉用药集中调配中心(室)(pharmacy intravenous admixture service,PIVAS)应运而生。1969 年,世界上第一所 PIVAS 建立于美国俄亥俄州州立大学医院。随后,美国及欧洲各国的医院纷纷建立起自己的 PIVAS。静脉药物调配中心在发达国家是医院药学工作必不可少的一部分。我国的第一个静脉用药集中调配中心于 1999 年在上海市静安区中心医院建立,此后广东、上海、江苏、山东及其他省市也相继建立静脉用药集中调配中心,至今全国已建立几百家静脉用药集中调配中心。

原国家卫生部于2002年颁布的《医疗机构药事管理暂行规定》中指出,要根据临床需要逐步建立肠道外营养和化疗药物静脉药物配置中心,对两类药品实行集中配置和供应。2010年4月,原国家卫生部颁布了《静脉用药集中调配质量管理规范》。随着规范的执行,越来越多的医疗机构正在建立静脉药物配置中心。

一、静脉用药集中调配中心简介

1. 静脉用药集中调配中心(室)的概念　是指在符合国际标准、依据药物特性设计的操作环境下,经过药师审核的处方由受过专门培训的药学技术人员严格按照标准操作程序进行全静脉营养、细胞毒性药物和抗生素等静脉药物的混合调配,为临床提供优质的产品和药学服务的机构。

2. 静脉用药集中调配　药学部门依据医师处方或用药医嘱,经药师适宜性审核,在洁净环境下对静脉用药进行集中调配,可直接供临床使用操作的全过程,是"药品调剂"的组成部分。

3. 静脉用药集中调配的意义

(1)通过审核处方与用药医嘱,发挥药师的专业技术特长,提高输液质量,提升合理用药水平。

(2)明确药师与护理人员的专业分工与合作,将护士从日常繁杂的输液配制工作中解脱出来,使护士有更多的时间用于临床护理,提高护理质量。

(3)改善职业暴露,保护医务人员免受危害药物伤害,有利于保护环境、防止危害药物的污染。

(4)保证静脉药物的调配质量和静脉用药安全。

(5)便于药品管理,可防止药物过期浪费,降低医院成本。

(6)药物集中调配,节省了人力资源。

建立静脉用药集中调配中心的最终目的是为了提升静脉输液成品质量,提高临床静脉用药安全,促进合理用药。总之,先进的静脉药物配置技术和药师全面参与临床合理用药是现代医院药学服务的重要内容,对全面提升医院的管理水平和药物治疗水平起到重要作用。

二、静脉用药集中调配中心的工作流程

ER-7-2

静脉用药调配中心

为提升静脉输液成品质量,促进临床静脉用药安全,静脉用药集中调配中心必须严格按照标准的工作流程进行工作。为此,2010年原国家卫生部制定了《静脉用药集中调配操作规程》。

静脉用药集中调配中心的工作流程为临床医师开具静脉输液治疗处方或用药医嘱→(用药医嘱信息传递→)药师审核→打印标签→贴签摆药→核对→混合调配→输液成品核对→输液成品包装→分病区放置于密闭容器中、加锁或封条→由工人送至病区→病区药疗护士开锁(或开封)核对签收→(给患者用药前护士应当再次与病历用药医嘱核对→给患者静脉输注用药)。

（一）临床医师开具处方或用药医嘱

医师依据对患者的诊断或治疗需要，遵循安全、有效、经济的合理用药原则开具处方或用药医嘱，其信息应当完整、清晰。

病区按规定时间将患者次日需要静脉输液的长期医嘱传送至静脉用药集中调配中心（室）。临时静脉用药医嘱调配模式可由各医疗机构按实际情况自行规定。

（二）药师审核处方或用药医嘱

负责处方或用药医嘱审核的药师逐一审核患者静脉输液处方或医嘱，确认其正确性、合理性与完整性。药师主要审核的内容包括：

1. 处方或用药医嘱内容应当符合《处方管理办法》《病历书写基本规范》的有关规定。首先对处方书写正确、完整、清晰，无遗漏信息等形式进行审查。

2. 分析鉴别临床诊断与所选用药品的相符性。

3. 确认遴选药品品种、规格、给药途径、用法用量的正确性与适宜性，防止重复给药。

4. 确认静脉药物配伍的适宜性，分析药物的相容性与稳定性。

5. 确认选用溶媒的适宜性，溶媒的用量是否合适。

6. 确认静脉用药与包装材料的适宜性。

7. 确认药物皮试结果和药物严重或者特殊不良反应等重要信息。

8. 需与医师进一步核实任何疑点或未确定的内容。

药师对处方或用药医嘱存在错误的，应当及时与处方医师沟通，请其调整并签名。因病情需要的超剂量等特殊用药，医师应当再次签名确认。对用药错误或者不能保证成品输液质量的处方或医嘱应当拒绝调配。

案例分析

案例：患者，男，60 岁。临床诊断为糖尿病周围神经病变。医师给予硫辛酸进行治疗。处方：硫辛酸注射液 24ml 加 5% 葡萄糖注射液 100ml 静脉滴注，每日 1 次。

分析：硫辛酸分子中含有"二硫键"及"羧基"，无论在水溶性基质或油溶性基质中均为强力抗氧化剂。葡萄糖分子中含有一个醛基和多个羧基，两者相互作用可能导致二硫键断裂、酯化反应等，故两者不宜同瓶配伍。因硫辛酸注射液剂量偏大，药师应建议医师将原"5% 葡萄糖注射液 100ml"替换为"0.9% 氯化钠注射液 250ml"。

（三）打印标签与标签管理

1. **打印输液处方标签**　经药师适宜性审核的处方或用药医嘱，汇总数据后以病区为单位，将医师用药医嘱打印成输液处方标签（简称输液标签）。将输液标签按处方性质和用药时间顺序排列后，放置于不同颜色（区分批次）的容器内，以便于调配操作。

2. **输液标签编号**　由电脑系统自动在输液标签上生成编号，编号方法由各医疗机构自行确定，输液标签需备份。

3. 输液标签粘贴与备份　打印输液标签应当按照《静脉用药集中调配质量管理规范》的有关规定采用电子处方系统运作或者采用同时打印备份输液标签的方式。输液标签贴于输液袋(瓶)上,备份输液标签应当随调配流程,并由各岗位操作人员签名或盖签章后,保存1年备查,也可由医疗机构进行电子备份。

4. 输液标签的内容　除应当符合相关的规定外,还应当注明需要特别提示的下列事项:

(1) 按规定应当做过敏性试验或者某些特殊性质药品的输液标签,应当有明显标识。

(2) 药师在摆药准备或者调配时需特别注意的事项及提示性注解,如用药浓度换算、非整瓶(支)使用药品的实际用量等。

(3) 临床用药过程中需特别注意的事项,如特殊滴速、避光滴注、特殊用药监护等。

（四）贴签摆药与核对

1. 核对输液标签　摆药前药师应当仔细阅读、核查输液标签是否准确、完整,如有错误或不全,应当告知审方药师校对纠正。

2. 摆药　按输液标签所列的药品顺序摆药,按其性质、不同用药时间,分批次将药品放置于不同颜色的容器内;按病区、按药物性质不同放置于不同的混合调配区内。

3. 摆药核对　摆药时需检查药品的品名、剂量、规格等是否符合标签内容,同时应当注意药品的完好性及有效期,并签名或者盖签章。

4. 摆药注意事项

(1) 摆药时,确认同一患者所用同一种药品的批号应相同。

(2) 摆好的药品应当擦拭清洁后,方可传递入洁净室,但不应当将粉针剂西林瓶盖去掉。

(3) 每日应当对用过的容器按规定进行整理擦洗、消毒,以备下次使用。

5. 摆药准备室补充药品

(1) 每日完成摆药后,应当及时对摆药准备室短缺的药品进行补充,并应当校对。

(2) 补充的药品应当在专门区域拆除外包装,同时要核对药品的有效期、生产批号等,严防错位;如有尘埃,需擦拭清洁后方可上架。

(3) 补充药品时,应当注意药品有效期,按先进先用、近期先用的原则。同一种药品,批号不同应分开摆放。

(4) 对氯化钾注射液等高危药品应当有特殊标识并放于固定位置。

6. 摆药核对操作规程

(1) 将输液标签整齐地贴在输液袋(瓶)上,但不得将原始标签覆盖。

(2) 药师摆药应当双人核对,并签名或盖章。

(3) 将摆有注射剂与贴有标签的输液袋(瓶)的容器通过传递窗送入洁净区操作间,按病区码放于药架(车)上。

（五）静脉用药混合调配

1. 静脉用药混合调配操作前的准备

（1）在调配操作前30分钟,按操作规程启动洁净间和层流工作台净化系统,并确认其处于正常工作状态,操作间室温控制于18~26℃、湿度40%~65%、室内外压差符合规定,操作人员记录并签名。

（2）接班工作人员应当先阅读交接班记录,对有关问题应当及时处理。

（3）按更衣操作规程,进入洁净区操作间,首先用蘸有75%乙醇的无纺布从上到下、从内到外擦拭层流洁净台内部的各个部位。

2. 药品传递与摆放　将摆好药品容器通过传递窗送至万级洁净区,置于药车上。调配前将药车推至层流洁净操作台附近相应的位置。

3. 调配前的校对　调配药学技术人员应当按输液标签核对药品名称、规格、数量、有效期等的准确性和药品完好性,确认无误后,进入加药混合调配操作程序。

4. 调配操作程序

（1）选用适宜的一次性注射器,拆除外包装,旋转针头连接注射器,确保针尖斜面与注射器刻度处于同一方向,将注射器垂直放于层流洁净台的内侧。

（2）用75%乙醇消毒输液袋（瓶）的加药处,放置于层流洁净台的中央区域。

（3）除去西林瓶盖,用75%乙醇消毒安瓿瓶颈或西林瓶胶塞,并在层流洁净台侧壁打开安瓿,应当避免朝向高效过滤器方向打开,以防药液喷溅到高效过滤器上。

（4）抽取药液时,注射器针尖斜面应当朝上,紧靠安瓿瓶颈口抽取药液,然后注入输液袋（瓶）中,轻轻摇匀。

（5）溶解粉针剂。用注射器抽取适量静脉注射用溶媒,注入于粉针剂的西林瓶内,必要时可轻轻摇动（或置振荡器上）助溶,全部溶解混匀后,用同一注射器抽出药液,注入输液袋（瓶）内,轻轻摇匀。

（6）调配结束后,再次核对输液标签与所用药品名称、规格、用量,准确无误后,调配操作人员在输液标签上签名或者盖章,标注调配时间,并将调配好的成品输液和空西林瓶、安瓿与备份输液标签及其他相关信息一并放入筐内,以供检查者核对。

（7）通过传递窗将成品输液送至成品核对区,进入成品核对包装程序。

（8）每完成一组输液调配操作后,应当立即清场,用蘸有75%乙醇的无纺布擦拭台面,除去残留药液,不得留有与下批输液调配无关的药物、余液、用过的注射器和其他物品。

5. 调配后处理　每天调配工作结束后,按本规范和操作规程的清洁消毒操作程序进行清洁消毒处理。

6. 静脉用药混合调配时的注意事项

（1）不得采用交叉调配流程。

（2）静脉用药集中调配所用的药物,如果不是整瓶（支）用量,则必须将实际所用剂量在输液标签上明显标识,以便于校对。

（3）若有两种以上的粉针剂或注射液需加入同一输液时,应当严格按药品说明书要求和药品性质顺序加入;对肠外营养液、高危药品和某些特殊药品的调配,应当制订相关的加药顺序调配操作规程。

（4）调配过程中,输液出现异常或对药品配伍、操作程序有疑点时应当停止调配,报告当班负责药师查明原因,或与处方医师协商调整用药医嘱;发生调配错误应当及时纠正,重新调配并记录。

案例分析

案例:患者,男,70岁。 患有脑出血,为预防应激状态时并发的急性胃黏膜损害和再出血,医嘱处方注射用奥美拉唑（洛赛克）40mg和0.9%氯化钠注射液100ml,每日1次,静脉滴注。药师在输液成品核对时,发现药液发黄,终止该药品发放给临床。

分析:奥美拉唑钠、泮托拉唑具有亚磺酰基苯并咪唑的化学结构,其稳定性受溶液pH、光线、温度等多种因素的影响。特别在酸性条件下易分解成砜化物和硫醚化物,出现聚合变色现象。该现象排除溶媒所致,考虑可能为溶液配制时未按要求更换注射器,而将酸性药物（如维生素B_6或葡萄糖酸钙等）带入所配的输液中,导致出现化学反应引起药液发黄。

---

7. 调配操作危害药品时的注意事项

（1）危害药品调配应当重视操作者的职业防护,调配时应当拉下生物安全柜的防护玻璃,前窗玻璃不可高于安全警戒线,以确保负压。

（2）危害药品调配完成后,必须将留有危害药品的西林瓶、安瓿等单独置于适宜的包装中,与成品输液及备份输液标签一并送出,以供核查。

（3）调配危害药品用过的一次性注射器、手套、口罩及检查后的西林瓶、安瓿等废弃物,按规定由医疗机构统一处理。

（4）危害药品溢出处理按照国家相关规定执行。

（六）成品输液的核对、包装与发放

1. 成品输液的检查与核对

（1）检查输液袋(瓶)有无裂纹,输液应无沉淀、变色、异物等。

（2）进行挤压试验,观察输液袋有无渗漏现象,尤其是加药处。

（3）按输液标签内容逐项核对所用输液和空西林瓶与安瓿的药名、规格、用量等是否相符。

（4）核检非整瓶(支)用量的患者的用药剂量和标识是否相符。

（5）各岗位操作人员签名是否齐全,确认无误后核对者应当签名或盖章。

（6）核查完成后,空安瓿等废弃物按规定进行处理。

2. 经核对合格的成品输液,用适宜的塑料袋包装,按病区分别整齐放置于有病区标记的密闭容器内,将送药时间及数量记录于送药登记本上。在危害药品的外包装上要有醒目的标记。

3. 将密闭容器加锁或加封条,钥匙由调配中心和病区各保存1把,配送工人及时送至各病区,由病区药疗护士开锁或启封后逐一清点核对,并注明交接时间,无误后,在送药登记本上签名。

三、静脉用药集中调配中心的人员及管理

为加强和规范医疗机构静脉用药集中调配中心(室)的建设和管理,保障医疗质量和医疗安全,《静脉用药集中调配质量管理规范》中规定,医疗机构药事管理组织与质量控制组织负责指导、监督和检查其规范、操作规程与相关管理制度的落实。其中强调静脉用药集中调配中心(室)由医疗机构药学部门统一管理,静脉用药集中调配是药品调剂的一部分,并对医疗机构静脉用药集中调配中心(室)的人员及管理等提出了具体的要求。

（一）静脉用药集中调配中心的人员基本要求

1. 静脉用药集中调配中心(室)的负责人应当具有药学专业本科以上学历、本专业中级以上专业技术职务任职资格,有较丰富的实际工作经验,责任心强,有一定的管理能力。

2. 负责静脉用药医嘱或处方适宜性审核的人员应当具有药学专业本科以上学历、5 年以上的临床用药或调剂工作经验、药师以上专业技术职务任职资格。

3. 负责摆药、加药混合调配、成品输液核对的人员应当具有药士以上专业技术职务任职资格。

4. 从事静脉用药集中调配工作的药学专业技术人员应当接受岗位专业知识培训并经考核合格,定期接受药学专业继续教育。

5. 与静脉用药集中调配工作相关的人员每年至少进行 1 次健康检查,建立健康档案。对患有传染病或者其他可能污染药品的疾病,或患有精神病等其他不宜从事药品调剂工作的,应当调离工作岗位。

药师在静脉用药集中调配工作中,应遵循安全、有效、经济的原则,参与临床静脉用药治疗,宣传合理用药,为医护人员和患者提供相关药物信息与咨询服务。如在临床用药有特殊注意事项时,药师应当向护士作出书面说明。

（二）静脉用药集中调配中心的管理

医疗机构应当制定相关规章制度与规范,对静脉用药集中调配的全过程进行规范化质量管理。

1. 静脉用药集中调配中心规章制度的基本要求

（1）静脉用药集中调配中心(室)应当建立健全各项管理制度、人员岗位职责和标准操作规程。如各岗位的岗位职责、各工作环节的质量管理制度和操作程序、卫生清洁、人员健康、培训及设备管理制度、质量检查与监控制度等。

医师应当按照《处方管理办法》的有关规定开具静脉用药处方或医嘱;药师应当按《处方管理办法》的有关规定和《静脉用药集中调配操作规程》审核用药医嘱所列静脉用药混合配伍的合理性、相容性和稳定性,对不合理用药应当与医师沟通,提出调整建议。对于用药错误或不能保证成品输液质量的处方或用药医嘱,药师有权拒绝调配,并做记录与签名。

医师用药医嘱经药师适宜性审核后生成输液标签,标签应当符合《处方管理办法》规定的基本内容,并有各岗位人员签名的相应位置。书写或打印的标签字迹应当清晰,数据正确完整。

摆药、混合调配和成品输液应当实行双人核对制;集中调配要严格遵守其规范和标准操作规程,不得交叉调配;调配过程中出现异常应当停止调配,立即上报并查明原因。

核对后的成品输液应当有外包装,危害药品应当有明显标识。

成品输液应当置入各病区专用密封送药车,加锁或贴封条后由工人递送。递送时要与药疗护士有书面交接手续。

(2) 静脉用药集中调配中心(室)应当建立相关文书保管制度,包括自检、抽检及监督检查管理记录;处方医师与静脉用药集中调配相关药学专业技术人员签名记录文件;调配、质量管理的相关制度与记录文件。如各项记录与文件管理制度、差错事故与安全管理制度等。

静脉用药集中调配的每道工序完成后,药学技术人员应当按操作规程的规定填写各项记录,内容真实、数据完整、字迹清晰。各道工序与记录应当有完整的备份输液标签,并应当保证与原始输液标签信息相一致,备份文件应当保存1年备查。

(3) 建立药品、医用耗材和物料的领取与验收、储存与养护、按用药医嘱摆发药品和药品报损等管理制度,定期检查落实情况。药品应当每月进行盘点和质量检查,保证账物相符,质量完好。

总之,静脉用药集中调配的每一个环节中都要建立健全的规章制度,每一个岗位都要有明确的岗位职责,所有的工作都要严格按照标准的工作流程来完成,只有这样才能确保静脉用药的安全性。

2. 静脉用药集中调配所需药品、物料的要求和领用管理

(1) 静脉用药集中调配所需药品、耗材和物料的基本要求:①静脉用药集中调配所用药品、医用耗材和物料应当按规定由医疗机构药学及有关部门统一采购,应当符合有关规定;②药品、医用耗材和物料的储存应当有适宜的二级库,按其性质与储存条件要求分类定位存放,不得堆放在过道或洁净区内;③药品的贮存与养护应当严格按照《静脉用药集中调配操作规程》等有关规定实施,静脉用药集中调配所用的注射剂应符合《中国药典》对静脉注射剂的质量要求;④静脉用药集中调配所使用的注射器等器具应当采用符合国家标准的一次性使用产品,临用前应检查包装,如有损坏或超过有效期的不得使用。

(2) 静脉用药集中调配所需药品与物料的领用管理规程:静脉用药集中调配中心所用药品和物料的请领、保管与养护应当由专人负责。

1) 药品的请领:静脉用药集中调配中心(室)药品的请领应当根据每日消耗量,填写药品请领单,定期向药库请领,药品请领单应当由负责人或指定人员签名;静脉用药集中调配中心(室)不得调剂静脉用药集中调配以外的处方;静脉用药集中调配中心(室)不得直接对外采购药品,所需的药品一律由药学部门药品科(库)统一采购供应。

2) 药品的验收:负责二级药库管理的药师应当依据药品质量标准、请领单、发药凭证与实物逐项核对,包括品名、规格、数量及有效期是否正确,药品标签与包装是否整洁、完好,核对合格后,分类放置于相应的固定货位,并在发药凭证上签名;凡对药品质量有质疑、药品规格或数量不符、药品过期或有破损等,应当及时与药品科(库)沟通,退药或更换,并做好记录。

3) 药品的储存管理与养护:药库应当干净、整齐,地面平整、干燥,门与通道的宽度应当便于搬运药品和符合防火安全要求;药品储存应当按"分区分类、货位编号"的方法进行定位存放,按药品性质分类集中存放;对高危药品应设置显著的警示标志;并应当做好药库温湿度的监测与记录;药库具备确保药品与物料储存要求的温湿度条件:常温区域10～30℃,阴凉区域不高于20℃,冷藏区域

$2 \sim 8℃$,库房相对湿度40%~65%;药品堆码与散热或者供暖设施的间距不小于30cm,距离墙壁的间距不小于20cm,距离房顶及地面的间距不小于10cm;规范药品堆垛和搬运操作,遵守药品外包装图示标志的要求,不得倒置存放;每种药品应当按批号及有效期远近依次或分开堆码并有明显标志,遵循"先产先用""先进先用""近期先用"和按批号发药使用的原则;对不合格药品的确认、报损、销毁等应当有规范的制度和记录。

已建立医院信息系统的医疗机构,应当建立电子药品信息管理系统,药品存量应当与一级库建立电子网络传递联系,加强药品成本核算和账务管理制度。

静脉用药集中调配中心(室)所用药品应当做到每月清点,账物相符,如有不符应当及时查明原因。

注射器和注射针头等物料的领用、管理应当按相应规范的有关规定和参照药品请领、验收管理办法实施,并应当与药品分开存放。

3. 静脉用药集中调配中心(室)的电子信息系统调配静脉用药规程和信息管理

(1)电子信息系统静脉用药集中调配流程

1)患者医嘱信息管理:由医师按照《处方管理办法》和《电子病历基本规范(试行)》的有关规定,负责将患者处方或用药医嘱分组录入电脑,将静脉输液医嘱直接传递至静脉用药集中调配中心(室),经药师审核处方或用药医嘱的适宜性后,自动生成输液标签及备份输液标签或采用电子处方信息系统记录,标签或记录均应当有各道工序操作人员的信息。

2)使用药品信息管理:建立电子药品信息管理系统。处方或用药医嘱打印成输液标签,并在完成调配操作流程后,自动减去处方中药品在二级库中所存的药品数量,做到账物相符,并自动形成药品月收支结存报表。

(2)静脉用药集中调配中心(室)信息管理

1)医嘱信息系统:静脉用药集中调配中心(室)应当建立用药医嘱电子信息系统,电子信息系统应当符合《电子病历基本规范(试行)》的有关规定。

2)电子身份识别:实现用药医嘱的分组录入、药师审核、标签打印以及药品管理等,各道工序操作人员应当有身份标识和识别手段,操作人员对本人身份标识的使用负责。药学技术人员采用身份标识登录电子处方系统完成各项记录等操作并予以确认后,系统应当显示药学技术人员签名。

3)信息归档保存:电子处方或用药医嘱信息系统应当建立信息安全保密制度,医师用药医嘱及调剂操作流程完成并确认后即为归档,归档后不得修改。

静脉用药集中调配中心(室)应当逐步建立与完善药学专业技术电子信息支持系统。

四、静脉用药集中调配中心的设备及场所要求

为了提升静脉输液成品质量,促进临床静脉用药安全,建立全封闭式静脉用药集中调配中心,就必须对静脉用药集中调配中心的房屋、设施和布局、仪器和设备提出严格的要求。药品的混合调配要求:配置百级生物安全柜,供抗生素类和危害药品静脉用药集中调配使用;设置营养药品调配间,配备百级水平层流洁净台,供肠外营养液和普通输液静脉用药集中调配使用。

（一）静脉用药集中调配中心房屋、设施和布局的基本要求

1. 静脉用药集中调配中心（室）总体区域设计布局、功能室的设置和面积应当与工作量相适应，并能保证洁净区、辅助工作区和生活区的划分，不同区域之间的人流和物流出入走向合理，不同洁净级别的区域间应当相对独立，即有防止交叉污染的相应设施。百级洁净区：层流工作台、生物安全柜；万级洁净区：二次更衣室、普通药品调配间、危害药品调配间；10万级洁净区：一次更衣室、洁净清洗间；控制区：审方打印区、摆药区、成品核对包装区；普通区域：普通更衣室、办公室、会议室、二级药库、配送等待区、空调机房、物料间等。

> **知识链接**
>
> **层流室空气洁净度分级**
>
> 　不同级别的层流室其空气洁净度标准不同，例如美国联邦标准百级（100级）洁净要求每立方英尺的空气中大于等于 0.5μm 的颗粒不超过 100 个，即每立方米的空气中大于等于 0.5μm 的颗粒不超过 3530 颗。千级（1000级）洁净要求每立方英尺的空气中大于等于 0.5μm 的颗粒不超过 1000 颗，即每立方米的空气中大于等于 0.5μm 的颗粒不超过 35 300 颗；以此类推。不同级别的层流系统，其控制空间环境中的空气置换率也不同，洁净度级别越高，置换率越快；反之亦然。

2. 静脉用药集中调配中心（室）应当设于人员流动少的安静区域，且便于与医护人员沟通和成品的运送。设置地点应远离各种污染源，禁止设置于地下室或半地下室，周围的环境、路面、植被等不会对静脉用药集中调配过程造成污染。洁净区采风口应当设置在周围 30m 内环境清洁、无污染的地区，离地面高度不低于 3m。

3. 静脉用药集中调配中心（室）的洁净区、辅助工作区应当有适宜的空间摆放相应的设施与设备；洁净区应当含一次更衣、二次更衣及调配操作间；辅助工作区应当含有与之相适应的药品与物料贮存、审方打印、摆药准备、成品核查、包装和普通更衣等功能室。

4. 静脉用药集中调配中心（室）内应当有足够的照明度，墙壁颜色应当适合人的视觉；顶棚、墙壁、地面应当平整、光洁、防滑，便于清洁，不得有脱落物；洁净区房间内顶棚、墙壁、地面不得有裂缝，能耐受清洗和消毒，交界处应当呈弧形，接口严密；所使用的建筑材料应当符合环保要求。

5. 静脉用药集中调配中心（室）洁净区应当设有温度、湿度、气压等监测设备和通风换气设施，保持静脉用药集中调配室的温度为 18～26℃、相对湿度为 40%～65%，保持一定量新风的送入。

6. 静脉用药集中调配中心（室）洁净区的洁净标准应当符合国家相关规定，经法定检测部门检测合格后方可投入使用。

各功能室的洁净级别要求：一次更衣室、洗衣洁具间为 10 万级；二次更衣室、加药混合调配操作间为万级；层流操作台为百级。其他功能室应当作为控制区域加强管理，禁止非本室人员进出。

洁净区应当持续送入新风，并维持正压差。抗生素类、危害药品静脉用药集中调配的洁净区和二次更衣室之间应当呈 5～10Pa 的负压差。

128

7. 静脉用药集中调配中心(室)应当根据药物性质分别建立不同的送、排(回)风系统。排风口应当处于采风口下风方向,其距离不得小于3m或者设置于建筑物的不同侧面。

8. 药品、物料贮存库及周围的环境和设施应当能确保各类药品的质量与安全储存,应当分设冷藏、阴凉和常温区域,库房的相对湿度为40%~65%。二级药库应当干净、整齐,门与通道的宽度应当便于搬运药品和符合防火安全要求。有保证与药品领入、验收、贮存、保养、拆外包装等作业相适宜的房屋空间和设备、设施。

9. 静脉用药集中调配中心(室)内安装的水池位置应当适宜,不得对静脉用药集中调配造成污染,不设地漏;室内应当设置有防止尘埃和鼠、昆虫等进入的设施;淋浴室及卫生间应当在中心(室)外单独设置,不得设置在静脉用药集中调配中心(室)内。

(二) 静脉用药集中调配中心(室)仪器和设备的基本要求

1. 静脉用药集中调配中心(室)应当有相应的仪器和设备,保证静脉用药集中调配操作、成品质量和供应服务管理。仪器和设备须经国家法定部门认证合格。

2. 静脉用药集中调配中心(室)仪器和设备的选型与安装应当符合易于清洗、消毒和便于操作、维修和保养。衡量器具准确,定期进行校正。维修和保养应当有专门记录并存档。

3. 静脉用药集中调配中心(室)应当配置百级生物安全柜,供抗生素类和危害药品静脉用药集中调配使用;设置营养药品调配间,配备百级水平层流洁净台,供肠外营养液和普通输液静脉用药集中调配使用。

点滴积累 ∨

1. 静脉用药集中调配中心是指在符合国际标准、依据药物特性设计的操作环境下,经过药师审核的处方由受过专门培训的药学技术人员严格按照标准操作程序进行全静脉营养、细胞毒性药物和抗生素等静脉药物的混合调配,为临床提供优质的产品和药学服务的机构。

2. 静脉用药集中调配中心的工作流程是临床医师开具静脉输液治疗处方或用药医嘱→(用药医嘱信息传递→)药师审核→打印标签→贴签摆药→核对→混合调配→输液成品核对→输液成品包装→分病区放置于密闭容器中、加锁或封条→由工人送至病区→病区药疗护士开锁(或开封)核对签收→(给患者用药前护士应当再次与病历用药医嘱核对→给患者静脉输注用药)。

3. 静脉用药集中调配中心的人员及管理,国家行政管理部门有具体要求。

4. 静脉用药集中调配中心的设备及场所有严格的要求。

第二节　静脉用药的无菌调配技术

一、无菌调配技术要求

对静脉用药实现全封闭式无菌调配,首先要对静脉用药品调配的工作场地,即静脉用药集中调配中心(室)要有卫生与消毒基本要求。通过无菌调配技术要求,保证静脉用药的安全。

（一）静脉用药集中调配中心(室)卫生与消毒的基本要求

1. 静脉用药集中调配中心(室)应当制定卫生管理制度、清洁消毒程序。各功能室内存放的物品应当与其工作性质相符合。

2. 洁净区应当每天清洁消毒,其清洁卫生工具不得与其他功能室混用。清洁工具的洗涤方法和存放地点应当有明确的规定。选用的消毒剂应当定期轮换,不会对设备、药品、成品输液和环境产生污染。每月应当定时检测洁净区空气中的菌落数,并有记录。进入洁净区域的人员数应当严格控制。

3. 洁净区应当定期更换空气过滤器。进行有可能影响空气洁净度的各项维修后,应当经检测验证达到符合洁净级别标准后方可再次投入使用。

4. 设置有良好的供排水系统,水池应当干净无异味,其周边环境应当干净、整洁。

5. 重视个人清洁卫生,进入洁净区的操作人员不应化妆和佩戴饰物,应当按规定和程序进行更衣。工作服的材质、式样和穿戴方式应当与各功能室的不同性质、任务与操作要求、洁净度级别相适应,不得混穿,并应当分别清洗。

6. 根据《医疗废弃物管理条例》制定废弃物处理管理制度,按废弃物性质分类收集,由医疗机构统一处理。

（二）静脉用药集中调配中心(室)清洁、消毒的技术要求

1. 地面消毒剂的选择与制备

（1）次氯酸钠,为5%的强碱性溶液,用于地面消毒的为1%的溶液。本溶液须在使用前新鲜配制,处理/分装高浓度的5%次氯酸钠溶液时,必须戴厚口罩和防护手套。

（2）季铵类阳离子型表面活性剂,有腐蚀性;禁止与肥皂水及阴离子型表面活性剂联合使用,应当在使用前新鲜配制。

（3）甲酚皂溶液,有腐蚀性,用于地面消毒的为5%的溶液,应当在使用前新鲜配制。

2. 静脉用药集中调配中心(室)清洁与卫生管理的其他规定

（1）各操作室不得存放与该室工作性质无关的物品,不准在静脉用药集中调配中心(室)用餐或放置食物。

（2）每日工作结束后应当及时清场,各种废弃物必须每天及时处理。

3. 非洁净控制区的清洁、消毒操作要求

（1）每日工作结束后,用专用拖把擦洗地面,用常水擦拭工作台、凳椅、门框及门把手、塑料筐等。

（2）每周消毒1次地面和污物桶:先用自来水清洁,待干后,再用消毒液擦洗地面及污物桶内外,15分钟以后再用常水擦去消毒液。

（3）每周1次用75%乙醇擦拭消毒工作台、成品输送密闭容器、药车、不锈钢设备、凳椅、门框及门把手。

4. 万级洁净区的清洁、消毒程序

（1）每日的清洁、消毒：调配结束后，用常水清洁不锈钢设备，层流操作台面及两侧内壁，传递窗顶部、两侧内壁、把手及台面，凳椅，照明灯开关等，待挥干后，用75%乙醇擦拭消毒。

（2）每日按规定的操作程序进行地面清洁、消毒。

（3）墙壁、顶棚每月进行1次清洁、消毒，操作程序同上。

5. 清洁、消毒的注意事项

（1）消毒剂应当定期轮换使用。

（2）洁净区和一般辅助工作区的清洁工具必须严格分开，不得混用。

（3）清洁、消毒过程中，不得将常水或消毒液喷淋到高效过滤器上。

（4）清洁、消毒时，应当按从上到下、从里向外的程序擦拭，不得留有死角。

（5）用自来水清洁时，待挥干后，才能再用消毒剂擦拭，保证清洁、消毒效果。

知识链接

生物安全柜

生物安全柜（biosafety cabinet；biological safety cabinet）是防止操作处理过程中某些含有危险性或未知性生物微粒发生气溶胶散逸的箱形空气净化负压安全装置。生物安全柜是用于微生物学、生物医学、生物安全实验室和其他实验室的生物安全防护隔离设备。其工作原理主要是将柜内的空气向外抽吸，使柜内保持负压状态，通过垂直气流来保护工作人员；外界空气经高效空气过滤器过滤后进入安全柜内，以避免处理样品被污染；柜内的空气也需经过高效过滤器过滤后再排放到大气中，以保护环境。实现了对环境、人员和样品的保护，可以防止有害悬浮微粒、气溶胶的扩散；对操作人员、样品及样品间交叉感染和环境提供安全保护，是实验室生物安全一级防护屏障中最基本的安全防护设备。采用支架式结构，支架与箱体可分离，便于搬运和就位。

根据生物安全防护水平的差异，可分为一级、二级和三级3种类型。

生物安全柜提供对人、样品和环境的三重保护。细胞毒性药物和抗生素等危害药品要求在生物安全柜内集中调配。

（三）生物安全柜和水平层流洁净台的操作技术要求

1. 生物安全柜的操作技术　要求生物安全柜属于垂直层流台，通过层流台顶部的高效过滤器，可以过滤99.99%的0.3μm以上的微粒，使操作台空间形成局部100级的洁净环境，并且通过工作台面四周的散流孔回风形成相对负压，因此不应当有任何物体阻挡散流孔，包括手臂等。用于调配危害药品的生物安全柜，应当加装活性炭过滤器用于过滤排出的有害气体。生物安全柜的操作与注意事项如下：

（1）由1～2位调配人员提前半小时先启动生物安全柜的循环风机和紫外线灯，关闭前窗至安全线处，30分钟后关闭紫外线灯，然后用75%乙醇擦拭生物安全柜顶部、两侧及台面，顺序为从上到下、从里到外进行消毒，然后打开照明灯后方可进行调配。

（2）紫外线灯启动期间不得进行调配,工作人员应当离开操作间。

（3）紫外线灯应当定期检测,如达不到灭菌效果时,应当及时更换灯管。

（4）所有静脉用药集中调配必须在离工作台外沿20cm、内沿8~10cm,并离台面至少10cm的区域内进行。

（5）调配时前窗不可高过安全警戒线,否则操作区域内不能保证负压,可能会造成药物气雾外散,对工作人员造成伤害或污染洁净间。

（6）生物安全柜的回风道应当定期用蒸馏水擦拭清洁后,再用75%乙醇消毒。

（7）生物安全柜每月应当做1次沉降菌监测。方法为将培养皿打开,放置在操作台上半小时,封盖后进行细菌培养,菌落计数。

（8）生物安全柜应当根据自动监测指示,及时更换过滤器的活性炭。

每年应当对生物安全柜进行各项参数的检测,以保证生物安全柜的运行质量,并保存检测报告。

2. 水平层流洁净台的操作技术　要求物品在水平层流洁净台的正确放置与操作是保证洁净台工作质量的重要因素。从水平层流洁净台吹出来的空气经过高效过滤器过滤,可除去99.99%的直径在0.3μm以上的微粒,并确保空气的流向及流速。用于静脉用药集中调配操作的水平层流台的进风口应当处于工作台的顶部,这样可保证最洁净的空气先进入工作台,工作台的下部支撑部分可确保空气流通。此类层流洁净台只能用于调配对工作人员无伤害的药物,如电解质类药物、肠外营养药等。水平层流洁净台的操作与注意事项如下:

（1）水平层流洁净台启动半小时后方可进行静脉用药集中调配。

（2）应当尽量避免在操作台上摆放过多的物品,较大物品之间的摆放距离宜约为15cm,小件物品之间的摆放距离约为5cm。

（3）洁净工作台上的无菌物品应当保证第一时间洁净的空气从其流过,即物品与高效过滤器之间应当无任何物体阻碍,也称“开放窗口”。

（4）避免任何液体物质溅入高效过滤器,高效过滤器一旦被弄湿,很容易产生破损及滋生真菌。

（5）避免物体放置过于靠近高效过滤器,所有的操作应当在工作区内进行,不要将手腕或胳膊肘放置在洁净工作台上,随时保持“开放窗口”。

（6）避免在洁净间内剧烈的动作,避免大声喧哗,应当严格遵守无菌操作规则。

（7）水平层流洁净台可划分为3个区域:①内区,最靠近高效过滤器的区域,距离高效过滤器10~15cm,适宜放置已打开的安瓿和其他一些已开包装的无菌物体;②工作区,即工作台的中央部位,离洁净台边缘10~15cm,所有的调配应当在此区域完成;③外区,从台边到15~20cm距离的区域,可用来放置有外包装的注射器和其他带外包装的物体(应尽量不放或少放)。

（8）安瓿用砂轮切割和西林瓶的注射孔盖子打开后,应当用75%乙醇仔细擦拭消毒,去除微粒,打开安瓿的方向应当远离高效过滤器。

（9）水平层流洁净台每周应当做1次动态浮游菌监测。方法为将培养皿打开,放置在操作台上半小时,封盖后进行细菌培养,菌落计数。

每年应对水平层流洁净台进行各项参数的检测,以保证洁净台的运行质量,并保存检测报告。

二、静脉用药集中调配的无菌操作规程

为保证静脉用药安全,静脉用药集中调配应严格执行各项无菌操作规程。即要求对配置场所进行清洁消毒,静脉用药集中调配中心人员按无菌操作规程混合调配静脉用药。

(一)配置场所的清洁消毒

1. 生物安全柜的清洁与消毒

(1)每天在操作开始前,应当使用 75% 乙醇擦拭工作区域的顶部、两侧及台面,顺序应当从上到下、从里向外。

(2)在调配过程中,每完成一份成品输液调配后,应当清理操作台上的废弃物,并用自来水擦拭,必要时再用 75% 乙醇消毒台面。

(3)每天操作结束后,应当彻底清场,先用常水清洁,再用 75% 乙醇擦拭消毒。

(4)每天操作结束后应当打开回风槽道外盖,先用蒸馏水清洁回风槽道,再用 75% 乙醇擦拭消毒。

2. 水平层流洁净台的清洁与消毒

(1)每天在操作开始前,由 1~2 位调配人员提前启动水平层流台的循环风机和紫外线灯,30分钟后关闭紫外线灯,再用 75% 乙醇擦拭层流洁净台顶部、两侧及台面,顺序为从上到下、从里向外进行消毒,然后打开照明灯后方可进行调配。

(2)在调配过程中,每完成一份成品输液调配后,应当清理操作台上的废弃物,并用自来水清洁,必要时再用 75% 乙醇消毒台面。

(3)每天调配结束后,应当彻底清场,先用自来水清洁,再用 75% 乙醇擦拭消毒。

（二）静脉用药集中调配中心（室）人员无菌操作规程

1. 进出静脉用药集中调配中心（室）更衣规程　进出静脉用药集中调配中心（室）应当更换该中心（室）工作服、工作鞋并戴发帽。非本中心（室）人员未经中心（室）负责人同意,不得进入。

2. 进入10万级洁净区规程（一更）

（1）换下普通工作服和工作鞋,按六步手清洁消毒法消毒手并烘干。

（2）穿好指定服装并戴好发帽、口罩。

3. 进入万级洁净区规程（二更）

（1）更换洁净区专用鞋、洁净隔离服。

（2）手消毒,戴一次性手套。

4. 离开洁净区规程

（1）临时外出:在二更室脱下洁净隔离服及帽子、口罩整齐放置,一次性手套丢入污物桶内;在一更室应当更换工作服和工作鞋。

（2）重新进入洁净区时,必须按以上更衣规定程序进入洁净区。

（3）当日调配结束时,脱下的洁净区专用鞋、洁净隔离服进行常规消毒,每周至少清洗2次;一次性口罩、手套一并丢入污物桶。

（三）静脉用药混合调配操作规程的无菌操作

1. 调配操作前准备　按更衣操作规程,进入洁净区操作间,首先用蘸有75%乙醇的无纺布从上到下、从内到外擦拭层流洁净台内部的各个部位。

2. 调配操作程序

（1）用75%乙醇消毒输液袋（瓶）的加药处。

（2）除去西林瓶盖,用75%乙醇消毒安瓿瓶颈或西林瓶胶塞。

（3）每完成一组输液调配操作后,应当立即清场,用蘸有75%乙醇的无纺布擦拭台面。

3. 结束工作　每天调配工作结束后,按本规范和操作规程的清洁消毒操作程序进行清洁消毒处理。

点滴积累 ∨ ⋯⋯⋯⋯⋯⋯⋯⋯⋯⋯⋯⋯⋯⋯⋯⋯⋯⋯⋯⋯⋯⋯⋯⋯⋯⋯⋯⋯⋯⋯⋯⋯⋯⋯⋯⋯

1. 对静脉用药实现全封闭式无菌调配,首先要对静脉用药集中调配的工作场地,即静脉用药集中调配中心（室）要有卫生与消毒的基本要求。

2. 为保证静脉用药安全,静脉用药集中调配应严格执行各项无菌操作规程。即要求对配置场所进行清洁消毒,静脉用药集中调配中心人员也要按无菌操作规程混合调配静脉用药。

第三节　静脉用药集中调配中心验收

《静脉用药集中调配质量管理规范》第十三条:医疗机构静脉用药集中调配中心建设应当符合本规范相关规定。由县级和设区的市级卫生行政部门核发《医疗机构执业许可证》的医疗机构,设置静脉用药集中调配中心应通过设区的市级卫生行政部门审核、验收、批准,报省级卫生行政部门备案;由省级卫生行政部门核发《医疗机构执业许可证》的医疗机构,设置静脉用药集中调配中心应通过省级卫生行政部门审核、验收、批准。

一、检查验收项目

医疗机构静脉用药集中调配中心(室)质量评价标准共包括 8 个方面,总评分为1000分,终评得分率不低于85%为合格,即不得低于850分。评价标准为:

1. 人员基本要求(65 分)。

2. 房屋、设施和布局基本要求(200 分)。

3. 仪器与设备基本要求(70 分)。

4. 药品、耗材和物料基本要求(80 分)。

5. 规章制度基本要求(60 分)。

6. 卫生与消毒基本要求(130 分)。

7. 电子信息系统(60 分)。

具有医院信息系统的医疗机构,静脉用药集中调配中心(室)应当建立用药医嘱电子信息系统,电子信息系统应当符合《电子病历基本规范(试行)》的有关规定。

8. 静脉用药集中调配的全过程规范化质量管理(335 分)。

二、申请验收程序

1. 提出书面申请。

2. 提交验收申报表。

3. 组织专家按"标准"现场检查验收、提出书面报告。

4. 经卫生行政部门审核批准。

5. 颁发静脉用药集中调配中心(室)合格证。

三、申报验收条件

1. 技术人员配备符合《静脉用药集中调配质量管理规范》的有关规定,具有药学专业技术职务任职资格、且人员技术结构合理。

2. 静脉用药集中调配中心(室)设计符合《静脉用药集中调配质量管理规范》的相关规定。

3. 具有与集中加药调配工作量相适应的房屋、设施和仪器设备。

4. 室内外周围卫生环境符合《静脉用药集中调配质量管理规范》关于建立静脉用药集中调配中心(室)的相关规定。

5. 具有保证输液成品质量的规章制度。

四、申报验收所需材料目录

1. 静脉用药集中调配中心(室)验收申请表一式三份,并附电子文档。

2. 根据《静脉用药集中调配质量管理规范》和《操作规程》相关规定进行的自查报告。

3. 医疗机构基本情况。

4. 静脉用药集中调配中心(室)基本情况。

5. 医疗机构总平面布局图及本中心(室)所在位置、调配中心(室)设计图全套。

6. 静脉用药集中调配中心(室)负责人和审核处方药学专业人员的简历(包括姓名、年龄、性别、所学专业、学历与毕业学校、职务、职称、原从事药学工作以及调剂工作年限等)及药学专业技术人员占调配中心(室)的工作人员比例。

7. 静脉用药集中调配中心(室)的工艺流程图和输液成品质量标准。

8. 主要设备目录、检测仪器目录。

9. 静脉用药集中调配中心(室)管理、质量管理等文件目录。

五、地址变更

静脉用药集中调配中心(室)地址变更,须报审核、验收、批准的卫生行政部门审核同意,必要时可进行现场考查,决定是否准予变更地址。

点滴积累 ∨

1. 静脉用药集中调配中心（室）需经过卫生行政部门审核、验收、批准后方可投入使用。

2. 静脉用药集中调配中心（室）的验收流程为提出书面申请→提交静脉用药集中调配中心（室）验收申报表→组织专家按"标准"现场检查验收、提出书面报告→经卫生行政部门审核批准→颁发静脉用药集中调配中心（室）合格证。

实训项目十一 医院静脉用药集中调配中心观摩

【实训目的】

1. 熟悉静脉用药集中调配中心(室)的工作场所、人员和设备等基本要求。

2. 了解静脉用药集中调配工作流程和无菌操作技术。

【实训准备】

1. 选择和确定调查对象(某医疗机构静脉用药集中调配中心)。

2. 复习静脉用药集中调配工作流程和无菌操作技术。

3. 列出静脉用药集中调配工作中药师工作的步骤。

【实训步骤】

1. 在教师的带领下,学生分组,分批去观摩。到医疗机构静脉用药集中调配中心,重点观看药师审核处方或医嘱、打印标签、贴签摆药、核对、混合调配药品、输液成品核对等环节。

2. 每名学生选取一张医嘱单从开始审核医嘱开始学习,直到药品送出静脉用药集中调配中心,记录流程的每一步,写出流程中每一步的注意事项,最终形成报告。

【实训思考】

1. 静脉用药集中调配中心是什么机构?

2. 建立静脉用药集中调配中心有何意义?

实训项目十二 静脉用药集中调配技能实训

【实训目的】

1. 掌握药师审核处方或医嘱、打印标签、贴签摆药复核、输液成品核对等工作环节。

2. 了解药师(护士)混合调配药品的全过程。

【实训准备】

1. 认真复习静脉用药集中调配中心的工作流程。

2. 分别列出药师的具体操作步骤和注意事项。

【实训步骤】

1. 分组分批到指定的静脉用药集中调配中心(室),与指定的药师一起完成审核处方或医嘱、打印标签、贴签摆药复核、输液成品核对等工作。

2. 观看药师混合调配药品的全过程。

【实训思考】

简述静脉用药集中调配中心的工作流程,并说明每一步的具体操作和注意事项。

目标检测

一、单项选择题

1. 为了加强医院用药安全,2010 年 4 月原国家卫生部颁布的法规是( )

    A.《药品不良反应报告和监测管理办法》

    B.《静脉用药集中调配质量管理规范》

    C.《医疗机构药事管理暂行规定》

    D.《医疗机构药事管理规定》

    E. 《医疗机构药品监督管理办法(试行)》

  2. 药师审核处方或用药医嘱不包括(　　)

    A. 确认遴选药品品种、规格、给药途径、用法、用量的正确性与适宜性

    B. 确认静脉药物配伍的适宜性,分析药物的相容性与稳定性

    C. 确认选用溶媒的适宜性,溶媒的用量是否合适

    D. 确认临床诊断是否准确与所选用药品的相符性

    E. 确认静脉用药与包装材料的适宜性

  3. 静脉用药集中调配中心操作间的室温和湿度应控制于(　　)

    A. 室温 18~20℃、湿度 40%~60%　　　　B. 室温 18~20℃、湿度 40%~65%

    C. 室温 18~25℃、湿度 40%~60%　　　　D. 室温 18~25℃、湿度 40%~65%

    E. 室温 18~26℃、湿度 40%~65%

  4. 静脉用药混合调配时应注意(　　)

    A. 不得采用交叉调配流程　　　　　　　　B. 可以采用交叉调配流程

    C. 不得采用随意调配流程　　　　　　　　D. 可以采用随意调配流程

    E. 不得采用顺序调配流程

  5. 抗生素类、危害药品静脉用药集中调配的洁净区和二次更衣室之间应当呈多少的负压差(　　)

    A. <5Pa　　　　　　B. >10Pa　　　　　　C. 5~10Pa　　　　　　D. 15Pa　　　　　　E. 20Pa

  6. 调配过程中,输液出现异常或对药品配伍、操作程序有疑点时应当(　　)

    A. 继续调配

    B. 停止调配,不查找原因,不报告

    C. 停止调配,自行处理

    D. 不与处方医师协商,自行调整用药医嘱

    E. 停止调配,报告当班负责药师查明原因,或与处方医师协商调整用药医嘱

  7. 抗生素类和危害药品静脉用药应在以下什么条件下配置(　　)

    A. 百级生物安全柜中　　　　　　　　　　B. 百级水平层流洁净台上

    C. 万级生物安全柜中　　　　　　　　　　D. 万级水平层流洁净台上

    E. 10 万级水平层流洁净台上

  8. 肠外营养液和普通输液应在以下什么条件下配置(　　)

    A. 百级生物安全柜中　　　　　　　　　　B. 百级水平层流洁净台上

    C. 万级生物安全柜中　　　　　　　　　　D. 万级水平层流洁净台上

    E. 10 万级水平层流洁净台上

  9. 洁净区清洁消毒应当(　　)

    A. 每周 1 次　　　　　　　B. 每 3 天 1 次　　　　　　　C. 每 2 天 1 次

    D. 每天 1 次　　　　　　　E. 每月 1 次

10. 洁净区空气中的菌落数检测应当(   )

    A. 每周检测 1 次   B. 每 3 天检测 1 次   C. 每 2 天检测 1 次

    D. 每天检测 1 次   E. 每月检测 1 次

11. 非洁净区地面和污物桶、工作台、成品输送密闭容器、药车、不锈钢设备、凳椅、门框及门把手清洁消毒检测应当(   )

    A. 每周检测 1 次   B. 每 3 天检测 1 次   C. 每 2 天检测 1 次

    D. 每天检测 1 次   E. 每月检测 1 次

12. 生物安全柜能形成局部多少级的洁净环境(   )

    A. 100 级   B. 万级   C. 10 万级

    D. 百万级   E. 洁净级

二、多项选择题

1. 静脉用药集中调配中心的工作流程中包括(   )

    A. 临床医师开具静脉输液治疗处方或用药医嘱

    B. 药师审核

    C. 打印标签、贴签

    D. 摆药、核对

    E. 混合调配、输液成品核对

2. 核对输液标签上应该有的项目有(   )

    A. 患者姓名   B. 处方医师的姓名   C. 病历号、床号

    D. 日期   E. 调配时间

3. 进入 10 万级洁净区规程(一更)(   )

    A. 穿普通工作服和工作鞋

    B. 换下普通工作服和工作鞋,按六步手清洁消毒法消毒手并烘干

    C. 穿好指定服装并戴好发帽、口罩

    D. 更换洁净区专用鞋、洁净隔离服

    E. 手消毒,戴一次性手套

4. 在调配操作危害药品时应注意哪些事项(   )

    A. 危害药品调配应当重视操作者的职业防护,调配时应当拉下生物安全柜的防护玻璃,前窗玻璃不可高于安全警戒线,以确保负压

    B. 危害药品调配完成后,必须将留有危害药品的西林瓶、安瓿等单独置于适宜的包装中,与成品输液及备份输液标签一并送出,以供核查

    C. 调配危害药品用过的一次性注射器、手套、口罩及检查后的西林瓶、安瓿等废弃物,按规定由医疗机构统一处理

    D. 危害药品溢出处理按照国家相关规定执行

E. 危害药品要求在生物安全柜中调配

5. 静脉用药集中调配中心(室)的百级洁净区包括(　　)

A. 层流工作台　　　　　　　　B. 生物安全柜

C. 二次更衣室　　　　　　　　D. 普通药品调配间

E. 危害药品调配间

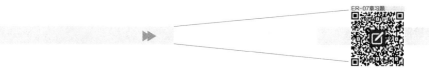

（冯　玘）

第八章

ER-08章PPT

常见症状的自我药疗

导学情景 ∨

情景描述：

张大爷受凉后感到全身不适，伴有畏寒、乏力、头痛、咽痛、咳嗽等症状，在家人的陪伴下去某大药房购药。

学前导语：

本章我们将学习常见症状发热、头痛、咳嗽、消化不良、腹泻、便秘、痛经的自我药疗。

自我药疗是在没有医师或其他医务工作者指导的情况下，恰当地使用非处方药物，用以缓解轻度的、短期的症状及不适，或者用以治疗轻微的疾病。目前，自我药疗的概念又有了一些扩大，也包括自我诊断或首次经医师诊断后可进行自我药疗的常见病、慢性病及健康问题，例如湿疹、过敏等。自我药疗是自我保健的一项重要内容，其前提和关键是要有非处方药。自我药疗不但可以减轻社会的经济负担，还可以通过患者的自行用药治疗，避免因不愿就医而酿成大病的后果。自我药疗逐渐成为人们进行健康保健的一种重要方式。我国实施公费医疗制度改革、处方药与非处方药分类管理制度以及社会医疗保险体制改革后，自我药疗作为自我医疗服务体系中的一个重要组成部分已逐渐被人们所接受，尤其是正在普及的社区健康保健服务体系，为社会公众实施自我药疗创造了良好的条件。

ER-8-1

扫一扫，知重点

知识链接

自我药疗的益处

1. 改善全民用药状况，使公众具有更多、更便利的健康保健机会　公众通过社区健康保健服务系统、大众媒体、因特网、非处方药广告等渠道获取医疗保健和用药的信息，采用自我药疗的方式解决健康与保健方面的问题，对一些不需要医药咨询的症状实施快速、有效的缓解手段，比去医院诊疗更便利，节约了时间和费用。

2. 减少公众对国家医药资源的依赖，缓和对医疗服务日益增长的压力　自我药疗的实施将改变人们过去生病不分大小、轻重都去医院的观念。　用药者可选择更多价格相对低廉的非处方药品，从而控制了国家公共卫生费用的增长,减少个人医疗账户的支出,实现了对资金的合理分配和最佳利用。

3. 强化药师的药学服务作用　用药者对药品消费将不再满足于仅仅到药房买药,而是希望在买药的同时能够享受周到、细致的用药指导和咨询服务,充分实现"自我药疗、自我保健"的价值。因此,在这一领域内,药师可以更好地发挥自己的专业特长,为患者提供药学服务。

第一节　发热的自我药疗

一、概述

人体的正常体温一般为 36 ~ 37℃,但身体各个部位的温度不尽相同,如直肠温度平均为37.2℃,口腔温度比直肠低 0.3 ~ 0.5℃,而腋窝下的温度又比口腔低 0.3 ~ 0.5℃。一天之中,清晨2 ~ 6 时体温最低,7 ~ 9 时逐渐上升,下午 4 ~ 7 时最高,继而下降,昼夜温差不会超过 1℃。体温在性别、年龄上也略有不同,如女性略高于男性、新生儿略高于儿童;老年人因代谢率低,体温相对低于青壮年。

当机体在致热原的作用下或各种原因引起体温调节中枢功能障碍时,体温升高超出正常范围,称为发热(fever)。当直肠温度超过 37.6℃、口腔温度超过 37.2℃、腋下温度超过 37.0℃,昼夜体温波动超过 1℃ 时即为发热。按体温状况,发热可分为低热(37.4 ~ 38℃)、中等度热(38.1 ~ 39℃)、高热(39.1 ~ 41℃)和超高热(41℃以上)。

二、临床表现

发热的主要表现是体温升高、脉搏加快,突发热常为 0.5 ~ 1 日,持续热常为 3 ~ 6 日。结合其他表现与实验室检查,相关疾病可能如下:

1. 伴有头痛、关节痛、咽喉痛、畏寒、乏力、鼻塞或咳嗽,可能患有感冒。

2. 血常规检查白细胞计数高于正常值,可能有细菌感染;白细胞计数低于正常值,可能有病毒感染。

3. 小儿伴有咳嗽、流涕、眼结膜充血、麻疹黏膜斑及全身斑丘疹,可能是麻疹。小儿或青少年伴有以耳垂为中心的腮腺肿大,多为流行性腮腺炎。

4. 发热有间歇期,表现有间歇发作的寒战、高热,继之大汗,可能患有化脓性感染或疟疾。

5. 持续高热,如 24 小时内体温持续在 39 ~ 40℃,居高不下,伴随寒战、胸痛、咳嗽、吐铁锈色痰,可能患有肺炎。

6. 起病缓慢,持续发热,无寒战、脉缓、玫瑰疹、肝脾大,可能患有伤寒。

三、治疗药物选用

1. **非处方药**　《国家非处方药目录》中收录的解热镇痛药的活性成分有对乙酰氨基酚、阿司匹林、布洛芬、贝诺酯等。

（1）对乙酰氨基酚：解热作用强，镇痛作用较弱，但作用缓和而持久，对胃肠道的刺激性小，在正常剂量下对肝脏无损害，较为安全有效，可作为退热药的首选，尤其适宜于老年人和小儿服用。

（2）阿司匹林：口服吸收迅速而完全，解热镇痛作用较强，能降低发热者的体温，对正常体温则几乎无影响。虽阿司匹林的退热作用明显，但与其他退热剂（对乙酰氨基酚、布洛芬）相比副作用大，有严重的胃肠道反应，增加儿童患瑞氏综合征的危险，故不推荐应用于儿童退热。

（3）布洛芬：镇痛作用较强，比阿司匹林强 16～32 倍；退热作用与阿司匹林相似，但较持久；其胃肠道不良反应较轻，易于耐受，为此类药物中对胃肠刺激性最低的。

（4）贝诺酯：是对乙酰氨基酚与阿司匹林的酯化物，疗效与阿司匹林相似，对胃肠道的刺激性比阿司匹林小，作用时间较阿司匹林和对乙酰氨基酚长。

2. 处方药　5 岁以下的小儿高热时应紧急退热，可选用 20% 安乃近溶液滴鼻。

知识链接

小儿发热的治疗

发热是小儿的常见症状，这是由于小儿的中枢神经系统调节功能差，皮肤汗腺发育还不完善，以及与易受病毒、细菌等微生物感染等有关。虽然发热是一种人体防御机制适应内外环境的代偿性反应，但发热过久或高热对小儿健康威胁很大，因此应正确处理好小儿发热。小儿发热的主要处理措施有：①物理降温：发热患儿宜衣着宽松，以便于散热；可在小儿腋窝、腹股沟等部位使用 35%～45% 乙醇或温水进行擦浴；也可给小儿洗温水澡。②药物退热：当孩子体温低于 38.5℃ 时，可以不用退热药；但体温超过 38.5℃ 时，可以服用退热药，目前常用的退热药对乙酰氨基酚、布洛芬等。③一般治疗：应让患儿好好休息，鼓励孩子多饮水，饮食宜清淡，吃一些米汤、稀粥、豆浆等流质饮食，西瓜水、绿豆粥、生芦根粥等也利于退热。

四、用药注意事项

1. 解热镇痛药用于退热时仅为对症治疗，并不能解除发热原因，而且由于用药后改变了患者的体温，可能会掩盖病情，影响疾病的诊断，应当予以重视。

2. 发热会消耗体力，感觉不适，影响休息，甚至可诱发惊厥，小儿、年老体弱者在高热骤降时有可能引起虚脱。故在应用解热镇痛药时应严格掌握用量，避免滥用，老年人应适当减量，并注意两次用药应间隔 4～6 小时。在解热的同时，需多饮水和及时补充电解质。

3. 为避免药物对胃肠道的刺激性，多数解热镇痛药（肠溶制剂除外）宜在餐后服药，不宜空腹服药。老年人、肝肾功能不全者、血小板减少症患者，以及有出血倾向、上消化道出血或穿孔病史者应慎用或禁用。胃、十二指肠溃疡患者慎用或禁用。特异体质者使用后可能发生皮疹、血管神经性水肿、哮喘等反应,应当慎用。

4. 阿司匹林可透过胎盘屏障引起胎儿缺陷;在妊娠后3个月长期大量使用可使妊娠期延长,有增加产期综合征及产前出血的危险;在妊娠的最后2周使用,可增加胎儿或新生儿出血的危险;在妊娠后期长期用药也有可能使胎儿动脉导管收缩或早期闭锁,导致新生儿持续性肺动脉高压及心力衰竭。对乙酰氨基酚可通过胎盘屏障,妊娠期妇女使用该药后可能会对胎儿造成不良影响。布洛芬用于妊娠后期可使孕期延长,妊娠期妇女及哺乳期妇女不宜使用。

5. 如患者对解热镇痛药或复方制剂中的某一成分有过敏史,则不宜再次使用其他同类的解热镇痛药,因为此类药物中大多数彼此之间有交叉过敏反应。

6. 解热镇痛药用于解热一般不超过3日,如3日后症状未缓解应及时向医师或药师咨询,不得长期使用。如发热持续3日不退,或伴有寒战、胸痛、咳嗽;小儿发热超过39℃,并且神志不清;发热的同时伴有严重疼痛、频繁呕吐;长期反复发热或有不明原因的发热时,应及时去医院就诊。

7. 不宜同时应用两种以上的解热镇痛药,以免引起肝、肾、胃肠道损害。

8. 使用解热镇痛药时,不宜饮酒或饮用含有乙醇的饮料。

9. 注射给药除能迅速降低体温外,并无其他优点,还易引起过敏反应,所以除非必需,凡能口服者均应口服给药,或使用栓剂。

10. 发热时宜注意控制饮食,多喝水、果汁,补充能量、蛋白质和电解质。对高热患者应当用冰袋和凉毛巾冷敷,或用50%乙醇擦拭四肢、胸背、头颈部以帮助退热。发热期间宜多休息,在夏季要注意调节室温,保持充足的睡眠。

点滴积累 ∨

1. 发热是指人体体温升高,超过正常范围。当直肠温度超过37.6℃、口腔温度超过37.3℃、腋下温度超过37.0℃,昼夜体温波动超过1℃时即为发热,超过39℃时即为高热。

2. 发热的主要表现为体温升高、脉搏加快、头痛、乏力,突发热常为0.5~1天,持续热为3~6天。

3. 高热者应选用对乙酰氨基酚、布洛芬等退热药解热镇痛药治疗,但可能掩盖病情,应引起重视。

4. 解热一般不超过3天,不得长期服用;不宜同时应用两种以上的解热镇痛药,以免引起肝、肾、胃肠道损伤。

5. 发热时也可采取物理降温、休息、多饮水和及时补充电解质等。

第二节 头痛的自我药疗

一、概述

头痛(headache)是指额部、顶部、颞部及枕部的疼痛,可见于多种疾病,大多数无特异性,如全身感染发热性疾病往往伴有头痛,精神紧张、过度疲劳也可有头痛。但反复发作或持续的头痛可能是某些器质性疾病的信号,应认真检查,明确诊断,及时治疗。

二、临床表现

1. **感冒发热性头痛** 这是最常见的一种头痛,患者表现为感冒初起,低热或不发热,但头痛明显,并伴有全身肌肉酸痛或其他感冒症状。

2. **紧张性头痛** 又称为肌收缩性头痛,临床上极为常见,以女性为多。一种头部的紧束、受压或钝痛感,更典型的是具有束带感,较常见,且常反复发作,发作前有明显的诱发因素,如工作或学习压力过大、紧张、焦虑等。发作时,可扩散至颈、肩、背部,呈轻、中度疼痛,疼痛时有麻木、发硬、紧绷感等。

3. **偏头痛** 这也是一种常见的头痛类型,疼痛集中于头的一侧,呈搏动性,常伴有恶心、呕吐。约60%的偏头痛患者有家族史,成年后发病者女性多于男性,发病次数不等,但女性成年患者的发作周期与月经周期有很大关系。

4. **鼻窦炎性头痛** 各类鼻窦炎,尤其是慢性鼻窦炎可引起头痛,患者用力擤鼻涕时疼痛加重。根据病变部位的不同,头痛部位也不尽相同,如是额窦病变,则头痛时眼睛上方前额下面会有触痛;如是上额窦病变,则面颊、上颌及牙齿会疼痛。

5. **三叉神经性头痛** 表现为一侧面部(颞侧)闪电样剧烈疼痛,患者常难以忍受。

6. **青光眼引起的头痛** 头痛部位多在眼眶的上部或眼球周围,主要是眼压过高引起的,并伴有视力障碍。

7. **脑血管意外性头痛** 属突发性头痛,伴恶心、呕吐及意识障碍,有脑出血或蛛网膜下隙出血的可能性,多见于中老年人,病情危急,药师应建议患者立即去医院就医。

8. **高血压性头痛** 伴有头晕、头胀等症状,也有头部沉重或颈项板紧感。多发于早晨,疼痛部位位于前额、枕部或颞部,可能是颅外颈动脉系统血管扩张、脉搏振幅增高所致。

三、治疗药物选用

1. **非处方药** 《国家非处方药目录》收载的药物活性成分有对乙酰氨基酚、布洛芬、阿司匹林等;常用的中成药有芎菊上清丸、黄连上清丸、牛黄上清丸、六经头痛丸、天麻头痛丸和正天丸等,应在中医辨证的基础上合理选用相应的中成药。

(1)感冒发热性头痛:如果是单纯头痛伴全身酸痛,可建议其选用对乙酰氨基酚、阿司匹林、布洛芬、萘普生、复方对乙酰氨基酚（散利痛）等；如头痛还伴有鼻塞、流涕等症状，则应建议其选用抗感冒药。

（2）紧张性头痛：遇到这类患者，药师可建议患者养成良好的生活习惯，劳逸结合，戒除烟酒，不饮浓茶、咖啡。除此之外，可应用谷维素加维生素 B_1，也可服用中成药正天丸或通天口服液等。

（3）鼻窦炎性头痛：药师可以建议患者局部治疗，用呋麻滴鼻液，或 0.05% 盐酸羟甲唑啉滴鼻液，或 0.1% 盐酸赛洛唑啉滴鼻液滴鼻。

2. 处方药

（1）紧张性头痛：长期精神比较紧张者，推荐应用地西泮片。

（2）反复性偏头痛：推荐应用抗偏头痛药，如麦角胺咖啡因片、罗通定片、天麻素、苯噻啶、舒马普坦、佐米曲普坦。

（3）三叉神经痛：使用阿司匹林、散利痛无效时，应当在医师的指导下使用卡马西平、苯妥英钠或氯硝西泮等药物。

除药物治疗外，物理磁疗法、局部冷（热）敷、吸氧、针灸等均对头痛有一定疗效；传统药物安神痛宁方等具有疏风通络、活血化瘀、益气升清的功效，对头痛也有较好疗效；合理膳食是防治头痛的重要措施，例如外感头痛应膳食清淡、慎用补虚之品，风热头痛者宜多食绿豆、百合、生梨等清热食物。

四、用药注意事项

1. 引起头痛的原因很多，首先要明确引起头痛的原因，积极治疗原发性疾病，不宜轻易使用镇痛药，以免延误病情。

2. 人体内如缺乏维生素 B_1，脑组织中的丙酮和乳酸可出现堆积，刺激血管平滑肌收缩，引起头痛。游离的维生素 B_1 对神经传导有调节作用，对血管性或精神紧张性头痛均有一定的缓解作用。

3. 对乙酰氨基酚、阿司匹林、布洛芬等解热镇痛药仅对疼痛的症状有缓解作用，不能解除疼痛的致病原因，也不能防止疾病的发展和预防并发症的发生，故不宜长期使用。

4. 解热镇痛药的主要不良反应为胃肠道反应，其中布洛芬对胃肠道的刺激性小，不良反应发生率甚低，在各种解热镇痛药中为耐受性最好的一种。

5. 解热镇痛药用于头痛一般不超过 5 日，如 5 日后症状未缓解，或伴有发热、嗜睡、复视、血压或眼压升高、手脚冰凉、神志不清时应及时去医院诊治。

6. 为避免药物对胃肠道的刺激性，解热镇痛药宜在餐后服，或与食物同服，不宜空腹服用，同时不宜饮酒或饮用含有乙醇的饮料，对老年人宜适当减量。

7. 大多数头痛与精神因素有关，故注意心理健康、保持乐观情绪、劳逸结合、学会科学休息，是防治头痛的有效措施。同时，为缓解和预防头痛，应多喝水、多吃水果、补充蛋白质和电解质；戒除烟酒、忌食巧克力或辛辣食品；长期伏案工作患者，应经常锻炼身体，放松颈部肌肉。

点滴积累 ∨

1. 头痛的病因多样，最常见的是感冒发热性头痛、紧张性头痛、偏头痛、三叉神经痛等。

2. 头痛治疗前首先要明确诱发原因，不宜先用镇痛药，以免延误病情。

3. 针对病因，治疗各异。感冒性头痛宜首选对乙酰氨基酚等解热镇痛药；紧张性头痛可服用谷维素、维生素 B_1；反复性偏头痛应使用麦角胺咖啡因片；三叉神经痛应首选卡马西平。

4. 头痛多与精神因素有关，应注意心理健康，学会科学休息。

第三节　咳嗽的自我药疗

一、概述

咳嗽(cough)是机体的一种反射性防御动作,通过咳嗽可以清除呼吸道分泌物及气道内异物,是一种保护性的呼吸反射。但是咳嗽可使呼吸道内感染扩散,剧烈的咳嗽可导致呼吸道内出血,甚至诱发自发性气胸。在一般情况下,对轻度、不频繁的咳嗽,只要将痰液或异物排出,就可自然缓解,无须应用镇咳药。但无痰而剧烈性的干咳,或有痰而过于频繁的剧烈性咳嗽,不仅会增加患者的痛苦,影响其休息和睡眠,加大体能消耗,甚至可能出现其他并发症,对此应适当使用镇咳药,以缓解患者的咳嗽症状。

二、临床表现

1. 咳嗽伴发热常见于急性上、下呼吸道感染,肺炎,肺结核,胸膜炎等。

2. 咳嗽伴胸痛常见于肺炎、胸膜炎、支气管肺癌、肺梗死和自发性气胸。

3. 咳嗽伴有呼吸困难常见于喉水肿、喉肿瘤、支气管哮喘、慢性阻塞性肺疾病、气胸、肺水肿及气管或支气管异物等。

4. 咳嗽伴咯血常见于支气管扩张症、肺结核、肺脓肿、支气管肺癌、二尖瓣狭窄等。

5. 咳嗽伴有大量脓痰常见于支气管扩张症、肺脓肿、肺囊肿合并感染等。

6. 咳嗽伴有哮鸣音常见于支气管哮喘、慢性喘息性支气管炎、心源性哮喘、气管与支气管异物等。当支气管肺癌引起气管与支气管不完全阻塞时也可出现哮鸣音。

7. 咳嗽伴有杵状指(趾)常见于支气管扩张症、慢性肺结核等。

三、治疗药物选用

1. 非处方药　《国家非处方药目录》中收载的中枢性镇咳药有右美沙芬、喷托维林,末梢性镇咳药有苯丙哌林,常用的复方制剂有盐酸氨溴索、复方甘草合剂、复方贝母氯化铵、喷托维林氯化铵糖浆、复方氨酚沙芬糖浆及桔梗麻黄碱糖浆等。

（1）咳嗽症状:以刺激性干咳或阵咳症状为主者宜选用苯丙哌林或喷托维林。

（2）咳嗽频率或程度：剧烈咳嗽者宜首选非麻醉性强效镇咳药苯丙哌林，起效迅速；次选右美沙芬，与相同剂量的可待因的镇咳强度相似或稍强。咳嗽较弱者选用喷托维林，其对咳嗽中枢有直接抑制作用，镇咳作用为可待因的1/3，大剂量可使痉挛的支气管松弛，降低呼吸道阻力。

（3）咳嗽发作时间：白天咳嗽宜选用苯丙哌林；夜间咳嗽宜选用右美沙芬，该药的有效时间较长，能抑制夜间咳嗽以保证睡眠。

（4）感冒引起的咳嗽：常选用右美沙芬复方制剂，也可选用酚麻美敏、美酚伪麻、双酚伪麻、美息伪麻、伪麻美沙芬等制剂。

2. 处方药

（1）对频繁、剧烈性无痰干咳及刺激性咳嗽，可考虑应用可待因，其能直接抑制延髓的咳嗽中枢，镇咳作用强大而迅速，尤其适用于胸膜炎伴胸痛的咳嗽患者。

（2）对呼吸道有大量痰液并阻塞呼吸道，引起气急、窒息者，可及时应用司坦类黏液调节剂如羧甲司坦，以降低痰液黏度，利于痰液排出。

（3）在使用镇咳药的同时，应注意控制感染，对合并气管炎、支气管炎、肺炎和支气管哮喘者，凭医师处方或遵医嘱服用抗菌药物，以控制感染、消除炎症；或采用抗组胺药、糖皮质激素等抗过敏药物，以提高镇咳药的效果。

四、用药注意事项

1. 咳嗽是许多疾病的一种非特异性症状，可由微生物感染、肿瘤、哮喘等疾病引起，镇咳药只是对症治疗，故要找出病因，在治疗原发病的基础上选择恰当的止咳药。对痰液较多的患者应使用祛痰药，这样才能有效治疗咳嗽。

2. 小儿是咳嗽的高发人群，特别是婴幼儿，要选择恰当的止咳祛痰药，同时注意护理。小儿咳嗽适合选用兼有祛痰、化痰作用的止咳药，糖浆剂优于片剂；一般不适合使用中枢性镇咳药，如咳必清（枸橼酸喷托维林）、咳美芬等，特别慎用有成瘾性的镇咳药（如可待因）。

3. 对干性咳嗽可单用镇咳药；对痰液较多的咳嗽应以祛痰为主，不宜单纯使用镇咳药，应与祛痰剂合用，以利于痰液排出和加强镇咳效果。

4. 对痰液特别多的湿性咳嗽应慎用镇咳药，以免痰液排出受阻而滞留于呼吸道内或加重感染。

5. 对持续1周以上的咳嗽，并伴有发热、皮疹、哮喘等症状的持续性咳嗽，应及时去医院就诊。镇咳药连续口服1周，症状未缓解者应及时向医师或药师咨询。

6. 对支气管哮喘发作引发的咳嗽，应适当合用平喘药，以缓解支气管痉挛，并辅助应用镇咳药和祛痰药。

7. 注意药物不良反应。如右美沙芬可引起嗜睡，驾车、高空作业或操作机器者应慎用，妊娠期妇女、严重高血压者、有精神病病史者禁用。苯丙哌林有麻醉作用，会使口腔产生麻木感觉，须整片吞服，不可嚼碎。喷托维林对青光眼、心功能不全、肺淤血者、妊娠期妇女及哺乳期妇女慎用；5岁以下的小儿不宜应用。

8. 对咳嗽的治疗也应加强饮食调护，注意食补养肺，可以适当进食百合、蜂蜜、梨、莲子、银耳等养阴生津的食物,少吃辛辣燥热之品。

9. 预防呼吸道疾病是防止咳嗽的关键,应加强锻炼、注意保暖、多进行户外活动、居室空气清新、戒除烟酒、饮食适宜、常食用梨和萝卜等。

点滴积累　∨

1. 咳嗽是保护性的呼吸反射,对于轻度、不频繁的咳嗽无须应用镇咳药。

2. 干咳宜首选苯丙哌林,湿咳应首选祛痰药;白天咳嗽选用苯丙哌林,晚上咳嗽选用右美沙芬。

3. 镇咳药连续口服 1 周,症状未缓解应就医;对支气管哮喘时的咳嗽,宜合并应用平喘药。

4. 右美沙芬可引起嗜睡;苯丙哌林需整片吞服,不可嚼碎;喷托维林对青光眼、5 岁以下的儿童不宜应用;可待因禁用于婴幼儿、未成熟的新生儿。

5. 防止咳嗽应预防呼吸道疾病,加强锻炼,多户外活动,注意保暖。

第四节　消化不良的自我药疗

一、概述

消化不良(dyspepsia)是由胃动力障碍所引起的一种临床综合征,也包括胃蠕动不好的胃轻瘫和胃食管反流病。导致消化不良的原因很多,主要有:①慢性胃炎(萎缩性胃炎)、胃溃疡、十二指肠溃疡、慢性十二指肠炎、慢性胆囊炎、慢性胰腺炎等;②偶发的消化不良,可能与进食过饱、进食油腻食物、饮酒过量有关;③药物因素,如使用阿司匹林、红霉素、抗恶性肿瘤药等;④精神因素,如抑郁、疼痛、失眠等也可能会影响消化功能;⑤胃动力不足,老年人由于年龄增大而胃肠动力降低,食物在胃内的停留时间过长,胃内容物排空的速度缓慢,也会引起功能性消化不良;⑥全身性疾病在胃肠方面的表现,如感染、月经期、小儿缺乏锌元素、发热、贫血、食物中毒、尿毒症、甲状腺功能减退及慢性肝炎等消耗性疾病。

二、临床表现

1. 进食或食后有腹部不适、腹胀、嗳气、上腹部或胸部钝痛或烧灼样痛、恶心,并常伴有舌苔厚腻及上腹部压痛。

2. 进食、运动或平卧后上腹正中有烧灼感或反酸,并可延伸至咽喉部。

3. 食欲下降,对油腻食品尤为反感。

4. 经常感觉饱胀或有胃肠胀气感,打嗝、排气增多,有时可出现轻度腹泻。

三、治疗药物选用

1. **非处方药**　《国家非处方药目录》收载的助消化药的活性成分和制剂有干酵母、乳酶生、胰酶、胃蛋白酶、复合消化酶胶囊、龙胆碳酸氢钠、地衣芽孢杆菌活菌胶囊、复合乳酸菌胶囊、口服双歧杆菌胶囊、双歧三联杆菌胶囊;胃动力药有多潘立酮、西沙必利等。

（1）对食欲缺乏者可服用增加食欲药,如口服维生素 B_1、维生素 B_6、干酵母片,也可选用中成药如香砂枳术丸、人参健脾丸等。

（2）对胰腺外分泌功能不足或由于胃肠、肝胆疾病引起的消化酶不足者可选用胰酶片,餐前或进餐时服用。

（3）对偶然性消化不良或进食蛋白质食物过多者可选乳酶生、胃蛋白酶合剂。

（4）中成药选用大山楂丸或颗粒,可开胃消食,用于食欲缺乏、消化不良、脘腹胀闷。对功能性消化不良、肠易激综合征以及习惯性便秘者可口服六味安消散。

（5）对中度功能性消化不良或餐后伴有上腹痛、上腹胀、嗳气、胃灼热、恶心、呕吐、早饱症状者及暴饮暴食或老年人因胃肠功能障碍引起的恶心、呕吐等可选用多潘立酮。

2. 处方药

（1）对精神因素引起者,应予以解释和安慰,必要时口服地西泮。胃肠器质性疾病引起的消化不良多是一些慢性疾病,在短时间内难以治愈,因此改变不良的饮食起居习惯、改善消化功能及提高患者的营养状况亦有利于本病的治疗。

（2）对功能性消化不良伴胃灼热、嗳气、恶心、呕吐、早饱、上腹胀者可选用莫沙必利、伊托必利。

（3）对由于慢性胃炎、胃溃疡、十二指肠溃疡等导致的消化不良,可口服抗酸药和胃黏膜保护药;如伴有腹部疼痛、发热、尿色深等症状意味着可能患有慢性胆囊炎、胃溃疡或肝炎,应及时去医院就诊。

知识链接

功能性消化不良

消化不良主要分为功能性消化不良和器质性消化不良。 功能性消化不良是最常见的一种功能性胃肠病,它是指具有上腹痛、上腹胀、早饱、嗳气、食欲缺乏等上腹不适症状经检查排除了引起这些症状的胃肠道、肝胆道及胰腺等器质性疾病的临床综合征。 临床上将功能性消化不良分为溃疡型（以上腹痛及反酸为主）、动力障碍型（以早饱、食欲缺乏及腹胀为主）和非特异型。 目前该病的病因和发病机制至今尚不完全清楚,可能与上胃肠道动力障碍、精神因素和应激因素等多种因素有关。 当前,功能性消化不良尚无特效药,主要使用抑制胃酸分泌药、促胃肠动力药等药物进行对症治疗;此外,患者应保持良好的生活习惯,避免烟、酒及服用非甾体抗炎药,避免诱发症状的食物,注意根据患者的不同特点进行心理治疗,消除患者对所患疾病的恐惧和疑虑。

四、用药注意事项

1. 助消化药多为酶或活菌制剂,性质不稳定,不耐热或易于吸湿,应置于冷暗处贮存,超过有效期后不得再用。另外,服用时不宜用热水送服。

2. 抗菌药可抑制或杀灭助消化药中活菌制剂的活性,使后者的效价降低;吸附剂可吸附药物,降低疗效,如必须药物合用,应间隔 2~3 小时。

3. 酸和碱均可降低助消化药的效价,故服用助消化药时不能同时服用酸、碱性较强的药物和食物。胃蛋白酶在中性、碱性及强酸性环境中作用减弱,在弱酸性环境中作用最强。胃蛋白酶不宜与抗酸药同服。

4. 干酵母和乳酶生的不良反应较少,但过量使用亦可发生腹泻;胰酶偶见腹泻、便秘、恶心及皮疹等不良反应。

5. 急性胰腺炎早期患者、对蛋白质及制剂过敏者禁用胰酶。胰酶在酸性条件下易被破坏,故须用肠溶衣片,口服时不可嚼碎,应整片吞下,以免药物残留于口腔内,发生口腔溃疡。忌与稀盐酸等酸性药同服。胰酶与阿卡波糖、吡格列酮合用,可降低降血糖药的疗效;与等量碳酸氢钠同服,可增强疗效;与西咪替丁合用,由于后者抑制胃酸的分泌,增加胃肠的 pH,防止胰酶失活,增强疗效。

6. 多潘立酮对乳腺癌、嗜铬细胞瘤、机械性肠梗阻、胃肠道出血等患者禁用;对心律失常、接受化疗的肿瘤患者、妊娠期妇女慎用。在用药期间,排便次数可能增加。

7. 为防治消化不良,应饮食均衡规律,少吃油炸、腌制、生冷刺激的食物,用餐要定时定量、细嚼慢咽;生活要规律,定时入睡,做好自我心理调理,消除思想顾虑,注意控制情绪,心胸宽阔;适当进行运动,如快速行走及体操均有益于消化;生活中常进食大麦及大麦芽、山楂、酸奶、苹果、西红柿等食物均有利于消化。

案例分析

案例:患者,女,35 岁,软件工程师。平时工作紧张,常加班,就餐不规律,常刚吃完了饭就立刻工作,时间长了就出现了腹胀、嗳气等消化不良的症状,还经常便秘。

分析:长期精神紧张降低胃肠的血液供应,严重影响胃肠功能,特别是减少消化液分泌,减慢胃肠蠕动。针对该类患者,宜使用多潘立酮、莫沙必利等胃动力药促进胃肠道蠕动,不仅可以减轻腹胀,还可以治疗便秘;同时可以服用消化酶类制剂如胃蛋白酶,以补充机体本身的分泌不足,促进消化。为防治消化不良,应饮食均衡规律,常食大麦、山楂、酸奶等有利于消化的食物,少吃油炸、生冷刺激的食物;生活要规律,注意劳逸结合;适当进行体育锻炼,例如快速行走及体操均有益于消化。

点滴积累 ∨

1. 消化不良是胃动力障碍引起的临床综合征,病因较多。

2. 消化不良者可选择助消化药(如干酵母、乳酶生、胰酶、胃蛋白酶及乳酸菌等)和胃动力药(如多潘立酮等)进行治疗;对由于精神紧张导致者必要时口服地西泮;对胃肠道蠕动过慢、功能性消化不良可选用莫沙必利;对由于慢性胃炎、胃溃疡、十二指肠炎等导致的消化不良可选用抗酸药和胃黏膜保护药。

3. 助消化药中酶或活菌制剂宜用新鲜制品,送服时不宜用热水,禁用酸、碱性较强的药物和食物；胰酶对急性胰腺炎早期患者禁用；多潘立酮对乳腺癌、嗜铬细胞瘤、机械性肠梗阻、胃肠出血者禁用。

4. 消化不良应注意饮食均衡、生活规律并适当运动。

第五节　腹泻的自我药疗

ER-8-2

腹泻的用药指导

一、概述

腹泻(diarrhea)是指排便次数增多,粪便稀薄,或带有黏液、脓血或未消化的食物。如液状便,每日 3 次以上,或每日粪便总量>200g,其中粪便的含水量>80% ,则可认为是腹泻。腹泻的病因复杂,一般按病因分为 8 种类型。①感染性腹泻:由细菌(沙门菌属、副溶血弧菌、金黄色葡萄球菌、大肠埃希菌、痢疾杆菌、艰难梭菌)、真菌(肠道念珠菌)、病毒(轮状病毒、柯萨奇病毒)、寄生虫(阿米巴原虫、血吸虫、肠梨形鞭毛虫)感染或食物中毒而造成;②炎症性肠病:由直肠或结肠溃疡、肿瘤或炎症引起;③消化性腹泻:由消化不良、吸收不良或暴饮暴食引起;④激惹性或旅行者腹泻:常由外界的各种刺激所致,如受凉、水土不服,过食海鲜、油腻或辛辣食物刺激等;⑤菌群失调性腹泻:由于肠道正常细菌的数量或比例失去平衡所致,一般多因长期使用广谱抗生素、糖皮质激素而诱发;⑥激素性腹泻:由变态反应或由肠肿瘤产生过多的激素所致;⑦功能性腹泻:由精神因素如紧张、激动、惊吓等引起;⑧肠易激综合征:类似于腹泻,为伴有腹痛和结肠功能紊乱的常见病,其特征是没有感染或炎症的存在,原因不明,饮食、生活方式等被认为是潜在的致病因素。

二、临床表现

腹泻分为急性、慢性两种类型。急性腹泻多见于肠道感染、食物中毒、出血性坏死性肠炎、急性局限性肠炎、肠型紫癜等。腹泻超过 2 个月者为慢性腹泻,多见于消化系统疾病、内分泌及代谢障碍疾病、神经功能紊乱等。可根据腹泻起病及病程、腹泻次数及粪便性质、腹泻与腹痛的关系作出相应诊断。

1. 腹泻伴有发热多见于急性细菌性痢疾、伤寒、副伤寒、肠结核、溃疡性结肠炎急性发作期等。

2. 腹泻伴有里急后重多见于结肠、直肠病变,如急性痢疾、直肠炎症或肿瘤等。

3. 腹泻伴有明显消瘦多见于胃肠道恶性肿瘤、肠结核、吸收不良综合征等。

4. 腹泻伴有皮疹或皮下出血多见于败血症、伤寒或副伤寒、麻疹等。

5. 腹泻伴有腹部包块多见于胃肠恶性肿瘤、肠结核、血吸虫肉芽肿。

6. 腹泻伴有重度失水多见于分泌性腹泻,如霍乱、细菌性食物中毒和尿毒症等。

三、治疗药物选用

1. **非处方药**　《国家非处方药目录》收载的止泻药的活性成分和制剂有药用炭、鞣酸蛋白、盐酸小檗碱(黄连素)、口服补液盐、乳酸菌素、双歧三联活菌制剂、地衣芽孢杆菌活菌制剂、复方嗜酸乳杆菌片、复合乳酸菌胶囊、口服双歧杆菌活菌制剂等。

(1) 感染性腹泻:对痢疾、大肠埃希菌感染的轻度急性腹泻可选用盐酸小檗碱等抗菌药,也可酌情选用口服药用炭或鞣酸蛋白。

(2) 消化性腹泻:因胰腺功能不全引起的消化不良性腹泻应服用胰酶;对摄食脂肪过多者可服用胰酶和碳酸氢钠;对摄食蛋白质过多而致消化不良者宜服胃蛋白酶;对同时伴腹胀者可选用乳酶生。

(3) 肠道菌群失调性腹泻:可补充微生态制剂,如双歧三联活菌胶囊含有双歧杆菌、乳酸杆菌和肠球菌,在肠内补充正常的生理细菌,维持肠道正常菌群的平衡,达到止泻的目的。必要时可选择敏感的抗菌药。

2. 处方药

(1) 感染性腹泻:对细菌感染的急性腹泻可口服庆大霉素、诺氟沙星、左氧氟沙星、环丙沙星等。

(2) 病毒性腹泻:此时应用抗生素或微生态制剂基本无效,可选用抗病毒药,如阿昔洛韦、泛昔洛韦等。

(3) 腹痛较重或反复呕吐、腹泻:腹痛剧烈时可口服山莨菪碱片或口服颠茄浸膏片。

(4) 急、慢性功能性腹泻:首选洛哌丁胺,其抑制肠蠕动,延长肠内容物的滞留时间,抑制大便失禁和便急,减少排便次数,增加大便的稠度。

(5) 肠易激综合征:对以腹泻为主要症状的肠易激综合征可选用胃肠道钙通道阻滞剂匹维溴铵,缓解平滑肌过度收缩而解除平滑肌痉挛,降低肠腔内压力和促进结肠的水钠吸收,止痛且止泻。5-HT$_3$受体拮抗剂阿洛司琼可显著降低直肠扩张或受损,缓解腹痛或不适。

知识链接

婴儿腹泻及其治疗

婴儿腹泻(也称消化不良)是由不同病因引起的胃肠道综合征,常发生于 2 岁以内的小儿,患儿每天腹泻数次至 10 余次,粪便呈蛋花汤样或水样便,偶有溢乳及呕吐、低热等,严重者可出现高热、昏迷、惊厥、脱水、电解质紊乱等症状。 婴儿腹泻如处理不当,可导致脱水和电解质紊乱、病毒性心肌炎、肠套叠等并发症。 婴儿腹泻的治疗包括:①饮食调节:轻型或非感染性腹泻应减少喂奶量,暂停或减少辅食;重型腹泻需输液时,应禁食 6 ~ 12 小时或更长时间。②加强护理:注意观察呕吐及腹泻物的性质、次数和量以及排尿时间和尿量,应勤换尿布、勤洗臀部。③控制感染:应在医师的指导下,根据肠道感染的情况应用抗生素或抗病毒药物。④液体疗法:主要纠正失水、酸中毒、电解质紊乱等。

四、用药注意事项

1. 腹泻由多种不同的病因所致,在应用止泻药治疗的同时,应采取相应的对因治疗措施。凡病因不明者,尽管经对症治疗后症状已有好转,绝不可放松或取消应有的检查步骤,对尚未排除恶性疾病的患者尤其如此。选择药物时,应避免成瘾性药物(如地芬诺酯),必要时也只能短暂使用。

2. 盐酸小檗碱不宜与鞣酸蛋白合用。鞣酸蛋白大量服用可能会引起便秘,也不宜与铁剂同服。

3. 微生态制剂主要用于肠道菌群失调引起的腹泻,或由寒冷和各种刺激所致的激惹性腹泻。对由细菌或病毒引起的感染性腹泻早期不宜使用,在应用抗菌药和抗病毒药后期可辅助给予,以帮助恢复菌群的平衡。微生态制剂多为活菌制剂,不宜与抗生素、盐酸小檗碱、药用炭、鞣酸蛋白同时应用,以避免降低药物的疗效,如需合用,至少应间隔3小时。

4. 药用炭可影响小儿的营养吸收,3岁以下的小儿如患长期腹泻或腹胀禁用;另外,也不宜与维生素、抗生素、生物碱、乳酶生及各种消化酶同时服用,因药用炭能吸附上述药物,影响疗效。

5. 对消化和吸收不良综合征,因胰腺功能不全引起的消化不良性腹泻患者应用胰酶替代疗法。

6. 由于胃肠液中的钾离子浓度较高,腹泻常可导致钾离子的过量丢失,低血钾可影响心脏功能。长期或剧烈腹泻时会引起机体脱水和水、电解质紊乱,严重者可危及生命。因此,在针对病因治疗的同时,还应及时补充水、电解质,以维持机体水、电解质的平衡。

7. 腹泻时由于排出大量水分,可导致机体血容量下降,血液黏稠度增加和流动缓慢,导致脑血液循环障碍,诱发脑动脉栓塞和脑梗死,对此应给予高度关注。

8. 治疗乳糖不耐受症和麦胶性乳糜泻所致的腹泻在饮食中分别剔除乳糖或麦胶类成分;高渗性腹泻应停食或停用造成高渗的食物或药物;分泌性腹泻易致严重脱水和电解质丢失,除消除病因,还应积极选用口服和静脉补充盐类和葡萄糖溶液,纠正脱水;治疗胆酸缺乏所致的脂肪泻,可用中链脂肪代替日常食用的长链脂肪。

9. 饮食治疗也是腹泻治疗的重要方式。急性腹泻者:急性水泻期需要暂时禁食,脱水过多者需要输液治疗;不需禁食者宜给清淡流质饮食,如果汁、米汤、薄面汤等;腹泻停止后宜以细、软、少渣、易消化的食物为宜。慢性腹泻者:宜以低脂少渣和高蛋白、高热量饮食为主,可用瘦肉、鸡、虾鱼、面、粥等;烹调方法上应以蒸、煮、烧等为主,禁用油煎炸、爆炒、滑溜等;禁忌粗粮、生冷瓜果、冷拌菜等。

案例分析

案例:患者,男,27岁,腹痛、腹泻1天。患者前晚与同事在外吃"麻辣烫",半夜腹痛醒来,继而呕吐、腹泻,至上午已腹泻6次,为水样便,无脓血。现出现口渴症状,体温正常。

分析:患者出现了腹泻、腹痛症状,且有食用不洁净食物的经历,可判断为急性胃肠炎。根据患者的病情应该使用抗生素治疗,可选用小檗碱或喹诺酮类药物如诺氟沙星。为了防止患者继续腹泻造成水、电解质的流失,应联合应用止泻药蒙脱石散。对于已经出现口渴脱水的情况要口服补液盐、多喝水。

点滴积累 ∨

1. 腹泻的病因复杂,较常见的有感染性腹泻、炎症性肠炎、消化性腹泻、激惹性腹泻、菌群失调性腹泻等。

2. 感染性腹泻首选小檗碱,处方药可选用喹诺酮类药物;消化性腹泻宜选择胰酶或胃蛋白酶等;激惹性腹泻应选用蒙脱石散;肠道菌群失调腹泻宜补充微生态制剂;非感染性的急、慢性功能性腹泻应首选洛哌丁胺。

3. 腹泻时及时补充水和电解质,特别注意补充钾盐。

4. 盐酸小檗碱(黄连素)不宜与鞣酸蛋白合用;药用炭的吸附能力强,不宜与某些药物合用;微生态制剂细菌或病毒引起的感染性腹泻早期不用,不宜与抗生素、药用炭、盐酸小檗碱和鞣酸蛋白同时应用,合用至少应间隔 3 小时。

5. 饮食治疗也是腹泻治疗的重要方式,宜使用清淡流质饮食。

第六节　便秘的自我药疗

一、概述

便秘(constipation)是指大便次数减少,一般每周少于 3 次,排便困难,粪便干结。便秘的病因多样,以肠道疾病最为常见,诊断时应慎重排除其他病因。便秘的常见原因有:①不良的饮食习惯,由于进食量不足或食物过于精细,没有足够的食物纤维以致食物残渣太少;②饮水不足及肠蠕动过缓,导致从粪便中持续再吸收水分和电解质,大便干结;③工作紧张、生活节奏快、缺少运动及老年体弱等;④结肠低张力、肠运行不正常;⑤长期滥用泻药、抗酸药及胶体果胶铋;⑥生活不规律和不规则的排便习惯;⑦以便秘为主要症状的肠易激综合征。

二、临床表现

便秘是由于粪便在肠内停留过久,水分太少,表现为大便干结,并感到排便费力、排出困难和排不干净。有些患者可同时出现下腹部膨胀感、腹痛、恶心、食欲减退、口臭、口苦、全身无力、头晕、头痛等感觉,有时在小腹左侧可摸到包块(即粪便)及发生痉挛的肠管。

1. 便秘伴有呕吐、腹胀、肠绞痛,可能为各种原因引起的肠梗阻。

2. 便秘伴有腹部包块者应注意肠结核、肠肿瘤等。

3. 便秘与腹泻交替者应注意肠结核、溃疡性结肠炎、肠易激综合征等。

4. 伴生活条件改变、精神紧张出现便秘,多为原发性便秘。

三、治疗药物选用

1. 非处方药　缓泻药是一类能促进排便反射或使排便顺利的药物。《国家非处方药目录》收载的缓泻药的活性成分有乳果糖、比沙可啶、甘油、硫酸镁、大黄、山梨醇;制剂有开塞露、车前番泻复合颗粒、聚乙二醇粉剂、羧甲基纤维素钠颗粒。常用的中成药有麻仁丸、五仁丸、苁蓉通便口服液、九制大黄丸、通乐颗粒、清润丸等。

(1) 功能性便秘:可选用乳果糖,该药在肠道内极少吸收,可被细菌分解成乳酸及醋酸,使水和电解质保留在肠腔内,提高肠腔的渗透压,产生容积性排便效应。

（2）急、慢性或习惯性便秘:可选用比沙可啶,该药通过与肠黏膜接触,刺激肠壁的感受神经末梢,引起肠反射性蠕动增强,促进粪便的排出。

（3）低张力性便秘:可选用甘油栓,该药作用温和,能润滑并刺激肠壁,软化大便,使粪便易于排出。

（4）痉挛性便秘:可选用聚乙二醇粉,服后易溶于水而形成黏性的胶浆,能润滑肠壁,软化大便和调节稠度,使粪便易于排出。同类药还有羧甲基纤维素钠,易分散于水中形成黏性的胶状液体,可润滑肠壁,并吸收大量水分,膨胀后刺激肠壁,引起便意,导致排便。

（5）急性便秘:可选用硫酸镁,该药为容积性泻药,作用强烈。口服不易吸收,使肠内容积的渗透压升高,阻止对肠腔内水分的吸收,同时将组织中的水分吸引到肠腔中来,使肠内容积增大,对肠壁产生刺激,反射性引起肠蠕动增强而产生导泻作用。该药既可单独使用,也可与山梨醇或甘油配伍,同时应大量饮水。

2. 处方药　欧车前亲水胶是一种无刺激性的、纯天然的水溶性纤维,为容积性泻药,可用于功能性便秘,其在肠道内可吸附液体,使粪便软化而容易排出。

案例分析

案例:患者,业务员,45岁,便秘3年。患者自诉,3年来常有大便干结、变硬,大便次数减少（1~2次/周）,同时伴有口臭、口苦及排便费力等症状。粪便的颜色仍然为褐色或深褐色,从未出现过黑便、柏油样便或便中带血。患者平时工作繁忙,应酬较多,常喝酒和抽烟,饮食不规律,少喝水,不喜欢吃蔬菜和水果。

分析:该患者为典型的慢性便秘,工作紧张、生活节奏快、生活不规律、不良的饮食习惯等是导致其便秘的原因。该患者可选择缓泻药来缓解便秘的症状,如乳果糖、比沙可啶、山梨醇、开塞露、车前番泻复合颗粒等。当然,更重要的是注意便秘的预防,应适当进行体育锻炼;养成良好的饮食习惯,平时多食用蔬菜、水果和摄取足够的水分;应养成定时排便的习惯,生活要有规律,保持心情舒畅。

四、用药注意事项

1. 由于便秘形成的原因很多,各种急、慢性病均可引起,故应同时进行病因治疗。

2. 比沙可啶对胃黏膜有刺激性,在服药时不得嚼碎,服药前后2小时不要喝牛奶或服用抗酸剂;应避免接触眼睛和皮肤黏膜;妊娠期妇女慎用,急腹症患者禁用。乳果糖对糖尿病患者要慎用,对有乳酸血症患者禁用。硫酸镁宜在清晨空腹服用,并适量饮水,以提高导泻效果,同时可防止机体脱水;在排便反射减弱引起腹胀时,应禁用硫酸镁导泻,以免突然增加肠内容物而不能引起排便。

3. 慢性便秘者不宜长期大量使用刺激性泻药,因为药物可损伤肠壁神经丛细胞,从而加重便秘。结肠低张力所致的便秘患者应睡前服用刺激性泻药,以达次日清晨排便的目的,或用开塞露。

4. 口服缓泻药仅是对症治疗,一旦便秘缓解,应及时停用。缓泻药连续使用一般不宜超过7

日,特别注意制剂中含有大黄、芦荟等刺激性泻剂成分的药物,不宜长时间应用。

5. 一般缓泻药可在睡前给药,外用药物甘油栓,每晚 1 枚,插入肛门内即可。使用开塞露时将容器顶端剪开成钝口,涂上少许油脂,徐徐插入肛门,再将药液挤入直肠内。

6. 慢性便秘的治疗中应合理选用缓泻药,否则易导致患者脱水、电解质平衡紊乱等不良反应。缓泻药对伴有不明原因的腹痛、腹胀、阑尾炎、肠梗阻等禁用;妊娠期妇女慎用;小儿不宜应用,因可造成缓泻药依赖性便秘。高血压、心脏病、糖尿病、肾功能不全合并便秘的患者宜选用安全的通便药物,如聚乙二醇 4000。

7. 对于便秘患者,在药物治疗的同时应适当增加运动量、改变不良的饮食习惯、多食用蔬菜和水果。

知识链接

便秘的预防

　　预防便秘的措施有:①饮食调节:多吃含膳食纤维多的食物;摄取足够的水分;适当摄入植物脂肪,如香油、豆油;少吃强烈刺激性的助热食物,如辣椒、咖喱,少饮酒和浓茶;常饮蜂蜜、酸奶等助于润肠;晨起空腹饮一杯凉开水或淡盐水,有助于促进肠蠕动。②适当参加体力劳动和体育锻炼,如仰卧屈腿、骑自行车等均能加强腹部运动,促进肠蠕动;也可经常做体操、缩肛训练、气功、太极拳等。③腹部按摩:仰卧位,排空膀胱,以腹部为中心,用自己的手掌适当加压顺时针方向按摩,每天早、晚各 1 次,每次 10 分钟。④应养成定时排便的习惯,生活要有规律,保持心情舒畅。

点滴积累　　∨

1. 便秘仅是一种症状,是由于粪便在肠内停留过久,水分太少,表现为大便干结,并感到排便费力、排出困难和排不干净。

2. 慢性功能性便秘用容积性泻药乳果糖,安全性好,急/慢性或习惯性便秘选刺激性泻药比沙可啶;低张力性便秘使用甘油栓、开塞露,作用温和,尤其适用于儿童及年老体弱者;急性便秘选容积性泻药硫酸镁,作用强烈;痉挛性便秘选膨胀性泻药聚乙二醇粉,刺激性小。

3. 乳果糖对糖尿病患者慎用,对有乳酸血症的患者禁用;比沙可啶在服药时不得嚼碎;硫酸镁宜在清晨空腹服用,并大量饮水。

4. 口服缓泻药仅是临时的措施,一旦便秘缓解,就应停用;缓泻药连续使用不宜超过 7 天。

5. 便秘患者应改变不良的饮食习惯,多食用蔬菜和水果。

第七节　痛经的自我药疗

一、概述

痛经(dysmenorrhea)是指妇女在行经前后出现小腹疼痛、坠胀,甚至痛及腰骶部。严重者可伴恶心、呕吐、冷汗淋漓、手足厥冷,甚至昏厥,给工作及生活带来影响。痛经可分为原发性和继发性两种。原发性痛经多指生殖器官无明显病变者,故又称功能性痛经,多见于青春期少女、未婚及已婚未育者,此种痛经在正常分娩后疼痛多可缓解或消失。继发性痛经则多因生殖器官有器质性病变所致。

二、临床表现

1. 疼痛多在下腹部出现阵发性绞痛或下坠感,少数可放射到大腿内侧。疼痛多在经前 1 ~ 2 日开始或月经来潮后第 1 日疼痛剧烈,持续 2 ~ 3 日,逐渐缓解。

2. 全身症状伴有腰酸、头痛、胃痛、头晕、乳胀、尿频、稀便、便秘、腹泻、失眠、易激动等,严重者可有面色苍白、出冷汗、四肢冰冷、恶心、呕吐,甚至发生晕厥。

3. 精神症状常伴有紧张、焦虑、恐惧和抑郁等。

三、治疗药物选用

1. 非处方药　《国家非处方药目录》收载的解热镇痛药的活性成分有对乙酰氨基酚、布洛芬、阿司匹林、贝诺酯、萘普生;解痉药的活性成分和制剂有氢溴酸山莨菪碱、颠茄浸膏片。常用的中成药制剂有妇科得生丸、痛经丸、元胡止痛片、妇康片、田七痛经胶囊、益母颗粒及温经颗粒等。

(1) 对乙酰氨基酚的镇痛作用较弱但缓和而持久,不良反应较少。

(2) 布洛芬的镇痛作用较强,作用持久,对胃肠道的副作用较轻。

(3) 氢溴酸山莨菪碱或颠茄浸膏片具有松弛平滑肌的作用,可明显缓解子宫平滑肌痉挛而止痛。

(4) 对伴有精神紧张者可口服谷维素。

2. 处方药

(1) 甾体激素避孕药:雌、孕激素复合避孕药可能通过减少前列腺素产生和抑制排卵而缓解痛经,而且避孕药可应用于对解热镇痛药治疗无效的病例,不同的避孕药治疗痛经的效果相当。

(2) 严重疼痛:可选用可待因或氨酚待因片。

案例分析

案例:患者,17 岁,自 13 岁初潮,每次经期小腹疼痛,疼痛呈持续性,时重时轻,月经持续 4 天左右,月经干净后疼痛消失,伴小腹发凉,热水袋捂后疼痛减轻,疼痛严重时面色苍白、出冷汗、四肢冰冷、恶心、呕吐,服用大剂量的止痛药后缓解,医师诊断为痛经。 请问:该患者可以用的非处方药有哪些? 对于痛经患者,有哪些非药物治疗措施可减轻其症状?

分析:痛经是常见的妇科病,病因多且复杂,用于其治疗的主要非处方药有:①解热镇痛药:如布洛芬、对乙酰氨基酚等;②解痉药制剂:如颠茄浸膏片;③活血、调经、止痛类中成药:如痛经丸、元胡止痛片等。 也可采用一些非药物治疗方式减轻痛经症状,如增强体质、生活规律、注意饮食均衡、精神乐观、了解经期生理、注意经期保健等。

四、用药注意事项

1. 为预防和缓解痛经,患者可适当进行体育锻炼,以增强体质;注意生活规律、劳逸结合及充足睡眠;注意经期卫生,经血较多或痛经剧烈时避免剧烈运动和过度劳累,注意保暖。同时,可通过月经生理知识的宣传教育,以消除患者的恐惧、焦虑及精神负担。

2. 注意饮食均衡,多吃蔬菜、水果、鸡肉、鱼肉,并尽量少量多餐,经期忌食生冷瓜果及刺激性食物。适当补充钙、钾、镁等矿物质,也能帮助缓解痛经。

3. 对痛经伴有月经过多,或有盆腔炎、子宫肌瘤继发性痛经者,应在医师的指导下用药。

4. 应用解痉药后可引起口干、皮肤潮红等不良反应。

5. 月经期间不宜服用利尿药,因为利尿药可将重要的电解质和水分排出体外,引起水、电解质紊乱。应禁酒和少摄入食盐,促使水分不在体内滞留,以减轻肿胀感。

6. 解热镇痛药和解痉药仅对痛经症状有缓解作用,而不能解除痛经的病因;并且长期应用会损伤胃肠黏膜,诱发胃、十二指肠溃疡或出血。为避免药物对胃肠道的刺激性,解热镇痛药和解痉药用于治疗痛经连续服用不宜超过 5 日,其禁忌证或注意事项可见发热和头痛中的描述。

7. 保持外阴清洁,每日用温水洗 1～2 次,勤换护垫。

8. 若经血量过多或下腹疼痛,且伴有发热或其他症状,应及时去医院就诊。

点滴积累 V ··

1. 痛经是青春期至绝经期年龄段妇女的一种症状,多见于 20～25 岁以下的未婚女性。

2. 解热镇痛药对乙酰氨基酚、布洛芬对症治疗;抗平滑肌痉挛药氢溴酸山莨菪碱、颠茄浸膏片缓解子宫平滑肌痉挛而止痛;谷维素对伴有精神紧张者适宜。

3. 内分泌治疗(黄体酮、避孕药,抑制排卵);严重疼痛者可选用可待因片或氨酚待因片。

4. 对月经周期不规律或希望怀孕的妇女不宜在月经来潮前口服中成药。

5. 缓解痛经药连续服用不宜超过 5 天。

实训项目十三　头痛用药案例分析及宣教能力训练

【实训目的】

1. 运用课堂所学的理论知识,对头痛案例进行分析,强化学生对头痛及临床用药相关知识的理解,培养学生独立分析问题和解决问题的能力。

2. 通过实训让学生熟悉头痛防治宣教的基本知识,学会正确推荐治疗头痛的药物,培养用药指导和用药咨询的能力。

【实训准备】

1. 临床合理用药案例。

2. 具有多媒体设备的模拟药房。

【实训步骤】

1. 学生分组,对合理用药案例进行讨论、分析,教师巡视指导,每组推选代表发言,最后由教师点评、总结。

2. 教师通过多媒体,向学生介绍头痛防治宣教的基本知识,并分组进行合理用药指导和宣教的模拟训练(患者与药师角色),最后每组推选代表登台表演。

3. 模拟情景对话

药师:您好,请问有什么可以帮您的吗?

患者:我头有点痛,想买点止痛的药。

药师:头痛有多长时间了?

患者:有两三天了,前两天受凉后就觉得头有点痛。

药师:具体哪个位置比较痛? 是胀痛还是刺痛?

患者:头部前面和两侧的位置一阵阵胀痛,晚上都休息不好。

药师:有没有恶心、呕吐、视力模糊不清的感觉?

患者:没有。

药师:有没有咳嗽、咳痰?

患者:也没有。

药师:做过什么检查吗? 有没有自己测过体温?

患者:前几天自己测是有点发烧,快38℃了;今天测好了点,是37℃。

药师:那您有没有吃过什么药?

患者:我买了板蓝根吃了,不发烧了,但是头痛还是没有缓解,并且还觉得全身酸痛。

药师:从您的症状来看,应该是感冒引起的头痛。

患者:那我应该吃什么药比较好呢?

药师:你有没有对哪些药物过敏? 有没有其他疾病,比如说胃肠道疾病?

患者:没有。

药师:您可以选用复方对乙酰氨基酚,口服一次1片,一天3次。这个药可以减轻你头痛和发热的症状。

患者:有没有什么不良反应?

药师:这药可能会引起胃不太舒服,比较轻微,你最好是吃饭后服用。注意服用的时间不能超过5天,症状消失后就停止用药。

患者:我头痛得厉害,这个药就够了吗?

药师:你还可以选用罗通定片,这个药有止痛作用,所以特别适于因疼痛而失眠的人。这个是每次1片,睡前服用就可以了。

患者:好的。谢谢。

药师:注意吃药时请不要饮酒或饮用含有乙醇的饮料,平时要保持乐观情绪、劳逸结合、注意休息,多喝水、多吃水果,不要吃辛辣、刺激的东西。

患者:好的。谢谢。

4. 推荐用药

(1) 如果是精神紧张性头痛,宜选用何药?

(2) 如果是偏头痛,宜选用何药?

(3) 如果是三叉神经痛,宜选用何药?

5. 用药指导

(1) 对乙酰氨基酚、阿司匹林等解热镇痛药仅对疼痛的症状有缓解作用,不能解除疼痛的致病原因,不宜长期使用。

(2) 解热镇痛药的主要不良反应为胃肠道反应,为避免药物对胃肠道的刺激性,解热镇痛药宜在餐后服或与食物同服。

(3) 解热镇痛药用于头痛一般不超过 5 日,如 5 日后症状未缓解,或伴有发热、嗜睡、复视、血压或眼压升高、手脚冰凉、神志不清时应及时去医院诊治。

(4) 注意心理健康、保持乐观情绪、劳逸结合、学会科学休息是防治头痛的有效措施。

(5) 应多喝水、多吃水果;戒除烟酒、忌食辛辣食品。

6. 案例分析

李某,女,34 岁,公司高级职员。时常右侧头痛,每周发作 3 ~ 4 次,每次可持续 4 ~ 8 小时,发作时每晚不能入睡,口服麦角胺咖啡片没有改善,每次发作时有恶心症状,但未出现过呕吐。查体未见异常,不吸烟、喝酒,头痛发作时会服用布洛芬。

处方用药:舒马普坦片　　　100mg　t. i. d.　　p. r. n.　　　p. o.

艾司唑仑片　　2mg　h. s.　　p. o.

请分析以上处方,分析是否合理并说明理由。

【实训思考】

1. 头痛分为哪几类? 主要临床表现及治疗原则是什么?

2. 头痛有哪些非药物治疗措施?

实训项目十四　腹泻用药案例分析及宣教能力训练

【实训目的】

1. 运用课堂教学所学的理论知识,对腹泻案例进行分析,强化学生对腹泻及临床用药相关知识的理解,培养学生独立分析问题和解决问题的能力。

2. 通过实训让学生熟悉腹泻防治宣教的基本知识,掌握腹泻预防措施、饮食调理及常用腹泻治疗药物应用原则。

【实训准备】

1. 临床合理用药案例。

2. 具有多媒体设备的模拟药房。

【实训步骤】

1. 学生分组,对合理用药案例进行讨论、分析,教师巡视指导,每组推选代表发言,最后由教师点评、总结。

2. 教师通过多媒体,向学生介绍腹泻防治宣教的基本知识,并分组进行合理用药指导和宣教的模拟训练(患者与药师角色),最后每组推选代表登台表演。

3. 模拟情景对话

药师:有什么可以帮您的吗?

患者:我拉肚子啦,想买点止泻药。

药师:什么时候开始拉的呀? 今天拉了多少次啦?

患者:下午3点多钟开始拉的,到现在拉了五六次啦。

药师:大便成形吗? 还是像水样的呀?

患者:大便不成形,很稀,像水样的。

药师:除了腹泻外,您还有其他不舒服的吗?

患者:很想吐,下午吐了2次,肚子也很痛。

药师:感觉口渴吗?

患者:有点渴,一直都想喝水。

药师:有发烧吗?

患者:好像有一点点,但不明显。

药师:您今天有没有吃什么特别的东西呀?

患者:中午与几个朋友在外面吃烧烤,1个多小时后就感觉肚子不舒服,想吐,接着就拉肚子啦。

药师:从症状看,您应该是急性胃肠炎引起的腹泻,是由于您中午吃了不干净的食物所致的。

患者:那我该吃什么药呀?

药师:现在您有点脱水了,可以服用补液盐(ORS),每小袋加500ml温开水溶解,分次喝,能补充机体丢失的水分和盐分。

患者:好的,我还需要吃什么药吗?

药师:您以前有药物和食物的过敏史吗?

患者:没有。

药师:我建议你可以使用蒙脱石散(思密达)止泻,首次要用2袋,以后一次1袋,每天3次,或者腹泻后加服1袋。使用时倒入50ml温水中,摇匀后口服,最好是饭前服用。另外,你还可以服用山莨菪碱片,它可以减轻你的腹痛,一次 1 片,一天 3 次。

患者:听别人说诺氟沙星止泻效果挺好的,我可以用这个吗?

药师:诺氟沙星属于处方药,必须要凭医师处方才能购买。并且这类药物会影响软骨的发育,18 岁以下是禁止使用的。你满 18 岁了吗?

患者:没有,我还是用你推荐的这两个药吧。那我服药期间要注意什么吗?

药师:蒙脱石散的副作用很少。山莨菪碱在使用时注意你的腹痛缓解后就不必再用了。另外在山莨菪碱使用过程当中可能会出现口干、面红、看近物模糊等,停药后症状会自然缓解。

患者:好,谢谢。

药师:这些天你要注意休息,饮食要清淡,主食以半流质为主。如果服药后症状还没有改善,你还是应该去医院的消化科看一下。

患者:我会注意的。

药师:好的,祝您早日康复!

4. 推荐用药

(1) 感染性腹泻患者如果出现明显的腹痛,宜选用何药?

(2) 对细菌感染的急性腹泻可选用哪些抗菌药物?

(3) 如果患者是消化性腹泻,宜需选用何药治疗?

(4) 如果患者是肠道菌群失调性腹泻,宜需选用何药治疗?

5. 用药指导

(1) 进行购药指导时,要询问既往用药史、过敏史等,注意询问肝、肾功能是否正常等。

(2) 腹泻是由多种不同的病因所致的,在应用止泻药治疗的同时,应采取相应的对因治疗措施。

(3) 服用蒙脱石散、山莨菪碱前,一定要仔细阅读药品说明书。

(4) 蒙脱石散是胃肠道黏膜保护剂,会在胃肠道形成一层保护膜,如与其他药物合用要间隔 2 小时,推荐饭前服用。急性腹泻服用本品治疗时,首次剂量加倍。

(5) 腹泻时由于排出大量水分,应多喝开水或口服补液盐。

(6) 急性腹泻水泻期需要暂时禁食,不需禁食者宜给清淡流质饮食,如果汁、米汤、薄面汤等;腹泻停止后宜以细、软、少渣、易消化的食物为宜。

6. 案例分析

张某,女,56 岁。间断性腹泻 7 年,发作 2 个月。7 年前因受凉后出现大便次数增多,4 ~ 5 次/日,大便不成形,时有黏液,无脓血。常可自行缓解,但受凉多可诱发,发作时间为 4 ~ 5 天。2 个月前,该患者因饮食不当而再次发作,并伴有恶心、呕吐,左下腹部隐痛,排便后腹痛可缓解;稀便,呈黄色,无脓血,大便次数为 3 ~ 4 次/日。发病以来,患者精神、食欲好,小便正常,无明显消瘦。体格检查:T 36.2℃,R 20 次/分,P 82 次/分,BP 140/80mmHg,营养中等,神志清楚,语言流利,全身浅表淋巴结无肿大,心律齐,肺部未闻及干湿啰音。辅助检查:大便常规:黄色稀便,白细胞 0 ~ 3 个/高倍视野。便潜血(+)。余未见异常。

请分析上述案例,为该患者制订可行的治疗方案,并制订相应的用药指导措施。请根据病案设计模拟药房问病荐药的情景对话。

【实训思考】

1. 腹泻的常见病因、主要临床表现及治疗原则有哪些?

2. 腹泻的预防措施有哪些?

3. 感染性腹泻的常见病原菌有哪些? 可选用哪些药物治疗?

目标检测

一、单项选择题

1. 关于体温的说法正确的是( )

　　A. 正常人的体温为直肠温度>口腔温度>腋下温度

　　B. 男性体温>女性体温,新生儿体温>小儿体温

　　C. 昼夜体温波动超过 2℃时即为发热

　　D. 当体温超过 38.5℃时即为高热

　　E. 体温与性别、年龄无关

2. 下列用于解热的首选药物是( )

　　A. 对乙酰氨基酚　　　　B. 阿司匹林　　　　　　C. 安乃近

　　D. 布洛芬　　　　　　　E. 贝诺酯

3. 胃肠道反应最小的药物是( )

　　A. 对乙酰氨基酚　　　　B. 贝诺酯　　　　　　　C. 布洛芬

　　D. 安乃近　　　　　　　E. 阿司匹林

4. 关于解热药的使用叙述错误的是( )

　　A. 退热属于对症治疗,可能掩盖病情

　　B. 应严格掌握用量,避免滥用,老年人应减量

　　C. 多数宜在餐后服用

　　D. 解热镇痛药大多有胃肠道反应

　　E. 阿司匹林无致畸作用,但由于可导致出血,不宜在妊娠中使用

5. 解热镇痛药用于解热一般不超过( )

　　A. 1 天　　　　　　　　B. 2 天　　　　　　　　C. 3 天

　　D. 4 天　　　　　　　　E. 5 天

6. 三叉神经痛首选( )

　　A. 罗通定　　　　　　　B. 地西泮　　　　　　　C. 维生素 B_1

　　D. 卡马西平　　　　　　E. 谷维素

7. 适用于胸膜炎胸痛伴有咳嗽的是( )

    A. 右美沙芬　　　　　　　　　　B. 喷托维林

    C. 苯丙哌林　　　　　　　　　　D. 可待因

    E. 右美沙芬复方制剂

8. 以下解热镇痛药中,用于治疗头痛应首选的是( )

    A. 布洛芬　　　　　　　　　　　B. 贝诺酯

    C. 阿司匹林　　　　　　　　　　D. 苯妥英钠

    E. 对乙酰氨基酚

9. 以下所列的药物中,推荐用于治疗反复性偏头痛者的处方药是( )

    A. 谷维素　　　　　　　　　　　B. 地西泮

    C. 维生素 B_1　　　　　　　　　D. 阿司匹林

    E. 麦角胺咖啡因片

10. 以下治疗咳嗽的药物中,白天工作的驾驶员可以选用的非处方药是( )

    A. 氨溴索　　　　B. 可待因　　　　C. 苯丙哌林

    D. 羧甲司坦　　　E. 右美沙芬

11. 下列用于治疗咳嗽的药物中,属于祛痰剂的药物是( )

    A. 可待因　　　　B. 氨溴索　　　　C. 苯丙哌林

    D. 右美沙芬　　　E. 喷托维林

12. 服用胃动力药多潘立酮治疗消化不良,最佳用药时间是( )

    A. 餐后　　　　　B. 餐前　　　　　C. 餐后 1 小时

    D. 餐前 1 小时　　E. 餐前 10 分钟

13. 双歧三联活菌胶囊治疗腹泻的机制是( )

    A. 防止蛋白质发酵　　　　　　　B. 补充正常细菌

    C. 减少腹胀和腹泻　　　　　　　D. 维持肠道正常菌群的平衡

    E. 抑制肠内的腐败菌生长

14. 下列治疗便秘的药物中,属于处方药的是( )

    A. 乳果糖　　　　　　　　　　　B. 硫酸镁

    C. 山梨醇　　　　　　　　　　　D. 比沙可啶

    E. 欧车前亲水胶

二、多项选择题

1. 下列关于人体体温的叙述正确的是( )

    A. 人体各个部位的体温不尽相同　　B. 体温在一日内会有一定波动

    C. 昼夜体温差一般不超过 1℃　　　D. 女性的体温略高于男性

E. 老年人的体温相对较低

2. 下列用于解热的药物中,属于非处方药的是(　　)

    A. 对乙酰氨基酚　　　　B. 阿司匹林　　　　　　　　C. 阿苯片

    D. 布洛芬　　　　　　　E. 贝诺酯

3. 下列关于解热药的使用叙述正确的是(　　)

    A. 对乙酰氨基酚对于孕妇是绝对安全的

    B. 布洛芬用于晚期妊娠可使孕期延长

    C. 不宜同时使用两种以上的解热镇痛药

    D. 使用解热镇痛药时不宜饮酒

    E. 使用解热药时要多饮水及时补充电解质

4. 下列关于治疗头痛药物的使用叙述正确的是(　　)

    A. 维生素 B_1 对血管性或神经紧张性头痛均有一定的缓解作用

    B. 解热镇痛药对钝痛的效果好

    C. 解热镇痛药对创伤性剧痛和内脏平滑肌痉挛引起的绞痛几乎无效

    D. 轻易不宜先用镇痛药

    E. 不宜长期服用镇痛药

5. 以下有关治疗咳嗽用药的注意事项中,正确的是(　　)

    A. 苯丙哌林可引起嗜睡

    B. 干性咳嗽可单用镇咳药

    C. 右美沙芬对口腔黏膜有麻醉作用

    D. 痰液较多的咳嗽患者应以祛痰为主

    E. 镇咳药连续口服 1 周,症状未缓解应去就诊

6. 在使用助消化药物时应注意(　　)

    A. 活菌制剂和吸附剂、抗菌药合用时应间隔 2~3 小时

    B. 酶或活菌制剂服用时不宜用热水

    C. 胃蛋白酶服用时可合用碱性食物

    D. 胰酶对急性胰腺炎早期患者、蛋白质及其制剂过敏者禁用

    E. 胰酶与等量碳酸氢钠、西咪替丁合用可增强疗效

7. 下列关于便秘及用药描述正确的是(　　)

    A. 蹲便时间较长,但排出的是软便属于功能性便秘

    B. 服比沙可啶前后 2 小时不要喝牛奶、口服抗酸剂或刺激性药,可以嚼碎

    C. 缓泻药连续使用不宜超过 7 天

    D. 生活习惯、工作姿势、运动等都是便秘的病因

    E. 慢性功能性便秘可使用中等剂量的乳果糖调节便秘

8. 用于治疗痛经的非处方药包括(　　　)

　　A. 对乙酰氨基酚　　　　B. 布洛芬　　　　　　C. 氢溴酸山莨菪碱

　　D. 贝诺酯　　　　　　　E. 颠茄浸膏片

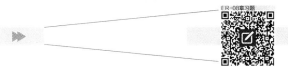

ER-08章习题

（姚淑琼）

第九章

常见疾病的自我药疗

导学情景 ∨

情景描述：

患者，男，27 岁。 口内局部疼痛明显，特别是进食刺激性食物时疼痛加重，影响进食与说话，自己口内检查发现硬腭，上、下唇内侧黏膜，舌腹等部位可见 6 个大小不等的溃疡，周围黏膜充血明显，牙龈红肿明显。 患者自行购买非处方药甲硝唑含漱剂、西地碘含片（早、晚刷牙后含漱），连续 8 日为 1 个疗程；连续 2 个疗程后，不适症状基本消失。

学前导语：

本章我们将学习感冒、口腔溃疡、咽炎、缺铁性贫血、足癣、沙眼、痤疮、阴道炎等疾病的自我药疗。

随着科学技术的进步和生活水平的提高，人们对生活质量的要求和自我药疗的意识也越来越高。自我药疗是我国医疗服务体系中的一个重要组成部分，"大病去医院，小病上药店"的观念已逐步形成共识。本章主要介绍常见疾病的自我药疗。

扫一扫，知重点

感冒的自我药疗

第一节　感冒的自我药疗

一、概述

感冒是由病毒、混合感染或超敏反应引起的上呼吸道卡他性疾病，表现为鼻塞、流涕、打喷嚏、咳嗽、咽部不适、畏寒、低热等局部和全身症状。感冒一年四季均可发病，以冬、春季较为多见。小儿、老年人、妊娠期妇女、营养不良、体质虚弱、疲劳和生活不规律者均为易感人群。感冒通常可分为普通感冒和流行性感冒（简称流感）。

1. 普通感冒　俗称伤风，由多种病毒如鼻病毒、腺病毒、柯萨奇病毒、冠状病毒等感染所致，其中鼻病毒常引起"鼻感冒"、腺病毒常引起"夏感冒"、埃可病毒和柯萨奇病毒常引起"胃肠型感冒"。感冒可通过直接接触传染，也可由感冒者的呼吸道分泌物而传染，如感冒者以其鼻涕污染手或室内物品，再由此到达易感者之手，进而接种于鼻黏膜。此外，人们对感冒病毒的易感性也受环境、体质、情绪等因素的影响。

2. 流感 由甲、乙、丙及变异型等流感病毒引起的急性呼吸道传染病。主要通过飞沫传播,传染性强,传播迅速,极易造成大流行,往往在短时间内使很多人患病。流感的潜伏期通常为1~3日,潜伏期无症状,但是具有传染性。并发症比较多,如肺炎、心肌炎、心肌梗死、哮喘、中耳炎等,尤其是年老体弱的患者易并发肺炎。

二、临床表现

1. 普通感冒 发病较急,初起时常有卡他症状,后期会出现全身症状。严重时可继发细菌感染,但普通感冒不会造成大流行,亦少见并发症。全身症状可有畏寒、乏力、全身不适,有时有轻度发热、头痛、四肢痛、背部酸痛、食欲缺乏、腹胀、便秘等;小儿感冒还可能伴有高热、呕吐、腹泻等症状。局部症状有流鼻涕、水肿、打喷嚏、咽喉肿痛、咽干燥感、声嘶和咳嗽等。血常规检测白细胞计数正常或偏低,当并发细菌感染时则血白细胞计数增多。

2. 流感 发病急骤,常有接触史,局部和全身症状均较重。其临床分型如下:

(1)单纯型:最常见,常突发起病,畏寒高热,体温可达39~40℃,多伴头痛、全身酸痛或不适、食欲缺乏、乏力、畏寒等全身症状,常有咽喉痛、干咳,可有鼻塞、流涕、胸骨后不适等。典型病程约1周。

(2)肺炎型:多见于老年人、小儿及原有心肺疾患的人群,主要表现为持续高热、剧烈咳嗽、咳血痰或脓性痰、呼吸急促、发绀等。肺部检查可闻及湿啰音。胸部X射线线检查显示两肺可有散在絮状阴影,可因呼吸循环衰竭而死亡,病死率高。

(3)胃肠型:除全身症状外,尚有恶心、呕吐、腹痛、腹泻等胃肠道症状,小儿多于成人。典型病程为2~4日,可迅速康复。

(4)神经型:高热不退、头痛、谵妄甚至昏迷。小儿可见抽搐及脑膜刺激症状。

三、治疗药物选用

1. 非处方药 《国家非处方药目录》中收录的感冒对症治疗西药主要有对乙酰氨基酚、布洛芬、酚麻美敏、美扑伪麻、双扑伪麻、氨酚伪麻、布洛伪麻等。

(1)感冒伴有发热、头痛、关节痛、肌肉痛或全身酸痛可选用对乙酰氨基酚、阿司匹林、布洛芬等制剂。

(2)以鼻腔黏膜血管充血、喷嚏、流泪、流涕等卡他症状为主的感冒患者可选服含有盐酸伪麻黄碱或氯苯那敏的制剂,如酚麻美敏、美扑伪麻、双扑伪麻、氨酚伪麻、伪麻那敏、氨酚曲麻等制剂。

(3)对伴有咳嗽者可选服含有右美沙芬的制剂,如酚麻美敏、美酚伪麻、美息伪麻、双酚伪麻、伪麻美沙芬等。

(4)为缓解鼻塞,可局部应用使鼻黏膜血管收缩、减少鼻黏膜充血的制剂,如呋喃西林麻黄碱、羟甲唑啉、萘甲唑啉和赛洛唑啉等滴鼻液。

（5）为了对抗病毒,可选服含有金刚烷胺的制剂,如复方氨酚烷胺咖敏、复方氨酚烷胺等。

2. 处方药 临床确诊或高度怀疑流感且有发生并发症高危因素的成人和小儿患者,不论基础疾病、流感疫苗免疫状态以及流感病情严重程度如何,应及时就医,在医师的指导下合理使用抗流感病毒药物。主要药物如下:

（1）M_2离子通道阻滞剂:如金刚烷胺、金刚乙胺。该类药物可阻滞流感病毒 M_2 蛋白的离子通道,从而抑制病毒复制,但仅对甲型流感病毒有抑制作用。

（2）神经氨酸酶抑制剂:为一类新型的抗流感药,如扎那米韦、奥司他韦。该类药物主要阻止病毒由被感染细胞释放和入侵邻近细胞,减少病毒在体内的复制,对甲、乙型流感均具有作用,可用于流感的预防和治疗。神经氨酸酶抑制剂宜及早用药,在流感症状初始48小时内使用较为有效。

3. 中成药 感冒有多种类型,应依据中医辨证施治的理论,认真加以区别,选用相应的中成药,才能达到有效的治疗效果。

（1）风热感冒:选用清热宣肺的辛凉解表药,如羚翘解毒丸、银翘解毒丸、羚羊感冒片或板蓝根颗粒、感冒退热颗粒等。

（2）风寒感冒:选用发散风寒、解表清热的辛温解表药,如参苏丸、通宣理肺丸、九味羌活丸等。

（3）暑热感冒:选用解表化湿清暑药,如藿香正气丸(胶囊、片)、六合定中丸等。

（4）阳虚感冒:又称表里双感,选用表里双解、解表清里的药物,如防风通圣丸等。

（5）气虚感冒:需扶正祛邪、益气解表,用选补中益气丸与参苏丸同治。

知识链接

抗感冒药的组方

由于感冒发病急促、症状复杂多样,迄今尚无一种药物能解决感冒的所有问题,因此一般多采用复方制剂。 常用的组方搭配如下:①解热镇痛药:可退热、缓解头痛和全身痛,常用对乙酰氨基酚、阿司匹林、双氯芬酸等;②鼻黏膜血管收缩药:减轻鼻窦、鼻腔黏膜血管充血,解除鼻塞症状,有助于保持咽鼓管和窦口通畅,例如伪麻黄碱;③抗过敏药:可使下呼吸道的分泌物干燥和变稠,减少打喷嚏和鼻腔溢液,同时具有轻微的镇静作用,如氯苯那敏和苯海拉明等;④镇咳药:抑制咳嗽中枢而产生较强的镇咳作用,如右美沙芬;⑤中枢兴奋药:有些制剂中含有咖啡因,一是为了加强解热镇痛药的疗效,二是拮抗抗组胺药的嗜睡作用;⑥蛋白水解酶:改善体液局部循环,促进药物对病灶的渗透和扩散,如菠萝蛋白酶;⑦抗病毒药:抑制腺病毒、流感病毒、鼻病毒等复制,如金刚烷胺、扎那米韦。

四、用药注意事项

1. 感冒多由病毒感染引起,大多数抗生素无抗病毒作用,通常情况下,治疗感冒不需要使用抗生素。但是感冒并发化脓性扁桃体炎、咽炎、支气管炎和肺炎等继发性细菌感染时,应合理使用氨苄西林、头孢氨苄、阿奇霉素等抗生素。联合应用抗生素的指征应当严格控制,必须凭执业医师处方,在医师的指导下使用。

2. 鉴于抗感冒药的成分复杂,用药前必须了解复方制剂的组成及各药的特点,尤其是药物的不良反应。对服用含有抗过敏药者,不宜从事驾车、高空作业或操作精密仪器等工作;含有鼻黏膜血管收缩药如盐酸伪麻黄碱的制剂对伴有心脏病、高血压、甲状腺功能亢进、肺气肿、青光眼、前列腺增生者需慎用;含有右美沙芬的制剂对妊娠初期及哺乳期妇女禁用;服用含有解热镇痛药的制剂时应禁酒,同时老年人、肝肾功能不全者、血小板减少症者、有出血倾向者、上消化道出血及穿孔病史者应慎用或禁用解热镇痛药。

3. 感冒为自限性疾病,一般病程多在 1 周左右,无严重症状者尽可能不用药或少用药。使用药物治疗时应注意:①抗感冒药连续服用一般不得超过 1 周,服用剂量不能超过推荐剂量,在连续服用 1 周后症状仍未缓解者,应向医师或药师咨询;②服药期间多喝开水,以利于药物的排泄,减少药物对身体的损害;③3 岁以下的小儿肝、肾还未发育成熟,不应口服或注射对乙酰氨基酚;④退热药不应和碱性药同时服用,如碳酸氢钠、氨茶碱等,否则会降低退热的效果。

4. 发热是身体的一种防御性反应,感冒发热时不要急于使用退热药,如果体温不超过 38.5℃,让患者多休息、多饮水、适当补充维生素即可。退热的最好办法是物理降温,如冷敷、乙醇擦浴等,高热时应在医师的指导下使用退热药。

5. 感冒期间应注意保证休息时间,确保休息质量。感冒的主因是机体免疫力低下。一旦感冒了,应注意休息,每天至少保证 8 小时左右的睡眠时间,减少外出活动,防止将病毒传染给他人。

多饮温开水是治疗感冒的一种最好的辅助手段。多饮水可以补充体内水分,只要身体未出现不适,都可以多饮水。当然,有肾病的患者应注意遵从医嘱,适量饮水。养成良好的生活习惯,避免过度疲劳和受凉。平时要积极参加体育锻炼,增强身体的御寒能力。依据气候变化增减衣服,常开窗户,保持室内通风和清洁,加强空气湿度(可以使用加湿器)。保持空气清新,使鼻腔呼吸舒服,有利于治疗感冒。如果环境太过于干燥,也会对感冒产生影响。为了有效预防流感,应勤洗手;流感流行期间,应减少出入公共场所。

6. 感冒患者宜清淡饮食,进食易消化、富含维生素的食物,特别是多进食富含维 C 的水果,如橙子、猕猴桃、橘子、柚子等,能起到缓解感冒症状的作用。少吃咸食、甜食、肥肉等,禁食辛辣食物,忌烟酒。

案例分析

案例:周某,女,38 岁,公务员。 主诉鼻塞、流清水样鼻涕,畏寒,喉咙干,但不痛,无咳嗽症状。 患者发病前 3 日,因天气突然转凉,未及时添加衣服,次日清晨开始打喷嚏、鼻塞、流涕、咽痒。请为该患者制订治疗方案,并给出用药指导建议。

分析:该患者为普通感冒,其症状主要以鼻腔黏膜血管充血、喷嚏、流涕等卡他症状为主,其治疗方案包括:①非药物治疗:应注意休息,多饮白开水,清淡饮食,多进食富含维 C 的水果(如橙子、猕猴桃等)可有利于感冒治疗;②药物治疗:感冒常由病毒引起,为自限性疾病,病程约 1 周,无严重症状者宜少用药,该患者可选服含有盐酸伪麻黄碱或氯苯那敏的制剂以缓解鼻部症状,如美扑伪麻、双扑伪麻、伪麻那敏等制剂。 用药前,建议患者一定要仔细阅读药品说明书,以了解药物不良反应等知识;用药期间应多喝水,以促进药物排泄;连续服用一般不得超过 1 周,应按推荐剂量用药,症状消失后应停止用药,如症状加重,请及时就医。

点滴积累 ∨

1. 感冒是由病毒感染引起的常见病、多发病，至今尚无特效疗法，只能对症治疗，如无并发症产生，通常1周内可以痊愈。 如需要，可根据情况选择抗感冒药治疗，能相应地缓解症状、缩短病程。 如继发细菌感染，应在医师的指导下使用抗菌药物治疗。
2. 感冒期间应多喝水，宜清淡饮食，多休息，保持室内空气流通。

第二节 口腔溃疡的自我药疗

一、概述

口腔溃疡又称为"口疮"，是慢性的口腔黏膜小溃疡，深浅不等，为圆形或椭圆形损害。口腔溃疡具有周期性、复发性及自限性等特点，常由维生素缺乏、免疫功能低下、胃肠功能紊乱、体内缺乏锌铁、微循环障碍、精神紧张、睡眠不足、肠道寄生虫病、口腔局部创伤等原因诱发。

二、临床表现

口腔溃疡好发于唇、颊、软腭或齿龈等处，表现为单个或者多个大小不等的圆形或椭圆形溃疡，表面覆盖灰白或黄色假膜，中央凹陷，边界清楚，周围黏膜红而微肿，溃疡局部灼痛明显。口腔溃疡有自愈性，病程为7~10日，严重者此起彼伏、连绵不断。

三、治疗药物选用

口腔溃疡的治疗以外用药物为主。

1. 非处方药 《国家非处方药目录》收载的治疗口腔溃疡的药物活性成分和制剂有甲硝唑、氯己定含漱剂、西地碘含片、甲硝唑口颊片、地塞米松粘贴片、甲硝唑含漱剂、碘甘油等。

（1）维生素类药物：可口服维生素 B_2 和维生素 C。

（2）抗厌氧菌药：可选用甲硝唑口腔粘贴片、0.5% 甲硝唑含漱剂或复方甲硝唑含漱剂含漱。该类药物能阻碍细菌新陈代谢，对专性厌氧菌有杀灭作用。

（3）抗菌防腐药：①西地碘含片：杀菌力强，对细菌繁殖体、芽孢和真菌也有较强的杀灭作用；②葡萄糖氯己定含嗽：对金黄色葡萄球菌、链球菌、厌氧丙酸杆菌及白念珠菌有杀灭作用；③碘甘油：对细菌、病毒、真菌均有杀灭作用；④地喹氯铵片：为阳离子型表面活性剂，能吸附于细菌的细胞壁上，改变其通透性，从而杀灭细菌；⑤溶菌酶片：为一种黏多糖溶解酶，可使革兰阳性菌的细胞壁破裂而死亡。

（4）局部应用激素类药物：地塞米松粘贴片可用于非感染性口腔黏膜溃疡，贴片用量较小而作用直接、持久，可促进溃疡愈合。地塞米松粘贴片具有很强的抗炎作用，外用贴敷于溃疡处，每处1片，一日总量不得超过3片，连续使用不得超过1周。

2. 处方药

（1）口腔溃疡面积较大时可用 10% 硝酸银溶液烧灼溃疡面。

（2）对反复发作的口腔溃疡推荐口服泼尼松或左旋咪唑。

（3）氨来呫诺口腔贴片是炎症介质（如组胺和白三烯）形成和（或）释放的有效抑制剂，适用于治疗免疫系统正常的成人及 12 岁以上的青少年口腔溃疡。

（4）中成药可外敷冰硼散、养阴生肌膜、爽口托疮膜等，有清热排毒、收敛生肌的作用，用时取药膜贴于疮面，也可选用锡类散、冰硼散或喉风散喷洒于溃疡面。

四、用药注意事项

1. 西地碘含片有轻度的刺激性，口含该药后偶见口干、胃部不适、头晕和耳鸣。对碘过敏者禁用，妊娠期、哺乳期妇女及甲状腺疾病患者慎用。连续使用 5 日症状未见缓解应停药就医。

2. 高浓度的氯己定溶液有刺激性，其含漱剂可使牙齿着色、味觉失调、小儿和青年偶可发生口腔无痛性浅表脱屑损害。使用该药时应避免接触眼睛，过敏者禁用，过敏体质者慎用。一般牙膏中均含有阴离子型表面活性剂，与氯己定可产生配伍禁忌。

3. 甲硝唑含漱剂用后可有食欲缺乏、口腔异味、恶心、呕吐、腹泻等反应，偶见有头痛、头晕、失眠、抑郁、皮疹、荨麻疹、白细胞减少，停药后可迅速恢复。长期应用可引起念珠菌感染。

4. 地塞米松粘贴片频繁应用可引起局部组织萎缩，并可能使由皮肤、黏膜等部位侵入的病原菌得不到控制，引起继发的真菌感染等。口腔内有真菌感染者禁用。

5. 氨来呫诺口腔贴片应尽可能在口腔溃疡早期就使用，使用时间最好是在餐后和睡前 80 分钟。使用本品，一次最多用 3 片。但用药不超过 10 天，如用药 10 天后仍无明显的愈合或疼痛减轻，应咨询医师。清洁口腔后使用，用药前后均应洗手。妊娠期及哺乳期妇女慎用。

6. 口腔溃疡目前无有效的治疗方法，避免诱发因素可降低其发生率，主要措施包括：①注意口腔卫生，避免损伤口腔黏膜，避免辛辣性食物和局部刺激，溃疡患者可用淡盐水或茶水漱口；②保持心情舒畅，避免过度疲劳，保证充足的睡眠；③注意生活规律性，防止便秘；④注意营养均衡，多进食各种新鲜蔬菜和水果。

案例分析

案例：李某，男，47 岁。口腔内黏膜破溃、疼痛 8 年。患者 8 年前无明显诱因出现口腔溃疡，面积约 2mm×2mm，单发，曾用口腔溃疡贴，病情好转；后来病情再次加重，口服华素片、西瓜霜等效果不明显。近期，该患者溃疡面积发展到 8mm×8mm，单发，疼痛难忍时用凉水漱口，感觉稍舒，伴口臭、大便干结、牙龈红肿。

分析：该患者为口腔溃疡，该疾病是一种反复发作、具有自愈性的口腔黏膜疾病，其病因复杂，与维生素缺乏、免疫功能低下等因素有关。其治疗原则主要是消除致病诱因、增进机体健康、减轻局部症状、促进溃疡愈合。目前没有特效药物，主要以局部治疗为主，可选用甲硝唑、氯己定含漱剂、西地碘含片、地塞米松粘贴片等抗菌消炎制剂,目的在于防止继发性感染、减轻疼痛、促进愈合;也可以服用维生素 B₂、维生素 C。口腔溃疡应以预防为主,平时应注意保持口腔清洁,常用淡盐水漱口,戒除烟酒,生活规律,保证充足的睡眠,坚持体育锻炼,饮食清淡,多吃蔬菜和水果,少食辛辣刺激性食品,保持大便通畅。

点滴积累 ∨

1. 口腔溃疡是慢性的口腔黏膜小溃疡,具有周期性、复发性及自限性等特点。

2. 治疗口腔溃疡,局部治疗比全身用药作用更明显;治疗口腔溃疡的非处方药的活性成分和制剂有甲硝唑、氯己定含漱剂、西地碘含片、甲硝唑口颊片、地塞米松粘贴片、甲硝唑含漱剂、碘甘油等。

3. 重视药物不良反应;保持口腔清洁,生活起居有规律,保证充足的睡眠,不吃辛辣刺激性食物,多吃蔬菜与水果。

第三节 咽炎的自我药疗

一、概述

人体的口腔、咽喉常潜伏着条件致病菌,当体内环境发生改变,如感冒、失眠、疲乏等导致抵抗力降低时,潜伏的条件致病菌大量繁殖,咽喉受到感染,出现红肿、充血、发干和疼痛等症状,称之为咽炎。它是发生在咽喉黏膜、黏膜下及淋巴组织的弥漫性炎症,可分为急性咽炎和慢性咽炎两种。

急性咽炎是指咽黏膜、黏膜下组织和淋巴组织的急性炎症,常继发于急性鼻炎、鼻窦炎。急性咽炎病变常波及整个咽腔,也可局限于一处,致病菌以溶血性链球菌为主,肺炎球菌、金黄色葡萄球菌、流感病毒及其他病毒皆可致病。急性咽炎也常是流感、麻疹、猩红热等传染病的并发症。

慢性咽炎主要为咽黏膜慢性炎症,多由急性咽炎反复发作、过度使用声带或吸烟等刺激所致,或由全身性慢性疾病如贫血、便秘、上呼吸道炎症、心血管疾病等所继发。

二、临床表现

急性咽炎者喉内干痒,有灼热感,或有轻度喉痛,迅速出现声音粗糙或嘶哑,并常伴有发热、干咳或咳出少量黏液,且有吸气困难,尤以夜间明显。口腔检查可见咽部红肿充血、颈部淋巴结肿大,严重者甚至引起水肿,常因水肿而阻塞咽喉,导致呼吸困难。

慢性咽炎可见有咽喉部不适、干燥、发痒、疼痛或有异物感;有时清晨起床后常会吐出微量的稀痰,伴有声嘶,往往连续说一会儿话便渐渐清晰;刺激性咳嗽和声嘶多在疲劳和使用声带后加重,但不发热。慢性咽炎的病程长,症状常反复发作,不易治愈。

三、治疗药物选用

咽炎应早发现、早预防、早治疗。急性咽炎与慢性咽炎的病因不同,治疗也有区别。急性咽炎常由细菌或病毒感染所致,故应以抗菌和抗病毒治疗为主。慢性咽炎常不需应用抗生素,主要是及时找出致病原因,积极对症治疗,同时增强机体免疫能力。

1. 非处方药 《国家非处方药目录》收载的治疗咽炎药的活性成分或制剂有溶菌酶、度米芬、地喹氯铵、复方地喹氯铵、西地碘、复方草珊瑚含片、碘甘油、甲硝唑含漱剂、氯己定含漱剂等。

（1）局部治疗:可应用口含片,口含片中多含具有抗感染、消毒防腐作用的药物,可直接作用于患处,如溶菌酶、西地碘片、度米芬含片、地喹氯铵含片或复方地喹氯铵含片等,也可用复方硼砂液、氯己定漱口液、温淡盐水含漱。发病初期可用1%碘甘油或2%硝酸银液涂搽咽壁,以促进炎症消退,雾化治疗对局部炎症有效。

（2）全身治疗:可服用对咽部有消炎功能的中成药,如双黄连口服液、复方青果颗粒、清咽丸、穿心莲片或金莲花片。发热重、恶寒轻者可用牛黄解毒丸、六神丸、银翘散等;对发热轻、恶寒重者则可用麻黄汤等内服。

2. 处方药 对急性炎症者为预防咽喉肿胀或喉头水肿而致的呼吸困难,可使用抗菌药物和糖皮质激素;对严重感染者必须使用抗菌药物,如青霉素类、头孢菌素类等抗生素;对病毒感染者可选用利巴韦林、吗啉胍、金刚烷胺等抗病毒药。

四、用药注意事项

1. 咽炎患者不可滥用抗生素,只有在急性期有用药指标时(如发热等)才可适当使用;而慢性咽炎则不需用抗生素,如滥用抗生素,会导致咽喉部的正常菌群失调,引起二重感染、细菌耐药等问题,使咽炎的情况变得复杂,难以治疗。

2. 西地碘含片、氯己定等药物的用药注意事项参见本章第二节口腔溃疡的自我药疗。度米芬切勿与阴离子型表面活性剂同时使用。溶菌酶片偶见过敏反应,如皮疹等。

3. 应用口含片含服时宜将药片置于舌根部,尽量贴近咽喉,每隔2小时1次或一日4~6次。另应注意含服时间越长,局部药物浓度保持时间就越长,疗效越好;含服时不宜咀嚼或吞咽药物,保持安静;含服后30分钟内不宜进食或饮水。含后偶见有过敏反应如皮疹、瘙痒等,一旦发现应立即停药。

4. 应用含漱剂时,含漱时不可咽下,漱后也不应马上喝水或进食,以保持口腔药物的浓度。幼儿及恶心、呕吐者不宜使用。

5. 急性咽炎患者应卧床休息,多喝水,吃稀软食物,禁烟酒,不吃辛辣和过于油腻的食物,保持大便通畅。慢性咽炎患者应加强身体锻炼,提高机体免疫力;避免辛辣刺激性食物,戒烟酒;多喝水,多吃水果和蔬菜,适当服用维生素 A、维生素 B、维生素 E 等。

点滴积累 ∨

1. 咽炎是发生在咽喉黏膜、黏膜下及淋巴组织的弥漫性炎症，可分为急性咽炎和慢性咽炎两种。

2. 治疗咽炎非处方药的活性成分或制剂有溶菌酶、度米芬、地喹氯铵、复方地喹氯铵、西地碘、复方草珊瑚含片、碘甘油、甲硝唑含漱剂、氯己定含漱剂等。

3. 咽炎患者不可滥用抗生素；重视药物不良反应，正确使用口含片和含漱剂；避免辛辣刺激性食物、戒烟酒、多喝水、多吃水果和蔬菜；急性咽炎患者应卧床休息，慢性咽炎患者应加强身体锻炼，提高机体免疫力。

第四节 缺铁性贫血的自我药疗

一、概述

凡外周单位容积的血液中红细胞计数、血红蛋白量或血细胞比容低于正常值者均称为贫血（anemia）。缺铁性贫血（iron-deficiency anemia）为最常见的贫血类型，它是由于机体对铁的需求与供给失衡，导致体内的贮存铁耗尽，继之红细胞内铁缺乏从而引起的贫血，多见于妇女和小儿。

铁参与人体内血红蛋白的组成，是一些能量转移所需的酶类的必需组分。缺铁的原因有：①慢性失血，如钩虫病、痔疮、溃疡病、多次流产、月经量过多等；②长期营养摄入不足、偏食或吸收障碍，如营养不良、萎缩性胃炎、胃功能紊乱、胃大部切除术后、胃酸缺乏、慢性腹泻等；③需铁量增加，如妇女妊娠期或哺乳期、小儿生长发育期等。

二、临床表现

1. **贫血的症状** 常见倦怠、乏力、头昏、头痛、眼花、耳鸣、心悸、气促、面色萎黄或苍白、食欲缺乏等。

2. **组织缺铁的表现** 精神行为异常，如烦躁、易怒、注意力不集中、异食癖；体力耐力下降；易感染；小儿生长发育迟缓、智力低下；口腔炎、萎缩性舌炎、吞咽困难、咽部异物感、口角炎；毛发干枯、脱落；皮肤干燥、皱缩；指（趾）甲缺乏光泽、脆薄易裂，重者指甲变平，甚至呈勺状。

3. **缺铁的原发病表现** 如消化性溃疡、肿瘤或痔疮导致的出血；肠内寄生虫感染导致的腹痛；月经过多、恶性肿瘤疾病导致的消瘦，以及血管内溶血导致的血红蛋白尿。

三、治疗药物选用

1. **非处方药** 缺铁性贫血是一种由各种原因导致的营养性铁缺乏症，故治疗应以补充铁剂和去除病因为主。《国家非处方药物目录》收载的铁剂药物有硫酸亚铁、富马酸亚铁、乳酸亚铁、葡萄糖酸亚铁、右旋糖酐铁和琥珀酸亚铁等。常用硫酸亚铁和富马酸亚铁，两者口服吸收良好，胃肠道刺激性小，铁利用率高。

2. 处方药

（1）右旋糖酐铁注射液：对不能口服或口服疗效不满意者可采用深部肌内或静脉注射。

（2）氢氧化铁蔗糖复合物：主要用于口服铁不能有效缓解或对口服铁剂不能耐受者，可采用静脉滴注、缓慢静脉注射或直接通过血液透析者的人造外瘘给药。

（3）注射用重组人促红素：主要用于肾功能不全合并贫血，对初期再生障碍性贫血也有一定的疗效。

3. 饮食疗法和中药治疗

（1）饮食治疗：①高蛋白饮食，多进食动物肝、瘦肉类、蛋、奶及豆制品等优质蛋白质食物；②进食含铁丰富的食物，如动物肝、肾、舌、鸭肫、乌贼、海蜇、虾米、蛋黄等动物性食品，以及芝麻、海带、黑木耳、黄豆、黑豆、芹菜、荠菜、大枣等植物性食品；③提倡使用铁锅烹饪或煮粥。

（2）中药治疗：中医认为缺铁性贫血的主要病机是脾胃虚弱、气血两虚、肝肾亏虚等，治疗上应以益气健脾、补益气血、滋补肝肾为主要原则。对于气血两虚证的缺铁性贫血，可选用归脾丸、益气维血颗粒、阿胶补血口服液、复方阿胶浆、健脾生血颗粒、生血宁片等；对于脾肾阳虚证的缺铁性贫血，可选用益血生胶囊、益中生血片及生血片等。此外，左归丸、归脾汤、八珍汤、四君子汤等补益脾肾的方剂均是治疗缺铁的常用方剂。

案例分析

案例：王某，女，45岁。近1个月出现头晕、心悸、乏力等症状。查体：体温36.3℃，脉搏86次/分，呼吸18次/分，血压120/80mmHg，神清，倦怠，皮肤黏膜苍白，毛发无光泽，舌质淡，心尖区闻及收缩期杂音，指端苍白，指甲脆裂呈勺状，余正常。实验室检查：Hb 50g/L，RBC 2.5×10^{12}/L，WBC 9.8×10^9/L，PLT 130×10^9/L，红细胞呈小细胞低色素，诊断为缺铁性贫血。请为该患者制订治疗方案，并提供相应的用药指导。

分析：缺铁性贫血是一种常见的贫血类型，与慢性失血、铁吸收障碍或需求量增加等原因有关。病因治疗、补充铁剂和加强营养是缺铁性贫血的主要治疗原则。对因治疗的同时，该患者可采取：①补充铁剂：如硫酸亚铁或富马酸亚铁等。应注意铁剂易出现恶心、便秘等胃肠道反应，宜餐后用药；遵医嘱剂量服药；注意铁剂与药物、食物的配伍禁忌，坚持正确用药。②饮食疗法：宜多进食含铁丰富的食物，如动物肝脏、芝麻、豆类等。③中药治疗：选择益气健脾、补益气血、滋补肝肾的中成药，如归脾丸、复方阿胶浆等。

四、用药注意事项

1. 铁剂治疗应从小剂量开始，逐渐达到足量。

2. 口服铁剂首选2价铁，其溶解度大，易于被人体吸收。对胃酸缺乏者，宜与稀盐酸并用，以利于铁的吸收。

3. 注意铁剂与药物、食物的配伍禁忌。四环素类、考来烯胺等可在肠道与铁结合，影响铁的吸收;抗酸药可使 2 价铁转变成 3 价铁,减少铁的吸收;牛奶、蛋类、钙剂、磷酸盐、草酸盐等可抑制铁剂的吸收;茶和咖啡中的鞣质等易与铁形成不被吸收的盐,影响铁的吸收。肉类、果糖、氨基酸、脂肪可促进铁剂的吸收;维生素 C 作为还原剂可促进铁转变为 2 价铁,从而促进铁的吸收,故口服铁剂应同时并用维生素 C。

4. 注意进餐的影响,习惯上主张铁剂在餐后即刻服用较好,餐后口服铁剂固然可减少胃肠刺激,但受食物中的磷酸盐、草酸盐等影响,使铁吸收减少。铁剂与食物同时服用,其生物利用度为空腹时的 1/2 或 1/3。

5. 血红蛋白病或含铁血黄素沉着症及不伴缺铁的其他贫血(地中海贫血)、肝肾功能不全、尤其伴有未经治疗的尿路感染者不宜应用铁剂。对乙醇中毒、肝炎、急性感染、肠炎、结肠炎、溃疡性结肠炎、胰腺炎、消化性溃疡者应慎用铁剂。

6. 铁剂均具有收敛性,服后常有恶心、腹痛、腹泻、便秘等不良反应,反应强度多与剂量和品种有关。其中以硫酸亚铁的不良反应最为明显,可选择其缓释制剂。

7. 预防铁负荷过重,铁剂在胃肠道的吸收有黏膜自限现象,即铁的吸收与体内储存量有关,体内铁储存量过多时铁吸收减少。正常人的吸收率为 10%,贫血者为 30%。但一次摄入量过大,会腐蚀胃黏膜和使血液循环中的游离铁过量,出现细胞缺氧、酸中毒、高铁血红蛋白血症、休克和心功能不全等中毒症状,应及时清洗胃肠和对症治疗。

8. 铁剂应放在小儿难以拿到的地方,避免小儿误服而引起意外发生。

点滴积累 ╲╱

1. 外周单位容积的血液中红细胞计数、血红蛋白量或血细胞比容低于正常值者均称为贫血。

2. 治疗缺铁性贫血的非处方药物有硫酸亚铁、富马酸亚铁、乳酸亚铁、葡萄糖酸亚铁、右旋糖酐铁和琥珀酸亚铁等。 贫血症状消失后,为巩固疗效还需继续服药 1 ~2 个月。

3. 铁剂治疗应从小剂量开始,逐渐达到足量;注意铁剂与药物、食物的配伍禁忌;铁剂应放在小儿难以拿到的地方。

第五节　手足癣的自我药疗

一、概述

手足癣是手癣和足癣的总称。手癣俗称"鹅掌风",是发生在手掌及指间皮肤的浅部真菌感染;足癣俗称"脚气"(俗名"香港脚"),是指发生于跖趾部皮肤的浅部真菌感染。下列人群极易发生手足癣:①多汗者足跖部汗液明显增多,或肥胖者趾间间隙变窄,汗液不易蒸发,局部皮肤经常处于潮湿状态,利于浅部真菌生长。穿不透气的鞋和足部经常处于潮湿的环境中是足癣发病和病情加重的重要因素。②妊娠期妇女由于内分泌失调,导致皮肤抗真菌感染的能力下降。③局部皮肤破损,破坏了皮肤的防御屏障,真菌易于侵入。④糖尿病患者、应用糖皮质激素和免疫抑制剂导致机体抵抗力下降,长期使用抗生素引起菌群失调,易受真菌感染。

临床上以足癣更为常见,手癣常继发于足癣。手足癣常通过间接接触传染,如在公共浴室和家庭中公用拖鞋和毛巾、互穿鞋袜是主要的传染方式。

二、临床表现

1. 浸渍糜烂型　多见于足癣,常发生在第3、第4趾间,表现为局部皮肤浸渍、发白,擦去表皮后露出红色糜烂面,有臭味,常伴剧烈瘙痒,夏重冬轻。

2. 水疱型　常发生在足跖及足缘部,呈群集或散发的小水疱,水疱壁厚而不易破裂,若继发细菌感染可形成脓疱,常有瘙痒,夏重冬轻。

3. 丘疹鳞屑型　皮疹位于足底、足缘和足跟等处,表现为红斑及丘疹,表面有小片状鳞屑,伴有稀疏而干燥的小水疱,局部有红斑、丘疹,夏季可发生水疱,四季皆可发生。

4. 角化过度型　常发生在足跟、足跖、足旁部,表现为角化过度、粗糙无汗、冬季易发生皲裂而疼痛,常以冬季多见或加重。

5. 体癣型　常发生在足背部,皮疹为弧状或环状红斑,表面有鳞屑,边缘有水疱、丘疹,形似体癣。手癣皮疹与足癣大致相同,主要是水疱型和角化过度型,浸渍糜烂型较少见。

三、治疗药物选用

1. 非处方药　《国家非处方药物目录》收载的治疗真菌感染的药物有水杨酸、苯甲酸、咪康唑、克霉唑、酮康唑、益康唑、特比萘芬、环吡酮胺等制剂。

(1) 水疱型、体癣型:可外搽抗真菌的酊剂和乳剂,如3%复方水杨酸酊、硝酸咪康唑乳膏,一日2～3次,连续2～4周。其他常用的抗真菌药还有1%～3%克霉唑、2%酮康唑、1%益康唑、1%特比萘芬等。

(2) 浸渍糜烂型:应尽量保持局部干燥,注意保护创面。渗液较多时,先用溶液浸泡,如1:50 000～1:8000高锰酸钾溶液或3%硼酸溶液,一日2～3次,皮疹干燥后再用抗真菌的乳剂;如渗液不多,可用足癣粉、足光粉等,一日3～4次,连续2周。

(3) 丘疹鳞屑型:外搽抗真菌的乳剂。

(4) 角化过度型手足癣:外涂复方苯甲酸软膏。

(5) 甲癣的治疗:可用利刀刮除松脆病甲,然后外涂10%碘酊或30%冰醋酸,几个月后可长出新甲;或将病甲削薄后,外用环吡酮胺,然后用药胶布固定,一天1次,疗程为3～6个月。

2. 处方药　一般不需应用。对于角化型手足癣或严重趾间型足癣者、外用药物依从性差者、患者要求口服药物者,在无禁忌证的情况下,可以口服抗真菌药物治疗,如伊曲康唑、特比萘芬、氟康唑等。

四、用药注意事项

1. 手足癣的主要预防措施包括:①注意个人卫生,勤洗澡,勤换鞋袜,保持局部皮肤清洁干燥;

②不与他人共用拖鞋、毛巾等,公共浴室、游泳池和家用拖鞋、毛巾定期消毒;③家庭中其他成员的足癣要同时治疗,以避免交叉感染;④避免接触病猫、病犬,以免接触感染。

2. 在手足癣尚未根治前,切勿自行停药,通常应在症状消失后继续用药数周,最好是能做真菌检查及培养,连续3周都是阴性才算治愈。禁用糖皮质激素制剂,以免加重病变。

3. 幼儿及皮肤娇嫩处如阴囊、面部不宜用抗真菌的酊剂,避免发生接触性皮炎。

4. 坚持正规治疗、局部治疗,直至皮疹消退后仍需坚持用药1~2周,以免复发。

5. 足癣继发细菌感染,治疗原则为先抗细菌治疗,再抗真菌治疗;足癣合并湿疹化,治疗原则为抗过敏治疗的同时积极治疗原发性真菌感染。

6. 口服抗真菌药的不良反应较大,主要表现为肝脏损害,在用药过程中应密切注意肝功能变化,发现异常应立即停药就医。肝病患者有明确的应用指征时,应权衡利弊后决定是否用药。妊娠期患者确有应用指征时,应充分权衡利弊后决定是否应用;哺乳期患者用药期间应停止哺乳。

点滴积累 ∨ ⋯⋯⋯⋯⋯⋯⋯⋯⋯⋯⋯⋯⋯⋯⋯⋯⋯⋯⋯⋯⋯⋯⋯⋯⋯⋯⋯⋯⋯⋯⋯⋯⋯⋯⋯⋯⋯⋯

1. 手足癣是发生在手掌、指间和跖趾部皮肤的浅部真菌感染。

2. 治疗手足癣的国家非处方药物主要有水杨酸、苯甲酸、咪康唑、克霉唑、酮康唑、益康唑、特比萘芬、环吡酮胺等外搽制剂;口服抗真菌药的不良反应较大,如疾病需要,在无禁忌证的情况下,可以口服抗真菌药物治疗。

3. 重视手足癣的预防措施;坚持正规治疗、局部治疗,用药期间禁用糖皮质激素制剂。

第六节　沙眼的自我药疗

一、概述

沙眼(trachoma)是一种常见的感染性眼病,是由沙眼衣原体引起的一种慢性传染性结膜角膜炎,严重时双眼结膜表面犹如布满沙粒,故命名为沙眼。沙眼在男女老幼中皆可罹患,轻者可无症状,常在体检时由医师发现;较重者眼内常会有摩擦感或有异物感,难以忍受,有时发痒、迎风流泪、畏惧强光、眼角处积存少量的分泌物。眼部检查可发现眼睑结膜呈弥漫性充血,血管模糊不清,结膜上出现乳头或滤泡。沙眼起病慢、病程长,常先侵犯球结膜,进而可危害角膜,引起视力下降,治疗时间也较长。

二、临床表现

沙眼按病程可分为三期:

第一期:浸润期。此期结膜充血,组织模糊,可见乳头、滤泡,可单独或同时存在,角膜上方可见短小的血管翳。

第二期:退行期。结膜出现瘢痕,同时仍有乳头、滤泡及血管翳,组织仍充血模糊,血管走行有断开现象。

第三期：瘢痕期。仅有瘢痕而无活动性病变（乳头、滤泡），血管翳有萎缩现象。乳头：内眼皮有类似于舌头表面的粗糙不平的外观，是由扩张的毛细血管网和上皮增殖而成的。滤泡：睑结膜上长出一些隆起、浑浊和大小不一的小泡。血管翳：最早为角膜上缘出现上皮下细胞浸润及血管芽组织，后发展成为新生血管，并越过角膜缘，在上皮细胞层及前弹力层之间向透明角膜内生长。

沙眼如不及时治疗，极易出现并发症，如角膜混浊、角膜溃疡、慢性泪囊炎、内翻倒睫、角膜结膜干燥症、眼球后粘连等，严重时会影响视力。

知识链接

沙眼衣原体与不孕

现代医学证实，沙眼衣原体不仅可引起沙眼，而且能感染女性泌尿生殖道，导致不孕症或异位妊娠。沙眼衣原体主要是通过手、眼、毛巾、手帕、衣物、浴器及游泳池等途径传播，也可通过性接触传染给对方。当沙眼衣原体进入女性生殖道时，首先侵犯的部位是子宫颈管，然后向上蔓延即可引起子宫内膜炎、输卵管炎或盆腔炎等。当这种病原体侵犯到输卵管内膜产生炎性病变后，即有可能造成局部粘连，使输卵管管腔狭窄，甚至阻塞，从而丧失输送卵子的正常功能，成为导致不孕症或异位妊娠的重要因素之一。

三、治疗药物选用

沙眼主要应用滴眼剂治疗。

1. 非处方药　《国家非处方药目录》收录的治疗沙眼的制剂有 10% 磺胺醋酰钠、0.25% 硫酸锌、0.1% 酞丁安滴眼液和 0.5% 红霉素眼膏。

（1）磺胺醋酰钠为外用磺胺类药物。滴眼一次 1~2 滴，一日 3~4 次，并睡前于结膜囊内涂敷0.5% 红霉素眼膏。

（2）硫酸锌在低浓度时呈收敛作用，锌离子能沉淀蛋白，可与眼球表面和坏死组织及分泌物中的蛋白质形成极薄的蛋白膜，起到保护作用；高浓度则有杀菌和凝固作用，有利于创面及溃疡的愈合。滴眼一次 1~2 滴，一日 3~4 次。

（3）酞丁安滴眼液对沙眼衣原体有强大的抑制作用，在沙眼包涵体尚未形成时，能阻止沙眼衣原体的繁殖和包涵体的形成，尤其对轻度沙眼疗效最好。采用该药 0.1% 混悬液滴眼，或以 0.1% 眼膏涂于结膜囊内，对沙眼的基本痊愈率平均可达 53.3%。

（4）红霉素眼膏对革兰阳性菌有较强的抗菌活性，对革兰阴性菌、支原体、沙眼衣原体及军团菌也具有抗菌作用，适用于沙眼、结膜炎、角膜炎。应用 0.5% 眼膏剂，涂敷于眼睑内，每晚睡前 1 次。

2. 处方药

（1）对较重或治疗较晚的沙眼结膜肥厚显著者可用 2% 硝酸银或硫酸铜棒擦睑结膜和穹窿结

膜,擦后用0.9%氯化钠溶液冲洗;乳头较多的沙眼可用海螵蛸摩擦法(用磨成鸭嘴形的海螵蛸棒来回摩擦睑内颗粒至出血为度,然后用0.9%氯化钠溶液冲洗,涂以眼膏的一种治疗方法);滤泡较多的沙眼可行滤泡刮除术;少数倒睫者可去医院行电解术。

(2) 对角膜血管翳的重症沙眼,除局部应用滴眼剂外,尚可口服米诺环素。

(3) 左氧氟沙星滴眼液和洛美沙星滴眼液:用于敏感致病菌引起的外眼部感染性疾病,如结膜炎、角膜炎、角膜溃疡、泪囊炎、术后感染等。滴于眼睑内,一日3~5次,每次1~2滴。

(4) 利福平滴眼液:用于沙眼、结膜炎、角膜炎等,一日4~6次,每次1~2滴。

四、用药注意事项

1. 磺胺醋酰钠滴眼剂的毒性小,偶见过敏反应,对磺胺药过敏者禁用,过敏体质者慎用。磺胺药滴眼时可通过鼻泪管吸收到循环系统,不宜过量使用。该药不宜与其他滴眼液混合使用。

2. 硫酸锌滴眼剂有腐蚀性,低浓度的溶液局部也有刺激性,急性结膜炎患者禁用。

3. 酞丁安有致畸作用,育龄妇女慎用,孕妇和对该药过敏者禁用。

4. 发生沙眼时,应根据炎症的性质和发展阶段及时选择适当的抗菌药物,在同一时期内用药种类宜少,一般以一种为主。

5. 沙眼患者不宜吃辛辣刺激性食物如辣椒、生姜、火烤的食物等,并要注意用眼卫生。

6. 沙眼是一个重要的公共卫生问题,预防的主要措施有:①注意个人卫生,尤其是保持洗漱用具的清洁;②保护眼部清洁,勤洗手和脸,不用脏手揉眼,养成用手帕擦眼的好习惯;③定期进行眼科检查,及早发现,积极治疗;④改善厕所等环境卫生,注意水源清洁,以阻断沙眼传播的途径,减少感染的传播。

7. 局部滴用可有刺激症状,不影响使用;对氟喹诺酮类药物过敏者禁用。

点滴积累 ∨

1. 沙眼是由沙眼衣原体引起的一种慢性传染性结膜角膜炎。
2. 治疗沙眼的非处方药主要有10%磺胺醋酰钠、0.25%硫酸锌、0.1%酞丁安滴眼液和0.5%红霉素眼膏等制剂,常局部用药;处方药主要有左氧氟沙星滴眼液、洛美沙星滴眼液和利福平滴眼液等制剂。
3. 重视滴眼剂的不良反应;加强沙眼的预防措施,不宜吃辛辣刺激性食物。

第七节　阴道炎的自我药疗

一、概述

阴道炎(vaginitis)是妇科常见病之一,它是由不同原因引起的阴道黏膜炎性疾病的总称。在正常的生理状态下,阴道的组织解剖学和生物化学特点对病原体的侵入有天然的防御功能,但如果防御功能遭到破坏,有些病原体就会乘虚而入,从而导致阴道炎。破坏阴道生态系统平衡的主要因素有:①性激素:如月经期前后雌激素水平降低,导致阴道内的 pH 上升,有利于厌氧菌的生长;②药物:许多药物如广谱抗生素可杀灭或抑制乳酸杆菌而影响阴道内的环境,某些杀精的避孕药膏对乳酸杆菌有毒性作用;③感染:感染了阴道毛滴虫,可干扰阴道内原有的菌群而导致失调。依据致病原因的不同,阴道炎一般可以分为细菌性阴道炎、滴虫性阴道炎、念珠菌性阴道炎和老年性阴道炎。

二、临床表现

1. **细菌性阴道炎** 主要由于阴道菌群失调,乳酸杆菌减少而导致的阴道炎性疾病。最常见的病原菌为加德纳菌、各种厌氧菌、弯曲弧菌等。10% ~ 50% 的患者无任何症状;有症状者多诉白带增多、异味,可伴不同程度的外阴瘙痒或烧灼感。检查以白带稀薄、量多、均一为主要表现,阴道黏膜无红肿或充血等炎症表现。

2. **滴虫性阴道炎** 由阴道毛滴虫引起的阴道炎性疾病。主要症状为稀薄的泡沫状白带增多及外阴瘙痒,可伴有烧灼感、疼痛和性交痛,如伴尿道感染时,有尿频、尿急、尿痛或血尿,9% ~ 56% 的患者可无任何症状。体检可发现阴道黏膜和宫颈阴道部充血明显,阴道内有大量白带,呈黄白色、灰黄色稀薄泡沫样液体或为黄绿色脓性分泌物。

3. **念珠菌性阴道炎** 由白念珠菌引起的阴道炎性疾病。其主要临床表现为:①外阴瘙痒、灼痛,严重时坐卧不宁、痛苦异常。②白带增多,典型的白带为白色、凝块状和豆渣样,略带臭味。检查时可见小阴唇内侧及阴道黏膜附有白色膜状物,擦除后可见阴道黏膜红肿或糜烂面及浅表溃疡。③有尿频、尿痛及性交痛。

4. **老年性阴道炎** 主要因卵巢功能减退,致使阴道系统的生态平衡破坏,从而导致厌氧菌的侵入和繁殖。常见于绝经前后的妇女,也可见于哺乳过久、卵巢功能早衰或功能不全的妇女。主要表现为阴道分泌物增多,呈黄水样或脓性或血样,外阴有瘙痒或烧灼感,有时伴有尿频、尿急、尿痛等症状。检查见阴道黏膜萎缩、充血、红肿,严重者可形成溃疡。

三、治疗药物选用

1. **细菌性阴道炎** 全身用药可选择甲硝唑、克林霉素等药物。局部用药可选用甲硝唑泡腾片、氧氟沙星阴道泡腾片、2% 克林霉素栓或乳杆菌活菌胶囊等制剂,放置于阴道深部(每晚睡前)。

2. **滴虫性阴道炎** 可全身或局部应用甲硝唑或替硝唑治疗,全身应用疗效优于局部用药,应注意丈夫或性伴侣需同时治疗。局部用药也可选择聚维酮碘栓剂、硝呋太尔制霉素阴道软胶囊等药物。

3. **念珠菌性阴道炎** 常采用局部用药,可选用咪康唑软胶囊或咪康唑栓、克霉唑栓(片)、制霉菌素泡腾片、2% 氟曲马唑阴道霜膏制剂、特康唑阴道栓或霜膏等,乳酸杆菌活菌胶囊对该疾病也有一定价值。对局部用药效果不理想或病情顽固者可选用口服药物,如伊曲康唑、氟康唑等。

4. **老年性阴道炎**

(1) 雌激素替代是最主要的治疗方法:全身治疗可选用妊马雌酮、戊酸雌二醇、克龄蒙(每片含戊酸雌二醇 2mg、醋酸环丙孕酮 1mg)及诺更宁(每片含雌二醇 2mg、醋酸炔诺酮 1mg)等药物。局部治疗可选用阴道雌激素制剂包括阴道片剂、栓剂、膏剂及阴道环,如己烯雌酚软膏或倍美力阴道软膏。

(2) 局部消炎对症治疗:可用 1% 乳酸或醋酸液冲洗阴道,增加阴道酸度,抑制细菌生长繁殖;或阴道内置入各种消炎药如甲硝唑、复方克林霉素、保菌清、保妇康栓等药;对阴道糜烂可用去腐生肌类药膏,外阴瘙痒明显可局部用氟轻松或曲安西龙类软膏治疗,以减轻症状。

四、用药注意事项

1. 阴道炎治疗的目的是有效治疗临床症状,降低复发率。重建阴道生态系统、恢复阴道防御功能是关键。治疗最好选用强效、快速、复发率低和安全的药物。

2. 治疗期间应禁止性交或用避孕套;内衣裤、毛巾等应煮沸消毒,或用消毒剂浸泡以消灭病原体,避免重复感染;患者的丈夫或性伴侣应同时治疗。

3. 甲硝唑类药物长期大剂量服用可有畏食、恶心、呕吐、皮疹、肢体麻木、白细胞减少、共济失调、癫痫、惊厥发作等不良反应。服药期间应禁酒。妊娠 20 周以内不宜口服甲硝唑,应以局部治疗为主。未婚女性阴道用药较为困难,口服甲硝唑即可。

4. 全身使用伊曲康唑等抗真菌药时不良反应较大,主要表现为肝损害,对活动性肝病或有过其他药物引起的肝损害患者应慎用;妊娠期及哺乳期妇女不宜使用。

5. 对老年性阴道炎患者,应在医师的指导下合理应用雌激素类药物,以免引发子宫内膜癌和乳腺癌。同时,对外阴瘙痒患者应用温水清洗外阴,并避免使用肥皂、淡盐水等有刺激性的清洁用品。

6. 应明确病因,不要滥用抗生素,过多使用抗生素会使病菌产生耐药性,破坏阴道菌群平衡,使治疗周期不断延长,特别是真菌感染时用抗生素会加重感染。

7. 阴道炎的预防措施包括:①衣着宽松,内裤宜选择棉质的;②生活中尽量选择无香味、刺激性小的卫生用品;③不要乱用药液清洗阴道,以免破坏阴道内环境,导致阴道炎的发生;④保持健康的性生活。

案例分析

案例:张某,女,28 岁。近 1 周内常有外阴瘙痒,白带明显增多,黄绿色、有泡沫、有臭味,并有性交疼痛。由此导致患者心烦意乱,严重影响工作和生活。白带常规检查:滴虫+++、白细胞+++。诊断为滴虫性阴道炎。该患者可选用什么药物进行治疗,并给出相应的用药指导建议。

分析:滴虫性阴道炎是阴道毛滴虫引起的一种阴道炎症,是妇科常见病。该患者可口服甲硝唑进行治疗,也可同时局部应用甲硝唑、聚维酮碘栓剂等药物。甲硝唑类药物是阴道毛滴虫感染的首选药物,该类药物长期大剂量服用可有畏食、恶心、呕吐、皮疹、肢体麻木、白细胞减少、共济失调等症状,故应按医嘱合理用药,用药期间应禁酒;治疗期间应禁性交或用避孕套,内衣裤、毛巾等应煮沸消毒,丈夫或性伴侣应同时治疗。

点滴积累　▽

1. 阴道炎是由不同原因引起的阴道黏膜炎性疾病的总称。 依据致病原因的不同，阴道炎一般可以分为细菌性阴道炎、滴虫性阴道炎、念珠菌性阴道炎和老年性阴道炎。

2. 细菌性阴道炎的全身用药可选择甲硝唑、克林霉素等药物，局部用药可选用甲硝唑泡腾片、氧氟沙星阴道泡腾片、2%克林霉素栓或乳杆菌活菌胶囊等制剂；滴虫性阴道炎可全身或局部应用甲硝唑或替硝唑治疗；念珠菌性阴道炎采用局部用药，可选用咪康唑软胶囊或咪康唑栓、克霉唑栓（片）、制霉菌素泡腾片、2%氟曲马唑阴道霜膏制剂、特康唑阴道栓或霜膏治疗；老年性阴道炎采用雌激素替代治疗和局部消炎对症治疗。

3. 阴道炎治疗的目的是有效治疗临床症状，降低复发率。 重建阴道生态系统、恢复阴道防御功能是关键；治疗期间应禁止性交或用避孕套；对老年性阴道炎患者应在医师的指导下合理应用雌激素类药物；重视甲硝唑类和伊曲康唑的不良反应；不要滥用抗生素；加强阴道炎的预防措施。

第八节　痤疮的自我药疗

一、概述

痤疮俗称青春痘、粉刺、暗疮，是毛囊皮脂腺慢性炎症性疾病，是皮肤科最常见的疾病之一。该病好发于青春期，男性略多于女性，青春期后往往能自然减退或痊愈。痤疮的病因复杂，与性激素水平、皮脂腺大量分泌、痤疮丙酸杆菌增殖、毛囊皮脂腺导管的角化异常及炎症等因素相关。痤疮为一种自愈倾向性疾病，其主要危害在于损伤皮肤，影响患者形象，从而造成患者的精神压力和经济负担，需引起关注。

二、临床表现

痤疮好发于面颊、额部、颊部、鼻唇沟、胸部、背部和肩部等皮脂腺发达的部位。临床上根据痤疮的皮损性质和严重程度将痤疮分为3度、4级：

1级（轻度）：仅有粉刺；包括白头粉刺和黑头粉刺，是与毛囊一致的圆锥形丘疹，不发红、也不隆起于皮面，用手可以触及含在皮肤中的米粒大的皮损。粉刺是痤疮的早期损害，后期可形成或转化为丘疹、脓疱、结节、囊肿，并均伴有皮脂溢出。

2级（中度）：除粉刺外，还有一些炎性丘疹；为粉刺发展而来的炎症性丘疹，皮损为红色丘疹。

3级（中度）：除粉刺外，还有较多的炎性丘疹或脓疱；是在丘疹的基础上形成的绿豆大小的脓包。

4级（重度）：除有粉刺、炎性丘疹及脓疱外，还有结节、囊肿或瘢痕。如果炎症继续发展，可形成大小不等的暗红色结节或囊肿,挤压时可有波动感。

三、治疗药物选用

1. 非处方药 《国家非处方药目录》收载的痤疮治疗药有克林霉素磷酸酯凝胶、2.5%或5%过氧化苯酰凝胶、5%~10%过氧化苯酰乳膏、维A酸凝胶及乳膏。

(1) 对皮脂腺分泌过多所致的痤疮可选用2.5%~5%过氧化苯酰凝胶涂敷患处。该药作用于皮肤后,能分解出苯甲酸和新生态氧而发挥强效的杀菌除臭作用,且能够透入皮脂滤泡深部,具有对抗和杀死痤疮丙酸杆菌的作用。

(2) 对轻、中度痤疮可选0.025%~0.03%维A酸乳膏剂外用。该药可促进表皮细胞更新,调节表皮细胞增殖和分化,使角质层细胞疏松而容易脱落,有利于去除粉刺,并抑制新的粉刺形成。

(3) 对炎症突出或伴有感染的痤疮可涂敷红霉素、过氧化苯酰凝胶、克林霉素磷酸酯凝胶或溶液。

2. 处方药 中、重度痤疮伴有感染者可外用0.1%阿达帕林凝胶,同时口服米诺环素、多西环素或红霉素进行治疗;囊肿型痤疮宜口服维胺酯胶囊或异维A酸。

四、用药注意事项

1. 痤疮容易复发,且影响因素较多,故单一治疗往往很难获得良好的效果,常需要采取综合治疗。

2. 使用维A酸凝胶及乳膏类制剂时应注意避开皮肤破溃处,且用药部位应避免日光照射;应慎与肥皂等清洁剂、含脱屑药的制剂(如过氧苯甲酰等)、含乙醇的制剂、异维A酸等共用,因会加剧皮肤刺激或干燥;用药部位如有烧灼感、瘙痒、红肿等情况应停药,并将局部药物洗净,必要时向医师咨询。对异维A酸过敏者禁用,异维A酸禁用于妊娠期或即将妊娠的妇女。育龄妇女或其配偶在开始服用异维A酸治疗前3个月、治疗期间及停药后3个月内应采用有效的避孕措施。

3. 使用过氧化苯酰凝胶或乳膏时应注意避开眼睛周围或其他黏膜处,避免接触毛发和织物,以免脱色;涂用部位如有烧灼感、瘙痒、红肿等,应停止用药,必要时应向医师咨询。

4. 合理使用护肤品,应避免使用油性或粉质化妆品,忌浓妆。睡前应彻底清除当天的化妆品,使夜间的皮肤轻松、畅通、充分呼吸。

5. 避免用手经常触摸或挤压痤疮或用头发及粉底霜极力掩盖皮损,因为手上的细菌和头发上的脏物极易造成皮肤感染而加重痤疮。此外,乱挤乱压可致永久性的凹陷性瘢痕,留下终身遗憾。

6. 清淡饮食,少吃高脂、高糖、辛辣和油煎的食物及白酒、咖啡等刺激性饮品,这些食品都会加重痤疮;宜多吃蔬菜、水果,多饮开水,保持大便通畅。

7. 保持积极乐观的心态,坚持体育锻炼,以加快血液循环,促使体内的废物及时排出体外,使皮肤在不断的出汗过程中保持毛孔通畅。

点滴积累 ∨

1. 治疗痤疮的非处方药有克林霉素磷酸酯凝胶、2.5%或5%过氧化苯酰凝胶、5%~10%过氧化苯酰乳膏、维A酸凝胶及乳膏等；中、重度痤疮伴有感染者可外用0.1%阿达帕林凝胶，同时口服米诺环素、多西环素或红霉素进行治疗；囊肿型痤疮宜口服维胺酯胶囊或异维A酸。

2. 痤疮容易复发，单一治疗往往很难获得良好的效果，常需要采取综合治疗；应合理使用护肤品，避免使用油性或粉质化妆品，忌浓妆；避免用手经常触摸或挤压粉刺；清淡饮食，宜多吃蔬菜、水果，多饮开水；保持积极乐观的心态，坚持体育锻炼。

实训项目十五　感冒用药案例分析及宣教能力训练

【实训目的】

1. 运用所学知识,对临床典型的抗感冒药合理用药案例进行分析,强化对临床常用抗感冒药合理应用相关知识的理解,培养学生独立分析问题和解决问题的能力。

2. 通过观看多媒体资料,熟悉感冒防治宣教的基本知识,着重训练抗感冒药应用原则及感冒患者的饮食指导,掌握对感冒患者进行初步的合理用药和宣教的内容。

【实训准备】

1. 临床合理用药案例、处方或感冒有关的视频资料。

2. 具有多媒体设备的模拟药房。

【实训步骤】

1. 学生分组,对临床合理用药案例或处方进行讨论、分析,教师巡视指导,每组推选代表发言,最后由教师点评、总结。

2. 教师通过多媒体,向学生介绍感冒防治宣教的基本知识,并分组进行合理用药指导和宣教的模拟训练(患者与药师角色),最后每组推选代表登台表演。

3. 模拟情景对话

药师:您好! 请问我能帮助您什么?

患者:我想来买感冒药。

药师:请问您有哪些不舒服的症状?

患者:我有点鼻塞、打喷嚏和鼻子发痒。

药师:这些症状有多长时间了?

患者:有两天了。

药师:流鼻涕吗?

患者:有,清水鼻涕。

药师:您有没有头痛、全身酸痛或肌肉酸痛的现象?

患者:有点儿,主要是头有点儿不适。

药师:有没有发热现象?

患者:在家里测量过,不发热。

药师:咽喉痛吗? 有没有口干?

患者:咽喉不痛,也不特别口干。

药师:有没有咳嗽?

患者:稍有点儿。

药师:有痰吗?

患者:有些,但不多,也容易咳出来。

药师:您这两天吃饭怎么样?

患者:感冒了,胃口不好。

药师:您在这之前是否劳累、着过凉吗?

患者:有过,下班后没有热水,就洗了冷水澡,第 2 天起来就感觉不对了。

药师:您除了感冒症状外,还有没有哪里不舒服?

患者:没有。

药师:你自己服用过什么药?

患者:用过维 C 银翘片,但不管用。

药师:你有没有对哪些药物过敏?

患者:没有。

药师:你有没有其他疾病,如胃病?

患者:也没有。

药师:从您的症状看,这是一次普通的感冒,属于风寒感冒型,您服用的维 C 银翘片可治疗风热型感冒,所以服用这个药效果不好。请您到这边来,我给您介绍几种中成药,您可选用风寒感冒颗粒,您服用之前仔细阅读说明书,在服药期间,需要多喝开水,注意保暖。

患者:我想买些西药,西药治疗快些。

药师:您可选用复方药,我给您推荐复方盐酸伪麻黄碱缓释胶囊,它可减轻感冒引起的鼻塞、流涕和打喷嚏;口服,一日 2 粒,早、晚各 1 粒。

患者:这药有没有不良反应?

药师:服用复方盐酸伪麻黄碱缓释胶囊的过程中容易出现困倦、口干、胃不舒服、乏力、头晕、大便干燥等轻微的不良反应,所以每天的药量不要超过 2 粒,服用时间不要超过 3～7 日,症状消失后应停止用药,用药期间应多喝水,如症状加重,请及时就医。

患者:请问多少钱一盒?

药师:9 元钱一盒。

患者:除了这个药外,还有没有其他药?

药师：有，像扑尔伪麻片，也可有效地缓解您的感冒症状，这个药也是口服，一日 3 次，一次 1 片。

患者：价格呢？

药师：价格稍贵一点儿，10 元一盒。

患者：好吧，给我拿一盒复方盐酸伪麻黄碱缓释胶囊。

药师：好的，请到收银台付钱，如果用药过程中还有什么问题，请来咨询。几天不见好转的话，请去医院就诊。祝您早日康复，请慢走。

4. 推荐用药

（1）如患者出现发热、头痛，选用何药？

（2）如患者出现感冒发热、鼻塞、流涕、咳嗽、咳痰，选用何药？

（3）如患者出现流感发热、头痛、全身酸痛、咽喉痛等症状，除了选用解热镇痛药外，还需要选用何药？

5. 用药指导

（1）服用感冒药前，一定要仔细阅读药品说明书。

（2）感冒症状消失后应停止用药。

（3）用药期间应多喝开水，如症状加重，请及时就医。

（4）保证足够的休息和睡眠。

（5）对于流感患者，室内可用食醋熏蒸，每立方米空间用醋 10ml，加水 2 倍，加热熏 2 小时；到公共场合尽量做到戴口罩。

6. 案例分析

张某，男，50 岁，司机。感冒发热伴全身酸痛 3 天，患者于 3 天前出现鼻塞、头痛、全身酸痛，服用维 C 银翘片无效后出现发热、咽喉红肿、口渴、咳嗽无痰等现象，故来药店买药。患者既往有高血压病史，无药物过敏史。查体：体温 38℃，脉搏 85 次/分，呼吸 21 次/分，血压 130/98mmHg，神志清楚，体型中等，面色较红，声嘶，咽部充血，心律齐，肺部未闻及干湿啰音。余未见异常。

讨论并拟定治疗方案，在伴有上述并发症时宜用何药？ 忌用何药？ 有何联合用药方案？ 请根据病案设计模拟药房问病荐药的情景对话。

【实训思考】

1. 除药物治疗外，有哪些非药物治疗措施可减轻感冒患者的症状或促进患者康复？

2. 服用抗感冒药时应注意哪些问题？

3. 小儿感冒宜选用哪些安全的抗感冒制剂？ 小儿感冒安全用药应注意哪些问题？

目标检测

一、单项选择题

1. 下列不属于抗流感病毒的药物的是（　　　）

A. 金刚烷胺　　　　　　　　B. 金刚乙胺　　　　　　　　C. 扎那米韦

D. 奥司他韦　　　　　　　　E. 青霉素

2. 在感冒药的组方中含有伪麻黄碱是为了（　　　）

A. 解除鼻塞症状

B. 减少打喷嚏

C. 增加解热镇痛药的疗效、对抗嗜睡作用

D. 退热、缓解头痛和全身痛

E. 改善体液局部循环、促进药物对病灶的渗透和扩散

3. 磺胺醋酰钠用于（　　　）

A. 蛔虫病、肠虫病　　　　　B. 消化不良　　　　　　　　C. 感冒

D. 沙眼　　　　　　　　　　E. 支气管哮喘

4. 在感冒药的组方中含有布洛芬是为了（　　　）

A. 解除鼻塞症状

B. 减少打喷嚏

C. 抑制腺病毒、鼻病毒的复制

D. 退热、缓解头痛和全身痛

E. 改善体液局部循环、促进药物对病灶的渗透和扩散

5. 感冒伴有咳嗽常选用的复方制剂含有的成分是（　　　）

A. 喷托维林　　　　　　　　B. 苯佐那酯　　　　　　　　C. 可待因

D. 苯丙哌林　　　　　　　　E. 右美沙芬

6. 口腔溃疡的预防措施不包括（　　　）

A. 注意口腔卫生,避免损伤口腔黏膜

B. 避免辛辣性食物和局部刺激

C. 保持心情舒畅,避免过度疲劳

D. 多进食各种新鲜蔬菜和水果,防止便秘

E. 服用抗生素预防

7. 地塞米松粘贴片治疗口腔溃疡连续使用不得超过（　　　）

A. 1 日　　　　　　　　　　B. 3 日　　　　　　　　　　C. 5 日

D. 1 周　　　　　　　　　　E. 2 周

8. 引起沙眼的病原体是（　　　）

A. 细菌　　　　　　　　　　B. 病毒　　　　　　　　　　C. 衣原体

D. 支原体　　　　　　　　　E. 真菌

9. 可以促进铁剂吸收的食物或药物是（　　　）

A. 四环素　　　　　　　　　B. 胰酶　　　　　　　　　　C. 碳酸氢钠

D. 牛奶、蛋类　　　　　　　　　E. 果糖、氨基酸

10. 可以抑制铁剂吸收的食物或药物是(　　)

A. 维生素 C　　　　　　　　　B. 盐酸　　　　　　　　C. 脂肪、肉类

D. 牛奶、蛋类　　　　　　　　　E. 果糖、氨基酸

11. 治疗滴虫性阴道炎的首选药物是(　　)

A. 甲硝唑　　　　　　　　　　B. 红霉素　　　　　　　　C. 乳酸杆菌活菌胶囊

D. 四环素　　　　　　　　　　E. 阿奇霉素

12. 2.5% ~5% 过氧化苯酰凝胶主要用于治疗(　　)

A. 支气管哮喘　　　　　　　　B. 感冒　　　　　　　　C. 阴道炎

D. 痤疮　　　　　　　　　　E. 头痛

二、多项选择题

1. 关于阴道炎治疗和预防的叙述,正确的是(　　)

A. 重建阴道生态系统、恢复阴道防御功能是关键

B. 阴道炎患者应注意性伴侣同治

C. 阴道炎衣着宜宽松,内裤应选择棉质的

D. 应明确病因,不要滥用药物

E. 老年性阴道炎患者应在医师的指导下合理应用雌激素类药物

2. 关于痤疮的治疗注意事项的叙述,正确的是(　　)

A. 避免用手乱挤乱压粉刺

B. 少吃脂肪、高糖、辛辣食物

C. 保持大便通畅

D. 坚持体育锻炼

E. 合理使用护肤品,应避免使用油性或粉质化妆品

3. 抗感冒药的组方有(　　)

A. 解热镇痛药　　　　　　　　B. 鼻黏膜血管收缩药　　　　C. 抗过敏药

D. 中枢兴奋药　　　　　　　　E. 抗菌药物

4. 关于铁剂的吸收叙述,正确的是(　　)

A. 铁在人体内主要以 3 价铁的形式吸收

B. 碱性环境可促进铁的吸收

C. 抗酸药可增加铁的吸收

D. 维生素 C 可促进铁的吸收

E. 体内铁储存量多时铁吸收减少

5. 产生缺铁性贫血的原因有(　　)

A. 慢性失血   B. 铁摄入不足   C. 胃酸缺乏

D. 需铁量增加   E. 偏食

6. 可用于治疗口腔溃疡的非处方药包括(   )

A. 维生素 B_2 B. 地塞米松贴片   C. 西地碘含片

D. 冰硼酸   E. 爽口托疮膜

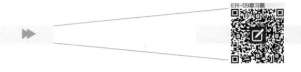

（胡鹏飞）

第十章

常见疾病的用药指导

导学情景 ∨

情景描述:

某患者,男,58 岁,退休工人。患有高血压、糖尿病、高血脂等多种疾病,今就诊医师给开了卡托普利,因第 1 次使用该药,取药后就药物的疗效、使用方法、不良反应和用药注意事项等问题向药师咨询。

学前导语:

本章我们将学习高血压、高脂血症、糖尿病、消化性溃疡、甲状腺功能亢进症、骨质疏松症和良性前列腺增生症等常见病的病因和临床表现、药物治疗原则、治疗药物选用以及用药注意事项,以便能够为患者提供专业的用药指导服务。

随着社会经济的发展,有些疾病如高血压、糖尿病等在医院和社区已属于常见病、多发病,且难以根治,有的甚至需要终身药物治疗,故对这些疾病患者进行用药指导便成为药学服务的重要内容。本章主要讨论高血压、高脂血症、糖尿病、消化性溃疡、甲状腺功能亢进症、骨质疏松症和良性前列腺增生症等常见病的用药指导。

ER-10-1

扫一扫,知重点

第一节　高血压的用药指导

一、高血压简介

高血压(hypertensive disease)是以体循环收缩压和(或)舒张压持续升高为主要临床表现的综合征,其诊断标准为未使用降压药物的情况下诊室收缩压≥140mmHg 和(或)舒张压≥90mmHg。长期高血压会引起心、脑、肾等重要器官并发症,是心脑血管疾病死亡的主要原因之一。目前,我国有 2 亿多高血压患者,每年新增加患者近千万人。通过有效的药物治疗,可改善高血压患者的预后,降低并发症,减少患者、家庭及社会的负担。

（一）高血压的分类

根据病因,高血压分为原发性高血压和继发性高血压两类。前者以血压增高为主要临床表现但病因不明,约占高血压人群的 95%;后者是有明确的原发性疾病(如肾病、内分泌疾病、动脉炎症及狭窄、脑部病变等),血压增高只是其临床症状之一。根据起病缓急和病情进展情况,临床上分缓进型高血压和急进型高血压两种。缓进型高血压比较多见,约占95%。

（二）高血压的分级和危险分层

1. 高血压的分级　根据血压水平分为1、2和3级(表10-1)。

表10-1　血压水平分类和定义

分类	收缩压（mmHg）		舒张压（mmHg）
正常血压	<120	和	<80
正常高值	120～139	和（或）	80～89
高血压	≥140	和（或）	≥90
1级高血压(轻度)	140～159	和（或）	90～99
2级高血压(中度)	160～179	和（或）	100～109
3级高血压(重度)	≥180	和（或）	≥110
单纯收缩期高血压	≥140	和	<90

注:当收缩压和舒张压分属于不同的级别时,以较高的分级为准

2. 高血压的危险分层　根据高血压患者的血压水平、合并的心血管危险因素(身高、体重、腰围、年龄、吸烟状况、血脂情况、体力活动情况、早发家族史、心脑血管病史等)、靶器官损害、同时患有的其他疾病(糖尿病、肾病等)等情况,将高血压患者分为3层(组):低危、中危、高危。依此可以确定治疗时机和治疗策略,并评估预后。

（三）临床表现

高血压的不同类型和病情发展的不同阶段,其临床表现轻重不一。

高血压早期一般无症状,或在体检时才被发现,遇精神和劳累等因素影响时,患者可有头痛、头晕、心悸、健忘、乏力、眼底视网膜细小动脉痉挛等表现。

高血压后期血压常持续在较高水平,除上述早期的一般症状外,还可出现脑、心、肾等一个或几个器官受损的相应临床表现:①心脏:长期的高血压可导致高血压心脏病,甚至左心衰竭,出现胸闷、气急、咳嗽等症状。②肾脏:持续高血压可致肾动脉硬化,从而引起高血压肾损害,出现多尿、夜尿,尿检时可有少量红细胞、管型、蛋白,尿比重减轻;严重时出现肾衰竭,表现为少尿、无尿、氮质血症或尿毒症。③脑:因脑血管痉挛或硬化,可致患者头痛、头晕加重,出现一过性失明和肢体麻木等,严重者可致脑卒中(脑出血和脑血栓)。④眼底:可见眼底出血、渗出,视神经盘水肿。

极少数患者病情发展急骤,血压急剧升高,同时伴有剧烈头痛、头晕、恶心、心悸、视力障碍,甚至昏迷、抽搐等,称为高血压危象。

二、药物治疗原则

高血压药物治疗的主要目标是血压达标,以便最大限度地降低心血管疾病发病和死亡的总危险。使用降压药物应遵循四项原则,即小剂量开始、优先选择长效制剂、联合用药及个体化用药。

知识链接

药物治疗目标

高血压人群	目标血压值	血压达标时间
老年人	收缩压<150mmHg	
一般成年人	<140/90mmHg	1~2级高血压争取在用药4~12周逐渐达标,并坚持长期达标。耐受性差或老年人的血压达标时间可适当延长
高危者(伴糖尿病、脑血管病、稳定型冠心病、慢性肾脏病者)	<130/80mmHg	
能耐受的高血压患者	<120/80mmHg	

1. 小剂量开始 初始小剂量单一药物或小剂量两种药物联合治疗,如第一步药物治疗后血压未达标者,可在原来药物的基础上加量或另加一种降压药。如果血压达标,则维持用药。对2级及2级以上的高血压一开始宜用小剂量联合治疗。

2. 降压药的选择 在掌握药物治疗的禁忌证和适应证的基础上,根据患者的病情和意愿,结合其经济承受能力,选择适合该患者的药物。一般推荐钙拮抗剂、血管紧张素转化酶抑制剂(ACEI)、血管紧张素Ⅱ受体拮抗药(ARB)、利尿药以及β受体拮抗药等为常用降压药,以上五类降压药及低剂量固定复方制剂均可作为一线降压药。高血压患者最好选择长效药物降压,长效降压药既能提高患者的依从性,又可减少短效药物多次给药造成的血压波动,实现24小时平稳有效控制血压,从而降低心血管事件的发生率。

3. 联合用药 对于血压水平较高,目标血压较低的中、高危患者,均可首选联合治疗方案。联合治疗比等效剂量的单药加量的降压疗效更好,不良反应更小。常用的联合治疗方案包括二氢吡啶类钙拮抗剂+ACEI/ARB、ACEI/ARB+小剂量利尿药、钙拮抗剂+小剂量利尿药等。

4. 用药个体化 实施个体化治疗,规律用药,终身服药,不可突然停药。

另外,非药物疗法是高血压治疗的重要组成部分,应指导患者改变不良的生活方式。

三、治疗药物选用

(一) 利尿药

常用降压的利尿药有氢氯噻嗪、吲达帕胺等。该类药物降压作用温和、持久,主要通过排钠利尿、降低血管平滑肌细胞内的Na^+含量、诱导动脉壁产生扩血管物质缓激肽和前列腺素等机制降压。该类药物常作为基础降压药,单用治疗轻度、早期高血压,与其他降压药合用治疗中、重度高血压。

排钾利尿药长期大量应用可致低钾血症,氢氯噻嗪还可引起高尿酸血症、高脂血症和高血糖,故痛风、高脂血症及糖尿病患者禁用氢氯噻嗪,可选用吲达帕胺。对磺胺药过敏者禁用吲达帕胺。

（二）钙拮抗剂

主要有硝苯地平、尼群地平、氨氯地平等。硝苯地平对正常血压无明显影响,对高血压患者降压作用显著,降压的同时不影响肾脏等重要器官,不影响脂代谢和糖代谢。但短效制剂可反射性兴奋心脏,加快心率。可单独或与其他药物合用于各种高血压。不良反应常见踝部水肿、头痛、眩晕、心悸等。

（三）肾素-血管紧张素-醛固酮系统（RAAS）抑制药

1. 血管紧张素转化酶抑制剂（ACEI） 如卡托普利、依那普利、赖诺普利等。这类药物具有中等降压强度,降压时不伴有反射性心率加快、不减少肾血流量,并能减轻心脏的前、后负荷,逆转心室肥厚,能一定程度地改善心功能。适用于肾素活性较高的高血压及肾性高血压,对中、重度高血压需合用利尿药,也可用于充血性心力衰竭。不良反应比较少,常见刺激性咳嗽,尤其在用药早期;也可见味觉异常、皮疹、药热、粒细胞减少、血管神经性水肿等,孕妇禁用。

2. 血管紧张素Ⅱ受体（AT_1受体）拮抗药 如氯沙坦、缬沙坦、厄贝沙坦等。氯沙坦及其活性代谢物通过选择性阻断AT_1受体产生降压作用,降压作用与ACEI类似,但不引起咳嗽。还可增加尿酸排泄,降低血尿酸水平。用于各型高血压,食物会影响其吸收,不良反应轻微而短暂,偶见头晕和直立性低血压。

（四）中枢性降压药

1. 可乐定 降压作用较强,静脉给药时先有短暂的血压升高,继而持久的血压下降,伴心率减慢和心排血量减少。同时抑制胃肠道分泌和运动,也有镇静作用。适用于伴有消化道溃疡的高血压患者,也可用于控制吗啡等阿片类麻醉药品戒断症状。

2. 甲基多巴 降压作用与可乐定相似,降压的同时不明显减少肾血流量。适用于肾功能不全的高血压患者,不良反应有口干、嗜睡、水钠潴留等。

（五）去甲肾上腺能神经末梢抑制药

如利血平,降压时伴心率减慢、心排血量减少。同时抑制中枢,有镇静和安定作用。常作为复方降压药的成分之一,很少单独用。不良反应主要有鼻塞、乏力、体重增加、胃酸分泌过多、胃肠运动增加、腹泻等,还可引起镇静、嗜睡,严重时可引起抑郁症。有精神抑郁、消化性溃疡病史者禁用。

（六）肾上腺素受体拮抗药

1. α受体拮抗药 如哌唑嗪等。哌唑嗪能选择性地阻断血管平滑肌突触后膜$α_1$受体,使全身小动脉和小静脉舒张,外周阻力下降而降压。降压作用快而强,还能改善脂质代谢。长期用药不加快心率、不引起水钠潴留。适用于伴高脂血症的高血压患者和难治性心功能不全患者。不良反应常见头痛、眩晕、心悸、口干、乏力等。首次用药后可能出现直立性低血压,表现为心悸、晕厥等,首剂药量减半,睡前服用可避免发生。长期用药有耐受性现象。

2. β受体拮抗药 如普萘洛尔、美托洛尔、阿替洛尔等。普萘洛尔具有中等强度的降压作用,可使收缩压、舒张压都降低,同时减慢心率,减少肾素分泌,降低外周交感活性,不容易引起直立性低血压。用于轻、中度高血压,与利尿药、扩血管药合用效果更明显。对伴有心排血量高、肾素活性偏高、心绞痛、快速性心律失常及脑血管病变者疗效较好。不良反应常见眩晕、心动过缓、焦虑、精神抑郁、反应迟钝等中枢神经系统反应,可见支气管哮喘、皮疹、粒细胞缺乏、血小板减少等。窦性心动过缓、重度房室传导阻滞、重度或急性心力衰竭、心源性休克、低血压、哮喘及过敏性鼻炎等患者禁用,妊娠期、哺乳期妇女慎用。

(七) 血管扩张药

主要有肼屈嗪、二氮嗪等。肼屈嗪主要扩张小动脉,降压的同时明显反射性地兴奋交感神经,增加心排血量。常与其他降压药合用治疗中度高血压,很少单独使用。不良反应较多,有心悸、头痛、眩晕、乏力、恶心、呕吐、水钠潴留等。长期大量应用可引起全身性红斑狼疮样综合征。

四、用药注意事项

1. 耐心向患者解释高血压治疗的必要性　①避免长期的高血压对心、脑、肾等器官造成损害;②降低心血管并发症,防止脑卒中、冠心病、心力衰竭、肾病的发生、发展。

2. 抗高血压药物的选择　在重度高血压或存在高危因素或有其他并发症时,选择合适的抗高血压药尤为重要(表 10-2)。

表 10-2　高血压合并其他疾病时的选药

合并病症	可选择的降压药	不宜选择的降压药
冠心病	氨氯地平、β 受体拮抗药	短效硝苯地平
慢性心功能不全	ACEI/ARB、利尿药(氢氯噻嗪、螺内酯)、β 受体拮抗药	
糖尿病	ACEI/ARB、利尿药(吲达帕胺)、钙拮抗剂	β 受体拮抗药、氢氯噻嗪
肾功能不全	ACEI/ARB、吲达帕胺、钙拮抗剂、甲基多巴	胍乙啶
急性脑卒中	ACEI/ARB、利尿药(氢氯噻嗪)	
上消化道溃疡	ACEI/ARB、利尿药、钙拮抗剂、β 受体拮抗药、可乐定	利血平

3. 向患者明示用药方法　多数长效类降压药宜在上午 7~8 时服药,不宜睡前或夜间服药。

4. 降压应逐步进行　轻、中度高血压患者的初始治疗常用一种一线药物,从小剂量开始,尤其老年人。在用药过程中监测 24 小时动态血压,在医师或药师的指导下及时调整用药剂量和药物种类;如果 2 周后血压未能满意控制,可增加原用药剂量或换药,必要时选用 2 种或 2 种以上的药物联合治疗,但联合用药种类不宜过多。当血压超过目标值 20/10mmHg 时,应使用两种药物进行初始治疗。

5. 长期用药　药物治疗需长期坚持,治疗期间注意直立性低血压的危险,停药或更换药物要逐渐过渡,以免停药反跳。

6. 注意结合非药物治疗(改善生活方式)　①控制体重;②合理、均衡饮食,减少钠盐、脂肪摄入,注意补充钾和钙;③增强体育活动;④减轻精神压力,保持心理平衡;⑤戒烟限酒;⑥补充叶酸、维生素 B_{12} 等。

案例分析

案例：陈某，男，32 岁，公司职员。体型偏胖，平时身体健康，无任何不适，在单位体检过程中查出血压偏高，血压 140/95mmHg，其余一切正常，无既往病史，吸烟史 6 年。目前患者比较焦虑、紧张，前往医院就诊。试给予初步诊断，并进行合理治疗和指导。

分析：患者高血压 1 级，低危。考虑到健康的生活方式在高血压的防治中有重要作用，首先要指导患者：①适度锻炼，争取达到并维持理想体重；②饮食上注意清淡（低盐、低脂、少糖），多吃水果、高蛋白饮食；③戒烟限酒；④平衡心态，不焦虑、紧张。对轻度患者在采取非药物治疗不能使血压下降至满意水平时，才会选择单一药物治疗，如氢氯噻嗪等。

点滴积累 ∨

1. 高血压是以体循环收缩压和（或）舒张压持续升高为主要临床表现的综合征，诊断标准为收缩压≥140mmHg 和（或）舒张压≥90mmHg。

2. 根据病因，高血压分为原发性高血压和继发性高血压两类。

3. 利尿药、钙拮抗药、血管紧张素转化酶抑制剂、血管紧张素Ⅱ受体拮抗药和 β 受体拮抗药为一线降压药，其中利尿药为基础降压药。

4. 在药物治疗的同时要结合非药物治疗，如控制体重，减少钠盐、脂肪摄入，增强体育活动，减轻精神压力，戒烟限酒等。

第二节　高脂血症的用药指导

一、高脂血症简介

（一）高脂血症的定义

血浆中的脂类物质统称为血脂，包括胆固醇(TC)、甘油三酯(TG)、磷脂和游离脂肪酸等。它们在血液中与不同的蛋白质结合在一起，以"脂蛋白"的形式存在。

高脂血症指血清总胆固醇(TC)升高、甘油三酯(TG)升高、低密度脂蛋白(LDL)升高、高密度脂蛋白(HDL)降低，现代医学称之为血脂异常。高脂血症是动脉粥样硬化和心脑血管病的高危因素。

（二）高脂血症的分型

世界卫生组织(WHO)以脂蛋白为基础将高脂血症分成六型，从实用角度出发，高脂血症可进行简易的临床分类，见表 10-3。

表 10-3　血脂异常的临床分类

临床分类	TC	TG	HDL-C	相当于 WHO 表型
高胆固醇血症	增高			Ⅱa
高 TG 血症		增高		Ⅳ、Ⅰ
混合型高脂血症	增高	增高		Ⅱb、Ⅲ、Ⅳ、Ⅴ
低 HDL-C 血症			降低	

注:TC:总胆固醇;TG:甘油三酯;HDL-C:高密度脂蛋白胆固醇

（三）高脂血症的病因

高脂血症是环境因素、基因缺陷相互作用所致的代谢异常。

1. **饮食因素**　长期摄入过多的胆固醇、高饱和脂肪酸和过多的热量或大量饮酒均易导致高脂血症。

2. **年龄和体重**　高脂血症的好发年龄为 50～55 岁,随着年龄的增加,胆酸合成减少,肝内的胆固醇含量增加,LDL 受体活性降低。女性绝经后体内的雌激素减少,LDL 受体的活性降低,胆固醇水平也高于同龄的正常男性。随体重增加,高脂血症易发生。

3. **遗传异常**　某些遗传基因的异常可导致 LDL 清除率降低、VLDL 转变成 LDL 增加、LDL 颗粒富含胆固醇酯、载脂蛋白 B(LDL-Apo B)代谢缺陷等。

4. **继发因素**　某些代谢性疾病(糖尿病、甲状腺功能减退症、肾病综合征、系统性红斑狼疮、骨髓瘤、脂肪萎缩症、急性卟啉病等)和药物(利尿药、β 受体拮抗药、糖皮质激素)也可引起高脂血症。

（四）高脂血症的临床表现

高脂血症的临床表现主要包括:①黄色瘤:常见异常的局限性皮肤隆起,由于脂质在真皮内沉积所引起。②冠心病、周围血管病:由于脂质在血管内皮沉积引起动脉粥样硬化,而动脉粥样硬化是心脑血管疾病的主要病理学基础。血清总胆固醇水平增高不仅增加冠心病发病危险,也增加缺血性脑卒中发病危险,低密度脂蛋白(LDL)升高是冠心病的主要原因。③眼角膜弓(老年环)和眼底改变。

二、药物治疗原则

1. **降脂达标**　按照我国 2016 年修订发布的《中国成人血脂异常防治指南》,依据动脉粥样硬化性心血管疾病(ASCVD)发病的不同危险程度确定调脂治疗需要达到的基本目标。以降低低密度脂蛋白胆固醇(LDL-C)水平为治疗的首要目标,以降低非高密度脂蛋白胆固醇(非 HDL-C)水平为次要目标。我国血脂异常防治目标水平见表 10-4。

表 10-4　不同 ASCVD 危险人群降 LDL-C/非 HDL-C 治疗的达标值

危险等级	LDL-C	非 HDL-C
低、中危	<3.4mmol/L(130mg/dl)	<4.1mmol/L(160mg/dl)
高危	<2.6mmol/L(100mg/dl)	<3.4mmol/L(130mg/dl)
极高危	<1.8mmol/L(70mg/dl)	<2.6mmol/L(100mg/dl)

注:ASCVD:动脉粥样硬化性心血管疾病;LDL-C:低密度脂蛋白胆固醇;HDL-C:高密度脂蛋白胆固醇

2. **饮食控制** 是基础药物治疗的降脂效果有局限性,非药物性降脂治疗尤其重要,包括饮食控制、血浆净化、外科手术和基因治疗等。其中饮食治疗是高脂血症治疗的基础,血浆净化和外科手术治疗很少采用,基因治疗仅适用于极少数严重高脂血症。

3. **联合用药** 常采用 2~3 种作用机制不同的药物联合应用。

知识链接

高脂血症患者的脂肪摄入量控制

高脂血症治疗期间应严格控制脂肪的摄取量,患者每人每日油脂的摄入量不应多于25g,并减少食用动物油(猪油、牛油等)及以动物油为原料制成的食品。饮食烹调用油宜选用富含不饱和脂肪酸的植物油(玉米油、葵花籽油、橄榄油等)。

三、治疗药物选用

(一)他汀类

他汀类是目前临床上应用最广泛的一类调脂药,自1987年洛伐他汀问世以来,又有普伐他汀、辛伐他汀以及人工合成的氟伐他汀、阿托伐他汀等。主要作用是通过抑制细胞内胆固醇合成早期阶段的限速酶——羟甲基戊二酰辅酶A(HMG-CoA)还原酶,使细胞内的游离胆固醇减少,并通过反馈机制使细胞 LDL 受体数目增多、活性增强,加速血浆低密度脂蛋白(LDL)和极低密度脂蛋白(VLDL)的清除。主要用于以高胆固醇血症为主的高脂血症。

该类药物的不良反应少,可见腹痛、腹泻、便秘等消化道症状及头痛、肌肉痉挛、疲乏无力、皮疹和视力模糊等,少数患者肝功能异常,2%~3%的患者服药后出现横纹肌溶解症,可导致急性肾衰竭,危及生命。如患者用药后出现全身性肌肉酸痛、僵硬、乏力时应警惕横纹肌溶解症的发生,检测肌酸磷酸激酶(CPK)可帮助诊断。

(二)贝特类

目前应用的药物有吉非罗齐、苯扎贝特、非诺贝特等。贝特类能增强脂蛋白脂酶的活性,加速血中的极低密度脂蛋白分解,并能抑制肝脏中极低密度脂蛋白的合成和分泌。明显降低血甘油三酯,并不同程度地升高高密度脂蛋白(HDL)。主要用于高甘油三酯血症或以甘油三酯升高为主的混合型高脂血症。不良反应主要为轻度腹胀等胃肠道反应,偶有皮疹、脱发、视物模糊,长期应用可能诱发类似于 I 型自身免疫性慢性肝炎,停药后可逐渐恢复。

(三)烟酸类

烟酸类包括烟酸、阿昔莫司等。烟酸是 B 族维生素,大剂量给药有明显的降脂作用,能降低血甘油三酯、极低密度脂蛋白,降低低密度脂蛋白的作用较慢较弱,也能降低胆固醇,并使高密度脂蛋白轻至中度升高。适用范围广,可用于除纯合子型家族性高胆固醇血症及 I 型高脂蛋白血症以外的任何类型的高脂血症。与胆酸结合树脂、他汀类有协同作用。常见不良反应为面红、皮肤瘙痒，长期应用可致皮肤干燥、色素沉着；偶见肝功能异常、血尿酸增多、糖耐量降低等。为减少服药的不良反应，可从小剂量开始，0.1~0.5g，一日3次；以后酌情渐增至常用剂量。溃疡病、糖尿病及肝功能异常者禁用。阿昔莫司是烟酸衍生物，作用类似于烟酸而不良反应较轻。

（四）胆酸螯合剂

胆酸螯合剂包括考来烯胺、考来替泊等。为碱性阴离子交换树脂，在肠道内能与胆酸不可逆性结合，从而阻碍胆酸经肠肝循环的重吸收，促进胆酸排出。同时促进肝内的胆酸合成增加，使肝内的游离胆固醇含量减少。能显著降低血浆总胆固醇和LDL，适用于以高胆固醇血症为主的高脂血症。不良反应有胃肠症状，大剂量时可导致吸收不良综合征，偶可引起氨基转移酶升高。为减少副作用，可从小剂量开始用药，1~3个月内达最大耐受量。

（五）胆固醇吸收抑制剂

依折麦布为胆固醇吸收抑制剂，作用于小肠细胞刷状缘，通过抑制胆固醇转运蛋白抑制胆固醇和植物固醇吸收，用于高胆固醇血症和以胆固醇升高为主的混合型高脂血症。可单用或与他汀类联合应用。不良反应少，偶有胃肠道反应、头痛、肌肉痛及氨基转移酶升高。

（六）其他药物

1. 普罗布考　是一种强力抗氧化剂。吸收后可掺入LDL颗粒核心中，改变LDL的结构，使LDL易被清除，还能增加肝细胞LDL受体活性、抑制胆固醇在小肠吸收，能降低血胆固醇、低密度脂蛋白。主要用于高胆固醇血症尤其是纯合子型家族性高胆固醇血症。不良反应以恶心、腹泻、消化不良等消化道反应为主，偶有嗜酸性粒细胞增多、肝功能异常、高尿酸血症、血小板减少等。近期有心肌损伤者、妊娠期妇女及小儿禁用。

2. 泛硫乙胺　是辅酶A（CoA）的组成成分，能促进血脂的正常代谢，并抑制过氧化脂质的形成。能中等程度地降低胆固醇、甘油三酯，并升高高密度脂蛋白。主要用于高甘油三酯血症或以甘油三酯升高为主的混合型高脂血症，副作用少而轻。

3. 多烯脂肪酸类　包括来自于海洋生物的鱼油制剂如二十碳五烯酸、二十二碳六烯酸和来自于植物油的亚油酸、亚麻酸，有轻度降低TG和稍升高HDL的作用。长期服用能预防动脉粥样硬化，还有抗血栓、扩张血管、改善微循环等作用。主要用于高甘油三酯血症。

4. 弹性酶　由胰腺提取或由微生物发酵制得的一种能溶解弹性蛋白的酶，可阻止胆固醇合成并促进胆固醇转化成胆酸，作用较弱，单用仅适于轻度高胆固醇血症，几乎无不良反应。

四、用药注意事项

1. 降脂药物的选择　一般认为合适的降脂药物应：①降脂（尤其降胆固醇）效果确切，在应用常规剂量4~6周内能使胆固醇降低20%（LDL降低25%）以上，并能降低甘油三酯、升高高密度脂蛋白；②不良反应少，不产生严重的毒性作用；③能明显降低心血管病的死亡率和致残率，不增加非心血管病的死亡率；④具有良好的成本-效益比。药物选用参见表10-5。

表 10-5 降脂药选用参考

分型		首选药	次选药
高胆固醇血症		他汀类	依折麦布、胆酸螯合剂、烟酸、贝特类
高甘油三酯血症		贝特类	烟酸、鱼油、亚油酸
混合型	高胆固醇为主	他汀类	烟酸、贝特类
	高甘油三酯为主	贝特类	烟酸
	胆固醇、甘油三酯均高	他汀类或贝特类	烟酸类、依折麦布、胆酸螯合剂、鱼油
低高密度脂蛋白血症		烟酸类	他汀类、贝特类、鱼油、亚油酸

2. 长期治疗,定期随诊 治疗后的 4~6 周内应复查血脂达标情况,根据血脂改变调整用药。如血脂未能达标,应增加药物剂量或改用其他降脂药物或联合用药。长期连续用药时,每 3~6 个月复查肝肾功能、血钙、碱性磷酸酶、肌磷酸激酶等。

3. 联合用药方案 对严重高胆固醇血症,联合应用他汀类+胆酸螯合剂、他汀类+烟酸或他汀类+贝特类;对重度高甘油三酯血症,联合应用鱼油+贝特类。若血脂已降至正常或目标值,继续按同样剂量用药,除非血脂降至很低,一般不必减少药量。

4. 生活方式改变 应指导患者做到少摄入饱和脂肪酸(<总热量的 7%)和胆固醇(<200mg/d),多从饮食中摄入可溶性纤维(10~25g/d),减轻体重,增加体力活动。

点滴积累 ∨

1. 高脂血症指血清总胆固醇(TC)升高、甘油三酯(TG)升高、低密度脂蛋白(LDL)升高、高密度脂蛋白(HDL)降低,现代医学称之为血脂异常。
2. 高脂血症是环境因素、基因缺陷相互作用所致的代谢异常。
3. 治疗药物包括:①他汀类,如洛伐他汀、普伐他汀等;②贝特类,如吉非罗齐、苯扎贝特等;③烟酸类,如烟酸、阿昔莫司等;④胆酸螯合剂,如考来烯胺、考来替泊等;⑤胆固醇吸收抑制剂,如依折麦布;⑥其他药物,如普罗布考、泛硫乙胺等。
4. 在药物治疗的同时,非药物性降脂治疗尤其重要。要指导患者从饮食中少摄入饱和脂肪酸和胆固醇,多摄入可溶性纤维,减轻体重,增加体力活动。饮食治疗是高脂血症治疗的基础。

第三节 糖尿病的用药指导

一、糖尿病简介

糖尿病(diabetes mellitus,DM)是一种因胰岛素分泌缺陷或作用缺陷而引起的,以慢性血糖增高为特征的代谢性疾病。以空腹血糖≥7.0mmol/L(126mg/dl),口服葡萄糖耐量试验(OGTT)2 小时餐后血糖≥11.1mmol/L(200mg/dl)为诊断的重要指标。糖尿病的典型症状为多尿、多饮、多食、体重减轻(三多一少)。

随着病情发展,脂肪、蛋白质代谢紊乱,有些患者常出现眼、肾、心、神经、血管等组织器官慢性进行性病变,常见的慢性并发症有:①动脉硬化、冠心病等;②视网膜病变、糖尿病性肾病等微血管病变;③缺血性脑卒中、周围神经炎、自主神经功能紊乱等神经系统病变;④糖尿病足(严重时足部缺血、溃疡坏死)及白内障、青光眼等其他眼部并发症;⑤各种感染,如结核病、体癣、肾盂肾炎等。急性并发症有糖尿病酮症酸中毒、糖尿病非酮症高血糖高渗性昏迷等。

糖尿病的病因和发病机制尚不明确,可能与遗传、环境、肥胖等因素有关。临床上将糖尿病分为1型即胰岛素依赖型糖尿病(IDDM)、2型即非胰岛素依赖型糖尿病(NIDDM)、其他特殊类型糖尿病和妊娠糖尿病(GDM)四型,前两型多见。1型糖尿病多发生于幼年或青少年时期,由于胰岛B细胞功能丧失、胰岛素绝对缺乏所致。该型患者起病急,血糖波动较大,症状明显,易发生酮症酸中毒,依赖胰岛素维持治疗。2型糖尿病多发生于成年人,由于胰岛B细胞功能减弱、胰岛素相对缺乏,伴有一定程度的胰岛素抵抗引起。大多数患者体型肥胖,起病缓,血糖波动较小,症状较轻,但在一定诱因下也可发生酮症酸中毒或高渗性昏迷。2型糖尿病用饮食控制和口服降血糖药有一定效果,不一定依赖胰岛素治疗,但最终将使用胰岛素治疗。

二、药物治疗原则

1. 糖尿病血糖控制目标 成人(非妊娠)的血糖控制目标为总糖化血红蛋白(GHbA1)<7%;在避免低血糖的情况下,血糖控制目标尽可能接近正常(GHbA1<6%)。

2. 治疗原则 早期治疗、长期治疗、综合治疗及个性化治疗,以使血糖达到或接近正常水平,纠正代谢紊乱,消除糖尿病症状,防止或延缓并发症,延长寿命,降低死亡率。

对于糖尿病的治疗应采取综合性措施:①健康教育与心理治疗:让糖尿病患者获得对糖尿病的正确认知和处理能力;②饮食治疗:为糖尿病的药物治疗等奠定基础,教育患者定时进食,减少碳水化合物的摄取,低脂饮食(饱和脂肪摄入量不超过总摄入量的7%),多食用含膳食纤维高的食品,少吃多餐,戒烟限酒;③运动治疗:长期坚持体育锻炼和体力劳动,保持血糖水平的正常,每周至少进行中等强度的有氧体力活动150分钟,每周定期测量体重1次;④药物治疗:患者在单纯饮食及运动治疗不能使血糖维持基本正常水平时,适当选用口服降血糖药、降糖中成药或胰岛素,使患者的血糖维持正常状态;⑤病情监测:定期对患者进行血、尿常规检查及心电图、眼底等检查,适时配合使用降压药(ACEI、ARB或者利尿药)、调脂药(他汀类),控制血压<130/80mmHg,控制低密度脂蛋白(LDL)<2.6mmol/L。

知识链接

适合糖尿病患者的食物

1. 高纤维食物 玉米、燕麦、白菜、韭菜、豆类制品。

2. 低糖蔬菜 韭菜、西葫芦、冬瓜、南瓜、青菜、青椒、茄子、西红柿。

3. 高钙食物 虾皮、海带、排骨、芝麻酱、黄豆、牛奶等。

4. 富硒食物 鱼、香菇、芝麻、大蒜、芥菜等。

此外,芥菜、甘蓝、鲜枣等富含维生素B和维生素C的食物有利于减缓糖尿病视网膜病变和肾病,苦瓜、洋葱、黄鳝等明显改善多饮、多食、多尿症状。

三、治疗药物选用

（一）口服降血糖药

1. 磺酰脲类　磺酰脲类的主要作用机制是刺激胰岛 B 细胞分泌胰岛素，并增加机体对胰岛素的敏感性。第一代有甲苯磺丁脲、氯磺丙脲等，适用于仅用饮食和运动治疗控制血糖疗效不佳的 2 型糖尿病非肥胖患者，对 40 岁以下、病程不到 5 年、空腹血糖低于 10mmol/L 的患者疗效好，对胰岛功能完全丧失者效果不佳。因易引起低血糖反应、体重增加、皮肤过敏、消化系统和心血管系统反应，现已少用。对磺胺类过敏者禁用。第二代有格列本脲、格列吡嗪、格列齐特、格列喹酮、格列美脲等。格列齐特、格列美脲也被称为第三代磺酰脲类药物，能改善血小板功能，对糖尿病患者容易凝血和血管栓塞倾向的问题可能有益。格列美脲的效价最好，格列本脲的作用较强，格列吡嗪、格列喹酮的作用温和，适用于餐后 2 小时血糖高者和老年人。

2. 格列奈类　常用药物有瑞格列奈、那格列奈等。此类药物的主要作用也是刺激胰岛 B 细胞分泌内源性胰岛素，起效较快，作用维持时间较短，主要用于控制餐后血糖。

3. 双胍类　目前广泛应用的是二甲双胍。二甲双胍主要是抑制肝糖原的分解，并增加外周组织对胰岛素的敏感性、增加对葡萄糖的利用。双胍类单独使用不易引起低血糖，是临床上治疗 2 型糖尿病的一线药物，尤其适用于偏胖的或者伴高脂血症的 2 型糖尿病患者，与胰岛素合用可以减少其用量、减少血糖波动。双胍类因可引起胃肠系统的不适感而减少食欲，降低体重。最严重的不良反应为乳酸性酸中毒，不宜用于慢性充血性心力衰竭的糖尿病患者，服药期间不宜饮酒。

4. α-葡萄糖苷酶抑制剂（AGI）　常用阿卡波糖、伏格列波糖。AGI 通过抑制多种葡萄糖苷酶，延缓食物中的淀粉、糊精、蔗糖等分解为可吸收的葡萄糖、果糖这一过程，从而降低餐后高血糖。AGI 宜在进餐时与第一口食物同时嚼服，单独使用不会引起低血糖，可作为 2 型糖尿病患者的一线用药。服药早期可能会出现腹胀和轻度腹泻等反应，数周后可好转或消失。

5. 胰岛素增敏剂　包括罗格列酮、吡格列酮。能增加骨骼肌、脂肪组织对葡萄糖的摄取并提高组织细胞对胰岛素的敏感性，减轻胰岛素抵抗，保护 B 细胞功能。还能改善血脂、抑制炎症反应、抗动脉粥样硬化、保护肾脏等。起效时间较慢，需数周甚至数月才能达到最大作用效果。主要用于治疗其他降血糖药疗效不佳的 2 型糖尿病患者，尤其存在明显胰岛素抵抗者。不宜用于 1 型糖尿病。因其明显的肝脏损害、加重慢性充血性心力衰竭等而被限用。

（二）胰岛素

按起效快慢和作用维持时间的长短，胰岛素制剂分为短效、中效、长效制剂；按来源，胰岛素制剂分为基因重组人胰岛素、猪胰岛素等。

胰岛素能加速葡萄糖的利用和转变，促进外周组织对葡萄糖的摄取和利用，加速葡萄糖氧化分解，增加糖原合成和贮存，抑制糖原分解和异生，使血糖来源减少、去路增加，从而降低血糖。同时，胰岛素还能促进脂肪合成、抑制脂肪分解，减少游离脂肪酸和酮体的生成；另外，胰岛素能促进蛋白质合成、抑制蛋白质分解。临床上适用于：①1 型糖尿病；②经饮食控制和口服降血糖药治疗无效的 2 型糖尿病；③糖尿病酮症酸中毒、高渗性昏迷和乳酸性酸中毒；④糖尿病合并严重感染、急性心肌梗死、脑血管意外以及手术、妊娠、分娩时。

胰岛素的不良反应主要为低血糖反应,在过量用药、未按时进餐或运动过度时易发生。少数人有过敏反应,可更换制剂。长期应用有耐受性,可更换不同来源的制剂。制剂适宜冷藏,不宜冷冻。

知识链接

胰岛素注射器

1. **胰岛素丢弃式塑料空针**　依注射剂量不同可选择 30U、50U 和 100U。

2. **胰岛素笔芯**　是一种预先装好胰岛素的笔芯型注射器,只需转动按钮即可注射,携带方便,适用于学习困难或视力不佳者。

3. **胰岛素泵**　通过微电子程控模拟生理性胰岛素分泌模式,向患者体内 24 小时不间断地输入短效胰岛素,可以输入 0.1U(有些甚至可以精确到 0.05U),使用者可以在任何时间、场合,只需按几下按钮,胰岛素就自动地输入体内,简单又不失体面,减少打针的繁杂和痛苦。

4. **无针注射器**　无针注射作为一项通用技术,适用于水剂微量(0.05～1.00ml)皮下注射。以压缩空气为动力,使药剂加速到每秒 200～300m 的速度,形成极微小的液体流,迅速穿透皮肤表层,在软组织中扩散。国内多用于胰岛素注射。适合个人居家使用,但价格较昂贵。

(三)降糖中成药

某些中成药如降糖舒、芪味糖平胶囊、枸杞百合胶囊对于降低血糖、改善糖尿病并发症也有一定价值。

四、用药注意事项

1. **自我血糖监测**　自我血糖监测是糖尿病管理中的一个特殊概念,目的是指导成年糖尿病患者学会自我检测血糖,尤其是正在接受胰岛素治疗的患者和妊娠期患者,酌情每日餐前、餐后 2 小时、睡前监测血糖 1～4 次,以便根据血糖检测结果调整饮食、运动及用药剂量,利于综合控制达标。

知识链接

糖尿病的自我监测方法

1. 在家中采用便携式血糖仪(加血糖试纸)进行血糖自我监测目前市面上的血糖仪主要有基于葡萄糖氧化酶电化学法测试和光反射技术测试两种血糖仪,检测的准确性、精密性和抗干扰能力各不相同。呼吸衰竭、心力衰竭、严重感染、在高原的患者宜使用后者。

2. 尿糖自我监测当血糖自我监测不能实行时,可用此法替代。现在广泛采用"试纸条"的葡萄糖氧化酶法,控制目标是尿糖阴性。纸条有试剂的一端浸到新鲜的尿液中,然后取出试纸条,1 分钟后,将试纸试剂一端改变后的颜色与尿糖试纸标准比色板比较,根据试纸颜色判断出尿糖的含量。尿糖检测结果以"＋"表示。一般收集四次、四段尿检测。应注意尿糖试纸的有效期。

---

2. 防治低血糖 提醒患者不要同时使用普萘洛尔等 β 受体拮抗剂,以免掩盖低血糖反应。一旦发生低血糖反应,如头痛、头晕、饥饿、发抖、出冷汗、心慌、无力、视力模糊等,立即食用含糖的点心或饮料,重者应立即送医院,静脉推注 50% 葡萄糖溶液。待血糖恢复正常后,继续加一次正常饮食,以防低血糖复发。

案例分析

案例:患者,男,81 岁。 糖尿病病史 15 年,近几个月服用格列齐特 80mg,每日 2 次。 近日患了感冒进食较少,在家中出现头晕跌倒,昏迷 30 分钟后送往医院,查即刻血糖 2.14mmol/L。 请分析原因。

分析:考虑患者是低血糖引起的昏迷,由于患者饮食过少引起。 应教育患者及家属熟知低血糖的临床表现,如头痛、头晕、饥饿、发抖、出冷汗、心慌、无力、视力模糊等,以便及时发现,及时进食或饮糖水,严重者应立刻静脉注射 50% 葡萄糖溶液 20~40ml。

---

3. 坚持规律用药 患者如果药物漏服应尽快补服,若想起时已接近下一次服药时间,应直接省略一次剂量,依原定时间继续规律服药。

4. 防治并发症 由于糖尿病患者易并发感染,故成人糖尿病患者必要时应接种一次肺炎球菌疫苗等,以预防感染。同时注意配合使用活血通络的中成药改善下肢的血液循环,穿宽鞋软垫保护双足不受挤压,减少足趾溃烂,必要时选用敏感抗生素防治感染。

5. 调整用量 糖尿病患者若正在接受糖皮质激素、肠道营养药和其他免疫抑制剂治疗,应定时进行血糖监测以调整胰岛素用量。

6. 合并高血压患者用药 糖尿病患者若合并高血压,建议 1 型糖尿病患者首选血管紧张素转化酶抑制剂,如卡托普利、依那普利、贝那普利等;2 型糖尿病患者首选血管紧张素受体拮抗剂,如氯沙坦、缬沙坦等。

ER-10-2
糖尿病的用药注意事项

点滴积累 ▽

1. 糖尿病是一种由于胰岛素分泌缺陷或胰岛素作用缺陷而引起的,以慢性血糖增高为特征的代谢性疾病。 空腹血糖≥7.0mmol/L(126mg/dl),口服葡萄糖耐量试验(OGTT)2 小时餐后血糖≥11.1mmol/L(200mg/dl)为重要指标。

2. 糖尿病的典型症状为多尿、多饮、多食、体重减轻(三多一少)。

3. 对于糖尿病的治疗应采取综合性措施。 在单纯饮食及运动治疗不能使血糖维持基本正常水平时,适当选用口服降血糖药、中成药或胰岛素。

4. 糖尿病患者要学会自我血糖监测,知道防治低血糖与并发症的有关知识。

5. 一旦发生低血糖反应,患者应立即食用含糖的点心或饮料,重者应立即送医院,静脉推注 50% 葡萄糖溶液。

第四节 消化性溃疡的用药指导

一、消化性溃疡简介

（一）消化性溃疡的病因

消化性溃疡（peptic ulcer）是指在各种致病因子的作用下，消化道黏膜发生的炎症与坏死性病变，以胃溃疡和十二指肠溃疡多见。

消化性溃疡是一种多因素疾病，比较明确的病因与下列有关：①消化道黏膜伤害性因素增加：如胃酸和胃蛋白酶分泌过多、幽门螺杆菌感染、长期服用刺激性食物及阿司匹林等非甾体抗炎药、胆汁反流、嗜好烟酒等；②消化道黏膜保护性因素削弱：如黏液-黏膜屏障、黏膜的血液循环减弱和上皮细胞更新及局部前列腺素减少等；③遗传及免疫因素和应激、心理因素等。

近年的研究已经明确，幽门螺杆菌及非甾体抗炎药是损害胃、十二指肠黏膜，导致消化性溃疡发病的最常见的病因。

（二）消化性溃疡的临床表现

消化性溃疡一般具有慢性过程、发作呈周期性和节律性发作等特点，多在秋冬之交或冬春之交发病。中、上腹疼痛和反酸是消化性溃疡的典型症状，也可出现钝痛、灼痛或饥饿样痛，常因精神紧张、过度劳累、饮食不慎、药物影响、气候变化等因素诱发或加重。疼痛与饮食有明显的相关性和节律性：胃溃疡疼痛常在餐后 1 小时内发生，经 1～2 小时后逐渐缓解；十二指肠溃疡疼痛常在两餐之间发生，进食或可缓解。除中、上腹疼痛外，消化性溃疡者也有唾液分泌增多、反酸、嗳气、恶心、呕吐等其他胃肠道反应，或伴有失眠、多汗等自主神经系统症状。

部分消化性溃疡患者起初无症状或症状较轻，最终以出血、穿孔等并发症为首发症状。急性穿孔会导致急性弥漫性腹膜炎，表现为突然腹痛加剧；亚急性或慢性穿孔可引起局限性腹膜炎、肠粘连或肠梗阻等征象，短期内可好转。消化性溃疡还可能并发幽门梗阻，患者感上腹饱胀、不适，常伴食欲减退、嗳气、反酸等，尤以饭后明显，甚至餐后 30～60 分钟后出现呕吐。少数胃溃疡可并发癌变。

二、药物治疗原则

消化性溃疡的治疗目的是消除病因、缓解症状、愈合溃疡、防止复发和防治并发症。在常规治疗的同时应配合对并发症的治疗和溃疡愈合后的维持治疗（药物维持治疗期间的用量应少于正规治疗量）。合理使用止血药和镇静催眠药如地西泮等，及时复查，以判定疗效并防止漏诊某些早期癌变。

三、治疗药物选用

（一）抗酸药

抗酸药包括碳酸氢钠、碳酸钙、氧化镁、氢氧化铝、三硅酸镁等，均为弱碱性无机盐。抗酸药口服后能中和过多的胃酸,升高胃内 pH,消除胃酸对胃黏膜的刺激性损害,缓解疼痛;同时抗酸药能抑制胃蛋白酶活性,利于溃疡愈合。餐后 1~2 小时用药较好。含镁的抗酸药可引起腹泻,含铝的制酸药可引起便秘。临床多用复方制剂,如复方氢氧化铝片(胃舒平片)。

（二）抑制胃酸分泌药物

抑制胃酸分泌药物是目前消化性溃疡治疗的最主要的药物,主要有 H_2 受体拮抗剂、质子泵抑制剂等。

1. H_2 受体拮抗剂 包括西咪替丁、雷尼替丁、法莫替丁、尼扎替丁和罗沙替丁等。西咪替丁能选择性地抑制组胺途径胃酸的分泌,使空腹和进食后的胃酸分泌分别削减 95% 和 75%,对消化性溃疡起到缓解疼痛、促进溃疡愈合的作用。雷尼替丁的作用比西咪替丁强 5~10 倍,且作用时间长、副作用较少。法莫替丁的作用比雷尼替丁强 7 倍,比西咪替丁强 30 倍。H_2 受体拮抗剂主要用于消化性溃疡,对十二指肠溃疡的疗效好;也可用于胃及食管反流性疾病、佐林格-埃利森综合征(胃泌素瘤)的治疗。餐后服用效果好,睡前服用效果更佳。长期用药可见氨基转移酶水平升高、血小板减少性紫癜、粒细胞缺少、男性性功能紊乱等,偶见幻觉、定向力障碍,司机等慎用。

2. 质子泵抑制剂(PPI) 主要有奥美拉唑、兰索拉唑、泮托拉唑、雷贝拉唑等。PPI 通过干扰胃壁细胞内的质子泵即 H^+,K^+-ATP 酶,抑制各种刺激引起的胃酸分泌,抑酸作用强而持久。此外,PPI 还有抗幽门螺杆菌、保护胃黏膜等作用。PPI 不耐酸,服药时不宜嚼碎。标准剂量为每日 1 次,早餐前服药,可使十二指肠溃疡 4 周愈合、胃溃疡 6~8 周愈合,对佐林格-埃利森综合征引起的消化道溃疡的疗效优于 H_2 受体拮抗剂。不良反应主要有头痛、头晕、口干、恶心、腹胀、失眠;偶有皮疹、外周神经炎、血清氨基转移酶或胆红素增高;长期持续抑制胃酸分泌,可致胃内细菌滋长。

（三）加强胃黏膜保护作用的药物

1. 米索前列醇能增加胃黏膜 HCO_3^- 离子的分泌,增加胃黏膜局部血流量,抑制基础胃酸及由组胺、促胃液素、食物刺激所引起的胃酸分泌和胃蛋白酶分泌,促进胃黏膜细胞的增殖和修复,主要用于胃溃疡、十二指肠溃疡及急性胃炎引起的消化道出血,尤其是非甾体抗炎药引起的慢性胃出血。不良反应可见腹泻,也会引起子宫收缩,孕妇禁用。

2. 硫糖铝在胃内酸性条件下能黏附于上皮细胞和溃疡面,增加黏膜保护层的厚度,减轻胃酸和消化酶的侵蚀。还能促进黏膜和血管增生,促进溃疡愈合。用于胃及十二指肠溃疡。餐前 0.5~1 小时给药较好。不宜与碱性药物、钙剂、牛奶合用,长期用药可致便秘,偶有恶心、胃部不适、腹泻、皮疹、瘙痒及头晕。

3. 枸橼酸铋钾在胃内酸性条件下可在溃疡基底膜上形成蛋白质-铋复合物的保护层,并促进胃黏膜局部保护因子 PGE 释放,还能抗幽门螺杆菌。主要用于消化不良、胃溃疡及十二指肠溃疡。服药期间舌、粪染黑,偶见恶心。

4. 蒙脱石能覆盖于消化道黏膜上,增强黏膜的屏障作用,并通过促进胃黏膜上皮的修复而发挥抗溃疡作用;也用于腹泻的治疗。

（四）根除幽门螺杆菌(Hp)药物

根除幽门螺杆菌(指药物治疗结束时 Hp 消失,至少 4 周无 Hp 复发)可使多数幽门螺杆菌相关的消化性溃疡复发率大大降低。对 Hp 感染的治疗主要有：①质子泵抑制剂（PPI）：奥美拉唑等；②铋剂：枸橼酸铋钾；③抗生素及其他抗菌药物：阿莫西林、克拉霉素、甲硝唑、呋喃唑酮、四环素等。现在多采用三联或四联用药方案。常用的是以 PPI 为基础的三联治疗方案（PPI、阿莫西林、克拉霉素），三药均常规剂量，疗程为 10～14 日，Hp 根除率可达90%左右。也可根据既往用药情况，结合药敏试验结果，应用 PPI+铋剂+两种抗菌药物。

（五）促进胃动力药物

一些消化性溃疡患者有明显的恶心、呕吐和腹胀，多是由于消化道动力不足而导致胃潴留、排空迟缓、胆汁反流或胃食管反流等表现，可给予促进胃动力药，如多潘立酮、西沙必利等。

（六）解除平滑肌痉挛药物

解除平滑肌痉挛药物主要有溴丙胺太林、阿托品、颠茄片、山莨菪碱（654-2）等。

（七）中成药

如香砂六君子汤、柴胡舒肝散、黄芪建中汤、一贯煎、膈下逐瘀汤等中医药治疗也是消化性溃疡的可信赖的治疗方法。

知识链接

消化性溃疡患者的日常生活注意事项

1. 注重饮食治疗　做到：①清淡细软饮食；②定时定量，少食多餐，细嚼慢咽。

2. 食物禁忌　①对胃黏膜有刺激性的食物，如胡椒、辣椒；②容易产酸的食物如地瓜、土豆、过甜的点心及糖醋食品；③容易产气的食物，如生葱、生蒜、生萝卜、蒜苗、洋葱等；④生冷食物，如大量的冷饮、凉拌菜等。

3. 戒烟、酒、浓茶、浓咖啡。

4. 保持精神舒缓，避免过度紧张与劳累。

四、用药注意事项

1. **坚持用药**　提醒患者在确定了合适的方案后，必须坚持治疗 4～6 周，期间不宜随意更换药物，疗程结束后及时复查。

2. **维持治疗**　在活动性溃疡得以控制后，药物维持治疗可选择以下三种方案：①正规维持治疗：适用于经常复发、症状持久不缓解、合并多种危险因素或伴有并发症者。方案为标准剂量的半量，睡前服用，即西咪替丁 400mg 或雷尼替丁 150mg 或法莫替丁 20mg 睡前 1 次服用。正规长程维持治疗一般至少维持 1～2 年，对老年人预期溃疡复发可发生严重后果者可终身维持。②间隙全剂量治疗：当患者出现严重症状复发时，可给予 1 个疗程的全剂量治疗。③按需治疗：在症状复发时给予短程治疗，症状消失后即停药，目的在于控制症状而让溃疡自发愈合。

3. **避免使用的药物**　消化性溃疡患者要注意避免同时使用对胃、十二指肠黏膜有损伤作用的药物,如阿司匹林、吲哚美辛、保泰松、红霉素、甲硝唑、糖皮质激素、抗肿瘤药物和抗凝药等。若需要同时使用,请在医师的指导下进行。

4. 并发症的处理 若出现大出血、急性穿孔、幽门梗阻等并发症,及时送往医院治疗。

5. 结合非药物治疗 消化性溃疡在对因对症治疗的同时,也应强调规律饮食、戒烟酒、休息等一般治疗。

点滴积累 ╲╱

1. 消化性溃疡是指在各种致病因子的作用下,消化道黏膜发生的炎症与坏死性病变。以胃溃疡和十二指肠溃疡多见。

2. 消化性溃疡的治疗目的是消除病因、缓解症状、愈合溃疡、防止复发和防治并发症。

3. 治疗药物包括:①抗酸药;②抑制胃酸分泌药物:H_2 受体拮抗剂、质子泵抑制剂等;③根除幽门螺杆菌(Hp)药物:奥美拉唑、枸橼酸铋钾、阿莫西林、克拉霉素、甲硝唑等;④加强胃黏膜保护作用的药物:硫糖铝、枸橼酸铋钾等;⑤促进胃动力药物:多潘立酮、西沙必利等;⑥解除平滑肌痉挛药物:溴丙胺太林、山莨菪碱(654-2)等;⑦中成药。

4. 根除幽门螺杆菌常用的是以质子泵抑制剂(PPI)为基础的三联或四联治疗方案,三联治疗方案如 PPI+阿莫西林+克拉霉素。

5. 药物治疗的同时要注意饮食治疗,多吃清淡细软饮食,注意细嚼慢咽。

第五节 甲状腺功能亢进症的用药指导

一、甲状腺功能亢进症简介

甲状腺功能亢进症(hyperthyroidism,简称甲亢),是由多种原因引起的甲状腺功能增强,甲状腺激素包括甲状腺素(T_4)和三碘甲状腺原氨酸(T_3)合成过多,释放入血所引起的氧化过程加快、代谢率增高的一组常见的内分泌疾病。其典型表现是高代谢状态(表现为多食、消瘦、畏热、多汗、心悸、激动等)、弥漫性甲状腺肿、突眼,以及神经、心血管、胃肠等系统受累。本病有明显的家族性,多见于女性,以青年女性常见。

(一) 甲状腺功能亢进症的常见病因

常见病因有 Graves 病(弥漫性毒性甲状腺肿,GD)、结节性毒性甲状腺肿、甲状腺自主高功能瘤、垂体性甲状腺功能亢进症等。

其中 Graves 病是最常见的病因,约占90%,发病的男女比例为 1:4～1:6,高发年龄为 20～50 岁。

(二) 甲状腺功能亢进症的临床表现

临床主要表现为甲状腺毒症、弥漫性甲状腺肿、眼征、胫前黏液性水肿。

1. 甲状腺毒症 表现为高代谢综合征,如怕热、多汗、食欲亢进但体重下降、低热、皮肤温暖和潮湿、乏力、大便次数多、失眠不安、神经兴奋性增高、多言好动、紧张焦虑、手和眼睑震颤;女性可有月经失调甚至闭经,男性可有阳痿或乳房发育;心血管系统表现为心房颤动等房性心律失常,偶见房室传导阻滞;肌肉骨骼系统表现为甲亢性周期性瘫痪,病变主要累及下肢;有低钾血症;周围血淋巴细胞比例增加,单核细胞增加,但是白细胞总数减少。

2. 弥漫性甲状腺肿 主要表现为甲状腺对称性肿大、质地不等、无压痛,可触及震颤并有血管杂音。

3. 甲亢眼征 包括凝视、瞬眼滞后、上眼睑后缩、轻度巩膜充血,常常随着甲亢治愈而缓解。

4. 黏液性水肿 见于少数患者,多发生于下肢胫骨前,偶见于手足背面、踝关节等处,其特征是蛋白质浸润、非凹陷性水肿。病变早期局部瘙痒,呈红色,而后变得坚实。

未经治疗的甲亢可以发生甲状腺危象,表现为甲状腺毒症的进一步加重,并有急性高热。

二、药物治疗原则

药物治疗的主要目的是抑制甲状腺合成甲状腺激素,以减轻或消除甲亢症状。药物治疗疗效肯定,但疗程长,一般为 1~2 年,需定期随查,停药后复发率较高。

三、治疗药物选用

(一) 硫脲类

硫脲类是临床最常用的抗甲状腺药,它可分为两大类:①硫氧嘧啶类,包括甲硫氧嘧啶和丙硫氧嘧啶;②咪唑类,包括甲巯咪唑(他巴唑)和卡比马唑(甲亢平)。

硫脲类能抑制甲状腺过氧化物酶活性,使进入甲状腺的碘化物不能氧化成活性碘;并阻止碘化酪氨酸缩合成 T_3 和 T_4,从而抑制甲状腺激素的合成。硫脲类因不影响碘的摄取,也不能直接对抗已合成的甲状腺激素,故需待贮存的甲状腺激素耗尽后才能显示作用。一般在用药 2~3 周后甲亢症状开始减轻,1~2 个月基础代谢率才可恢复正常。丙硫氧嘧啶与其他硫脲类药物相比,通过胎盘少,对胎儿的影响小。丙硫氧嘧啶的乳汁/血清浓度比明显低于甲巯咪唑,故哺乳期推荐用丙硫氧嘧啶治疗。

硫脲类的主要不良反应有:①粒细胞减少,是最严重的不良反应,常在用药后几周发生,故应定期检查血象,若出现白细胞总数明显降低或患者有咽痛、发热等症状,必须立即停药;②过敏反应,多为瘙痒、药疹等轻症反应,少数伴发热,停药后可自行消退。

(二) 碘和碘化物

临床常用的药物有碘化钾、碘化钠和复方碘溶液(又称卢戈液)。

碘为合成甲状腺激素的原料之一,正常人每日需碘 100~150μg。甲状腺具有浓集碘的作用,甲状腺内的含碘量约为人体总含碘量的80%。缺碘可引起甲状腺激素合成不足、甲状腺功能减退、甲状腺代偿性肿大,碘过量则可引起甲状腺功能亢进。

不同剂量的碘剂对甲状腺功能可产生不同的作用。小剂量碘剂是合成甲状腺激素的原料,可促进甲状腺激素的合成,临床应用于防治单纯性甲状腺肿;大剂量碘剂可抑制甲状腺激素的释放,常与硫脲类合用于治疗甲状腺危象、甲状腺功能亢进的手术前准备等。

复方碘溶液为复方制剂,每1000ml水溶液中含碘50g、碘化钾100g。单纯性甲状腺肿:口服每日1次0.1~0.5ml,2周为1个疗程,共2个疗程,疗程间隔为30~40日;甲亢术前准备:先用硫脲类控制病情,术前2周加用大剂量复方碘溶液以使甲状腺腺体缩小变韧、充血减少,利于手术进行及减少出血;甲状腺危象:应用大剂量复方碘溶液可迅速减少甲状腺激素释放,使甲状腺危象缓解,需同时使用硫脲类药物。

(三) 放射性碘

甲状腺对放射性碘的浓集能力特别强大,放射性^{131}I在甲状腺内的停留时间较长,有效半衰期可达3.5~4.5天。^{131}I在衰变时主要释放β射线(占99%)和γ射线(占1%)。β射线在组织内的射程为0.5~2mm,其辐射作用仅限于甲状腺实质内,使滤泡上皮破坏、萎缩、减少分泌,很少波及周围组织,可引起类似于切除部分甲状腺的作用。γ射线在体外可测得,可用于测定甲状腺的摄碘功能。在Graves病的治疗中,放射性碘治疗越来越显示其重要地位。

(四) β受体拮抗剂

甲亢患者的交感神经活动增强,β受体拮抗剂通过阻断β受体,拮抗儿茶酚胺的作用,控制甲亢患者的心动过速、多汗、手震颤、焦虑等症状。代表药物有普萘洛尔、阿替洛尔、美托洛尔等。

四、用药注意事项

1. 易患人群　本病有明显的家族性,多见于女性,以青年女性常见,提醒相关人群注意定期进行甲状腺检查。

2. 抗甲亢药物的选择　硫脲类药物适用于:①症状轻,甲状腺轻、中度肿大者;②年龄在20岁以下的青少年及儿童;③妊娠期妇女、高龄或由于其他严重疾病不适宜手术者;④手术前或放射碘治疗前的准备;⑤手术后复发且不适宜放射碘治疗者。大剂量碘剂用于甲状腺危象及甲亢手术前准备等危急和(或)短期使用的患者。放射性碘用于:①年龄在35岁以上的患者;②对抗甲亢药过敏或无效或停药后复发者;③甲状腺次全切除术后复发者;④合并有心脏病、糖尿病等严重疾病不宜手术者;⑤甲亢伴明显突眼者。β受体拮抗剂主要用于甲亢手术前准备。

3. 坚持用药,定期查血象　硫脲类起效较慢,一般在用药2~3周后甲亢症状开始减轻,1~2个月基础代谢率才可恢复正常。在治疗初期患者每4周复查血清甲状腺激素水平1次,临床症状缓解后开始减量。服药期间患者应定期检查血象,如用药后出现咽痛、发热、乏力等现象应立即停药。

案例分析

案例:张某,女,33岁。消瘦、怕热、心悸、出汗、多食1月余。1个月前患者出现食欲亢进,但体重下降,并有出汗伴心悸,性格有明显改变,暴躁易怒。查体:甲状腺无明显肿大。遂入院血液检查:T_3、T_4均升高,TSH降低。诊断为甲状腺功能亢进症。

分析:患者甲状腺无肿大,症状较轻,可首选硫脲类药物治疗,每4周复查血清甲状腺激素水平1次,临床症状缓解后开始减量。一旦出现白细胞低下或肝功能损害,可考虑停药,改用放射性碘治疗。

4. 结合非药物治疗 甲亢患者要注意:①因机体代谢率特别高,应高热量、高蛋白、富含维生素饮食,多喝水以补充丢失的水分;②忌食含碘量高的食物,如海带、海鱼、紫菜等海产品,改用无碘盐;③戒烟、酒、浓茶、咖啡、辛辣食品等;④平和心态、避免焦虑、注意休息;⑤告知患者家属及朋友包容患者情绪上的改变,尽量解除患者的紧张情绪,以免病情加重。

点滴积累 ▽

1. 甲状腺功能亢进症是由多种原因引起的甲状腺功能增强,甲状腺激素合成过多,释放入血所引起的氧化过程加快、代谢率增高的一组常见的内分泌疾病。

2. 甲亢的典型表现是高代谢状态、弥漫性甲状腺肿、突眼,以及神经、心血管、胃肠等系统受累。 本病有明显的家族性,多见于女性,以青年女性常见。

3. 治疗药物包括:①硫脲类,如丙硫氧嘧啶;②碘和碘化物,如碘化钾、碘化钠和复方碘溶液;③放射性碘,如放射性[131]I;④β受体拮抗剂,如普萘洛尔等。

4. 粒细胞减少是硫脲类最严重的不良反应,故使用硫脲类时应定期检查血象,若出现白细胞总数明显降低或患者有咽痛、发热等症状,必须立即停药。

5. 小剂量碘剂临床应用于防治单纯性甲状腺肿;大剂量碘剂常与硫脲类合用于治疗甲状腺危象、甲状腺功能亢进的手术前准备等。

第六节 骨质疏松症的用药指导

一、骨质疏松症简介

骨质疏松症(osteoporosis,OP)是一种全身性代谢性骨病,表现为骨组织显微结构受损,骨矿成分和骨基质等比例地不断减少,骨质变薄,骨小梁数量减少,骨脆性增加,容易骨折。其发病缓慢、病程较长,常见于绝经后的妇女、老年人;也见于有慢性内科疾病的患者,如类风湿关节炎、甲状腺功能亢进、糖尿病、皮质激素增多症等患者。

(一)骨质疏松症的分类

1. 原发性骨质疏松症 占90%以上,包括绝经后骨质疏松症(1型)、老年性骨质疏松症(2型)。绝经后骨质疏松症一般发生在妇女绝经后的5~10年内;老年性骨质疏松症一般指老年人70岁后发生的骨质疏松。

2. 继发性骨质疏松症 许多内分泌疾病如甲状腺功能亢进症、甲状旁腺功能亢进症、慢性肾衰竭、白血病等均可造成继发性骨质疏松症。药物如肝素、免疫抑制剂、甲氨蝶呤、苯妥英钠、糖皮质激素的长期应用等也是继发性骨质疏松症的原因之一。

3. 特发性骨质疏松症 病因尚不明,多有家族遗传史,包括青少年和成人,妊娠期及哺乳期骨质疏松也可列为这一类。

（二）骨质疏松症的临床表现

疼痛、脊柱变形和发生脆性骨折是骨质疏松症最典型的临床表现,但部分骨质疏松症患者早期常无明显的自觉症状。

1. 疼痛 是骨质疏松症最常见、最主要的症状。患者常感觉腰背痛或周身酸痛,在晚上和清晨醒来时、运动或者用力稍大时疼痛加剧或活动受限;严重时,翻身、起坐及行走有困难。

2. 脊柱变形 骨质疏松严重者可有身高缩短和驼背。椎体压缩性骨折会导致胸廓畸形,腹部受压,影响心脏功能等。

3. 骨折 轻度外伤或日常活动后发生骨折为脆性骨折。发生脆性骨折的常见部位为胸腰椎,髋部,桡、尺骨远端和肱骨近端。其他部位亦可发生骨折。发生过一次脆性骨折后,再次发生骨折的风险明显增加。

二、药物治疗原则

缓解疼痛,延缓骨量丢失,提高骨密度,预防骨折是治疗骨质疏松症的基本原则。药物治疗主要是对症治疗,需要长期用药。

三、治疗药物选用

（一）抑制骨吸收药

1. 双膦酸盐 第一代药物有依替膦酸二钠(羟乙膦酸钠),小剂量能抑制破骨细胞与骨细胞结合力,抑制骨吸收;大剂量明显降低血钙,抑制成骨细胞,抑制骨形成,对主动脉钙化、肾脏钙沉积有明显的抑制作用,并对人工植入的关节、瓣膜等的钙化沉积有抑制作用。主要用于:①绝经期后骨质疏松,服药2周,停药11周为1个期(骨沉积的半衰期为90天),停药期应增加钙剂和维生素D的摄入量;②其他原发性骨质疏松、老年性骨质疏松等;③癌症辅助用药;④大剂量用于防止人工骨和关节的钙沉积。不良反应可见恶心、呕吐、腹泻、咽喉灼热感等胃肠道反应和肾损害等。妊娠期和哺乳期妇女慎用。第二代药物有替鲁膦酸和帕米膦酸二钠,抗骨吸收作用较第一代强10倍左右,胃肠道反应仍较明显。第三代药物有阿仑膦酸钠、利塞膦酸、唑来膦酸等,抗骨吸收作用较第二代强50~100倍,胃肠道反应明显减轻。

2. 降钙素 是甲状旁腺分泌的参与钙和骨质代谢的多肽激素。降钙素能迅速抑制破骨细胞,明显降低血钙浓度,适应骨骼发育的需要,对骨代谢疾病引起的骨痛效果显著。主要用于老年性骨质疏松、恶性肿瘤骨转移后的骨溶解、变形性骨炎等。主要不良反应有胃肠道反应,中枢症状明显,偶见过敏现象。

3. 雌激素制剂和雌激素受体调节剂 雌激素缺乏是绝经后妇女骨质疏松症的首要病因,故补充雌激素的替代治疗长期被认为是预防女性骨质疏松症的一线治疗。由于单用雌激素替代会引起不规律阴道出血,增加子宫内膜癌和乳腺癌的发病率,故目前倾向于雌孕激素联合治疗,加用孕激素的目的是为了防止子宫内膜增生。

雌激素制剂主要包括替勃龙和依普黄酮。替勃龙能促进绝经期妇女分泌雌激素,抑制破骨细胞的骨吸收作用,使骨基质形成增加,还改善更年期血管舒缩功能;且有提高女性性欲、减少性交疼痛、促进阴道自洁、稳定情绪等作用。用于更年期综合征等。不适用于有激素依赖性肿瘤病史、心血管病史、原因未明的阴道出血患者。雌激素的不良反应主要有体重增加、多毛、水肿等,大剂量可引起阴道出血,应定期补充孕激素。

依普黄酮是异黄酮衍生物,能促进骨形成,同时抑制骨吸收。具有增敏雌激素抗骨质疏松作用的特点,无生殖系统影响。对卵巢切除和化疗患者可以明显增加骨密度。用于改善原发性骨质疏松的症状,提高骨量减少患者的骨密度。可引起胃肠道反应,诱发、加重溃疡。用药期间必须补钙,不宜用于妊娠期、哺乳期妇女,严重消化系统疾病患者慎用。

其他雌激素制剂包括己二烯雌酚、结合雌激素(普瑞马林)、微粒化 17-β-雌二醇、雌二醇凝胶等。

雷洛昔芬为选择性雌激素受体调节剂,可增加骨质,降低骨折危险,改善脂质代谢,用于预防和治疗绝经后骨质疏松症。不良反应有消化道反应、头痛、静脉血栓栓塞。

(二) 促进骨形成药

氟制剂包括氟化钠、氟磷酸二钠、氟磷酸谷氨酰胺等。氟与羟磷灰石置换成氟磷灰石,溶解度降低,骨吸收下降;抑制磷酸酪氨酸-蛋白-磷酸酶(PTPP),促进成骨细胞有丝分裂。氟制剂用于骨质疏松症的治疗,要注意同时补钙,必要时加服 1,25-二羟维生素 D_3。不良反应主要有胃肠道反应、胃出血、肢体疼痛综合征等。肾功能不全者慎用。

(三) 钙剂和维生素 D

1. 钙剂 包括碳酸钙、葡萄糖酸钙、枸橼酸钙、乳酸钙等,以碳酸钙和葡萄糖酸钙较常用。碳酸钙复方制剂以碳酸钙为主,含维生素、氨基酸、微量元素,是一种骨代谢调节剂,有助于钙的吸收,并能维持神经与肌肉的正常兴奋性和降低毛细血管的通透性。用于防治骨质疏松,一日 1 片,餐后服用。用药期间宜多吃一些青菜和水果,多饮水,以防止尿路结石、便秘。

2. 维生素 D 有维生素 D(骨化醇)、维生素 D_3(胆骨化醇)、骨化三醇、阿法骨化醇。可促进人体对钙的吸收,促进骨细胞分化而增加骨量,用于绝经后和老年性骨质疏松症,可单独服用,也可以与碳酸钙、枸橼酸钙、葡萄糖酸钙、乳酸钙等钙剂联合服用。

(四) 中成药

中医认为,肾主骨,骨质疏松与肾脏亏虚关系密切,治疗以补肾养肝、强筋壮骨为主,下列药物可选用:

1. 六味地黄丸 由熟地黄、山茱萸、山药、泽泻、丹皮、茯苓六味中药组成,有滋阴补肾的功效。

2. 金匮肾气丸(桂附八味丸) 为在六味地黄丸的基础上加温阳之桂枝、附子二品,温补肾阳,长期可促进骨形成、降低骨折发生率、强骨延衰。

3. 济生肾气丸 温补元气、壮肾益阳、化气利水、消肿止渴、引火归原、纳气固本,主治由肾阳虚损所致的多种疾病,老年性骨质疏松长期服用可改善腰背疼痛、日常生活障碍。

此外,还有仙灵骨葆胶囊、骨松灵汤、防风狗脊汤等。

四、用药注意事项

1. 不可擅自用药 骨质疏松症的病因复杂,药物治疗多应在医师的指导下进行。有些患者可在药师的指导下使用非处方药。对于用药后症状没有明显改善者,建议去医院就诊。

2. 治疗药物选择

(1) 老年性骨质疏松:钙制剂+维生素 D+骨吸收抑制剂(双膦酸盐)。

(2) 妇女绝经后骨质疏松:钙制剂+维生素 D+雌激素或雌激素受体调节剂。

(3) 继发性骨质疏松:首先治疗原发病,同时使用降钙素。若为抗癫痫药所致的骨质疏松,则应长期口服维生素 D。

3. 非药物治疗是预防骨质疏松加重的关键。

知识链接

骨质疏松症的非药物治疗

1. 饮食治疗 均衡饮食,多摄入含钙及蛋白质的食物如牛奶、豆制品、鱼、鸡、牛肉等。限制饮酒、喝咖啡、吸烟。

2. 运动治疗 积极、适当地进行户外体育锻炼,多晒太阳,有利于钙的吸收。

3. 营养治疗 服用钙剂、维生素 D 或复方钙剂。

4. 保持乐观平和的心态。

点滴积累 ∨

1. 骨质疏松症是一种全身性代谢性骨病,表现为骨组织显微结构受损,骨矿成分和骨基质等比例地不断减少,骨质变薄,骨小梁数量减少,骨脆性增加。

2. 骨质疏松症发病缓慢、病程较长,常见于绝经后的妇女、老年人;也见于有慢性内科疾病的患者。

3. 治疗药物包括:①抑制骨吸收药,包括双膦酸盐、降钙素、雌激素制剂;②促进骨形成药,如氟制剂等;③钙剂和维生素 D;④中成药,如六味地黄丸等。

4. 在使用钙剂+维生素 D 的基础上,老年性骨质疏松加用骨吸收抑制剂(双膦酸盐),妇女绝经后骨质疏松加用雌激素或雌激素受体调节剂。

第七节 良性前列腺增生症的用药指导

一、良性前列腺增生症简介

良性前列腺增生症(benign prostatic hyperplasia,BPH)亦称前列腺肥大,是一种与年龄相关的病情进展缓慢的常见疾病,是导致老年男性排尿障碍的最常见的一种良性疾病。临床表现主要是因增生的前列腺组织阻塞尿路、压迫膀胱颈引起的。主要症状有:①尿频,尤其是夜尿次数增多是发病的早期信号;②排尿无力,尿流变细,射程也不远;③血尿,尿液检出红细胞;④尿潴留,前列腺增生较重的晚期患者,梗阻严重时可因受凉、饮酒、憋尿时间过长或感染等原因导致尿液无法排出而发生急性尿潴留。

BPH 常在 50 岁左右发病,51~60 岁的发病率约为 40%,61~70 岁约为 70%,71~80 岁约为 80%,81 岁以上约 90%。BPH 的病因尚未被阐明,目前认为与年龄增长及睾丸激素有关。由于随着男性年龄增长,前列腺也随之增大,在前列腺生长发育和增长的过程中,睾丸分泌的雄激素可作用于前列腺基质细胞及其受体,从而诱导各种可溶性生长因子合成,调节腺上皮的生长和分化。雄激素主要是睾酮,睾酮需在 5α-还原酶的作用下转化为双氢睾酮才能发挥雄激素对前列腺的作用,以刺激前列腺增生,而双氢睾酮也必须与雄激素受体结合后才能发挥其效应。因此,临床上应用雄激素受体拮抗药(如氟他胺)或 5α-还原酶抑制剂(如非那雄胺)可以明显抑制前列腺增生,并可使增生的前列腺体积缩小。

此外,尚有许多因素可能影响前列腺的增生,如遗传、吸烟、饮食、饮酒、肥胖、性生活、高血压、糖尿病等。多种激素(催乳素、胰岛素等)和各种不同的生长因子(上皮生长因子、成纤维细胞生长因子、转化生长因子等)均可通过各种途径作用于前列腺组织细胞,使其增生肥大。

二、药物治疗原则

药物只能缓解症状,不能根治 BPH。因此,原则上药物治疗只适用于无手术指征的患者。药物治疗的目的在于:①通过消除雄激素对前列腺的作用,减少膀胱出口梗阻的静力因素;②通过缓解交感神经递质对前列腺平滑肌的兴奋作用,使之松弛,减轻膀胱出口的动力因素。

三、治疗药物选用

(一) α_1 肾上腺素受体拮抗药

α_1 肾上腺素受体主要分布在前列腺和膀胱颈内平滑肌内,α_1 肾上腺素受体兴奋可使前列腺和膀胱颈内平滑肌张力增加、尿道闭压增加,即膀胱出口梗阻的动力因素增加。α_1 肾上腺素受体拮抗药可作用于前列腺和膀胱颈内平滑肌的 α_1 肾上腺素受体,阻断肾上腺素能递质的释放,可使前列腺平滑肌松弛,尿道闭合压降低,尿道梗阻症状改善,尿流通畅。

该类药物主要有特拉唑嗪、阿夫唑嗪、多沙唑嗪、坦索罗辛等。

(二) 5α-还原酶抑制剂

5α-还原酶抑制剂可阻断睾酮代谢成活性双氢睾酮,降低血液和前列腺内的双氢睾酮水平,有效地缩小前列腺的体积,提高尿流率,改善排尿症状而不降低睾酮在血浆中的水平,很少影响性功能。特别适用于前列腺体积较大(>40ml)的患者。

该类药物主要有非那雄胺、依立雄胺、度他雄胺等。

（三）雄激素受体拮抗剂

氟他胺是一种非甾体抗雄激素制剂,其作用是和双氢睾酮争夺受体而发挥作用,睾酮的水平不受影响。用于前列腺癌的姑息治疗,也用于良性前列腺肥大的治疗,有缩小前列腺体积、改善症状的作用。最常见的不良反应是腹泻、乳房增大和肝毒性。

四、用药注意事项

1. 治疗时机　由于良性前列腺增生症疾病进展比较缓慢,故对于症状轻微、不影响生活也没有并发症的患者可以暂时观察,不急于用药。患者要留意症状变化,每年复查 1 次。如症状加重,就要尽早就诊,选择合适的治疗方式。

2. 药物选择　药物治疗适用于有中度以上症状、对生活有影响的患者。无论前列腺增生程度如何,都可以选择 α_1 肾上腺素受体拮抗药,连续使用 1 个月,症状如无明显改善则不继续使用;前列腺体积较大的患者宜使用 5α-还原酶抑制剂,服药初期每 6 个月复查 1 次,此后每年复查 1 次。

3. 药物特点　α_1 肾上腺素受体拮抗药起效较快,主要不良反应是鼻塞、乏力、心慌、头痛、头晕和低血压等,用药过程中若出现明显的副作用,应停药并及时复诊;5α-还原酶抑制剂起效较慢,通常需服药 3 个月以上才起效。

4. 结合非药物治疗　在药物治疗的同时要注意:①遵从医嘱,坚持治疗;②改变不良的生活和工作习惯,避免久坐、熬夜、受寒、憋尿、辛辣食物、烟酒等;③忌服阿托品类药物,以免发生急性尿潴留。

点滴积累 ∨

1. 良性前列腺增生症亦称前列腺肥大,临床表现主要是因前列腺增生阻塞尿路、压迫膀胱颈引起的。

2. 治疗药物有:①α_1 肾上腺素受体拮抗药:如特拉唑嗪、阿夫唑嗪、多沙唑嗪、坦索罗辛等;②5α-还原酶抑制剂:如非那雄胺、依立雄胺、度他雄胺等;③雄激素受体拮抗剂,如氟他胺。

3. 无论前列腺增生程度如何,都可以选择 α_1 肾上腺素受体拮抗药;前列腺体积较大的患者宜使用 5α-还原酶抑制剂。

实训项目十六　高血压的用药指导

【实训目的】

1. 运用课堂教学所学的理论知识,对高血压案例进行分析,强化对临床常用抗高血压药物合理应用相关知识的理解,培养独立分析问题和解决问题的能力。

2. 通过角色扮演,给予高血压患者有效的用药指导和非药物治疗的建议。

【实训准备】

1. 教室或社会药店/模拟药店。

2. 案例一位45岁的男士患十二指肠溃疡4年。平常不喝酒,喜肥肉,口重,不常锻炼,其父母患高血压。在3个月前体检时,测量血压值为158/95mmHg,其余未见明显异常。服用了医师建议的硝苯地平后觉得头痛、头晕等不适,就自主停药。现在血压160/100mmHg。

3. 常用降压药的口服品种氢氯噻嗪、吲达帕胺、硝苯地平、卡托普利、氯沙坦、盐酸普萘洛尔、复方利血平片等。

【实训步骤】

1. 熟悉案例,分组讨论、分析,教师巡视指导,每组推选代表发言,最后由教师点评、总结。

2. 每组推举出"药师""顾客"各1名,根据病案设计询问病情推荐药物的情景对话,分组进行角色扮演。

3. 推荐及指导用药

(1)若患者为高血压Ⅰ期,可推荐的降压药包括:①_____;②_____;③_____;
④_____;⑤_____。

(2)若一位55岁的患者血压150/100mmHg,常年抽烟、缺少运动,且近期查出患2型糖尿病,至少可推荐联合用药方案两套如下:①_____;②_____。同时,指导患者的日常生活做如下改善:①_____;②_____;③_____;④_____;⑤_____。

【实训思考】

1. 对于高血压患者,日常生活习惯该注意哪些事项?

2. 常用降压药物的优缺点有哪些?

实训项目十七　糖尿病的用药指导

【实训目的】

1. 运用课堂教学所学的理论知识,对糖尿病案例进行分析,强化对临床常用降血糖药物合理应用相关知识的理解,培养独立分析问题和解决问题的能力。

2. 通过角色扮演,为糖尿病患者推荐价廉有效的降血糖药,并给予有效的用药指导和非药物治疗的建议。

3. 会正确使用血糖仪进行血糖监测。

【实训准备】

1. 教室或社会药店/模拟药房。

2. 案例患者,男,46岁,1年前退休在家,其父有糖尿病。其自述多尿、消瘦,时有头晕、乏力近1年。曾口服消渴丸、六味地黄丸等,但效果不理想。几天前去看医生,化验结果为血糖13.6mmol/L、尿糖++++,初步诊断为2型糖尿病。请对该患者给出建议。

3. 常用的口服降血糖药品种氯磺丙脲、格列本脲、格列齐特、格列喹酮、瑞格列奈、二甲双胍、阿卡波糖、罗格列酮等。

4. 血糖仪、血糖试纸、采血器、酒精棉球、干棉球等。

【实训步骤】

1. 熟悉案例,分组讨论、分析,教师巡视指导,每组推选代表发言,最后由教师点评、总结。

2. 每组推举出"药师""顾客"各 1 名,根据病案设计问病荐药的情景对话,分组进行角色扮演。

3. 互相进行血糖检测

（1）清洗双手、晾干,备好血糖仪、血糖试纸、采血器(采血笔、采血针)等,开机,仪器校准。

（2）用乙醇消毒待采血的手指。

（3）将采血针装入采血笔中,用 75% 乙醇擦拭采血部位,用拇指关节顶紧要采血的指尖关节,用采血笔在指尖一侧刺破皮肤(根据皮肤厚度选择穿刺深度,刺皮后勿加力挤压,以免组织液混入血样造成检测结果偏差),弃去第 1 滴血,将第 2 滴血靠近试条的吸血区让其直接吸进试条,将试条插入测量显示器内。

（4）从血糖仪上读出血糖值,并记录监测时间和血糖值。

【实训思考】

1. 如何对糖尿病患者进行健康宣教?

2. 常用的降血糖药物各自的特点是什么?

目标检测

一、单项选择题

1. 高血压的诊断标准是（　　　）

    A. 收缩压≥130mmHg 和（或）舒张压≥80mmHg

    B. 收缩压≥135mmHg 和（或）舒张压≥85mmHg

    C. 收缩压≥140mmHg 和（或）舒张压≥90mmHg

    D. 收缩压≥145mmHg 和（或）舒张压≥95mmHg

    E. 收缩压≥150mmHg 和（或）舒张压≥100mmHg

2. 被称为基础降压药的是（　　　）

    A. 卡托普利   B. 普萘洛尔   C. 氢氯噻嗪

    D. 氯沙坦   E. 硝苯地平

3. 高血压合并冠心病时,不宜使用（　　　）

    A. 氨氯地平   B. 普萘洛尔   C. 吲达帕胺

    D. 短效硝苯地平   E. 依那普利

4. 常引起刺激性咳嗽的药物是（　　　）

    A. 氢氯噻嗪   B. 氯沙坦   C. 普萘洛尔

    D. 硝苯地平   E. 卡托普利

5. 下列有关高血压的非药物治疗中,不正确的是（　　　）

A. 控制体重　　　　　　　　B. 合理、均衡饮食　　　　　　C. 保持心理平衡

D. 增强体育活动　　　　　　E. 针对发病机制用药

6. 在高脂血症的综合治疗中,基础是(　　　)

A. 饮食控制　　　　　　　　B. 他汀类药物　　　　　　　　C. 贝特类药物

D. 烟酸类药物　　　　　　　E. 胆酸螯合剂

7. 通过抗氧化发挥降血脂作用的药物是(　　　)

A. 辛伐他汀　　　　　　　　B. 吉非罗齐　　　　　　　　　C. 普罗布考

D. 考来烯胺　　　　　　　　E. 烟酸

8. HMG-CoA 还原酶抑制剂可能出现的严重不良反应是(　　　)

A. 腹泻　　　　　　　　　　B. 肌病　　　　　　　　　　　C. 腹痛

D. 皮疹　　　　　　　　　　E. 胃痛

9. 糖尿病患者在接受降血糖药治疗期间,若发生头晕、心慌等低血糖反应,应(　　　)

A. 立即送医院抢救

B. 马上先自行食用含糖饮食

C. 先自我检测血糖,根据情况决定是否补糖

D. 用普萘洛尔等 β 受体拮抗药平缓心慌

E. 没关系,是正常的反应

10. 合并重度感染的糖尿病宜用(　　　)

A. 胰岛素　　　　　　　　　B. 格列本脲　　　　　　　　　C. 甲苯磺丁脲

D. 二甲双胍　　　　　　　　E. 苯乙双胍

11. 导致消化性溃疡的最常见的原因是(　　　)

A. 吸烟　　　　　　　　　　B. 遗传因素　　　　　　　　　C. 化学物质的刺激

D. 强烈的精神刺激　　　　　E. 幽门螺杆菌感染

12. 治疗消化道溃疡,下列不能用于抗幽门螺杆菌的是(　　　)

A. 枸橼酸铋钾　　　　　　　B. 阿莫西林　　　　　　　　　C. 克拉霉素

D. 甲硝唑　　　　　　　　　E. 青霉素

13. 西咪替丁治疗消化性溃疡的作用机制是(　　　)

A. 保护胃黏膜　　　　　　　B. 中和胃酸　　　　　　　　　C. 抑制胃酸分泌

D. 抗幽门螺杆菌　　　　　　E. 以上都是

14. 丙硫氧嘧啶最严重的不良反应是(　　　)

A. 粒细胞缺乏　　　　　　　B. 过敏反应　　　　　　　　　C. 胃肠道反应

D. 失眠　　　　　　　　　　E. 心悸

15. 应用后可以迅速缓解甲状腺危象症状的药物是(　　　)

A. 小剂量碘　　　　　　　　B. 大剂量碘　　　　　　　　　C. 丙硫氧嘧啶

D. 甲状腺素　　　　　　　　E. 放射性碘

16. 老年性骨质疏松的治疗多采用(　　)

    A. 激素替代治疗　　　　　　　　　　B. 氢氯噻嗪

    C. 双膦酸盐　　　　　　　　　　　　D. 钙制剂+维生素 D+骨吸收抑制剂

    E. 长期口服维生素 D

17. 激素替代治疗妇女绝经后骨质疏松的主要不良反应是(　　)

    A. 增重　　　　　　　　B. 脑卒中　　　　　　　　C. 静脉出血

    D. 脱发　　　　　　　　E. 子宫内膜病变

18. 下列症状中,可视为良性前列腺增生的早期信号的是(　　)

    A. 痔疮　　　　　　　　B. 脱肛　　　　　　　　C. 尿路感染

    D. 夜尿量增多　　　　　E. 夜尿次数增多

19. 治疗良性前列腺增生的药物中,属于 5α-还原酶抑制剂的是(　　)

    A. 氟他胺　　　　　　　B. 雌三醇　　　　　　　C. 黄酮哌酯

    D. 依立雄胺　　　　　　E. 特拉唑嗪

二、多项选择题

1. 高血压的危险分层根据的是(　　)

    A. 血压水平　　　　　　B. 合并的心血管危险因素　　　　C. 靶器官损害

    D. 患有糖尿病或肾病　　E. 年龄

2. 治疗糖尿病的药物包括(　　)

    A. 磺酰脲类　　　　　　B. 硫脲类　　　　　　　C. 双胍类

    D. 胰岛素　　　　　　　E. α-葡萄糖苷酶抑制剂

ER-10章习题

（陈俊荣）

第十一章

ER-11章PPT

特殊人群的用药指导

导学情景 ∨

情景描述：

患儿，4岁，因吃不洁食物，出现恶心、呕吐、腹痛、腹泻等症状，在家人的陪伴下去某某大药房购药。

学前导语：

本章我们将学习小儿、老年人、妊娠期妇女、哺乳期妇女以及肝、肾功能不全者等特殊人群的用药指导。

小儿、老年人、妊娠期妇女、哺乳期妇女以及肝、肾功能不全者等特殊群体由于在生理、生化功能以及代谢方面表现出一定的特殊性，药物在体内的吸收、分布、代谢和排泄均与一般人群有差异，若按常规方案给药，常难以达到理想疗效甚至出现毒性反应；驾驶人员用药和运动员用药也有许多特殊的要求。药学技术人员熟悉和掌握这方面的知识，可在药学服务中采取相应措施，发挥药物的最佳疗效，减少和避免不良反应的发生，促进患者早日康复。

ER-11-1

扫一扫，知重点

第一节　小儿的合理用药

ER-11-2

小儿的合理用药

小儿按年龄分为胎儿期、新生儿期、婴儿期、幼儿期、学龄前期（幼童期）、学龄期、青春期共七个年龄阶段。现代医学将18岁以内的人群均作为儿科诊疗人群，小儿用药时要重视其特有的各种生理、生化特征，特别是早产儿及新生儿、婴儿、幼儿等低龄小儿用药有一定的独特规律，用药中必须更加重视其安全性和合理性，避免小儿用药"成人化"的现象。

一、小儿的生理特点及对药动学、药效学的影响

（一）药动学方面

小儿的消化和吸收能力相对较弱，容易发生呕吐和腹泻，干扰消化道给药。同时由于胃肠道蠕动减少导致胃排空时间延长，阻碍药物进入小肠，而大部分药物的吸收发生在小肠，故会影响药物吸收。组织的脂肪含量偏低，可影响脂溶性药物的分布。血浆蛋白总量不足，同一药物的血浆蛋白结合率会低于成年人，尤其某些血浆蛋白结合率高的药物，如阿司匹林、磺胺类药物。小儿的肝脏发育

未完善,肝药酶活性不足,而肝血流量相对高,肝药酶易受诱导而活性增加,但葡萄糖醛酸结合酶活性较低,药物的结合解毒能力差,易蓄积中毒。肾功能发育不全,药物消除能力较差,尿液的 pH 较低,多数弱酸性药重吸收较多、排泄少而慢,半衰期明显延长。

（二）药效学方面

小儿处于生长旺盛期,内分泌系统与营养代谢易发生失调,调节水和电解质代谢的能力较差,易出现水盐代谢紊乱,发生脱水等。如患儿应用阿司匹林类解热镇痛药时剂量不易控制,一旦过量,会因出汗过多而造成虚脱。钙盐代谢旺盛,易受干扰钙盐代谢的药物的影响。要特别注意小儿对激素类药物非常敏感,尤其是长期使用时,会影响小儿的生长发育以及智力成长。小儿的神经系统发育不健全,血脑屏障通透性高,对中枢神经系统药物敏感,相对成人而言更容易发生惊厥或呼吸抑制等严重不良反应。

二、小儿用药的基本原则

（一）明确诊断,全面分析,科学用药

小儿疾病有特殊规律,加之主诉多不清晰、合作性较差,容易干扰诊疗,切忌凭经验用药。在选用药物时既要考虑疾病的需要,又要考虑药物对小儿机体的不利因素、小儿的用药特点及剂量,权衡利弊,避免和减少不良反应。

（二）优先选用小儿专用剂型

小儿用药的依从性较差,给药方法和途径具有一定的特殊性,选用小儿剂型可以保证给药剂量准确和患儿易于接受。

一般小儿专用剂型主要有以下三个方面的特点：

1. **剂量小规格化**　按照小儿剂量标准设计单位剂量,避免因分割成人剂型造成的误差和对药物性状的破坏。

2. **给药途径合理,给药方便**　如消化道给药,将片剂改为糖浆剂、将普通片剂改为咀嚼片均易于患儿接受。

3. **剂型和包装采取小儿喜爱的形式**　如合理增加矫味剂,制成具有卡通形象的异形片、带草莓味的药物混悬液等。

（三）密切观察用药反应,防治不良反应

小儿由于其生理和心理特点,与家长、医务人员的沟通往往不准确、不及时,用药后的表现有一定的特殊性,不良反应常隐匿性发生,一旦表现明显多较突然,有些甚至预后不良,造成终身残疾或死亡。

要熟悉小儿所用药物的主要特点,注意药物联用的相互影响,根据小儿的年龄、性别、营养状况及精神状态等,提前设计好观察疗效和防治不良反应的方案,排除各种可能出现的干扰,以达到预期的治疗效果。对于影响生长发育或不良反应出现较晚的药物,要对家长和小儿进行必要的健康教育。

（四）积极开展小儿合理用药宣教活动

小儿用药存在的误区很多,因此开展小儿合理用药宣教活动显得尤为重要。

1. **滥用抗生素**　小儿易患感染性疾病,尤其上呼吸道感染,症状也比较明显,在对症治疗的同时,应当合理使用抗生素。使用抗生素预防小儿感染是不可取的,既会增加药物不良反应的发生,又容易导致耐药性。

2. 迷信新药或者价格昂贵的药物　新药由于上市时间不长,长期用药可能引发的毒副作用并不清楚,尤其是对生长发育的影响以及"三致"反应,需要一定时间的临床实践验证。因此,选用疗效确切、安全可靠、价廉易得的药物是小儿用药的基本策略。

3. 轻信广告或他人的宣传,盲目跟风用药　小儿用药的个体差异性比成人明显,在设计治疗方案时更要注意个体化。夸大宣传的药物对小儿的损害也更加严重,同时要切忌将成人的用药经验和方法用在小儿身上,这样容易导致不良反应,甚至是不可挽回的严重后果。

4. 滥用滋补药品或营养药品　由于机体生长发育受到自身内分泌系统的严格调控,外源性补充药品和营养品往往会干扰自身系统的正常状态,出现适得其反的现象。如许多"增益补虚"的药物或食物往往具有一定的"激素样"作用,滥用会导致发育异常,如性早熟等;而脂溶性维生素滥用可导致中毒,如小儿补充维生素 A 过量会抑制骨的发育,使软骨细胞造成不可逆性的损害,骨生长提前终止。

开展合理用药宣教就是要教育有关人员走出小儿用药的上述"误区",科学合理地使用药物,同时要注意让小儿加强锻炼,增强体质和抵抗力,给予小儿良好的护理,使疾病彻底痊愈。

三、小儿慎用的药物

小儿的常见疾病或症状主要有感染、高热、惊厥、癫痫、贫血和营养不良等,需要选用的药物较为多见,表11-1列出了部分具有代表性的儿科常用药物的用途和注意事项。

表 11-1　部分儿科常用药物及注意事项

药物	用途	注意事项
青霉素 G	敏感菌所致的呼吸道、皮肤软组织感染以及风湿热、心内膜炎等	过敏反应等,预防过敏性休克的发生;超大剂量可引起中枢毒性,如惊厥、精神异常等
氨苄西林	广谱,耐药性低,新生儿肠道细菌感染可作为首选	过敏反应等,以皮疹多见
头孢菌素类	根据各代不同的抗菌谱,区别选药;多用于其他抗生素无效的严重感染,如败血症、中毒性肺炎、脑膜炎等	与青霉素有交叉过敏现象,第一代有肾毒性,滥用可导致多重耐药和菌群失调症等
阿奇霉素	革兰阳性菌和部分革兰阴性菌、支原体和衣原体引起的各种感染,疗效优于红霉素	消化道反应较轻,长期应用仍可出现肝毒性
地西泮	间断性使用治疗小儿惊厥等	给药过快或过量明显引起呼吸抑制
苯妥英钠	癫痫大发作和局限性发作	长期应用不良反应较多,如牙龈增生、巨幼红细胞贫血、多毛等内分泌紊乱等
丙戊酸钠	广谱,对失神发作(小发作)的疗效好	有明显的嗜睡、共济失调等不良反应,长期应用有肝毒性
卡马西平	广谱,对局限性发作和混合型癫痫的疗效较好	安全性相对较高,长期应用毒性加大,以肝毒性为主
铁剂	缺铁性贫血,以采用小儿专用剂型为宜	消化道反应明显,小儿对铁盐的耐受性较差,婴幼儿口服1g 可引起严重中毒,2g 以上可致死亡
糖皮质激素	儿科的各类疾病,如严重感染或休克、自身免疫性疾病、血液系统疾病、哮喘、皮肤病等	成人可见的不良反应小儿均可出现。长期用药可明显导致发育迟缓。采用中等剂量隔日疗法加以预防

另外,新生儿用药要注意其特殊反应。新生儿的血脑屏障尚未成熟,胆红素易进入细胞内,在应用维生素 K、磺胺类、氯喹、伯氨喹、水杨酸类等药物时易发生核黄疸、高铁血红蛋白症或溶血反应;新生儿对中枢神经系统药物反应敏感,如阿片类易引起呼吸抑制;氟喹诺酮类药物可引起多种幼龄动物的负重关节软骨损害和关节病变;抗组胺类、氨茶碱、阿托品易引起昏迷及惊厥;糖皮质激素易引起手足抽搐;氨基糖苷类抗生素可造成听神经损害等。

案例分析

案例:小儿,女,3 岁 5 个月,感冒、流鼻涕 2 天,在家服用感冒药不见好转,并出现剧烈咳嗽,来医院诊治,医师开出下列处方:

Rp.

氧氟沙星胶囊　　　　0.1g×12

Sig.　　0.1g　t. i. d.　p. o.

小儿速效感冒片　　　2g×12

Sig.　　2g　t. i. d.　p. o.

小儿止咳糖浆　　　　100ml×1

Sig.　　10ml　t. i. d.　p. o.

分析:上述处方不合理。没考虑到小儿的关节软骨、关节等尚未发育完善,容易受到氟喹诺酮类药物的影响。氧氟沙星胶囊为氟喹诺酮类药物,可引起多种幼龄动物的负重关节软骨损害和关节病变,不宜用于 18 岁以下的小儿及青少年、妊娠期妇女、哺乳期妇女。因此,本案例氧氟沙星胶囊可改用抗生素如头孢菌素类药物。

四、小儿用药剂量的计算方法

小儿尤其是低龄小儿的各种生理功能和自身调节功能尚未充分发育,体重等生理指标与成人有很大差别。如新生儿使用庆大霉素时,因其肾功能仅为成人的20%,药物的血浆半衰期可长达 18 小时,为成人的 9 倍,这时应根据小儿的年龄和发育情况及所用药物的特点,考虑可能影响药物作用的因素,采用合适的计算方法来拟定给药方案。目前小儿的用药剂量常用以下方法计算:

1. 按体重计算 这是最常用的计算方法,可算出每日或每次需用量。

每日(次)剂量=患儿体重(kg)×每日(次)每千克体重所需药量

患儿的体重应以实际测得值为准,年长儿按体重计算所得的剂量如已超过成人剂量则以成人剂量为上限。

2. 按体表面积计算 此法比按体重计算更准确,考虑了基础代谢、肾小球滤过率等生理因素。

小儿体表面积的计算公式为:

体重<30kg,小儿体表面积(m²)= 体重(kg)×0.035+0.1

体重>30kg,小儿体表面积(m²)= (体重−30)(kg)×0.020+1.05

每日（次）剂量＝患儿体表面积（m²）×每日（次）每平方米体表面积所需药量

按体表面积给药法其理论意义大，但缺乏可操作性。

为方便使用，表 11-2 列出了部分年龄的小儿与成人剂量的折算比例。

表 11-2　0～6 岁小儿的用药剂量折算表

年龄	剂量
出生至 1 个月	成人剂量的 1/18～1/14
1～6 个月	成人剂量的 1/14～1/7
6 个月～1 岁	成人剂量的 1/7～1/5
1～2 岁	成人剂量的 1/5～1/4
2～4 岁	成人剂量的 1/4～1/3
4～6 岁	成人剂量的 1/3～2/5

点滴积累　∨

1. 小儿在解剖结构、生理生化功能方面与成人差异较大，小儿的药动学和药效学特征与成人相比有显著性差异，表现为量的差异、甚至质的差异，且不同的年龄组小儿之间也有一定差异。
2. 小儿用药应特别注意其生理特点及药动学变化对药物作用的影响。
3. 小儿用药应在明确诊断、全面分析的基础上科学用药，优先选用小儿专用剂型，同时密切观察用药反应，防治不良反应。

第二节　老年人的合理用药

老年人一般指 65 岁及 65 岁以上者，老年人的器官功能进入衰退期，结构与功能出现较大的改变，患病和用药机会增加，不良反应的发生率也相应较高。

一、老年人的生理特点对药动学、药效学的影响

（一）老年人的生理特点

1. 身体形态的改变　老年人因毛发髓质和角质退化可发生毛发变细及脱发，黑色素合成障碍可出现毛发及胡须变白，皮肤弹性减退，皮下脂肪量减少，细胞内水分减少，可导致皮肤松弛并出现皱纹，尤其是清除自由基及其过氧化物能力明显降低，脂褐质堆积在细胞基底层细胞中，形成特异性的"老年斑"。晶状体弹力下降，睫状肌调节能力减退，出现老花眼。机体成分中代谢不活跃的部分比重增加，脂肪等结缔组织比例增加，组织及细胞内水分减少，细胞数量减少，出现肌肉、脏器萎缩等。机体代谢和解毒能力下降，免疫功能减退，易患感染性疾病。

2. 消化功能的改变　老年人出现牙齿脱落或磨损，以及牙周病和口腔组织萎缩性变化，影响咀嚼和消化功能；味觉和嗅觉降低，并出现味觉、嗅觉异常，影响食欲；消化道黏膜萎缩，皱襞变浅，绒毛

变短,腺体分泌消化液量减少,消化酶活性降低,消化能力下降;消化运动功能减退,胃排空时间延长,肠蠕动减慢等易导致消化不良及便秘。

3. 神经组织功能的改变 老年人的神经细胞数量逐渐减少,脑重减轻,一般75岁以上的老年人的平均脑重是青年时的60%左右。出现明显的脑血管硬化,脑血流阻力加大,氧及营养素的利用率下降,脑功能衰退并出现某些神经系统症状,如记忆力减退、健忘、失眠,甚至产生情绪变化及某些精神症状。

4. 心血管功能的改变 老年人心血管功能的退化主要表现在心肌萎缩,逐渐发生纤维样变化,泵效率下降,每分钟有效循环血量减少;血管生理性硬化渐趋明显,多伴有血管壁脂质沉积,血管对血压的调节作用下降,外周阻力增大,故老年人的血压常升高;脏器组织中毛细血管的有效数量减少及阻力增大,易发生组织器官的供血障碍,尤以肾脏和肝脏的血流量减少较显著,从而影响肝、肾对药物的转化和消除;血管脆性增加,血流速度减慢,易发生心血管意外,如脑出血、脑血栓等。

5. 呼吸功能的改变 老年人的肺活量及肺通气量明显下降,肺泡数量减少,有效气体交换面积减少,气体交换效率明显下降;肺泡、气管及支气管弹性下降,易发生肺泡经常性扩大而出现肺气肿;组织血流速度减慢,细胞呼吸作用下降,对氧的利用率下降。

6. 其他方面的改变 老年人的肾脏萎缩变小,肾血流量减少,肾小球滤过率及肾小管重吸收能力下降,肾功能减退。膀胱逼尿肌萎缩,括约肌松弛,常有多尿、遗尿和尿失禁等现象。老年男性前列腺多有增生性改变,可致排尿发生困难。

老年人的胰岛素分泌减少,对葡萄糖的耐量减退。肝细胞数目减少、纤维组织增多,解毒能力和合成蛋白的能力下降,血浆白蛋白减少,球蛋白相对增加,影响血浆胶体渗透压,导致组织液的生成及回流障碍,易出现水肿。

老年人的行动举止逐渐缓慢,智力迟钝,反应迟缓,适应能力较差,生活逐渐失去自理能力,情绪和性格发生改变,甚至出现精神病样改变。

(二) 老年人药动学特性的改变

1. 吸收能力降低 老年人对以主动转运方式吸收的药物及脂溶性维生素的吸收均减少,主要是相关消化酶、消化液的减少或活性降低,以及其具有膜转运功能的糖蛋白含量下降所致。

2. 血浆蛋白结合率降低 老年人的血浆蛋白随年龄而减少,蛋白结合率也往往下降。因此,老年人血中的结合型药物减少而游离型药物增多,药物分布容积下降,药物的作用强度相对加强,有关药物易出现中毒现象。

3. 代谢速度减慢 老年人的肝药酶活性降低,生物半衰期明显延长,应减少用量或延长服药间隔时间。

4. 排泄速率明显减慢 一般老年人的肾功能比青年人降低50%左右,对药物的排泄明显降低,特别是主要经肾排泄的药物,反复使用时容易蓄积中毒,应注意减量或延长间隔时间。

(三) 老年人药效学特性的改变

老年人由于组织结构和代谢功能的改变,对药物的反应性也会发生改变。一般对药物的适应力、耐受性较青年人差,而且在多药合用或给药速度较快时更加明显。

1. **神经系统的药效学特性改变** 老年人普遍存在脑容积减少,甚至脑萎缩现象,神经递质数量和功能下降,对中枢兴奋药的敏感性降低,对中枢抑制药的反应性增强,甚至更容易出现中毒反应。例如部分老年人服用巴比妥类可产生反常的兴奋、躁狂、噩梦、失眠等症状。老年人对诱发抑郁和精神病的药物也同样比较敏感,应加强用药指导。老年人的神经调节功能相对较弱,特别是在应激反应时,老年人的血压、心率以及肾上腺素分泌水平恢复到正常所需的时间要相对较长。另外,老年人对药物的神经毒性较为敏感,例如耳毒性、神经肌肉接头阻滞等,在使用氨基糖苷类抗生素时应特别注意。

2. **心血管系统的药效学特性改变** 老年人由于心血管功能减退,对β受体的敏感性降低,对α受体的敏感性升高,在使用降压药时更易导致直立性低血压,也更容易出现血压波动,甚至导致心血管意外。由于老年人的有效循环血量减少,对利尿药和影响血容量的药物也比较敏感。多数老年人会对抗凝血药比较敏感,剂量过大会出现明显的出血现象。

3. **内分泌系统的药效学特性改变** 老年人的激素分泌水平和调节能力均下降,特别是老年妇女绝经期后,雌激素水平显著下降导致部分生理功能的改变,增加了患动脉粥样硬化、骨质疏松等疾病的概率。老年人对外源性激素和激素类药物的反应差异较大,一般对糖皮质激素反应较为迟钝,而对胰岛素和甲状腺素反应则较敏感。例如糖皮质激素对老年人血糖的影响比青年人弱,而老年人对胰岛素导致的低血糖反应要比青年人明显。

二、老年人用药的基本原则

(一) 避免滥用药物

大多数老年性疾病是由于机体功能的退行性改变所致,如睡眠减少、食欲减退等,一般无须用药治疗,可以通过生活调理和心理治疗来改善或消除病症。除急症或器质性病变外,老年人应尽量避免滥用药物。另外,对于功效不确切的保健性食品或营养性药品,应在医师或药师的指导下选用,切忌自行使用。

(二) 用药剂量个体化

老年人对内外环境的适应能力明显下降,自身调节能力也下降了,给药剂量和方法应缓和、平稳,老年人用药的常规剂量为成人剂量的1/2~3/4,一般应从小剂量开始逐渐达到个体最适应量。对于老年性慢性疾病,在达到理想个体化剂量后,要定期调整,尤其是出现新发疾病或配伍其他药物时,要及时调整给药方案。

(三) 选择适当的剂型和给药方法

要针对老年人的生理和心理特点,选取合适的剂型和给药方法。老年人的消化道功能较差,应避免选用刺激性大的制剂,宜选用糖浆剂、缓释剂和局部润滑剂等。选取的剂型要便于识别,易于使用,用药方法要简单易记,避免因老年人健忘、混淆而漏服、错服药物。

(四) 注意药物配伍和相互作用

许多老年人同时患有多种疾病,故会不可避免地出现多种药物合用现象。药物之间的相互作用会直接影响药物疗效和不良反应。因此,要针对老年人的个体用药情况进行梳理,逐个分析相互作用,优化组合,尽可能地减少配伍造成的不良后果;对出现的治疗矛盾,应以停药或换药为主。

三、老年人慎用的药物

（一）老年人常见的药物不良反应

1. 直立性低血压　常见于抗高血压药、利尿药和血管扩张药。老年人的血压神经调节机制迟钝,心血管顺应性较差,不能适应血压的剧烈变化,往往发生突然,会造成意外伤害,诱发心脑血管意外等。应用上述药物时要慎重,注意剂量、速度和患者体位,做好用药指导和预防措施,如叮嘱患者及家属缓慢改变体位、备有拐杖等。

2. 神经和精神症状　老年人由于普遍性的脑萎缩和中枢神经功能的退变,使用许多药物会出现更明显的神经和精神异常现象。如糖皮质激素诱发老年人精神病作用就比较明显,许多抗高血压药和中枢抑制药则可以加重老年人的记忆减退、认知障碍、情绪低落等症状。

3. 耳毒性　大多数老年人有不同程度的听力减退。老年人因内耳循环障碍更易受药物的不良影响,产生耳鸣甚至耳聋且不易察觉,因此在使用氨基糖苷类抗生素等有耳毒性的药物时要特别谨慎。

4. 尿潴留　老年人的膀胱逼尿肌松弛,若同时伴前列腺肥大或膀胱颈纤维化,则会出现尿潴留,尤其是身体肥胖或多病体虚者更为明显。针对患有尿潴留或有潜在尿潴留的老年人,使用呋塞米等利尿药时应注意患者会因尿量突然增多而无法排尿,产生痛苦;选用具有平滑肌松弛作用的药物如阿托品会导致患者无法自行排尿。

（二）易致老年人产生严重不良反应的药物

老年人用药应高度注意其不良反应,合理选用药物,一般有可能发生严重不良反应的药物都应该慎用,表11-3是其中的部分药物。

表11-3　易致老年人产生严重不良反应的部分药物

药物	不良反应	药物	不良反应
巴比妥类	昏睡、神志模糊	依他尼酸	耳聋
保泰松	再生障碍性贫血	异烟肼	肝毒性
喷他佐辛	神志模糊	四环素	肝毒性、肾损害
氯噻酮	利尿过度、小便失禁	甲基多巴	抑郁、倦怠
呋喃妥因	周围神经病变	强心苷	精神异常、腹痛
氯磺丙脲	低血糖	雌激素	心力衰竭、体液潴留
氯丙嗪	直立性低血压	苯海索	视、听幻觉

四、老年人常用药物的合理使用

（一）抗高血压药

1. 坚持长期用药,规范治疗　老年人只要存在高血压均应用药,将血压控制在合理范围内,切忌不规律治疗。宜选用作用温和的药物或长效制剂,并采用联合用药以提高疗效、减少不良反应。

2. 根据病情合理选择药物　缓进型原发性高血压则宜采用小剂量的长效制剂,而急进性高血压、恶性高血压,甚至出现高血压危象、高血压脑病时,选用速效、强效制剂,采用静脉滴注、注射等方法给药。对易引起直立性低血压的药物,要专门进行预防措施指导。

3. 采取合理的联合用药方案　对高血压患者宜采用"阶梯疗法",根据内外环境变化对血压的影响随时调整剂量,将血压控制在合理范围内,逐渐走向"择优联合",确定最少品种和最低剂量的药物处方,形成较科学的配伍方案。鼓励患者戒烟、戒酒,多做力所能及的活动,合理饮食,以促进药效、减少不良反应。

4. 个体化给药方案　由于不同个体对同一药物的敏感性差异较大,病情不同和并发症各异的个体用药更具差异性,因此应依据高血压等级和用药史等确定不同的治疗方案。此外,应告知患者终身治疗的重要性,使其能按医嘱及时服药,自我监控,及时反映用药后的血压变化情况。

（二）抗微生物药

老年人应根据抗微生物药的特点选用不同的抗微生物药,如青霉素类、甲硝唑、林可霉素、克林霉素、两性霉素 B 等用量不宜过大,氨基糖苷类、羧苄西林、头孢菌素类、乙胺丁醇、多黏菌素类则应减量或延长给药间隔时间,而四环素类、万古霉素类等则尽可能不选用。

明确用药目的,切忌滥用抗生素。严格按照医嘱或给药方案进行,一般敏感菌用药 7～10 天症状消失或感染控制后,应继续给药 48 小时以上;密切监测肝、肾功能及神经功能,若出现肾区不适、黄疸、耳鸣、头晕等应立即诊治或停药;教育老年人,疗程结束后,剩余的药物不能随便自行使用;要积极配合治疗,以促进疗效。

（三）抗慢性充血性心力衰竭的药物

大多数老年人都有不同程度的心功能不全,尤其是长期高血压患者,往往会发展为心力衰竭。应用抗慢性充血性心力衰竭的药物时,要注意给药方案的个体化,明确病情、用药目的和用药史等资料,如强心苷中毒、室性心律失常、严重腹泻等患者,要根据病情随时调整剂量。

老年性疾病要注意综合治疗措施和配伍药物的相互作用,如用强心苷期间注意"补钾禁钙";还要注意药物的给药方法,尽量不要与其他药液混合注射。硝普钠、硝酸甘油等药物高浓度快速静脉滴注易引起严重不良反应,故应严密监测血压及心率,确保疗效,避免严重不良反应。提高患者的依从性,指导其按医嘱给药,不可补服漏服的药物,告知可能的不良反应,指导患者做好自我监测。

（四）降血糖药

糖尿病是老年人的常见疾病,主要采取胰岛素和口服降血糖药物治疗。以往对 2 型糖尿病患者,尤其是老年人患者使用胰岛素较保守,因老年人的糖代谢调节功能减退,对低血糖的耐受性差,治疗过程中应避免低血糖,尤其是使用胰岛素时,药物使用应逐渐增加剂量。胰岛素仅用于重型糖尿病、糖尿病伴有重度感染、消耗性疾病、高热、创伤等严重合并症以及手术等应激情况下。循证医学研究表明,早期胰岛素强化治疗在消除症状的同时,可改善胰岛分泌功能,并使口服降血糖药失效者重新恢复对药物的敏感性。因此,通过胰岛素的强化治疗使血糖得到严格控制,减少慢性并发症。老年人合理使用胰岛素的关键是:①学会使用血糖仪,进行自我监测;②学会正确使用胰岛素注射器,确保剂量准确;③学会低血糖的预防和紧急处理原则。对于生活不能自理的老年人,则应指导家属或保姆掌握上述技能。

口服降血糖药要注意其使用范围,应以餐后血糖的变化指标等作为主要用药依据。口服降血糖药的不良反应除低血糖外,还会出现对器官和神经系统的损害,如降糖效果不佳,应考虑联合用药,但一般不超过三种,如血糖仍控制不理想,则应使用胰岛素。要指导老年人采用健康的生活方式配合治疗,预防并发症。

案例分析

案例:高某,女,60岁。四肢关节疼痛10年,多饮、多尿、多食及消瘦6个月而到医院,被诊断为类风湿关节炎和糖尿病。医师给予格列齐特片口服、保泰松片口服,以及其他对症治疗。患者首次服药1小时后即出现饥饿、头晕、心悸、出汗,30分钟后昏迷不醒。诊断为低血糖昏迷。经静脉注射高渗葡萄糖后症状缓解,30分钟后恢复正常。

分析:格列齐特为第二代磺酰脲类降血糖药,口服吸收快,3～4小时血药浓度达高峰,半衰期为10～12小时,代谢后大部分从肾脏排出。本案例为老年患者,半衰期延长,排泄减慢。病程长,肾功能有一定减退,加上联用的保泰松,可与格列齐特发生竞争性置换,增强其降糖作用,以致格列齐特的血药浓度过高、血糖骤降而出现低血糖昏迷。

点滴积累 \/

1. 老年人的生理生化功能减退,导致老年人对药物的处置和反应性发生改变。

2. 对老年人用药应特别注意其生理特点及药动学变化对药物作用的影响。

3. 老年人用药应避免滥用药物,选择适当的剂型和给药方法,用药的常规剂量为正常成人剂量的1/2～3/4,一般应从小剂量开始逐渐达到个体最适应量,同时要注意药物配伍和相互作用。

第三节 妊娠期和哺乳期妇女用药

妊娠期和哺乳期等作为妇女的特殊生理期,对母体和胎儿、新生儿的健康有着非常重要的意义,合理用药是确保母子健康平安的重要手段之一。

一、妊娠期妇女的药动学特点

与正常成年人相比,药物在妊娠期妇女体内的药动学有较大差异,这是由于胎儿生长发育的需要,使妊娠期妇女体内发生适应性的生理变化,特别是胎儿、胎盘对母体内分泌系统的影响等。

(一) 吸收

妊娠早期出现的恶心、呕吐等消化道症状可减少各种口服药物的吸收。雌激素、孕激素可减少胃酸分泌,影响弱酸类药物的吸收,如水杨酸类等,但弱碱类药物如阿片类、苯二氮䓬类的吸收增加。

（二）分布

妊娠期妇女的体重平均增长 10～20kg,血容量相应增加 50% 左右,对血药浓度呈现"稀释"作用,同样剂量的同一药物,妊娠期妇女的血药浓度要低于非妊娠期妇女。同时,增加的血容量会降低血浆白蛋白浓度,形成生理性的血浆蛋白缺少症。药物血浆蛋白结合率下降,解离型药物的比率明显提高,药物的作用强度增大,且易于通过胎盘屏障进入胎儿体内,以苯巴比妥、苯妥英钠、地西泮、哌替啶、地塞米松、利多卡因、普萘洛尔等最为明显。

（三）代谢

妊娠期妇女肝脏的葡萄糖醛酸转移酶活性降低,肝脏酶系统功能变化,肝脏生物转化功能有所下降,易产生药物蓄积中毒。

（四）排泄

妊娠期妇女的肾血流量增加,肾小球滤过量增加,可加速许多水溶性物质或药物的排出,如肌酐、氨基酸、葡萄糖、水溶性维生素等。但由于葡萄糖醛酸转移酶活力降低,结合的药物量减少,不能经肾排泄,在肠道排泄时,因肠肝循环再吸收量增多,使药物的半衰期延长。

二、药物在胎盘的转运

（一）药物在胎盘的转运

妊娠期母体-胎盘-胎儿构成一个共同的生物学单位。胎盘作为连接体,不仅具有代谢和内分泌功能,还具有生物膜特性,发挥物质转运的重要作用,进入胎儿体内的药物必须通过胎盘屏障。药物经胎盘的转运方式有单纯扩散、主动转运、胞饮作用、经膜孔或细胞间裂隙转运等。

（二）药物在胎盘转运时的生物转化

胎盘中有酶系统,具有生物合成和分解等功能,部分药物在胎盘转运时会发生生物转化,改变其药理活性或理化性质。有些药物经生物转化后有利于透过胎盘屏障进入胎儿体内,如母血中的葡萄糖需经胎盘转变为果糖后转运至胎儿体内。有些药物经生物转化而失去活性,如肾上腺皮质激素中的可的松、泼尼松通过胎盘转化为失活的酮衍化物,而地塞米松通过胎盘时则无须代谢而直接进入胎儿。因此,如治疗妊娠期妇女疾病可用泼尼松,治疗胎儿疾病则应选用地塞米松。

（三）影响药物经胎盘转运的因素

1. 药物的理化性质　与一般跨膜转运相同,脂溶性化合物经胎盘转运较快,水溶性药物如琥珀胆碱、肝素等则通过胎盘转运非常缓慢,甚至难以通过。相对分子质量越小的物质在胎盘扩散速度越快,一般相对分子质量为 250～500D 的药物很容易穿过胎盘屏障,相对分子质量>1000D 的物质则很难通过胎盘。药物在血浆中与蛋白结合的形式由于相对分子质量较大,不易通过胎盘,故药物血浆蛋白结合率与通过胎盘的数量成反比。

2. 母体-胎盘循环情况　妊娠期母体-胎盘循环是依靠两者间的循环系统压力差来实现的,如果母体血压正常、血流量充足、血流速度快,则母胎间的药物转运速率相对较快。

3. 胎儿-胎盘循环情况　胎儿心脏将胎血经脐动脉排入胎盘绒毛毛细血管,经过与母体进行物质交换后经脐静脉回到胎儿体内,这里包括两条途径:一条途径是经胎儿肝脏经下腔静脉到达胎儿右心房,另一条途径是经静脉导管直接进入胎儿循环,无须经过肝脏。由于胎儿肝脏自第 16 周开始具有较强的生物转化能力,可以氧化分解经过的药物,改变其药理活性,因此采用第二条途径转运的药物未经胎儿肝脏代谢,药理作用较强,对胎儿的影响较大。

三、胎儿的药动学特点

(一) 吸收

大多数药物经胎盘转运进入胎儿体内后,有些药物经羊膜转运进入羊水后被胎儿吞饮,随羊水进入胃肠道被吸收进入胎儿体内,胎儿从尿中排出的药物又可因胎儿吞饮羊水重新进入胎儿体内,形成羊水-肠道循环。另外,药物经胎盘转运进入脐静脉,然后经过胎儿肝脏进入循环系统,部分药物会在胎儿肝脏发生生物转化,药理活性降低,药物作用下降,故同样具有首关效应。

(二) 分布

胎儿的血浆蛋白含量较母体低,同样药物的血浆蛋白结合率较成人低,游离型药物比例高,药物作用相对更强。胎儿的肝、脑等器官与体重相比,其所占的比值较成人大,而且血流丰富,更易于药物分布。药物进入脐静脉后,约有 60% 的血液进入肝脏,肝内药物分布较多,具有肝毒性的药物对胎儿的影响较明显;胎儿的血脑屏障功能较差,其中枢神经系统容易受到药物影响,尤其是呼吸中枢发育不完全,对具有呼吸抑制的药物尤其敏感。

(三) 代谢

胎儿肝脏是药物生物转化的主要器官,具有催化氧化、还原和水解反应的各种酶类,但与成人相比其酶活力较低,尤其是催化药物与葡萄糖醛酸结合的能力较弱,某些脂溶性较高的药物需要通过这种结合而解毒,因此使用此类药物容易使胎儿发生蓄积中毒。

(四) 排泄

胎儿肾脏排泄药物的功能很差,其肾小球滤过率较低,可明显延长药物及其代谢产物在体内的残留时间;另外,有些药物经代谢后其脂溶性降低,不易通过胎盘屏障转运到母血中,导致在胎儿体内积蓄,造成中毒现象。

四、妊娠期妇女用药的基本原则

1. 避免不必要的用药,慎用或不用保健食品。

2. 优先选用疗效确切,对妊娠期妇女、胎儿安全的药物,慎用新药或仅有理论评价的药物。

3. 对必须使用但又可能会出现不良反应的药物应采取前瞻性预防措施,同时根据药物对胎儿的影响程度,从选择对胎儿影响最小的药物开始。

4. 根据孕周大小即胎儿所属的发育时期考虑用药,做好用药记录,并注意监测胎儿状况。

知识链接

妊娠期妇女用药分类标准

根据药物可能对胎儿产生的不良影响，美国 FDA 将妊娠期用药对胎儿的危险度登记并分类为 A、B、C、D 和 X 五个等级。

A 类：动物实验和临床观察未见对胎儿有危险，是最安全的一类。

B 类：动物实验显示对胎畜有危害，但临床研究未能证实，或动物实验未发现有致畸作用，但无临床验证资料。

C 类：动物实验对胎畜有致畸或致死作用，但在人类缺乏资料证实，使用前要权衡利弊。

D 类：对胎儿的危害有肯定的证据，尽管有害，但治疗妊娠期妇女疾病疗效肯定，又无替代药物，其效益明显超过危害。

X 类：在对动物或人类的研究中，已证实对胎儿有危害，为妊娠期禁用的药物。

五、妊娠期妇女慎用的药物

（一）妊娠各期慎用的药物

1. 妊娠早期　一般妊娠 3 个月以内的胎儿各器官和系统尚未完全形成，对药物的致畸作用高度敏感，用药应特别慎重。致畸作用确定的药物主要有乙醇、可卡因、卡马西平、沙利度胺（反应停）；以及非甾体抗炎药吲哚美辛，叶酸拮抗剂甲氧苄啶，维生素 A 的同质异构物和某些性激素如己烯雌酚、炔诺酮等。另外某些活病毒疫苗如风疹疫苗、放射性碘等也具有致畸作用。

2. 妊娠中期　一般妊娠 3 个月后到分娩前 3 个月药物会影响胎儿器官功能的发育和成熟，如孕妇大剂量使用氯霉素可发生"灰婴综合征"；镇静催眠药、吗啡、哌替啶等镇痛药可抑制胎儿的呼吸中枢发育，引起新生儿呼吸窘迫症，导致窒息而死亡；妊娠期妇女使用四环素可使婴儿牙齿黄染、牙釉质发育不全、骨生长障碍；连续多次注射氨基糖苷类药物可使胎儿形成先天性耳聋；选用高效利尿药可引起死胎，胎儿电解质紊乱、血小板减少等；氯喹可引起视神经损害、智力障碍和惊厥；长期应用氯丙嗪可使婴儿视网膜病变；抗甲状腺药可影响胎儿的甲状腺功能，导致先天性甲状腺肿大，甚至压迫呼吸道引起窒息；妊娠期妇女摄入过量维生素 D 可导致新生儿钙过高、智力障碍、肾或肺小动脉狭窄及高血压等。

3. 妊娠后期和临产期　胎儿受药物的影响相对较小，但要避免使用影响分娩和产程的药物，如妊娠期妇女使用双香豆素等抗凝药，或长期服用阿司匹林治疗，可导致产妇和胎儿的严重出血，甚至死亡。妊娠期妇女如服用麦角制剂、奎宁、缩宫素、垂体后叶素、益母草等药物会引起子宫收缩，导致胎儿流产或早产。临产前使用对子宫平滑肌具有松弛作用或者抑制宫缩的药物，如 β 受体激动剂等，均不利于分娩。对于葡萄糖-6-磷酸脱氢酶先天缺乏者应慎用抗疟药、磺胺类、硝基呋喃类等，以免引起急性溶血。

（二）妊娠期常用药物的合理应用

1. **性激素类药物**　主要有：①黄体酮（孕酮）：该药能促使子宫内膜由增生期转入分泌期,利于孕卵着床和胚胎发育;抑制子宫收缩,起到保胎作用;也能促进乳腺发育,为哺乳做准备。主要用于黄体功能不足导致的先兆流产,一般不用于习惯性流产。不良反应偶见头晕、恶心、乳房胀痛、抑郁等。②绒促性素（HCG）：正常时由胎盘分泌,可继续维持黄体的内分泌功能以适应妊娠的需要。用于 HCG 水平低下的先兆流产。偶见恶心、头晕等不良反应。

2. **子宫平滑肌抑制药**　主要有沙丁胺醇、利托君、特布他林等,能通过兴奋 β_2 受体而松弛子宫平滑肌,主要用于防止早产,使用时应注意心血管系统的不良反应。

3. **解热镇痛药**　一般选用阿司匹林,可防止妊娠高血压、子痫和子痫前期。分娩前慎用,可引起分娩时出血和中枢神经系统出血。

4. **抗癫痫药**　早孕妇女癫痫小发作通常首选乙琥胺,大部分抗癫痫药均可致畸,应予以高度注意。

5. **镇静催眠药**　精神紧张型的先兆流产可选用地西泮,但能损害胎儿的神经系统发育,唇裂或腭裂的发生率也可能增加。

6. **抗高血压药**　常用于妊娠高血压,噻嗪类利尿降压药仅在其他降压措施无效时才考虑使用。血管紧张素转化酶抑制剂在妊娠的中、晚期可致儿童发育迟钝、胎儿肾衰竭、羊水过少及头骨发育不全等。

7. **抗心律失常药**　地高辛、普鲁卡因胺、维拉帕米可用于妊娠期妇女和胎儿心律失常;奎尼丁类应在严密的心电监护下使用;胺碘酮在妊娠前 3 个月应避免使用。

8. **抗凝血药**　一般选用肝素和华法林。妊娠期机体处于高凝状态,肺栓塞是妊娠期妇女死亡的最常见的原因。肝素长期用药可导致孕妇骨质疏松和血小板减少;华法林可引起胎儿肢端发育不全,妊娠中、后期可发生小头畸形、脑积水等。

9. **降血糖药胰岛素**　常用于围生期控制血糖,可降低糖尿病妊娠期妇女的胎儿死亡率及致畸率,但禁用双胍类及甲苯磺丁脲。

10. **抗微生物药**　是妊娠期最常用的药物之一,妊娠期妇女一般感染以采取口服为主,宫内感染必须高剂量静脉给药。妊娠期细菌感染可使用青霉素类、头孢菌素类和红霉素等;慎用或禁用的药物主要有氨基糖苷类、四环素类、氟喹诺酮类、磺胺类和甲氧苄啶（TMP）等,部分抗病毒药如阿昔洛韦和齐多夫定等不宜选用。浅部真菌感染可用克霉唑和咪康唑等;深部真菌感染可用两性霉素 B,由于氟康唑、酮康唑、氟胞嘧啶、灰黄霉素的动物实验有致畸作用和胚胎毒性,一般不采用。

案例分析

案例：周某，女，30 岁，妊娠 10 周。2 天前开空调睡觉醒来后，出现鼻塞、流清涕、打喷嚏，随后感到头痛、咽痛、全身发冷。查体：T 38℃，P 78 次/分，R 17 次/分，BP 120/80mmHg，咽部充血，心肺及其他未见异常。化验：WBC $7×10^9$/L，N 63%，L 32%，M 3%。诊断为上呼吸道感染。医师开出下列处方：

Rp.

利巴韦林注射液　0.5g

5% 葡萄糖注射液　500ml

Sig. iv. gtt. b. i. d.

快克胶囊 10 粒

Sig. 1 粒　b. i. d. p. o.

分析：本案例中患者妊娠 10 周。妊娠 3 周~3 个月内是细胞分化器官形成期，是药物致畸最敏感的阶段。一些可能引起致畸的药物易导致胎儿畸形。处方中快克胶囊含有的盐酸金刚烷胺和利巴韦林是 D 类药，有较强的致畸作用，妊娠期或哺乳期妇女慎用或不用，故本品不用于此种病例。

六、哺乳期妇女的合理用药

哺乳期用药必须考虑能从乳汁排泄的药物会影响新生儿、婴儿的生理状态，如呼吸情况等，长期应用则对其生长发育有一定的影响。

哺乳期部分药物的注意事项可参见表 11-4。

表 11-4　哺乳期部分药物的注意事项

种类和名称	不良反应与注意事项
苯二氮䓬类	早产儿或乳母的血药浓度过高可能产生呼吸抑制
锂盐	对婴儿造成毒性，禁用
硫脲类等	可造成婴儿甲状腺功能减退和甲状腺肿
避孕药	低剂量口服药未发现明显毒性，高剂量可有男婴女性化乳房、女婴阴道上皮增生
氯霉素	可能引起新生儿骨髓抑制，哺乳期妇女禁用
克林霉素	对婴儿有明显毒性，禁用
磺胺类、四环素类	乳汁中的浓度很低，不会造成危害，若哺乳期妇女连续服用应停止哺乳
异烟肼	可大量转运到乳汁中，引起婴儿肝毒性，禁用
麦角新碱	进入乳汁影响婴儿，并抑制乳汁分泌，避免使用
甲硝唑	大量转运到乳汁、神经、血液中，引起毒性，禁用

> **点滴积累** ∨
>
> 1. 妊娠期母体各系统发生一系列的生理变化可能使母体内的药动学发生变化,继而影响药效。
> 2. 在妊娠期,大多数药物可由母体经胎盘转运至胎儿体内,对胎儿产生不良影响。
> 3. 妊娠期妇女用药应特别注意药动学变化和药物对胎儿的不良影响。

第四节 肝、肾功能不全患者的合理用药

疾病能改变机体处理药物的能力,并影响机体对药物反应的敏感性,肝脏和肾脏作为药物在体内最重要的代谢和排泄器官,其功能出现障碍或异常必然会显著影响药物的药动学和药效学,尤其是在药物毒性反应方面有着非常重要的意义。因此,临床用药要充分考虑疾病或药物对患者肝、肾功能的影响,选择和制订合理的用药方案。

一、肝、肾功能不全对药动学、药效学的影响

(一) 肝功能不全对药动学、药效学的影响

肝脏是药物体内代谢与排泄的主要器官,肝脏疾病对肝血流量、血浆蛋白含量、肝药酶活性以及肝细胞摄取和排泄等都产生影响,改变药物的体内过程。特别是肝药酶活性对药物在肝脏的清除率影响很大,慢性肝炎和肝硬化者其肝微粒体酶合成减少,使许多药物的代谢减慢。严重的慢性肝脏疾病因为肝脏蛋白合成受影响,会导致药物的血浆蛋白结合率降低。原来血浆蛋白结合率高的药物受显著影响,游离型药物明显增加。

胆汁排泄是药物排泄的重要途径之一,某些药物的原形或其代谢产物可迅速经过主动转运系统从胆汁排出。在肾功能不全时,原以肾排泄的药物也会从胆汁排泄。肝脏疾病时,由于进入肝细胞的药物减少或由于肝细胞代谢药物的功能降低,会部分地或完全地阻断某些药物从胆汁排泄。如地高辛,健康人 7 日内从胆汁的排出量为给药量的30%,而肝病患者则减少至8%。

此外,肝脏疾病常伴有其他脏器功能的变化,从而造成对药物体内过程的影响。例如门脉高压伴有小肠黏膜水肿或结肠异常,可影响药物的消化道吸收。而肝脏门腔静脉吻合可使口服药物直接进入体循环,降低肝脏首关效应,使药物的治疗指数降低、毒性增加。

肝脏疾病时机体对药物的反应性会发生改变。如严重肝病患者对吗啡、苯二氮䓬类和巴比妥类、氯丙嗪、哌唑嗪、异丙嗪等药物不耐受,对抗凝血药肝素、华法林等的敏感性增高,剂量稍有不当便可导致大出血,这可能与肝脏合成凝血因子的能力下降及血浆蛋白结合率降低,导致游离型药物浓度增高,作用增强有关。

(二) 肾功能不全对药动学、药效学的影响

肾脏是人体的重要排泄器官,具有排泄体内代谢产物、药物等外源化合物的功能,并调节体内的水、电解质和酸碱平衡,它在维持人体内环境的稳定性中起着重要作用。当各种病因引起肾功能严

重障碍时,人体内环境就会发生紊乱,主要表现为代谢产物在体内蓄积,水、电解质和酸碱平衡紊乱,并伴有尿量和尿质的改变以及肾脏内分泌功能障碍引起一系列病理生理变化。肾功能不全患者不但容易产生药物体内蓄积,而且由于内环境紊乱使机体对药物的毒性更敏感,增加了药物中毒的发生率。对于主要经肾脏排泄的药物,应根据肾功能损伤程度相应减少剂量,主要是根据肌酐清除率调整剂量,由于肾功能不全患者的药物生物半衰期一般长于正常人,药物达到稳态浓度所需的时间也长,呈现起效慢、作用时间延长的特点,对于主要经肾脏排泄而消除的药物,如氨基糖苷类抗生素等,会明显出现蓄积性中毒现象,而对于主要经肝脏代谢消除的药物相对影响较小。

肾功能不全可影响机体对药物的敏感性。肾功能不全患者对镇静催眠药和麻醉性镇痛药等中枢神经抑制药较为敏感;尿毒症患者常伴有电解质紊乱及酸碱平衡失调,如低血钾可降低心脏传导性,因而增加洋地黄类、奎尼丁、普鲁卡因胺等药物的传导抑制作用;尿毒症患者因有出血倾向,会增加抗凝血药的作用,致使阿司匹林等非甾体抗炎药更易引起消化道出血;肾功能不全可导致高血钾和胆碱酯酶活性下降,造成患者抗高血压药疗效的变化。

二、肝、肾功能不全患者的用药原则

(一) 肝功能不全患者的用药原则

1. **全面掌握所用药物的肝脏毒性** 应熟悉对肝脏有损害的药物种类和所致肝损害的类别,尽可能避免使用;制订肝毒性低的同类药物替代策略。必须使用时,应短期或交替使用。测定用药后的血药浓度,特别是游离型药物浓度有助于准确调整剂量,制订更合理的个体化给药方案。

2. **定期检查肝功能** 通过肝功能状况决定药物治疗方案,药源性肝损害最显著的表现是黄疸,其中肝实质损害最为敏感。也要注意无黄疸的肝脏药物反应,如肝大、肝功能异常或伴有发热和皮疹等,还要注意药物通过肾脏或骨髓等器官的损害继发性导致的肝损害,通过密切观察药物的临床反应来调整其治疗剂量。

3. **正确处理肝功能不全合并其他病症** 由于大部分药物均需要经过肝脏代谢,肝功能不全者患有其他疾病在使用药物时,应正确处理可能出现的治疗矛盾,治疗相关疾病的药物经常因为肝功能不全而出现药动学特性的改变,影响疗效或加重不良反应。如合并有风湿性心脏病、心功能不全的患者应用强心苷时,由于地高辛主要经肾脏排泄,而洋地黄毒苷需要经过胆汁排泄,所以选用前者更安全,不易产生蓄积中毒。

(二) 肾功能不全患者的用药原则

1. **避免或减少使用肾毒性大的药物** 应避免使用有肾毒性的药物,制订无肾毒性的同类药物替代策略,对于肾功能不全而肝功能正常者可选用双通道排泄的药物,即具有肾脏排泄和胆汁排泄两条途径。应根据肾功能损伤程度、药物的代谢途径、药代动力学特点进行相应的药物剂量调整。可通过减少药物剂量或延长给药间隔进行调整,个别药物应进行药物浓度监测。如发生药物蓄积中毒,应立即停药,采取加速药物排出或拮抗药物毒性的治疗措施。

2. **制订个体化给药方案** 根据肾功能情况,及时调整用药剂量和给药间隔时间,设计个体化给药方案是避免肾功能进一步恶化的关键步骤。肾功能不全直接影响药物排泄,发生药物蓄积的可能性非常大,应高度注意药物血药浓度的监测,避免药物中毒对肾功能不全带来进一步的损害。

3. 定期检查肾功能 评价肾功能最常用的指标是肌酐清除率。肌酐清除率因年龄、性别、体重的差别而不同,主要是通过测定患者的血清肌酐值计算而得的,正常人的肌酐清除率男性约 2ml/s(120ml/min)、女性约 1.75ml/s(105ml/min)。根据患者实测的肌酐清除率对照标准值,参照有关公式可以计算出应当调整的剂量。

三、肝、肾功能不全患者慎用的药物

(一)肝功能不全患者慎用的药物

1. 抗凝血药 病情较重的慢性活动性肝炎患者,凝血因子和纤维蛋白原减少,可使抗凝血药的作用大大增强,容易出现出血等现象。

2. 糖皮质激素类药物 本类药物促进脂肪分解,影响血脂转运和分布,可加重脂肪肝和肝功能不全,并能诱发或加重消化道出血。应用此类药物一般主张短疗程,剂量不宜过大,当病情稳定后应逐渐停药。

3. 利尿药 肝硬化腹水患者应用利尿药时,宜先选用保钾利尿药氨苯蝶啶或螺内酯,然后在此基础上配伍噻嗪类利尿药。高效利尿药使用不当易导致循环血容量减少,诱发肝性脑病,故应慎用。

4. 可诱发肝性脑病的药物 能干扰胺类物质代谢的药物(如尿素、锂盐、蛋氨酸、阳离子交换树脂、高效和中效利尿药等)可使慢性肝炎患者发生肝性脑病。

(二)肾功能不全患者慎用的药物

1. 抗微生物药物 主要包括氨基糖苷类、四环素类、氯霉素、喹诺酮类、呋喃妥因、利福平、磺胺类、两性霉素 B、氟康唑、伊曲康唑、特比萘芬、多黏菌素类、替考拉宁、万古霉素等。青霉素 G、氨苄西林、羧苄西林等如剂量过大亦可发生肾损害。

案例分析

案例:患者,男,70 岁,诊断为原发性高血压合并肺部感染,既往肾功能差,BUN 7.14 ~ 10.71mmol/L,青霉素加庆大霉素肌内注射。2 天后肾衰竭,BUN 升至 28.56~35.70mmol/L,5 天后尿闭,7 天后死亡,尸检发现多灶性肾近曲小管坏死。

分析:本例为急性药物中毒性肾衰竭,在肾功能差的老年患者应用有肾毒性的氨基糖苷类抗生素庆大霉素,加速了肾衰竭。老年人用药应遵循用药简单和个体化原则,选择药物时既要考虑疾病状态,又要考虑到既往疾病及各器官的功能情况,同时避免应用对肝、肾有毒性的药物。

---

2. 抗肿瘤药 大多数抗肿瘤药都具有肾毒性,有些比较严重,如环磷酰胺、塞替派、卡莫氟、卡

培他滨、顺铂、司莫司汀、甲氨蝶呤、门冬酰胺酶、丝裂霉素等。

3. 解热镇痛药　包括阿司匹林、吡罗昔康、布洛芬、吲哚美辛、甲氯芬那酸、非那西丁、保泰松及含非甾体消炎药的常用复方制剂等。本类药物对肾脏的损害经常被忽略，具有隐匿性特点，常与长期大剂量服用有关。

4. 造影剂　在血管造影、增强 CT 造影、静脉尿路造影中使用的造影剂可因其高渗性直接损伤肾小管，引起肾缺血和肾小球滤过率下降，最终导致急性肾衰竭。造影剂所致的急性肾衰竭尤其常见于肾功能不全、糖尿病、高血压或年老、脱水患者等。

点滴积累

1. 肝、肾功能不全患者药物在体内的药动学、药效学发生变化，一般情况下消除变慢，因此肝、肾功能不良的患者用药不宜足量，应适当地减量。
2. 肝、肾功能不全患者用药同时要注意所用药物是否会有肝毒性和肾毒性，从而进一步损伤肝、肾功能。

第五节　驾驶人员的合理用药

一、驾驶的工作特点

驾驶工作需要驾驶人员精力集中、动作协调、判断果断，并有一定的预见性和应急处理能力。从交通事故的事后分析中发现，驾驶人员因服用有关药物而导致交通肇事的现象所占的比例在逐年上升，这主要是由于药物对驾驶人员的上述能力产生一定的影响，驾驶人员有可能出现困倦、驾驶动作不协调等症状，以至于发生不应发生的交通事故。

二、驾驶人员的用药原则

1. 避免使用慎用的药物　应了解驾驶人员慎用的药物，特别要注意复方制剂的成分，注意药物的通用名和商品名的关系。尽可能不使用驾驶人员慎用的药物。

2. 合理使用药物　驾驶人员如果由于病情需要而用药，要在医师或药师的指导下合理使用。应认真、详细地了解其作用、方法、可能产生的不良反应和注意事项，严禁自行随意用药。要采取合理的给药方法，加以避免或者减轻药物的不利影响。如对含有中枢抑制作用的抗感冒药，应在睡前或休息前半小时服用，2~4 小时内不要驾车，或者选用对中枢神经抑制作用小的药物；糖尿病患者在使用降血糖药物之后，血糖会一过性降低，影响判断力，应休息 1 小时以上。如服药后出现身体不适等异常情况，应立即就诊，以免发生交通事故。

三、驾驶人员慎用的药物

1. 抗过敏药　主要包括苯海拉明、氯苯那敏、赛庚啶等，用于治疗各种过敏性疾病，如支气管哮喘、荨麻疹、血管神经性水肿等。因其具有减轻鼻塞、流涕等感冒症状的作用,也被用于感冒的治疗,许多复方的抗感冒药都含有氯苯那敏的成分,服用后可能出现嗜睡、眩晕、头痛、乏力、颤抖、耳鸣和幻觉等症状,容易引发交通事故。

案例分析

案例:患者,有6年驾龄,不久前因皮肤过敏,服用抗过敏药物赛庚啶。次日驱车上班途中,突然感到头晕乏力、反应迟钝。此时前方道路出现了施工标志,张先生刹车不及时,撞到了施工现场的围栏,险些酿成严重的交通事故。

分析:本例为皮肤过敏患者,服用抗过敏药物赛庚啶,本没有问题,但应该考虑到赛庚啶最常见的不良反应是中枢抑制现象,主要表现为困倦和嗜睡,用药期间应避免驾车和高空作业,以防意外。因此,该患者可改用没有中枢抑制作用的第二代 H_1 受体拮抗药。

---

2. **镇静催眠药** 苯二氮䓬类药物如地西泮等服用后可引起嗜睡、乏力、头痛、头晕、运动失调等副作用,严重者可出现视力模糊、精神错乱、兴奋不安、眼球震颤等症状,有时停药 2～3 日后仍可能出现以上不适反应。

3. **解热镇痛药** 本类药物是驾驶人员较为常用的药物之一,如阿司匹林、安乃近、非那西丁、氨基比林等,如使用剂量过大,可出现眩晕、耳鸣、听力减退、大量出汗,甚至虚脱等副作用。

4. **镇咳药** 服用可待因、二氧丙嗪、右美沙芬等镇咳药后,可出现嗜睡、头晕等不适反应,过量还可引起兴奋、烦躁不安。

5. **胃肠解痉药** 使用阿托品、东莨菪碱和山莨菪碱等解痉药后,会出现视物模糊和心悸等副作用,过量则出现焦躁、幻觉、瞳孔散大、谵妄和抽搐等中枢兴奋症状。

6. **止吐药** 常用的甲氧氯普胺、多潘立酮、昂丹司琼等药物可以引起倦怠、嗜睡、头晕等不适,长期或大量服用可出现肌颤、斜颈、共济失调、惊厥等不良反应。

7. **抗高血压药** 抗高血压药如利血平、可乐定、特拉唑嗪、硝苯地平、吲达帕胺等,部分患者服用后可出现心悸、直立性低血压、头痛、眩晕、嗜睡、视力模糊等不适。

8. **平喘药** 使用麻黄碱、异丙肾上腺素、沙丁胺醇等药物可引起震颤、焦虑、头痛、心悸、心动过速、软弱无力等严重的副作用,影响驾驶安全。

9. **抗心绞痛药** 使用硝酸甘油、普萘洛尔、硝酸异山梨酯和硝苯地平等药物后会有搏动性头痛,在高速行驶或颠簸不平的道路上行驶时驾驶人员容易出现眼压、颅内压升高等副作用,导致视力不清、头痛、头晕、乏力等症状。

10. **抗微生物药** 长期或过量应用庆大霉素、阿米卡星等氨基糖苷类抗生素及酮康唑等药物的驾驶人员,可出现头痛、耳鸣、耳聋、视物不清、颤抖和直立性低血压等不良反应。

知识链接

运动员用药

国际上体育科学家认为，当健康人以特殊的目的，将药物以任何形式摄入体内，或者以不正常的方法应用了非正常量的生理物质，这种人为的或不正常的在比赛中提高运动成绩的做法称之为应用兴奋剂。根据全球反兴奋剂的发展趋势和反兴奋剂科学的研究进展，世界反兴奋剂机构发布了2012年禁用清单。主要包括以下9类药物：①蛋白同化制剂：甲睾酮、双氢睾酮、乙诺酮等；②肽类激素、生长因子和相关物质：绒毛膜促性腺激素（HCG）、生长激素（HGH）、促红细胞生成素（EPO）、促肾上腺皮质激素（ACTH）、胰岛素等；③β_2受体激动剂：沙丁胺醇、沙美特罗、特布他林等；④激素与代谢调节剂：氨鲁米特、阿那曲唑、他莫昔芬、氯米芬、肌抑素抑制剂等；⑤利尿药和其他掩蔽剂：乙酰唑胺、呋塞米、氢氯噻嗪、表睾酮、丙磺舒等；⑥刺激剂：咖啡因、肾上腺素、去甲肾上腺素、麻黄碱等；⑦麻醉剂：吗啡、美沙酮、二醋吗啡、哌替啶等；⑧大麻酚类：屈大麻酚、四氢大麻酚等；⑨糖皮质激素：醋酸泼尼松、地塞米松、布地奈德等。

点滴积累 ∨

1. 驾驶人员用药特别要避免使用可引起驾驶员嗜睡的药物。

2. 驾驶人员用药特别要避免使用可使驾驶员出现眩晕和幻觉的药物。

3. 驾驶人员用药特别要避免使用可使驾驶员出现视力模糊或变色困难的药物。

4. 驾驶人员用药特别要避免使用可使驾驶员出现定向错误的药物。

实训项目十八 社区老年人用药指导

【实训目的】

1. 掌握老年人用药指导的基本原则。

2. 学会针对社区老年人用药指导的方法和技巧。

【实训准备】

1. 到社区管理机构收集老年人的有关资料，了解社区老年人面临的主要健康问题和存在的用药误区，提前分析教育人群的情况。

2. 准备高血压和糖尿病等用药指导的资料，如宣传单、题板等。

【实训步骤】

1. 确定课题可以根据当地的实际情况，确定对老年人进行治疗高血压或糖尿病的用药指导，复习巩固有关知识。

2. 调研拓展通过问卷调查、网络等手段了解当地老年人高血压或糖尿病的发病情况，熟悉有关药物的商品名，了解其他治疗方法或手段。

3. 小组研讨以4～10人为一个小组，根据目的和要求进行合作性研讨，重点分析用药指导所要达到的目标、采用的方法和技巧、拟定的方案。

4. 模拟演练每组派代表扮演教育者和老年人,借助道具等,在班内或实训场所具体实施,由其他各组同学评价实际效果,教师讲评,根据意见形成最终方案。

5. 现场实施到社区或养老院进行实际的用药指导,同时客观记录实际效果,作为方案评价的主要依据。

【实训思考】

1. 老年人高血压的特点有哪些?并说明老年人高血压如何选择药物?

2. 老年人2型糖尿病如何选择治疗药物?

实训项目十九　驾驶人员用药指导

【实训目的】

1. 掌握驾驶人员用药指导的基本原则。

2. 学会针对驾驶人员用药指导的方法。

【实训准备】

1. 到社区管理机构收集驾驶人员的有关资料,了解社区驾驶人员目前的主要健康问题,提前分析教育人群的情况。

2. 准备针对驾驶人员的用药指导资料,如宣传单、题板等。

【实训步骤】

1. 确定课题　可以根据当地的实际情况,确定对驾驶人员进行的用药指导,复习巩固有关知识。

2. 调研拓展　通过走访、问卷调查等手段了解当地驾驶人员的身体情况,熟悉有关药物的商品名,了解其他治疗方法或手段。

3. 小组研讨　以4~8人为一个小组,根据目的和要求进行合作性研讨,重点分析用药指导所要达到的目标、采用的方法和技巧、拟定的方案。

4. 模拟演练　每组派代表扮演教育者和驾驶人员,在班内或实训场所具体实施,由其他各组同学评价实际效果,教师讲评,根据意见形成最终方案。

5. 现场实施　到社区进行实际的用药指导,同时客观记录实际效果,作为方案评价的主要依据。

【实训思考】

1. 驾驶人员的工作特点有哪些?并说明驾驶人员的用药原则。

2. 驾驶人员如何选择治疗药物?

目标检测

一、单项选择题

1. 在用药方面的特殊人群一般是指(　　)

A. 小儿、老人、妇女等

B. 小儿、老人、妊娠期妇女、肝肾功能不全者等

C. 小儿、哺乳期妇女、更年期妇女、老人等

D. 休克或严重感染患者、肝肾功能不全者等

E. 丧失劳动能力或低收入家庭成员

2. 3～6 岁的小儿属于(　　　)

 A. 新生儿期   B. 婴儿期   C. 幼儿期

 D. 学龄前期   E. 学龄期

3. 小儿的生理特点对药动学和药效学的影响不包括(　　　)

 A. 脂溶性药物的血浆蛋白结合率高于成人

 B. 葡萄糖醛酸结合酶活性低,易发生脑核黄疸

 C. 弱酸性药物的重吸收增多

 D. 易发生水盐代谢紊乱或脱水现象

 E. 容易发生惊厥和呼吸抑制

4. 以下不符合小儿专用剂型要求的是(　　　)

 A. 剂量规格较小   B. 增加矫味剂   C. 做成咀嚼片

 D. 片剂便于掰开,分剂量服用   E. 做成异形片

5. 以下小儿用药方法或观点正确的是(　　　)

 A. 经常口服抗生素预防小儿肠道或呼吸道感染

 B. 根据小儿的体重和用药史确定使用剂量

 C. 定期给小儿补充维生素等药物

 D. 每年春、秋季节给孩子服用胎盘等滋补品

 E. 小儿呼吸道感染首选新型的抗感染药物

6. 一名 3 岁的患儿,其用药量是成人剂量的(　　　)

 A. 1/7～1/5   B. 1/5～1/4   C. 1/4～1/3

 D. 1/3～2/5   E. 2/5～1/2

7. 以下不是老年人药动学特性改变的是(　　　)

 A. 药物的吸收能力下降   B. 药物的血浆蛋白结合率减低

 C. 药物的代谢速率减慢   D. 药物的半衰期缩短

 E. 药物的排泄速率减慢

8. 以下老年人用药方法或措施不合理的是(　　　)

 A. 退行性功能减退一般不采用药物治疗   B. 给药间隔时间缩短

 C. 减少药物配伍   D. 制剂要便于使用

 E. 尽可能采用口服剂型

9. 关于老年人使用抗高血压药的叙述,以下不正确的是(　　　)

A. 长期用药,规范治疗

B. 血压超过一定指标时采用药物治疗

C. 降压应平稳,维持生理性波动

D. 根据个人用药史和疾病史确定剂量

E. 药物治疗的同时配合生活方式的改善

10. 关于老年人使用胰岛素的叙述,以下不正确的是(　　)

A. 学会使用血糖仪,自我监控血糖

B. 学会自行正确注射胰岛素

C. 尽量不用胰岛素治疗

D. 使用胰岛素的同时配合口服降血糖药

E. 学会低血糖的预防措施

11. 药物在胎盘转运时发生生物转化的主要原因是(　　)

A. 母体的肝药酶活性提高

B. 胎儿的肝药酶活性提高

C. 胎盘中有具有代谢功能的酶系统

D. 胎儿血液循环中有药物代谢的酶系统

E. 药物在胎盘中的停留时间过长

12. 能够通过胎盘屏障的药物,其相对分子质量为(　　)

A. 500D 以下　　　　　　　　B. 500 ~ 1000D　　　　　　　　C. 1000 ~ 1500D

D. 1500 ~ 2000D　　　　　　　E. 2000D 以上

13. 以下妊娠期用药不正确的是(　　)

A. 慎用保健性药物

B. 慎用新药或仅有理论评价的药物

C. 做好用药记录

D. 避免使用各种药物

E. 必须用药时,从选择对胎儿影响最小的药物开始

14. 肾功能检查最常用的指标是(　　)

A. 每日尿量　　　　　　　　　B. 每小时尿量　　　　　　　　　C. 血红蛋白含量

D. 血钾含量　　　　　　　　　E. 肌酐清除率

15. 驾驶人员慎用的药物不包括(　　)

A. 氯苯那敏　　　　　　　　　B. 地西泮　　　　　　　　　　　C. 硝苯地平

D. 沙丁胺醇　　　　　　　　　E. 法莫替丁

二、多项选择题

1. 容易导致小儿出现核黄疸的药物有(　　)

A. 维生素 K   B. 复方磺胺甲噁唑   C. 伯氨喹

D. 阿司匹林   E. 吗啡

2. 容易导致老年人出现直立性低血压的药物有(   )

A. 吗啡   B. 氢氯噻嗪   C. 哌唑嗪

D. 阿司匹林   E. 胍乙啶

3. 以下药物中有明确致畸作用的是(   )

A. 沙利度胺   B. 卡马西平   C. 庆大霉素

D. 可卡因   E. 乙醇

4. 下列药物可以经过乳汁转运进入婴儿体内产生毒性作用的是(   )

A. 甲硝唑   B. 麦角新碱   C. 异烟肼

D. 阿司匹林   E. 地西泮

ER-11章习题

（刘　玮）

第十二章

药品不良反应监测、报告及预防

导学情景 ⋁

情景描述：

　　患者，男，36岁，汉族，体重65kg，既往无药品过敏史，因"衣原体尿路感染"于2011年1月27日（用药时间）注射阿奇霉素0.5g q.d.，当天10:00（发生ADR的时间）静脉滴注完该药后出现轻微药疹（第1次ADR出现时的相关症状、体征），未进行处理。1月28日患者早上静脉滴注完该药后颈部、胸、大腿出现散在红色丘疹、瘙痒，立即给予氯苯那敏4mg口服，t.i.d.，并停止使用阿奇霉素，采取干预措施。同时，根据规定填写药品不良反应报告表并上报。

　　药品不良反应分析：根据阿奇霉素用药时间和皮疹出现时间、阿奇霉素药品说明书中的皮疹发生率、患者原患疾病及合并用药等情况进行不良反应关联性评价。结论：阿奇霉素引起皮疹的关联性评价为肯定。

学前导语：

　　本章我们将学习药品不良反应的概念、分类、监测、报告及其预防。

扫一扫,知重点

　　药品是指用于预防、治疗、诊断人的疾病，有目的地调节人的生理功能并规定有适应证或者功能主治、用法和用量的物质，包括中药材、中药饮片、中成药、化学原料药及其制剂、抗生素、生化药品、放射性药品、血清、疫苗、血液制品和诊断药品等。药品作为一种特殊的商品，具有两重性，既能防治疾病，维护健康，也能损害身体，引起不良反应（adverse drug reaction，ADR）。因此，开展药品不良反应报告和监测工作，以便于国家药品监督管理部门和医药卫生工作者进一步了解药品不良反应情况，及时发现新的、严重的药品不良反应，加强管理，避免同样药品、同样不良反应的重复发生，确保更多人的用药安全和身体健康。

第一节　概述

一、药品不良反应的相关概念

1. 药品不良反应(adverse drug reaction,ADR)　是指合格药品在正常用法用量下出现的与用药目的无关的有害反应。包括副作用、毒性作用、后遗效应、过敏反应、继发反应、特异质反应等。该定义排除了伪劣药品、药物滥用和治疗错误引起的有害反应。

2. **药品不良事件**(adverse drug event,ADE) 指药物治疗过程中出现的不良临床事件,它不一定与该药有因果关系。包括药品标准缺陷、药品质量问题、药品不良反应、用药失误以及药品滥用等。在我国目前的药品安全监管形势和不良反应监测工作现状下,药品不良事件大多都是通过不良反应监测系统发现并上报的,如 2006 年我国发生的"欣弗"事件等不良事件的报告。

3. **药品严重不良反应**(serious adverse reaction) 是指因服用药品引起以下损害情形之一的反应:①导致死亡;②危及生命;③致癌、致畸、致出生缺陷;④导致显著的或者永久的人体伤残或者器官功能的损伤;⑤导致住院或住院时间延长;⑥导致其他重要医学事件,如不进行治疗可能出现上述情况的。

4. **药源性疾病**(drug induced disease,DID) 是指在预防、诊断、治疗疾病或调节生理功能过程中,因药物的原因导致机体组织或器官发生功能性或器质性损害,而出现一系列临床症状和体征的疾病。它是医源性疾病的重要组成部分,是药物不良反应在一定条件下产生的较严重的后果。但与 ADR 不同的是,药源性疾病并不限于正常用法和用量,还包括过量、误用药物等用药差错所造成的损害。

知识链接

历史上的药品不良反应事件

19 世纪中叶,三氯甲烷用于全身麻醉药,后来发现有严重的心、肝、肾等毒性而停用。三氯甲烷事件使人们开始深入认识药物的不良反应。

沙利度胺(反应停)事件是因为从 1957 年开始,妇女在妊娠初期服用了当时认为是安全有效的镇吐药反应停,结果到 1963 年,造成全球 12 000 多名海豹婴儿(四肢部分或全部长骨缺损)出生,造成了震惊世界的"反应停惨案"。

对乙酰氨基酚的前体药物非那西丁于 1887 年上市,1953 年发现有肾损害和溶血的不良反应,1959 年证实造成肾损害患者 2000 余例、死亡 500 余例,1974 年被强制管理。

1964-1970 年,日本因长期使用氯碘羟喹(氯碘喹啉)治疗肠道感染,导致 11 000 多人患亚急性脊髓视神经炎,主要症状是肢体麻木、刺痛,共造成万余人失明或下肢瘫痪。

近年来,我国药品不良反应事件时有发生,如 2000 年的"苯丙醇胺(PPA)事件"、2001 年的"拜斯亭事件"、2002 年的"乙双吗啉事件"、2004 年的"息斯敏事件"等。这说明药品不良反应具有"常发生、难预测、不可避免、危害大"的特点。

中药的毒副作用也应引起人们的重视。我国的医药书籍中早有"药害"事件的记载,如《二十史札记》卷十九记载,历代皇帝中如魏道武帝、魏明帝、唐宪宗、唐穆宗、唐敬宗、唐武宗和唐宣宗皆因急于成仙、长生不老服食"仙丹"(主要是重金属中毒)而丧命。有相当数量的中药可引起多种类型

的不良反应,尤其是中药注射剂引起的过敏性休克危险性大,不易抢救。近年来,鱼腥草注射液、刺五加注射液、炎琥宁注射液、双黄连注射液等多个品种的中药注射液因发生严重不良事件或存在严重不良反应被暂停销售使用。因此,对于中药注射液引起的不良反应要采取预防措施,查明原因,严把生产与使用等质量关。

二、药品不良反应的分类

目前,世界卫生组织(WHO)将药品不良反应分为 A、B、C 三种类型。

1. A 型不良反应　又称剂量相关性不良反应。是由药物的固有药理作用增强和持续所引起的不良反应。其特点包括是由药物本身或代谢产物所引起的、具有明显的剂量依赖性和可预见性、停药或减量后症状减轻或消失、与药物常规的药理作用密切相关、发生率高而致死率相对较低。例如镇痛药吗啡引起的呼吸抑制不良反应随剂量增加而加重、阿托品在解除胃肠痉挛的同时引起口干等腺体分泌减少的不良反应等。并且其发生的频率和强度与用药者的年龄、性别、机体的生理和病理状态都有很大关系。例如肾功能障碍时,主要经肾排泄的药物如地高辛等排泄速度减慢,血浆药物浓度升高。本类型不良反应包括药物的副作用、毒性反应、继发反应、后遗效应、首剂效应及停药综合征等。

2. B 型不良反应　又称剂量不相关性不良反应。是由于药物性质的变化或者用药者的特异体质引起的不良反应。其特点是反应的性质通常与药物的常规药理作用无关、反应的强度和用药剂量无关、发生率低、但难以预见、致死率高、具有明确的时间关系、是大多数具有遗传药理学基础的反应。本类型不良反应包括过敏反应和特异质反应。前者又称变态反应,是机体再次接触同一抗原或半抗原所发生的组织损伤和(或)机体功能紊乱的免疫反应。例如青霉素的过敏反应。后者是由于基因遗传原因造成对药品的异常反应;又如琥珀胆碱的特异质反应,先天性缺乏血浆假性胆碱酯酶的患者在应用琥珀胆碱时可出现恶性高热,患者的体温可达 43℃以上。

3. C 型不良反应　发生机制尚不十分明确,大多是在长期用药后出现,潜伏期长,且没有明确的时间联系,难以预测,背景发生率高,用药史复杂,难以用试验重复。例如长期服用避孕药导致乳腺癌、血管栓塞;妊娠期服用己烯雌酚会导致了代女婴甚至是第三代女婴发生阴道腺癌。本类型不良反应主要包括致畸、致癌、致突变(表 12-1)。

表 12-1　三种类型的药物不良反应的比较

区别	A 型	B 型	C 型
剂量	有关	无关	正常
潜伏期	短	不定	长
重现性	能	能	不能
时间关联性	较明确	明确	无
遗传性	无关	显著	可能有关
家族性	无关	显著	可能有关

区别	A 型	B 型	C 型
种族性	无关	有关	无关
体质	无关	有关	可能有关
毒理筛选	易	难	不定
愈后	一般良好	不定	不定

> **知识链接**
>
> 药品不良反应的9类分类法
>
> 　　新的药品不良反应分类法分为 A、B、C、D、E、F、G、H 和 U 共 9 类。A 类反应（扩大反应）是药品对人体呈剂量反应，它可根据药品或赋形剂的药理学和作用模式来预知，是最常见的不良反应；B 类反应（过度反应或微生物反应）是由促进某些微生物生长引起的不良反应，如抗生素引起的肠内耐药菌过度生长；C 类反应（化学反应）指不良反应取决于药品或赋形剂的化学性质而不是药理学性质，如静脉输注药物引起的静脉炎；D 类反应（给药反应）指因药品特定的给药方式所引起的不良反应，如植入药品引起周围炎症等；E 类反应（撤药反应）发生在停止给药或剂量减小后，是生理依赖的表现，如吗啡停药出现的戒断症状；F 类反应（家族性反应）指仅发生在那些由遗传因子决定的代谢障碍的敏感个体中的反应，如葡萄糖-6-磷酸脱氢酶缺乏症；G 类反应（基因毒性反应）指许多药品能引起的人类基因损伤；H 类反应（过敏反应）可能是继 A 类反应后最常见的不良反应；U 类反应（未分类的反应）为机制不明的反应，如药源性味觉障碍反应等。

三、药品不良反应的发生原因

药品不良反应的发生频率和强度与药物本身的性质、用药者的生理病理状态以及生活环境等因素有关。国际医学科学组织委员会（Council for International Organization of Medical Sciences，CIOMS）推荐用下列术语和百分率表示药物不良反应的发生频率：十分常见（≥10%）；常见（≥1%，<10%）；偶见（≥0.1%，<1%）；罕见（≥0.01%，<0.1%）；十分罕见（<0.01%）。

（一）药物因素

1. 药物本身

（1）化学成分和化学结构：药物含有的化学成分是药物不良反应的基础，化合物在获得一个新的基团的同时也获得了新的药理活性，其中包括新的治疗作用和新的不良反应，有时化学结构的轻微变化会使不良反应发生改变。例如卡托普利因含有巯基，因此有致味觉改变的不良反应；经过结构改变后的依那普利由于没有巯基，因此致味觉改变的作用减弱，但同时也增加了其他不良反应。

（2）理化性质：理化性质是药品不良反应产生的重要因素。如阿司匹林的结构中含有羧基而显酸性,故对胃黏膜有刺激作用;又如氨茶碱的结构中含有氨基,水溶液呈碱性,故静脉注射时可引起血管刺激。

（3）药理作用:药物本身的药理作用对机体的组织器官就可能造成伤害,如氨基糖苷类药物的耳毒性、肾毒性,大环内酯类药物的胃肠道反应等。另外,药物对组织器官的选择性低也是导致不良反应的主要原因,如抗恶性肿瘤药物在杀死肿瘤细胞的同时,也杀伤人体功能活跃的正常细胞。

（4）药物的剂量和使用时间:在药品说明书规定的用法用量范围内,药物的剂量越大、连续使用的时间越长,发生不良反应的可能性也随之增加。如长期大剂量使用肾上腺皮质激素,可引起医源性肾上腺皮质功能亢进、诱发或加重感染和消化性溃疡等不良反应。

（5）给药途径:不同的给药途径影响药物的吸收、分布及持续时间,使药物在体内具有不同的浓度而产生不同的药效和不良反应。如硫酸镁静脉滴注用于治疗惊厥时可产生呼吸抑制、血压下降和心脏抑制的不良反应,而其口服用于导泻时很少出现上述不良反应。

（6）配制药物时间和给药速度:有些药物在输液中不稳定,因此需在临用时配制,给药速度也应稍快。如青霉素在 pH 低于 5.5 或高于 8 时迅速失活,所以临床使用时应临时配制并于 4 小时内滴完,否则会增加过敏反应的发生率;而有些药物应减慢滴速,如利多卡因静脉滴注速度过快可出现痉挛、低血压、心脏传导阻滞、心动过缓等不良反应。

2. 药品的质量控制

（1）中间产物:由于技术的原因,药物在原料药生产过程中常残留一部分中间产物,这部分带入最终制剂中的原料药中间产物可能会引起不良反应。如青霉噻唑酸是青霉素生产发酵过程产生的,可引起过敏反应。

（2）分解产物:由于药物本身化学稳定性的原因,在生产、储存及运输的过程中均会产生分解产物,这部分分解产物也可能会引起不良反应。例如四环素类在高温环境下易降解产生差向四环素和差向脱水四环素,可引起类范可尼综合征。

（3）药品的质量差异:同一组成的药物,不同厂家在不同的生产工艺和不同的技术水平下,制剂的处方可能不尽相同,生物利用度差异较大。如不同厂家生产的地高辛其生物利用度不同,口服后的血浆药物浓度可相差数倍。

3. 药品制剂的辅料 药品生产中使用的稀释剂、黏合剂、崩解剂、润滑剂、稳定剂、增溶剂、着色剂等以及内包装材料有时也会引起过敏等不良反应。

4. 药物相互作用 两种或两种以上的药物同时或先后应用,药物之间会发生相互作用,如果合用药物不当也会增加不良反应的发生率。如西咪替丁与华法林联合应用时,华法林的抗凝血作用加强,主要原因是西咪替丁抑制肝药酶的活性,使华法林的体内代谢受抑制所致。

案例分析

案例：赵某，男，67 岁。患有肺源性心脏病，合并呼吸道感染。医师给予妥布霉素抗感染，同时给予呋塞米消除水肿，减轻心脏负担。患者当天晚上出现耳鸣、听力下降。护士向药师反映，药师了解患者的情况和治疗方案后，建议医师停用呋塞米，改用氨茶碱利尿，同时监测听力。而后耳鸣消失，听力恢复。

分析：妥布霉素是氨基糖苷类药物，对耳、肾等器官均有毒性。呋塞米是强效利尿药，可使内耳淋巴液的电解质成分改变，耳蜗毛细胞受损；同时因水分大量排出，血药浓度增高，妥布霉素在血液中的浓度也随之增高，从而加重了耳毒性。

（二）机体因素

1. 生理因素

（1）种族：人种之间对某些药物的反应性有相当大的差别。例如乙酰化是常见的代谢反应，由于基因遗传性不同，分快乙酰化代谢者和慢乙酰化代谢者，白色人种中快乙酰化者占 30% ~ 50%，黄种人占 70% ~ 80%，因纽特人则可高达 95%。在使用常规剂量如用异烟肼治疗结核时，慢乙酰化者易发生周围神经炎，快乙酰化者则较易引起肝脏损害。

（2）性别：一般情况下，女性对药物更为敏感，如氯霉素引起的再生障碍性贫血和保泰松引起的粒细胞缺乏症，女性的发生率分别比男性高 2 和 3 倍。女性在月经期、妊娠期、哺乳期特殊生理阶段应用药物时，要多加注意药物的不良反应。月经期妇女使用泻药和抗凝药易致月经过多；妊娠期应避免使用有致畸作用的药物；哺乳期妇女用药需考虑药物对哺乳儿的影响，例如吗啡是弱碱性药物，在弱酸性的乳汁中排泄量较高，易致哺乳儿呼吸抑制。

（3）年龄：不同年龄的患者对药物作用的反应存在较大的差异，老年人及儿童尤为明显。国家不良反应监测中心 2016 年监测数据分析显示，65 岁以上的老年患者药品不良反应报告比例达 23.5%，较 2015 年升高了 2.0 个百分点，并且该项比例自 2009 年以来已 8 年持续上升。老年人的组织器官功能随着年龄的增长伴有生理性的衰退，如体液相对减少，脂肪增多，蛋白质合成减少，肝、肾功能衰退，药物代谢和排泄速率相应减慢，发生不良反应的可能性较大。如左氧氟沙星主要经肾排出，而老年患者常有生理性肾功能减退，因此在使用左氧氟沙星时应监测肾功能，必要时调整剂量谨慎使用，避免发生毒性反应。婴幼儿的肝、肾功能发育不全，药物代谢与排泄速度慢，血浆蛋白的总量少，对药物的敏感性高，血脑屏障发育不全，体液占体重的比例大，水盐转换率较快，所以不良反应发生率较高，尤其对中枢神经抑制药、影响水盐代谢及酸碱平衡的药物容易出现不良反应。

（4）个体差异：不同的个体对同一剂量的相同药物在反应强度和反应性质方面可有明显不同，如高敏性、耐受性、特异质反应。不同个体的药物代谢速率相差很大，例如口服相同剂量的普萘洛尔血药浓度可相差 4 ~ 20 倍。少数特异体质患者由于遗传因素，用药后出现与常人不同的异常反应。如葡萄糖-6-磷酸脱氢酶（G-6-PD）缺陷患者服用伯氨喹、阿司匹林、对乙酰氨基酚、磺胺类、呋喃类和蚕豆等有氧化作用的药物或食物时可造成高铁血红蛋白增多；高铁血红蛋白还原酶缺乏者使用硝酸酯类和磺胺类药物可出现发绀。

2. 病理因素　疾病可以造成机体器官功能改变,继而影响药物在体内的药效学和药动学改变,诱发药物不良反应。如肝硬化患者使用利多卡因时,因对其代谢出现障碍,血药浓度显著升高,引起严重的中枢神经系统毒性。肾脏疾患时,主要经肾脏排泄的药物及其活性代谢产物因清除率低下,导致血浆药物浓度升高,引起不良反应。此外,还可因药物本身加重肾脏的损伤而引起不良反应。

（三）生活习惯与环境因素

患者的生活习惯与环境等可能影响药物的作用,引起不良反应。如很多人习惯饮茶,茶中含有大量鞣酸,能与多种药物如硫酸亚铁中的 Fe^{2+} 结合,影响其疗效;含有的咖啡因和茶碱可与单胺氧化酶抑制剂产生协同作用,可导致血压升高。服药时饮酒也会引起不良反应,如使用头孢菌素类药物（头孢哌酮、头孢噻肟、头孢曲松等）、咪唑类药物（甲硝唑、替硝唑等）、降血糖药物（甲苯磺丁脲、苯乙双胍、格列本脲等）以及呋喃唑酮、氯霉素、琥乙红霉素、异烟肼、华法林等药物时,同时饮用酒类或服用含乙醇的药品或食品可引起双硫仑样反应,表现为面部潮红、头痛、眩晕、视物模糊、胸闷、心慌、恶心、呕吐、腹痛、腹泻,甚至血压下降或升高、呼吸困难、抽搐及休克等。

点滴积累 ∨

1. 药品不良反应是指合格药品在正常用法用量下出现的与用药目的无关的有害反应。
2. 根据病因学,药品不良反应可分为三种类型：A 型不良反应、B 型不良反应、C 型不良反应。
3. 药品不良反应的发生原因与药物因素、机体因素、生活习惯和环境因素有关。

ER-12-2

药品不良反应监
测与报告

第二节　药品不良反应监测、报告与评价

一、药品不良反应监测

20 世纪 60 年代发生在澳大利亚、德国、英国以及日本等 28 个国家的"反应停"事件可视为现代药品不良反应监测制度建立的"里程碑",该事件促使各国政府开始高度重视上市后药品的安全性问题,并从体系、法规、政策以及信息交流等方面开始进行系统建设。

从 20 世纪 60 年代以来各国的药品安全监管经历可以看出,许多与药品安全有关的问题大都是通过现有的不良反应监测系统发现和预警的。目前,上市后药品不良反应监测在早期预警信号、发现药品安全隐患、控制药品安全风险等方面起到了至关重要的作用,已经成为药品安全监管不可缺少的重要组成部分。

（一）药品不良反应监测模式

药品安全性问题的发现通常有三种途径：一是药物上市前的非临床和临床试验研究,尤其是针对药物药理、毒理、临床安全性等方面所设计的试验;二是基于"药理学分类效应"的安全风险推演,

这不仅包括前期研究对具体药物作用机制的认识,也包括基于对同类或类同药物认识的推论演绎;三是通过对药品上市后规模人群使用安全数据的监测。

上市前研究安全风险推演均因为种种局限性很难在第一时间真实而全面地捕捉到安全性信号,而"通过对药品上市后规模人群使用安全数据的监测"为及时、真实而且全面地捕捉安全性信号提供了可能性,可分为两种模式,即主动监测和被动监测。

1. 主动监测 是指由主体方(如药品生产企业)针对某一药品,为探索某个或某些安全性问题的性质和(或)程度等,基于各种适宜的科学方法而展开的各种活动、行为和研究。通常由政府提出要求,药品生产企业、研究机构等作为主要实施者进行监测;某些情况下,政府也可组织实施。之所以由政府提出要求,多因为大规模人群使用时已监测到安全性信号或问题,包括预期和潜在风险。其要求还包括报告责任、时限、范围、信息反馈等诸多方面。由此所监测到的称为"主动监测数据"。

通常情况下,主动监测目的明确,组织、实施方相对单一,故其收集到的数据对于解决或确认某一问题的支撑力度较强。但恰是如此,此种方式采集到的数据可能不能全面、客观地反映或提示某一药品的所有问题。

在美国、欧盟等地,由于限制性审批、药物警戒、风险管理等制度的设立以及历史发展等客观因素,使得这些国家的药品生产企业十分重视本企业产品的安全性,尤其是创新性药品上市前几年的安全性,主动监测的方法已被普遍采用。在我国,自2011年版《药品不良反应报告和监测管理办法》颁布以来,我国的药品生产企业作为药品安全第一责任人,也已开始承担药品上市后主动监测的责任。

2. 被动监测 是指药品在上市后使用过程中,由医药卫生专业人员(医师、护士、药师等)、药品经营和生产者、消费者(患者)等所发现、获知或经历的可能与药品安全有关的信息,并将相关信息进行采集,上报给药品监管机构、生产经营企业、医疗卫生专业人员或其他组织(诸如各种协会、学会等)的过程。

为了规范上述过程中的各种行为,各国政府均制定了相应的制度(包括信息采集内容、报告方式等)。同时,许多政府对于医药卫生专业人员、消费者上报药品安全性信息均"非强制"要求,而采取"自发报告"的方式。对于药品生产企业,则"强制"要求报告其获知的任何与本企业产品有关的不良反应/事件。

(二) 药品不良反应监测中的自发报告系统

自发报告系统主要是基于数据来源方式而言的。当前各国"药品不良反应/事件"主动监测的数据因有着较为单一的主体方和明确的目的,故在一定条件下,对于明确目标风险和相关因素可以进行较好的说明和解释。而"被动监测"数据具有散在、难以计算发生率、漏报率高、报告不规范、信息不全面等局限性,但因这些数据来源广泛、"自发呈报"、覆盖面广,故具有较强的提示和预警作用。围绕采集被动监测数据为目的,所发生的各种行为、活动,所设计的各种制度、配置的人员形成了"自发报告系统"。由"自发报告系统"上报的数据具有鲜明的自身特性,与"主动监测"到的数据互为补充。我国近年来发现的"鱼腥草""二甘醇""欣弗""刺五加"等事件均是通过我国当前的药品不良反应自发报告系统实现的风险预警,为我国开展上市后药品应急与日常风险管理奠定了坚实的基础。

（三）我国当前的药品不良反应监测

我国当前的上市后药品不良反应监测工作主要是按照"自发报告系统"的规律,通过"被动监测"的方式开展的。目前我国已建立起药品不良反应监测体系,主要承担着重要的"通过对药品上市后规模人群使用安全数据的监测"的工作。这一体系在近几年得到了迅猛的发展。2016年全国药品不良反应监测网络收到《药品不良反应/事件报告表》143万份,较2015年增长2.3%,其中新的和严重药品不良反应/事件报告42.3万余份,与2015年比增长了7.4%;新的和严重报告数量占同期报告总数的29.6%,与2015年比增加了1.4个百分点,显示我国药品不良反应总体报告可利用性持续增加。并且无论从当前该体系所开展工作的模式和方法,还是所收集到的这些数据所具备的特点,均高度符合"自发报告系统"的特征。

我国目前的"自发报告系统"存在如下特征:①病例报告处在上升阶段;②不同地区、不同机构的差异性较大;③覆盖人群与层面极度不平衡等。总之,我国的"自发报告系统"尚不成熟。因此,该系统收集信息所得出的每一个针对药品安全性问题的"信号"多是"提示性"的,具有强烈的预警作用,而对其所预警的"信号"则往往需要进一步的校正、定性与量化。

（四）上市后药品不良反应监测的意义和作用

1. 早期预警　药品一旦上市在规模人群中开始使用,其安全性问题,无论是天然风险还是人为风险,均有可能作为医学安全问题在临床出现。对于这些医学安全问题的快速发现和捕捉,是对其科学判断、有效控制,避免类似事件重复发生的重要基础。而只有设立系统的药品不良反应监测体系和深入开展相关工作,才能真正做到早期预警,继而最大限度地控制和限制安全性问题的扩大。其早期预警作用不但表现在对突发事件的应急处理,更充分体现在日常药品安全信号预警。

（1）突发、群发事件预警:突发、群发事件往往是同一药品在相对集中的区域内导致的临床安全事件。由于其发生相对集中,信号通常比较强烈,只要有相对完备的系统和职业敏感性与责任感,对于其早期发现与快速预警是比较容易的。

知识链接

"二甘醇"事件

2006年4月24日,广州中山大学附属第三医院感染科三区出现1例急性肾衰竭患者,随后其他病区又相继出现2~3例相似病例。经初步排查,怀疑与其所使用的药品（某厂生产的亮菌甲素注射液）可能有关,随即按照药品不良反应/事件进行了上报。2周后,广东省药检所明确检出留样产品含有处方中没有的二甘醇。历时16天,最终死亡11人。在国际药品安全史上,由"二甘醇"误用所导致的临床安全事件,最早有1937年发生在美国田纳西州的"磺胺酏剂"事件、20世纪90年代初孟加拉国的"退热净酏剂"事件、1995—1997年海地的"退热药"事件,以及2006年发生在巴拿马同样因误用导致患者死亡的事件等。

（2）对日常药品安全信号的预警：对于新发、罕见、严重等药品不良反应/事件的早期发现，是各国药品监管部门设立药品不良反应监测体系和开展药物警戒工作的首要目的。一个比较成熟、稳定的药品不良反应自发报告系统是对所有上市后药品开放的，并且是一个不断持续和深入安全监测的过程。

理论上讲，如果一个国家的自发报告系统所收集到的病例数量、覆盖面、上报人群比例、来源机构（或人群）性质、涵盖药品种类等指标每年相对恒定，则意味着该系统进入比较成熟的阶段。若进入这一阶段，该系统所呈现出来的信息性质与信息强度则在一定程度上不但可以预警出某一个（或一类）药品的安全性问题，而且也可以在一定程度上粗略地推断出当前市场上规模人群使用某一个（或一类）药品的相对量的多少，甚至可以就此针对某一具体"信号"（如肝损害）在不同药品相互之间进行比较，但由此得到的各种安全性信号（如过敏性休克、急性肾衰竭、心脏骤停）也只是"提示性信息""预警信号"。

尽管上市后药品不良反应监测对于早期预警药品安全"信号"具有十分重要且不可替代的作用，但在具体药品安全性问题分析和定性、定量上又存在一定的局限性。

2. 促进和完善药品评价　药品上市后不良反应监测包括发现、报告、评价和控制四个环节，其中"评价"是药品不良反应监测的核心技术工作。通过药品不良反应监测不但可以进一步丰富和完善技术评价的内涵，同时可以随着实践的深入，将药品上市前和上市后评价进行互相弥补、互相借鉴。

3. 推进合理用药　上市后药品不良反应监测必然可以获得更多的关于药品在临床实际应用中有关疗效、不良反应、用药情况等方面的信息，对这些信息的掌握是判断临床合理用药情况的基础。

药品不良反应监测，尤其是其中的"自发报告"工作，离不开临床医师的参与和实施。临床医务人员的主动参与，可以在第一时间内获得某些药品安全性方面的第一手资料，这不仅有助于提高他们对药品不良反应的警惕性和识别能力，同时对其处方用药无疑具有较好的反馈和提示作用，从而更加准确地把握所应用药品的特性、剂量、用法以及与其他药品和食品的相互作用等情况。

各国药品监督管理部门对于通过不同途径上报的药品不良反应监测信息，通常会以不同形式、采用多种媒体向临床医务人员和患者进行反馈。比如美国的药品监督网页（MedWatch）、我国的《药品不良反应信息通报》《药物警戒快讯》以及国家和各省的药品不良反应监测中心网页等。在这些安全性信息中，就包含药品的不合理用药情况分析，因此临床医务人员从中可获得更多的药品安全性方面的信息和临床常见不合理用药的具体现象，从而指导临床合理用药，提高用药水平。

二、药品不良反应报告

(一) 我国药品监测报告系统

国家药品监督管理局主管全国药品不良反应报告和监测工作。药品不良反应监测技术机构主要由国家药品不良反应监测中心、省级药品不良反应监测机构、设区的市县级药品不良反应监测机构组成。药品不良反应报告的主体为药品生产企业、经营企业和医疗机构。

1. **国家药品不良反应监测中心**　负责全国药品不良反应报告与监测工作。履行以下主要职责：①承担国家药品不良反应报告和监测资料的收集、评价、反馈和上报，以及全国药品不良反应监测信息网络的建设和维护；②制定药品不良反应报告和监测的技术标准和规范，对地方各级药品不良反应监测机构进行技术指导；③组织开展严重药品不良反应的调查和评价，协助有关部门开展药品群体不良事件的调查；④发布药品不良反应信息；⑤承担药品不良反应报告和监测的宣传、培训、研究和国际交流工作。

2. **省、自治区、直辖市药品不良反应监测机构**　负责本行政区内的药品不良反应报告和监测工作。履行以下职责：①承担本行政区域内药品不良反应报告和监测资料的收集、评价、反馈和上报，以及药品不良反应监测信息网络的维护和管理；②对设区的市级、县级药品不良反应监测机构进行技术指导；③对设区的市级、县级药品不良反应的调查和评价，协助有关部门开展药品群体不良事件的调查；④组织开展本行政区域药品不良反应报告和监测的宣传、培训工作。

3. **设区的市级、县级不良反应监测机构**　负责本行政区域内的药品不良反应报告和监督的管理工作，主要进行监测资料的收集、核实、反馈和上报；与同级卫生行政部门联合组织开展本行政区域内发生的严重不良反应及药品群体不良事件的调查，并采取必要的控制措施；组织本行政区域内药品不良反应报告和监测的宣传和培训工作。

4. **县级以上卫生行政部门**　应当加强对医疗机构临床用药的监督管理，在职责范围内对已确认的严重药品不良反应或者药品群体不良事件采取相关的紧急控制措施、及时救治患者，分析事件原因，防止严重药品不良反应和群体不良事件的蔓延。

5. **药品生产、经营企业和医疗机构**　建立药品不良反应报告和监督管理制度；设立或指定机构并配备专(兼)职人员，承担本单位的药品不良反应报告和监测工作；配合药品监督管理部门、卫生行政部门和药品不良反应监测机构进行群体不良事件的调查，并提供调查所需的资料。

(二) 监测报告程序与处理原则

2011 年实施的《药品不良反应报告和监测管理办法》(卫生部令第 81 号)要求药品生产、经营企业和医疗机构获知或者发现可能与用药有关的不良反应或事件，应当通过国家药品不良反应监测信息网络真实、完整、准确报告；不具备在线报告条件的，应当通过纸质报表报所在地药品不良反应监测机构，由所在地药品不良反应监测机构代为在线报告。

1. **个例药品不良反应**　医疗机构、药品生产企业和药品经营企业发现或获知药品不良反应或事件应详细记录、分析、处理,并填写《药品不良反应/事件报告表》,于30日内向所在地的市级药品不良反应监测中心报告,其中新的、严重的药品不良反应或事件应于发现或获知之日起15日内报告,死亡病例须立即报告,有随访信息的应及时报告;新药监测期内的国产药品应当报告该药品的所有不良反应;其他国产药品,报告新的和严重的不良反应;进口药品自首次获准进口之日起5年内报告该进口药品的所有不良反应,满5年的报告新的和严重的不良反应;个人发现药品引起的新的或严重的不良反应可直接报告给经治医师,也可向药品生产、经营企业或者当地的药品不良反应监测机构报告。

目前我国医院报告药品不良反应一般由医师、护士或药师填写报告表,药品不良反应专(兼)职人员及时调查并核对《药品不良反应/事件报告表》,确认填报内容的真实性和完整性,经组织专家或技术人员审核评价后,通过国家药品不良反应监测网络上报。经设区的市级、县级药品不良反应监测机构,省级药品不良反应机构,国家药品不良反应监测中心级级审核评价。国家药品不良反应监测中心将有关报告再上报世界卫生组织药品监测合作中心。

2. 药品群体不良事件 药品生产、经营企业和医疗机构获知或者发现药品群体不良事件后,应当立即上报所在地的县级药品监督管理部门、卫生行政部门和药品不良反应监测机构,必要时可以越级报告;同时填写《药品群体不良事件基本信息表》,对每一病例还应当及时填写《药品不良反应/事件报告表》,通过国家药品不良反应监测信息网络报告。

同时,药品生产企业立即开展调查与自查,详细了解药品群体不良事件的发生、药品使用、患者诊治以及药品生产、储存、流通和既往类似不良事件等情况,分析事件发生的原因,必要时应当暂停生产、销售、使用和召回相关药品;并于7日内完成调查报告,报所在地省级药品监督管理部门和药品不良反应监测机构。药品经营企业应当立即告知药品生产企业,同时迅速开展自查,必要时应当暂停药品的销售,并协助药品生产企业采取相关控制措施;医疗机构应当积极救治患者,迅速开展临床调查,分析事件发生的原因,必要时可采取暂停药品的使用等紧急措施。

设区的市级、县级药品监督管理部门获知药品群体不良事件后,应当立即与同级卫生行政部门联合组织开展现场调查;省级药品监督管理部门与同级卫生行政部门联合对设区的市级、县级的调查进行督促、指导、分析、评价,并及时将调查结果上报国家药品监督管理局及国家健康委员会;对全国范围内影响较大并造成严重后果的药品群体不良事件,国家药品监督管理局应当与国家健康委员会联合开展相关调查工作。

3. 境外发生的严重药品不良反应 进口药品和国产药品在境外发生的严重药品不良反应,药品生产企业应当填写《境外发生的药品不良反应/事件报告表》,自获知之日起30日内报送国家药品不良反应监测中心;必要时于5日内提交原始报表及相关信息。国家药品不良反应监测中心应当对收到的药品不良反应报告进行分析、评价,每半年向国家药品监督管理局及国家健康委员会报告,发现提示药品可能存在安全隐患的信息应当及时报告。

进口药品和国产药品在境外因药品不良反应被暂停销售、使用或者撤市的,药品生产企业应当在获知后 24 小时内书面报国家药品监督管理局和国家药品不良反应监测中心。

4. 定期安全性更新　报告药品生产企业应当对本企业生产药品的不良反应报告和监测资料进行定期汇总分析，汇总国内外的安全性信息，进行风险和效益评估，撰写定期安全性更新报告。

设立新药监测期的国产药品与首次进口的药品，应当自取得批准证明文件之日起每满 1 年提交 1 次定期安全性更新报告，直至首次再注册，之后每 5 年报告 1 次；其他国产药品每 5 年报告 1 次。汇总时间应当在汇总数据截止日期后 60 日内。国产药品与进口药品（包括进口分包装药品）的定期安全性更新报告分别向省级药品不良反应监测机构和国家药品不良反应监测中心提交。

三、药品不良反应关联性评价

（一）评价依据

药品不良反应关联性评价是不良反应监测工作的重要内容，指如何评定不良反应是药品引起的，而非疾病变化、药物使用不当等其他因素引起的。主要依据以下五个标准：

1. 用药与不良反应的出现有无合理的时间关系。

2. 反应是否符合该药已知的不良反应类型。

3. 停药或减量后，反应是否消失或减轻。

4. 再次使用可疑药品后是否再次出现同样反应。

5. 反应是否可用并用药的作用、患者病情的进展、其他治疗的影响来解释。

根据符合以上五项标准的多少，关联性评价为"肯定""很可能""可能""可能无关"。

（二）评价方法

目前对不良反应的评价，国际上有多种方法，如 Karsh 和 Lasagna 法、计分推算法及贝叶斯不良反应诊断法等，其中以前者最为常用。我国借鉴此法并结合国情制定了表 12-2 的标准：

表 12-2　药物不良反应的判断标准

标　　准	肯定	很可能	可能	可能无关
合理的时间顺序	是	是	是	是
是否符合已知的药品不良反应类型	是	是	是	否
停药或减量后是否有所改善	是	是	是或否	是或否
再次给药是否可重复出现	是	否	否	否
反应可有另外解释	否	否	是	否

点滴积累 ∨

1. 药品不良反应监测模式有主动监测和被动监测。

2. 上市后药品不良反应监测可起早期预警作用、促进和完善药品评价、推进合理用药。

3. 药品不良反应报告监测系统主要由国家、省（自治区、直辖市）药品不良反应监测机构、设区的市县级药品不良反应监测机构以及药品生产、经营企业和医疗机构等部门组成。

4. 药品不良反应报告程序是药品生产、经营企业和医疗机构获知或者发现可能与用药有关的不良反应或事件，应当通过国家药品不良反应监测信息网络真实、完整、准确报告；不具备在线报告条件的，应当通过纸质报表报所在地药品不良反应监测机构，由所在地药品不良反应监测机构代为在线报告。

5. 个例药品不良反应报告的时限是一般的药品不良反应或事件 30 日内报告，新的、严重的药品不良反应或事件 15 日内报告，死亡病例须立即报告。

第三节　药品不良反应预防

一、新药上市前的审查

目前，全世界各国的药品监督管理部门都规定，新药在上市前必须进行上市前试验并接受严格的审评，以确定它的安全性与有效性。上市前试验包括动物疗效和毒性试验及临床试验，前者称临床前评价，后者称临床评价。

1. 药品的临床前评价　药品的临床前评价包括药学研究、药理学研究及毒理学研究。其中毒理学研究又称非临床安全性评价，包括急性毒性、长期毒性、致生殖毒性、致癌、致突变和致依赖性等研究，以及特殊安全性试验，如过敏性、溶血性和刺激性试验等。非临床安全性评价的最终目的就是为了降低临床研究安全方面的风险性。

2. 药品的临床评价　药品的临床评价是指任何在人体(患者或健康志愿者)进行的药物的系统性研究，以证实或揭示受试药物的作用、不良反应和(或)受试药物的吸收、分布、代谢和排泄，目的是确定试验药物的有效性与安全性。其过程包括 Ⅰ、Ⅱ、Ⅲ 期临床试验(表 12-3)。

表 12-3　药品临床评价不同阶段的比较

分期	阶　段	目　的	试验对象	样本数
Ⅰ	初步的临床药理学及人体安全性评价	观察人体对新药的耐受程度和药物代谢动力学,确定可用于临床的安全有效量与合理给药方案	健康志愿者	20~30
Ⅱ	治疗作用的初步评价阶段	观察新药的疗效、适应证、不良反应	目标适应证患者	≥100
Ⅲ	扩大临床试验阶段(批准试生产后进行)	在较大的范围内进一步评价新药的有效性、安全性及药物相互作用	目标适应证患者	≥300

二、新药上市后监察

新药上市后监察即Ⅳ期临床试验,是新药上市后由申办者自主进行的应用研究阶段,开放试验样本数要求在 2000 例患者以上。新药上市后监察的目的是考察在广泛使用条件下药品的疗效和不良反应;评价在普通或者特殊人群中使用的利益与风险关系;改进药物剂量等。并根据进一步了解的疗效、适应证与不良反应情况,指导临床合理用药。新药上市后监察与药物不良反应监察并不等同,各有任务,但是新药上市后监察常与药物不良反应监察工作结合起来进行,因为新药上市后监察的重点是药品不良反应监测。

三、严格管理与合理用药

1. 加强对高警示药品的管理　高警示药品是指药理作用显著且迅速、毒性大、不良反应严重、易发生严重后果甚至危及生命的药物。主要包括三类药品:①没有固定规范化使用剂量的药品;②治疗指数小的药品;③成分复杂、质量难控、易引起不良反应的药品。如高浓度的电解质制剂、肌肉松弛剂、细胞毒性药物及生物制剂等。2015 年,国家发布的高警示药品推荐目录中包含 24 个大类、14 个品种的药物,采取分级管理模式(表 12-4)。

表 12-4　高警示药品目录

级别	药 品 种 类
A	肾上腺素注射液、异丙肾上腺素注射液、重酒石酸去甲肾上腺素注射液、50% 葡萄糖注射液、灭菌注射液(500ml)、硫酸镁注射液、浓氯化钾注射液、浓氯化钠注射液、缩宫素注射液、硝普钠注射液、咪达唑仑注射液、氨茶碱注射液、去乙酰毛花苷注射液、顺铂注射液、氟尿嘧啶注射液、甲氨蝶呤注射液等
B	抗凝药(阿替普酶注射液、尿激酶注射液等)、放射性静脉造影剂(碘佛醇注射液、碘海醇注射液等)、全胃肠外营养液(TPN)、硬膜外或鞘内注射药、异丙嗪注射液、胰岛素类药物、阿片类镇痛药(哌替啶注射液、瑞芬太尼注射液等)、凝血酶冻干粉、抗心律失常药(胺碘酮注射液、普罗帕酮注射液等)、肌肉松弛剂(维库溴铵注射液、琥珀胆碱注射液等)
C	口服降血糖药、阿片类镇痛药(口服)、口服抗凝药(华法林钠)、高锰酸钾外用片等

高警示药品若使用不当会对患者造成严重伤害或死亡,因此医疗机构要加强对其管理,设置专门的存放药架,并设置黑色警示牌;有确切适应证时才能使用;调配发放要实行双人复核,确保发放准确无误;加强高警示药品的效期管理,保持先进先出,保持安全有效;定期和临床医护人员沟通,加强对其不良反应监测,并定期总结汇总,及时反馈给临床医护人员。

2. 减少用药差错　有些不良反应的发生是医药人员在处方、配方、发药和用药过程中出现差错造成的,它属于"可避免的不良反应"。因此,应加强对医药人员的专业技能训练和职业教育,以减少此类不良反应的发生。

3. 合理用药

(1) 了解患者的病史,正确对症用药:在确定治疗方案前应详细了解患者的病史、用药史和药物过敏史,规避属禁忌证和过敏的药物。如有哮喘病史者使用β受体拮抗药,可诱发或加重哮喘发作。对某药过敏的患者应终身禁用该药。

(2)掌握药物的用法和剂量,区分个体用药:药物治疗中严格遵从说明书中的用法、剂量,并根据患者的生理和病理特点实行个体化给药。如按常规剂量应用苯妥英钠(300mg/d),有些患者无效,但有些患者却引起毒性反应。同时注重妊娠期妇女、哺乳期妇女、小儿及老年人等特殊人群的用药。

(3)合理联合用药种类:随着医学和药学的不断发展,药品种类不断增加,药物联合应用也越来越普遍,但联合用药应注意药物的相互作用,可用可不用的药物尽量不用,在必须联合应用时,宜兼顾增加疗效与减少药物的不良反应。

(4)注重用药监护和监测:密切观察患者的用药反应,长期应用如头孢菌素类、氨基糖苷类等药物的患者,应定期检查测定肝肾功能、电解质及酸碱平衡,对治疗窗窄的药物应进行血药浓度监测。

4. 提高患者的防范意识,及时报告异常反应 药品不良反应症状往往是患者自己先发现的,因此不仅要向患者介绍药品疗效,同时还应详细解释相关药品不良反应和用药注意事项信息,以及不良反应早期征兆出现时的应对方法,从而增强患者对药品不良反应和药源性疾病的防范意识,提高用药依从性。

知识链接

药 物 警 戒

药物警戒(pharmacovigilance,PV)是指与监测、评估、理解和预防药物不良反应或其他任何可能和药物有关问题的科学研究与活动。药物警戒不仅涉及药物的不良反应,还涉及与药物相关的其他问题,如不合格药品,药物治疗错误,缺乏有效性的报告,对没有充分科学根据而不被认可的适应证的用药,急、慢性中毒的病例报告,与药物相关的病死率的评价,药物的滥用与错用,药物之间以及药物与其他化学物质和食品的不良相互作用。因此,从传统的 ADR 监测到"药物警戒",其最终目的是提高临床合理、安全用药,保障公众用药安全。

四、药学技术人员在药品不良反应报告和处置中应遵循的原则

药学技术人员在药品不良反应监测工作中应该全程参与,正确、合理地协助医护人员完成不良反应的处理和登记。药学技术人员在此过程中必须把握好各种关键问题的解决原则,才能顺利地完成与医患双方的沟通和协调。

(一)总原则

1. 严格遵照国家规定的报告时限 如个例药品不良反应通常 30 日内向所在地的市级药品不良反应监测中心报告,其中新的或严重的药品不良反应应于发现之日起 15 日内报告,死亡病例须及

时报告等。

2. 建议停用可疑药物　出于安全性考虑,一旦患者发生不良反应,不论症状多么轻微,都应建议医师立即停用所有可疑的致病药物,以避免更严重的不良反应发生。特别注意叮嘱门诊患者,在家中发生可疑反应时应尽快与药师或医师联系,以免延误救治。

3. 正确分析判断药品不良事件　药品不良事件的概念比不良反应覆盖面宽,在用药过程中所发生的任何不良事件都应首先归为药品不良事件。药师在着手处理一例药品不良反应前,必须重新询问和推断,排除各种干扰因素,如患者的饮食、居住环境和变应原、医嘱的依从性、体外配伍禁忌、体内药物的相互作用、护理中的失误等;此外,医护人员和患者的经验性判断也可能造成偏差,药学技术人员要排除这些方面的干扰,例如输液过程中药液渗漏到血管外造成的肿胀经常被误认为血管炎。

4. 注意致病药物的不确定性　用药单一、发病与用药关系明确、临床表现典型者,一般易于判断导致不良反应的药物,但在很多情况下,很难具体判定不良反应是由哪一个药物所致的。皮肤试验或体外检测的方法还存在着一定的不确定性,如假阳性或假阴性。临床上也很少再次尝试使用可疑药物以确定具体药物,所以短时间内很难确定,对此药学技术人员和医护人员都有必要向患者说明。

5. 保证患者基本资料的详实性　药品不良反应报表的真实性、完整性及准确性是药品不良反应报告和监测的基础。

6. 谨慎与新闻媒体交流　药品不良反应的发生有极大的不确定性,有时可能涉及更多的社会和经济问题,药学技术人员和医护人员在与新闻媒体的接触中要慎重和客观,特别是有关的具体药物信息和数字不应透露,以免新闻媒体断章取义,造成争议和社会的恐慌。

（二）与患者沟通的原则

1. 尊重患者的知情权　如实告诉患者所发生的一切,详细解答患者的各种疑问,为患者讲解不良反应的基本知识,特别叮嘱患者牢记致病药物的名称。

2. 满足患者的预知心理　一旦发生不良反应,特别是像皮疹、色素沉着这些消退期长的不良反应时,患者都会存在一定程度的焦虑,担心预后,药学技术人员要根据经验,明确地告知消退的时间,如皮疹消退需要1周左右、色素沉着消退时间还要长一些,明确的时间可以极大地减轻患者的焦虑心情。

3. 重视患者的主观感觉　很多患者在不良反应发生很久后仍然有主观上的不适,如头晕、食欲缺乏,药学技术人员不能武断地说患者的感觉是主观的,但可以由浅入深地为患者解释药物在体内的代谢速度和残留量,以说明在停药几天后体内的残留药量已经很少,从而打消患者心中的疑虑;也可以通过某些检测手段来客观地排除药物所致的伤害。

4. 善待患者的不友善行为　常有患者根据药品说明书中有关不良反应的提示,诉说自己也发生了类似的症状,并要求退药。通常,接待的药学技术人员通过仔细询问,可以辨别不良反应是否曾发生过。即使判断为否,我们也决不能直接说明,可以婉转地告诉患者出现的不适症状不是药品不良反应,以减少医患纠纷。

5. 坚持药师随访　不论是住院还是门诊患者,药师的随访都是非常必要的。随访可更好地查寻引起不良反应的药物,还可校对先前的登记内容,特别是当门诊不良反应记录有缺项时,随访更为必要。随访的时间要根据具体情况调整,如住院患者初次登记不良反应后,在患者出院前至少随访1次;又如门诊患者在使用静脉途径给药的过程中发生不良反应,除了门诊几小时的观察和记录之外,药师应适时通过电话随访患者,重新核对不良反应情况,并进一步完成整个预后的记录。

点滴积累　∨

1. 药学技术人员在药品不良反应报告与处置中的总原则是严格遵照国家规定的报告时限、建议停用可疑药物、正确分析判断药品不良事件、注意致病药物的不确定性、保证患者基本资料的详实性,并谨慎与新闻媒体交流。
2. 药学技术人员还要注意与患者沟通、尊重患者的知情权、满足患者的预知心理、重视患者的主观感觉、善待患者的不友善行为、坚持随访。

实训项目二十　药品不良反应/事件调查

【实训目的】

1. 学会药品不良反应/事件报告表的填写。
2. 了解社区药品不良反应/事件状况。

【实训准备】

1. 选择和确定调查对象(基层医疗机构或社区药店)。
2. 复习药品不良反应监测与报告的相关知识。
3. 预习药品不良反应/事件报告表的填写要求。

【实训步骤】

1. 在教师的带领下,学生分组到基层医疗机构或社区药店进行药品不良反应/事件情况调查,写出所调查发生的不良反应事件的基本情况(每一名患者的基本情况、用药情况,不良反应/事件的具体表现,不良反应/事件的处理及患者的预后)。

2. 每名学生选取1例发生药品不良反应/事件的患者进行深入调查,完成药品不良反应/事件报告表。

【实训思考】

1. 药品不良反应/事件的概念、监测的意义是什么?
2. 试述我国药品不良反应/事件报告制度。

附:药品不良反应/事件报告表

药品不良反应/事件报告表

首次报告□ 跟踪报告□ 编码:

报告类型:新的□ 严重□ 一般□ 报告单位类别:医疗机构□ 经营企业□ 生产企业□ 个人□ 其他□

患者姓名:	性别:男□ 女□	出生日期: 年 月 日 或年龄:	民族:	体重(kg):	联系方式:
原患疾病:	医院名称: 病历号/门诊号:		既往药品不良反应/事件:有□ 无□ 不详□ 家族药品不良反应/事件:有□ 无□ 不详□		
相关重要信息:吸烟史□ 饮酒史□ 妊娠期□ 肝病史□ 肾病史□ 过敏史□ 其他□					

药品	批准文号	商品名称	通用名称(含剂型)	生产厂家	生产批号	用法用量(次剂量、途径、日次数)	用药起止时间	用药原因
怀疑药品								
并用药品								

不良反应/事件名称:	不良反应/事件发生时间: 年 月 日

不良反应/事件过程描述(包括症状、体征、临床检验等)及处理情况(可附页):

不良反应/事件的结果:痊愈□ 好转□ 未好转□ 不详□ 有后遗症□ 表现:
死亡□ 直接死因:死亡时间: 年 月 日

停药或减量后,反应/事件是否消失或减轻? 是□ 否□ 不明□ 未停药或未减量□
再次使用可疑药品后是否再次出现同样反应/事件? 是□ 否□ 不明□ 未再使用□

对原患疾病的影响:不明显□ 病程延长□ 病情加重□ 导致后遗症□ 导致死亡□

关联性评价	报告人评价: 肯定□ 很可能□ 可能□ 可能无关□ 待评价□ 无法评价□ 签名:
	报告单位评价: 肯定□ 很可能□ 可能□ 可能无关□ 待评价□ 无法评价□ 签名:
报告人信息	联系电话: 职业:医师□ 药师□ 护士□ 其他□
	电子邮箱: 签名:
报告单位信息	单位名称: 联系人: 电话: 报告日期: 年 月 日
生产企业请填写信息来源	医疗机构□ 经营企业□ 个人□ 文献报道□ 上市后研究□ 其他□
备注	

目标检测

一、单项选择题

1. 下列不良反应属于 C 型的是(　　　)

　　A. 特异质反应　　　　　　B. 后遗效应　　　　　　C. 毒性反应

　　D. 变态反应　　　　　　　E. 三致反应

2. 下列特点属于 A 型不良反应的是(　　　)

　　A. 与药物无关　　　　　　B. 难以预测　　　　　　C. 具有重现性

　　D. 预后较差　　　　　　　E. 与患者的体质有关

3. 下列不属于药学技术人员在药品不良反应处理和登记中的原则的是(　　　)

　　A. 立即停用所有可疑的致病药物

　　B. 用药过程中所发生的任何不良事件都应首先归为 ADE

　　C. 药品不良反应监测统计资料可以自由向外界提供引用

　　D. 尊重患者的知情权

　　E. ADR 发生率的高低不能反映医师的用药水平

4. 罕见药品不良反应是指不良反应的发生频率为(　　　)

　　A. ≥0.1%,<1%　　　　B. ≥0.01%,<0.1%　　　　C. ≥0.001%,<0.01%

　　D. <0.1%　　　　　　　E. <0.01%

5. 属于变态反应的是(　　　)

　　A. 沙利度胺导致海豹畸形胎儿　　　　B. 长期服用避孕药导致乳腺癌

　　C. 琥珀胆碱引起恶性高热　　　　　　D. 应用青霉素出现过敏性休克

　　E. 镇痛药吗啡引起呼吸抑制

6. 我国药品不良反应监测报告系统的组成不包括(　　　)

　　A. 国家药品不良反应监测中心　　　　B. 药品不良反应专家咨询委员会

　　C. 药品零售机构如药房、药店　　　　D. 省、市、县级药品不良反应监测机构

　　E. 县级以上卫生行政部门

7. 主要表现为症状反跳的药品不良反应是(　　　)

　　A. 首剂效应　　　　　　　　　B. 超敏反应

　　C. 停药综合征　　　　　　　　D. 药物依赖性

　　E. 遗传药理学不良反应

8. C 型药品不良反应的特点是(　　　)

　　A. 发病机制为先天性代谢异常　　　　B. 潜伏期较短

　　C. 可以预测　　　　　　　　　　　　D. 有清晰的时间联系

　　E. 多发生在长期用药后

9. 药物临床评价是指(　　　)

A. 对药物临床前研究的一切新药申报资料进行评估

B. 新药上市以后对药品的理化性质和质量的评估

C. 新药临床研究进行的临床评估

D. 药物药理毒理研究以便为临床使用奠定基础的评估

E. 新药上市以后的临床评估

10. 主要表现为全身性反应和皮肤反应两大类反应的药品不良反应的是（   ）

    A. 首剂效应   B. 超敏反应

    C. 停药综合征   D. 药物依赖性

    E. 遗传药理学不良反应

11. 主要表现为用药后的欣快感和停药后的戒断症状的药品不良反应是（   ）

    A. 首剂效应   B. 超敏反应

    C. 停药综合征   D. 药物依赖性

    E. 遗传药理学不良反应

二、多项选择题

1. 属于 B 型不良反应的是（   ）

    A. 毒性反应   B. 副作用   C. 特异质反应

    D. 超敏反应   E. 后遗效应

2. 药物不良反应的发生原因包括（   ）

    A. 给药时间   B. 性别、年龄   C. 病理状态

    D. 遗传差异   E. 药物相互作用

3. 药品安全性问题的发现可以通过下列（   ）途径

A. 药物上市前的非临床和临床试验研究

B. 基于"药理学分类效应"的安全风险推演

C. 药品使用安全数据的主动监测

D. 药品使用安全数据的被动监测

E. 通过对药品上市后规模人群使用安全数据的监测

4. 医院药师在药品不良反应监测工作中应做到（   ）

A. 患者发生 ADR，应立即停用所有可疑的致病药物

B. 用药过程中所发生的任何不良反应事件都应首先归为 ADE

C. 可以再次尝试使用可疑药物

D. 加强对高危险药品的管理

E. 严格遵照国家规定的报告时限

5. 以下与剂量不相关的药源性疾病及特点是（   ）

A. 青霉素等药物给致敏患者引起的药物超敏反应

B. 抗凝血药引起的出血

C. 葡萄糖-6-磷酸脱氢酶缺乏者服用磺胺类药物可引起溶血性贫血

D. 氨基糖苷类抗生素引致的耳聋

E. 难预测,发生率低,病死率高

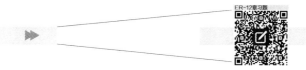

（邱腾颖）

第十三章

ER-13章PPT

治疗药物监测与个体化给药

导学情景 ᐯ

情景描述：

  张大爷患有支气管哮喘，口服氨茶碱 100mg，q. 8h.。 最近由于痛风发作又口服别嘌醇 100mg，t. i. d.。 因出现恶心、呕吐，且伴有头痛、心跳加快、肌肉震颤等症状入院，测定药谷浓度为 19.30μmol/ml、药峰浓度为 29.66μmol/ml。 于是调整给药方案改氨茶碱为 50mg，q. 8h.。 3 天后复查，峰值为 18.62μmol/ml、谷值为 12.37μmol/ml，哮喘控制良好，也没有再出现上述症状。

学前导语：

  进行治疗药物监测，根据血药浓度调整治疗方案，是实现个体化给药、保证药物治疗安全有效的常用方法。 本章我们将学习治疗药物监测的意义、临床指征和实施方法以及个体化给药的原则和方法步骤。

ER-13-1

扫一扫，知重点

  药物治疗是临床治疗疾病的重要手段之一，而用药的安全性和有效性是药物治疗的关键。一般而言，药物用量直接关系着药物效应或毒性，药物剂量不足会导致治疗无效，而用药过量则可能会产生毒性、诱发药源性疾病乃至危及生命。世界卫生组织（WHO）及我国药品不良反应监测中心的统计资料均显示，因用药不当而致死者中，多是剂量不当所致。

  传统的药物治疗是参照推荐的剂量给药，多数情况下能够得到预期效果，但是有些药物在不同患者身上的应用结果并不一致，表现为有些患者得到了有效治疗，有些则未能达到预期疗效，还有的出现了毒性反应。分析其原因，主要是由于受生理、病理、遗传以及药物剂型等诸多因素的影响，使不同的患者对相同剂量的药物产生了强弱不同的药理作用，即存在着用药的个体差异。因此，应针对每个患者的具体情况制订个体化的给药方案，才能实现药物治疗的安全有效。通过开展以血药浓度测定为主的治疗药物监测工作，在保证临床药物治疗的安全、有效等方面发挥了积极的作用。

知识链接

用药个体差异

用药个体差异就是不同患者给予相同剂量的同一药物，但药理效应却因人而异的现象。用药个体差异产生的原因主要包括：

1. 患者个体的生理差异，如患者的年龄、性别、体重、药物代谢酶活性以及遗传基因多态性等。

2. 不同的药物剂型、给药途径对药物吸收的影响，以及不同厂家药品之间的生物利用度差异，导致进入体内的药量出现显著性差异。

3. 某些疾病状况导致重要脏器如肝、肾等功能改变，影响药物的体内过程和药理效应。

4. 合并用药引起药物间相互作用，从而使药理效应发生增强或减弱等改变。

第一节 治疗药物监测

一、治疗药物监测的概念及意义

（一）治疗药物监测的概念

治疗药物监测（therapeutic drug monitoring，TDM）具体来说就是采用现代分析检测技术，测定血液或其他体液中的药物浓度，结合药动学、药效学等基本理论，研究药物浓度与疗效、毒性的关系，进而设计或调整给药方案，实现个体化给药，以保证药物治疗的有效性和安全性。

20世纪50年代，TDM开始引起医学界的重视。由于当时化学分析操作烦琐，干扰因素多，准确性与精密度低，难以监测体内的微量药物，故仅用于临床毒物分析。60年代，发现药物效应与血药浓度密切相关，相继报告了普鲁卡因胺和地高辛的药物效应与血药浓度的关系，并强调测定血药浓度的必要性，形成了以血药浓度为客观依据，用以调整剂量、指导临床用药的设想。随着各种高灵敏度、特异性的检测方法的应用，使仅微量存在的药物得以检测，且越来越多药物的有效血药浓度范围及中毒浓度也相继确定，从而促进了TDM的发展。比如老年心力衰竭患者使用地高辛，过去主要凭医师的临床经验用药，中毒率高达44%。现今，在TDM指导下调整用药方案，中毒率可控制在5%以下。TDM工作的开展，使临床药物治疗迈上了一个新的台阶。

（二）治疗药物监测的意义

随着临床药理学和先进检测技术的发展，TDM工作已渗入临床各学科，其主要意义可归纳为以下三个方面。

1. 促进临床合理用药 开展TDM工作，能够提供准确的血药浓度测定结果，及时了解药物在体内的变化情况，从而可根据患者的药动学参数，针对每个患者的具体情况制订个体化的给药方案，以减少不良反应的发生，使药物治疗更加安全有效，这对于促进临床合理用药、提高临床药学服务水平有着非常重要的现实意义。

2. 检查患者(或受试者)的依从性 患者(或新药的受试者)的依从性对药物治疗效果和研究结论的影响很大,拒绝用药或不遵医嘱用药会干扰治疗结果或试验结果的判定。通过 TDM 测定血药浓度可以掌握其依从性,从而更准确地判定药物的治疗效果。

3. 中毒药物鉴定与解救 在某些药物的治疗过程中,治疗药物浓度监测既有助于及时发现药物过量中毒,又可判断药物过量中毒的程度,并且为及时调整用药方案和药物剂量提供科学依据。如强心苷可以治疗心力衰竭,但中毒也可表现为心力衰竭加重,若仅凭临床表现诊断为剂量不足而加大剂量,将会产生严重后果。

二、治疗药物监测的临床指征

TDM 固然重要,但并非临床应用的所有药物都需要进行 TDM,这样一方面会毫无必要地增加工作量,另一方面也会给患者增加额外的医疗费用。一般认为,药物的治疗作用和毒性反应呈浓度依赖性,且其治疗浓度范围和中毒水平已确定,并具有以下特点或存在有下列情况时应考虑进行 TDM。

(一) 需要进行 TDM 的药物

1. 治疗指数低、安全范围窄、毒副作用大的药物 一些药物的治疗浓度范围和中毒浓度十分接近,极易发生中毒。如地高辛的治疗浓度范围是 0.9~2.0ng/ml,而大于 2.4ng/ml 即为潜在中毒浓度,因治疗浓度与潜在中毒浓度十分接近,血药浓度稍高即可出现严重的毒性作用。

2. 相同剂量而血药浓度个体差异大的药物 一些药物由于受遗传、环境及病理因素的影响,血药浓度的个体差异较大,容易产生严重不良反应,如三环类抗抑郁药。

3. 具有非线性动力学特性的药物 一些药物具有非线性药代动力学特性,尤其是非线性发生在有效血药浓度范围内或小于最低有效浓度时,当剂量增加到一定程度时,剂量再稍有增加,血药浓度便急剧上升,极易产生中毒,如苯妥英钠、茶碱等。

(二) 需要进行 TDM 的情况

1. 需要长期使用某种药物时 一些慢性病患者需要长期使用某些药物时,为避免发生药物蓄积中毒,应定期监测血药浓度,如抗躁狂药碳酸锂。一些药物长期使用可以产生耐药性,还有一些药物长期使用可影响药物代谢酶的活性而引起药效变化,当药效发生不明原因的改变时,可通过测定血药浓度来判断。

2. 判断药物中毒或剂量不足时 某些药物的中毒表现与其所治疗疾病的症状很类似,而临床难于明确鉴别时,可通过监测血药浓度来判断该临床表现是用药剂量不足还是中毒所致,进而调整用药方案。如普鲁卡因胺治疗心律失常时过量也会引起心律失常、苯妥英钠中毒引起的抽搐与癫痫发作不易区别等,这些均可通过监测血药浓度来加以判断。

3. 采用非常规给药方案时 某些情况下,临床采用非常规的特殊给药方案,如对于癌症患者,尝试使用大剂量的化疗药物时,需要密切监测患者的血药浓度,以防发生严重的毒性反应。

4. 特殊人群用药时 特殊人群需使用某些药物时,应注意监测其血药浓度,以确保用药安全。例如肾功能不全患者使用主要经肾排泄的药物(如氨基糖苷类)、肝功能不全患者使用主要经肝脏代谢的药物(如茶碱等)可造成血药浓度升高而易于产生毒性反应。

5. 需要合并使用多种药物时　一些患者,特别是老年人,常同时患有多种疾病,需要合并使用多种药物,极易引起药物间的相互作用,因而需要对某些容易发生毒性作用的药物进行 TDM。

6. 药物(毒物)中毒解救时　对毒性物质进行分析鉴定,为制订解救措施提供依据。

目前,临床上常需要进行 TDM 的药物参见表 13-1。

表 13-1　目前临床常需进行 TDM 的药物

类别	药物
抗癫痫药	苯妥英钠、苯巴比妥、卡马西平、丙戊酸钠、左乙拉西坦、拉莫三嗪、托吡酯、奥卡西平、乙琥胺
抗心律失常药	普鲁卡因胺、胺碘酮、奎尼丁、利多卡因、美西律
强心苷类	地高辛、洋地黄毒苷
抗抑郁药	阿米替林、去甲替林、丙米嗪、地昔帕明
抗躁狂药	碳酸锂
平喘药	茶碱
氨基糖苷类抗生素	卡那霉素、阿米卡星、妥布霉素、奈替米星、庆大霉素
其他抗生素	氯霉素、万古霉素、去甲万古霉素、替考拉宁
抗真菌药	伏立康唑、卡泊芬净
抗肿瘤药	甲氨蝶呤
免疫抑制剂	环孢素、他克莫司、雷帕霉素、霉酚酸
抗风湿药	水杨酸类

(三) 无须进行 TDM 的情况

1. 当药物本身具有客观而简便的效应指标时,如用肝素、香豆素类等抗凝血药时,只需检查出血、凝血功能即可,无须进行 TDM;同理,利尿药、降血糖药、抗高血压药等一般均无须进行 DM。

2. 有些药物的血药浓度范围很大,可以允许的治疗范围也很大,安全性高,不容易产生毒性反应,凭医师的临床经验给药即可达到安全有效的治疗,如青霉素、OTC 药物等。

3. 短期服用的药物、局部使用的药物或应用不易吸收进入体内的药物。

4. 血药浓度与药理效应无明显相关的药物,如某些细胞毒性抗肿瘤药。

三、治疗药物监测的实施方法

治疗药物监测的实施步骤根据不同单位的具体情况有所不同,但其工作流程大体可分为申请、取样、测定、数据处理和结果解释五部分。

(一) 申请

临床医师根据临床指征,确定需要对某药进行 TDM,首先应提出书面申请。一般应填写 TDM 申请单,其内容除说明要测定的药物外,还应填写有关患者及用药的详细情况,以供分析结果时参考。

（二）取样

一般多采取血液样品,测定药物的总浓度。其他如尿液、唾液等也较为常用,特殊情况下亦采取脑脊液、胆汁或其他体液等作为分析样品。

TDM 的操作实施过程中,采样时间的确定对于 TDM 的成功与否同样具有十分重要的作用。因药物浓度随时间在体内的变化是动态过程,取样时间不同,测定结果会有很大不同,从而对结果的解释及指导用药产生重要影响。取样时间的确定,主要取决于药物的动力学参数和临床实际的需要。一般应根据具体药物的半衰期、给药形式、监测的要求、目的以及数据处理的方法而定,常见以下几种情况:

1. 单剂量给药时,如用于估算分布容积,可根据药物的动力学特性,选择药物在平稳状态时取血。如口服地高辛 1~2 小时内达到峰浓度,6~8 小时后血药浓度平稳,此时地高辛向组织中的分布基本完成。因此,地高辛首次给药后取样时间至少应在给药后6小时。

2. 多剂量给药时,测定目的多是考察药物浓度是否在安全有效的范围内。通常应参照药物的给药形式和生物半衰期,在血药浓度达到稳态后,在下次给药前采样,称为谷浓度。如地高辛的生物半衰期较长,约36小时,其血药浓度至少需要1周才能达到稳态,故其采样时间应选择在1周后进行;有时也有监测峰浓度,峰浓度一般认为和不良反应相关。

3. 当怀疑患者出现中毒反应或急救时,应尽快测定,可根据需要随时取样。采样后,一般需根据测定方法的需要对样品进行预处理,然后进行测定。

（三）测定方法

可用于 TDM 的方法很多,每一种测定方法有其自身的特点和价值,应根据测定的药物及测定目的来选择测定方法。测定方法的选择必须注意准确度、精密度、灵敏度、专属性、稳定性等方面的考察,同时也应适当考虑测定费用以及测定所需的时间等因素,并应经常对所用的测定方法予以评价,以保证测定结果的准确可靠。

ER-13-2

治疗药物监测常用测定方法

1. **免疫法** 免疫法的基本原理是样品中的待测药物通过与标记药物的竞争,使标记抗原-抗体结合物上的标记药物被取代,其被取代量和加入的待测药物量有关,从而用于测定待测药物的量。免疫法包括放射免疫法(RIA)、酶免疫法(EIA)、荧光免疫法(FIA)、游离基免疫法(FRAT)和荧光偏振免疫法(FPIA)等,目前国内应用较多的是 FPIA 法。FPIA 法的优点是所需的样品量少,对样品的预处理简单,操作简便,测定快速,精确性高,专属性强,灵敏度高,可准确及时地提供结果,故特别适合于临床急需;缺点主要是试剂较为昂贵,费用较高,不能同时测定多种药物,不能区分药物原形与代谢物。

2. **色谱法** 色谱法是发展较快的一种分析技术,主要包括薄层色谱法(TLC)、气相色谱法(GC)、高效液相色谱法(HPLC)等。色谱法的共同特点是分离度好、灵敏度高、专属性强,可以同时测定几种药物。以 HPLC 在血药浓度测定中的应用最为广泛。其缺点是样品处理较为复杂,耗时较长,当临床急需结果时不宜选用。

近年来液-质联用(LC-MS)技术发展很快,LC-MS 利用色谱分离能力强而质谱技术灵敏度高、可以确定分子结构的特点,对 TDM 尤其是药物代谢物的分析具有很强的优势。

3. 光谱法 光谱法是最早用于临床的 TDM 方法,目前广泛应用的有:①紫外分光光度法和荧光分光光度法:具有设备简单、费用低廉、易于推广等优点,但操作烦琐、灵敏度低、专属性差、容易受到血液(或其他生物体液)中的其他组分的干扰。因此,目前仅用于对测定灵敏度要求不高的药物。②火焰发射光谱法和原子吸收光谱法:特异性和灵敏性均较高,但仅用于微量金属离子如锂盐和铂化合物的检测。

4. 高效毛细管电泳(HPCE)法 是近年来发展最快的分析方法之一,特点是高效分离、操作简单、样品量少、精确度高、分析速度快、所用材料成本低廉。该法可同时检测样品中多种药物和代谢物的浓度,而且在手性药物的浓度监测方面具有独特的优势。

(四) 数据处理

TDM 中的数据处理主要包括数学模型拟合、药代动力学参数的求算及合理用药方案的设计等。

(五) 结果解释

对药物浓度监测结果给予具体的分析以及合理的解释,结果分析应结合患者的生理、病理以及合并用药等情况综合判断。对 TDM 结果的解释直接关系着临床决策,意义重大,因此对于药师而言,须根据测定的药物浓度值,并密切结合患者的具体情况进行仔细分析,对 TDM 结果进行正确解释和利用,提出调整给药方案的建议,协助临床医师制订科学合理的个体化给药方案,使 TDM 工作融入临床诊疗过程中。药师在这一过程中,应注重加强与临床医师、护士的沟通与合作,因为他们对患者的生理、病理及用药情况是最清楚的,必要时也可以直接访问患者,从而使解释更加符合客观实际。

基本的 TDM 解释工作包括药物的有效浓度范围(有效血药浓度范围通常是指最低有效浓度和最低中毒浓度之间的范围,临床常将此范围作为个体化给药的目标值,以此来调整血药浓度,作为给药方案的依据,以期达到最佳疗效和最大限度地避免不良反应)、潜在中毒浓度范围、药动学参数,以及影响药动学、药效学的病理生理因素和测定结果的准确性等。具体工作内容如下:

1. 掌握必要的资料 掌握必要的资料是进行 TDM 结果解释、利用的前提和基础。需要掌握被监测药物的药动学参数群体值和有效血药浓度范围、药物浓度与药理效应间的相关程度及影响因素等资料。需要详细了解患者的疾病过程和详细的用药情况,应重点了解患者的生理和病理状态、被监测药物的使用情况(如准确的用药方法和用药时间等)、可能发生药物相互作用的其他药物使用情况等,对此应建立患者药历。在此过程中,应注意重点收集患者的下述资料或信息,这些均与TDM 结果的解释有关。

(1) 年龄:药物在人体内的动力学性质与年龄有关,一些重要的参数如分布容积(V_d)、生物半衰期($t_{1/2}$)等表现出年龄相关性,甚至血药浓度有效范围也是如此。

(2) 体重、身高:体重、身高等与计算药物剂量、分布容积、清除率等参数有关。

(3) 合并用药:首先,许多药物具有肝药酶诱导或抑制作用,药物合并使用时可显著改变其他药物的药动学性质,致使血药浓度出现"异常"。其次,有些合并用药可能会对分析方法产生干扰。此外,患者的某些嗜好如吸烟、饮酒等亦可能与药物发生相互作用,应予以记录。

(4) 剂量、服药时间、采血时间:需要根据这些数据计算参数、调整给药方案。

(5) 给药途径、剂型、生产厂家、批号等:对结果解释均可能有价值,应予以记录。

(6) 病史、用药史、诊断、肝肾功能、血浆蛋白含量等:对血药浓度值的解释至关重要。

(7) 其他疾病:如肝、肾功能受损时,药物从体内的消除减慢,导致血药浓度升高。当胃肠道疾病或受外源性损伤(如放射性治疗)时,影响口服药物的吸收,血药浓度下降。尤其是病情危重时,脏器功能在短时间内变化较大,使得药物的动力学性质处于不断变化的状态,对此需慎重作出解释。

(8) 患者的依从性:近年来发现患者的依从性是一个临床上不容忽视的问题,其往往直接影响测定的结果。发现药物浓度异常时,应当询问患者是否遵从医嘱用药。

案例分析

案例:吴某,男,79 岁,诊断为风湿性心脏病、心房纤颤、心功能 4 级。采用地高辛片口服治疗,0.125mg,1 次/日,但效果欠佳,于是通过 TDM 检测了地高辛的药物浓度,检测结果为 0.25ng/ml,低于有效浓度(0.8 ~1.5ng/ml),而患者的相关生化指标未见异常。鉴于此,药师详细查看了患者的用药情况,发现患者由于患有慢性胃炎,同时服用了硫糖铝片,药师建议患者在服用硫糖铝前 1 小时口服地高辛片,患者据此调整了用药时间,临床心力衰竭症状明显改善。

分析:由于患者在服用地高辛的同时服用了硫糖铝片,硫糖铝在肠腔内可与地高辛结合,从而使地高辛的吸收减少、生物利用度下降、血药浓度偏低而影响了疗效。通过调整给药时间,患者在服用硫糖铝前 1 小时先口服地高辛片,使两种药物间隔一定时间服用,既可以避免对地高辛吸收的影响,又不影响慢性胃炎的治疗,收到了良好的临床效果。

---

2. 解释药物浓度数据 根据相关资料和信息,分析测定的结果,解释药物浓度与药物作用、毒性之间的关系,解释患者的肝、肾等脏器功能对药动学的影响,利用药物浓度和药动学参数设计个体化给药方案。具体来说主要包括以下程序:

(1) 实测值与预测值比较:在掌握上述资料的基础上,根据现有的药动学资料计算药物浓度水平作为预测值,将此值与实际测定值进行比较,并对比较的结果作出分析。当实测值与预测值不相符合时,应作出合理的解释,可以从患者用药的依从性、药物制剂的生产厂家和生物利用度、药物的蛋白结合率、影响药动学参数的生理病理因素等诸多方面予以考虑。参见表 13-2。

(2) 求算药动学参数:根据测定的药物浓度,求算患者的药动学参数,并与已知值进行比较。并应观察药物浓度与临床疗效的关系,即药物浓度在有效范围内时,临床上是否表现为有效;当遇到不一致的情况时,应根据患者的具体情况包括生理、病理状况及合并用药情况等作出分析和判断,以确定是否需要修改给药方案。参见表 13-3。

表 13-2 药物浓度实测值与预测值的比较

比较结果	结 果 分 析
实测值>预测值	患者是否按医嘱用药(用药量增加)
	药物制剂的生物利用度偏高
	蛋白结合率增加,游离型药物减少,影响分布与代谢,以致血药浓度升高
	分布容积(V_d)比预计的小
	消除速率下降
	药物相互作用(合并肝药酶抑制剂)
实测值<预测值	患者是否按医嘱用药(用药量减少)
	药物制剂的生物利用度偏低
	蛋白结合率下降,游离型药物增加,以致血药浓度下降
	分布容积(V_d)比预计的大
	消除速率增加
	药物相互作用(合并肝药酶诱导剂)

注:一般药物的检测浓度为总浓度,即与蛋白结合的药物浓度与游离型药物浓度之和

表 13-3 患者的药动学参数与已知值的比较

比较结果			处理意见
实测药物浓度(C_p)	临床疗效	患者的药动学参数	
C_p在有效范围内	有效	与文献一致	给药方案合适,无须修改
C_p<有效范围	不佳	与文献不一致	给药方案不合适,需修改;再监测
C_p<有效范围	有效	与文献不一致	给药方案合适,待病情有变化时再监测
C_p<有效范围	无效	与文献不一致	根据新参数修改给药方案;再监测
C_p在有效范围内	不佳	与文献一致	修改给药方案,谨慎提高药物浓度,密切观察病情变化
C_p>有效范围	无效	与文献不一致	更换别的药物治疗
C_p>有效范围	有效	与文献不一致	逐步减少剂量并密切监测不良反应

（3）协助医师制订新的给药方案或向医师提供合理化建议:根据 TDM 结果分析,协助医师制订新的给药方案或向医师提供建议。建议的主要内容包括:①调整给药剂量和剂型;②调整给药间隔;③预期达到的药物浓度;④调整给药方案后患者可能出现的临床变化;⑤提出建议的理论基础及推理过程;⑥需要对患者进行其他方面检查的项目,如肝、肾功能等;⑦药物过量中毒的救治方法。

3. 将监测结果及解释以报告的形式发给临床医师 报告的内容一般主要包括患者信息,如姓名、年龄、科别、病历号等;监测药物信息,如药物名称、给药时间等;取样信息,如取样方法、取样时间等;测定结果,如血药浓度实测值;结果的分析与解释;药师的建议等。

点滴积累 ∨

1. 治疗药物监测（TDM）是采用现代分析检测技术，测定血液或其他体液中的药物浓度，结合药动学、药效学等基本理论，研究药物浓度与疗效、毒性的关系，进而设计或调整给药方案，实现个体化给药，以保证药物治疗的有效性和安全性，对于促进临床合理用药、提高临床药学服务水平有着非常重要的现实意义。

2. 治疗药物监测的工作流程大体可分为申请、取样、测定、数据处理和结果解释五个环节。

3. 治疗药物监测的测定方法很多，主要有免疫法、色谱法和光谱法等。每一种测定方法有其自身的特点和价值，应根据需要和可能来进行选择。

第二节 个体化给药

一、概述

（一）个体化给药的概念

个体化给药就是根据个体患者的具体情况而"量身定制"的给药方案，以消除个体差异的影响，保证药物治疗的安全、有效，实现最佳的药物治疗效果。

目前，临床工作中，给药个体化主要通过以下两种手段实现：

1. 凭借临床医师的工作经验，根据临床症状，尽可能使给药方案适合每一个具体患者的需要。如应用华法林时可根据凝血酶原时间的延长为指标，这就不仅要求药物要有明确的药理反应作为指标，而且要求医师要有丰富的临床经验。但当一些药物很难说清其疗效不佳是否由于剂量大小所致时，单凭经验用药就具有一定的风险性。如苯妥英钠的常用剂量为每日 300mg，对部分患者尚不能控制癫痫发作，但对有些患者却已引起中枢神经系统的毒性反应，如果凭临床医师的工作经验用药，往往难以保证用药的安全、有效。

2. 实施 TDM，以测定的血药浓度作为指标，计算出该患者个体的药动学参数，然后再根据这些参数设计合理的给药方案，这是目前最科学的手段。如上述药物苯妥英钠，可通过 TDM 测定患者的血药浓度，计算患者的个体药动学参数，从而设计制订合理的给药方案，保证药物治疗的安全、有效。

（二）个体化给药的步骤

首先医师对患者要有一个明确的诊断，根据诊断结果及患者的生理、病理等具体情况，选择认为适合的药物及给药途径，由临床医师和临床药师一起拟定初始给药方案（包括给药剂量和间隔等）。患者按初始方案用药后，在观察临床效果的同时，按一定时间采集血样，测定血药浓度，然后根据测定结果，求出患者的个体药动学参数，再由临床医师和药师共同根据患者的临床表现和动力学数据，结合临床经验和文献资料对初始给药方案做必要的修改，制订出调整后的给药方案。根据具体情况，可重复上述过程，反复调整给药方案，直至达到理想的治疗效果。个体化给药的步骤流程图见图 13-1。

二、个体化给药的原则

（一）肝功能不全患者的个体化给药

肝脏是药物体内代谢的主要器官,当肝功能受损时,药物代谢减慢,游离型药物增多,影响药物的效应甚或增加药物毒性。因此肝功能不全患者应谨慎用药,以免进一步加重肝损伤。初始用药剂量宜小,应做到用药方案个体化。用药原则建议如下:

1. 合理选择药物,尽量避免选用前体药物和对肝脏有损害的药物。前体药物须经肝脏代谢后才具有药理活性,当肝功能不全时,前体药物的活性会减弱。对肝脏有损害

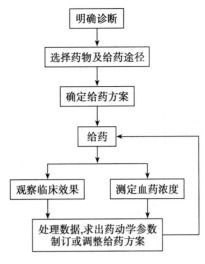

图 13-1　个体化给药流程图

的药物如果是治疗必需,则应减小剂量,或延长给药间隔,并且不要长期服用。如对乙酰氨基酚达到解热效果后,就不要过量服用。对肝脏有损害的常见药物见表 13-4。

表 13-4　对肝脏有损害的常见药物

类别	药物
抗肿瘤药	卡莫司汀、苯丁酸氮芥、甲氨蝶呤、硫嘌呤、硫鸟嘌呤、博来霉素、门冬酰胺酶
抗精神病药	氯丙嗪、氟奋乃静、丙米嗪、氟哌啶醇
解热镇痛药	对乙酰氨基酚、阿司匹林、保泰松
抗微生物药	四环素、灰黄霉素、异烟肼
心血管药	胺碘酮、卡托普利
抗癫痫药	丙戊酸钠
麻醉药	氟烷、恩氟烷
性激素	睾酮、达那唑

2. 用药期间注意临床观察,并定期检查肝功能。应用对肝脏有损害的药物时,要密切观察患者是否出现黄疸、肝大、肝区叩痛等症状和体征,并要定期检查肝功能,评估肝功能损害程度,结合药物及其代谢物的肝毒性及生化检测结果,实施个体化给药方案。

3. 科学正规治疗,避免盲目用药。肝病患者一定要选择正规医院接受科学治疗,不要轻信广告宣传,切勿盲目自行选购药品或长期大量使用一些游医的草药,以免加重肝脏负担,造成进一步的肝脏损害。

4. 改善生活方式,戒除烟酒嗜好。烟中含有多种有毒物质,可损害肝功能,抑制肝细胞再生和修复;乙醇主要经肝脏代谢,可使肝细胞的正常酶系受到干扰破坏,进而损害肝细胞,甚至使肝细胞坏死。因此,肝功能不全患者必须戒除烟酒,以免加重肝损害。

知识链接

肝功能试验

由于肝脏的功能是多样性的，因此检测肝脏功能的试验有许多种，然而，迄今为止还没有一项试验可以称作真正的"肝功能试验"，因此临床上常需依据患者的病情并综合"肝功能试验"来判断肝功能。

临床常用的肝功能试验主要包括检测血清丙氨酸氨基转移酶（ALT）、血清天冬氨酸氨基转移酶（AST）、血清碱性磷酸酶（ALP）、血清 γ-谷氨酰转移酶（γ-GT）和血清胆红素等。肝功能受损，则前述 4 项检测值升高。ALT 和 AST 能敏感地提示肝细胞损伤及损伤程度，肝胆疾病常见 ALT 升高；肝硬化、肝坏死以及阻塞性黄疸时 ALP 明显升高；γ-GT 升高者主要是提示酒精性肝病和急、慢性肝炎等，肝癌和胆道疾患也会使 γ-GT 明显升高；胆红素升高也是肝脏疾病的重要指征，多伴有患者的角膜和皮肤变黄等临床表现。此外，还常测定总蛋白、白蛋白、球蛋白的含量以及白蛋白与球蛋白比值（白球比，A/G）。白球比若等于 1（平值）或小于 1（倒值），均属肝功能不正常，如肝炎、肝硬化等。

（二）肾功能不全患者的个体化给药

肾脏是人体最重要的排泄器官，绝大多数药物及其代谢产物都是由肾脏排泄的。当肾功能不全时，肾脏排泄药物的能力大为减弱，主要经肾排泄的药物消除减慢，影响药物疗效并增加毒性，因此肾功能不全患者必须根据肾功能损害的具体情况，酌减其给药剂量、延长其给药时间间隔，特别是给予具有肾毒性的药物时更需慎重。

1. 肾功能不全患者的个体化给药原则　对于肾功能不全患者的个体化给药原则建议如下：

（1）详细了解患者病情：首先要明确诊断，并应了解患者肾功能受损的程度；其次是要了解患者是否有合并症（尤其是老年患者），准确分析其病理生理状况。总之，选择药物时，需要在考虑适应证的同时排除禁忌证；在对因治疗的同时，也应做好对症治疗和支持治疗。

（2）充分熟悉药物特性：对所用药物的药效学和药动学特性应该清楚，特别是药物的生物半衰期和一些速率常数。临床需要用药时，应尽可能选用具有相同药理作用但不影响肾功能或对肾功能影响甚微的药物，如治疗深部真菌感染时可选用酮康唑，而应避免使用有严重肾损害的两性霉素 B；避免合用具有相同肾毒性的药物，以免加重肾损害，如氨基糖苷类和多黏菌素类不宜合并应用。

（3）定期化验肾脏功能：应定期进行尿常规检查，当出现蛋白尿和管型尿时，应及时停药和换药；定期查验血清尿素氮和血肌酐，密切监测患者的肾功能，以便及时调整用药方案。

（4）综合考虑肝、肾功能：肾功能受损的患者会影响肝脏的蛋白合成，一方面使肝药酶对药物的代谢减慢而效应增强；另一方面患者的血浆蛋白结合率下降，使血中的游离型药物浓度增加。因此，肾功能受损患者用药时应综合考虑肝、肾功能，合理制订或调整用药方案。

（5）合理调整用药方案：一般情况下，可根据患者肾功能受损的程度调整用药方案，必要时可进行 TDM，根据监测结果，调整制订个体化的给药方案。

2. 肾功能不全患者的用药方案调整　对于肾功能不全患者，可按后述"血清肌酐法"制订或调整用药方案,也可采取下述方法进行用药方案调整。

（1）减少维持剂量法:即首剂用量不变、给药间隔不变,但需根据肾衰竭程度减少药物维持剂量。可按如下公式计算调整（正常血肌酐浓度以 1.3mg/dl 计）:

$$肾衰竭时药物维持量 = \frac{正常血肌酐浓度}{肾衰竭时血肌酐浓度} \times 正常时药物维持量$$

该法药物的有效浓度可维持较长时间,药效优于延长用药间隔法。但该法不适于血肌酐浓度>10mg/dl、肾功能严重损害的患者,此时即使每次给予较小的剂量,也可能达到中毒水平。

（2）延长用药间隔法:即每次药物用量不变,但需延长给药间隔时间。可按下式推算:

$$肾衰竭时用药间隔 = \frac{肾衰竭时血肌酐浓度}{正常血肌酐浓度} \times 正常时用药间隔$$

该法因用药时间间隔较长,药物浓度波动较大,维持有效血药浓度时间短,故而常影响药物疗效。

如果患者的肾功能损害较为严重,也可以将上述两种方法结合,既减少药物剂量又延长给药间隔。

（3）根据肾功能损害程度估计用药剂量:根据肾功能的常用评价指标血尿素氮（BUN）、血清肌酐（S_{cr}）和肌酐清除率（Cl_{cr}）等对肾功能进行综合评价,将肾功能损害分成轻、中和重度三种情况,从而提出三种不同的药物用量参考。参见表 13-5。

表 13-5 根据肾功能损害程度估计药物用量参考

肾功能损害程度 评价指标	轻度	中度	重度
Cl_{cr}	40 ~ 60ml/min	10 ~ 40ml/min	<10ml/min
S_{cr}	133 ~ 177μmol/L	177 ~ 442μmol/L	>442μmol/L
BUN	7.1 ~ 12.5mmol/L	12.5 ~ 21.4mmol/L	>21.4mmol/L

注:S_{cr}的测定方法为苦味酸法;BUN 的测定方法为速率法

（4）根据 TDM 结果制订或调整给药方案:如患者需使用氨基糖苷类、万古霉素、去甲万古霉素、氯霉素等肾毒性较大的药物时,可进行 TDM,根据监测结果并结合患者的病理、生理情况,调整或制订个体化的给药方案。

（三）遗传药理学在个体化给药方面的应用

遗传药理学是在基因水平上研究药物反应的遗传多态性,从而揭示药物疗效和不良反应的遗传个体差异的科学。这些个体差异包括药物代谢酶的活性、药物转运蛋白的能力和药物受体的敏感性等。遗传药理学是基因导向个体化用药的理论基础。对于存在遗传差异的不同人群,相同的治疗药物,特别是那些药效差异与基因改变有关的药物可能产生不同的甚至是完全相反的作用,因此根据遗传药理学的检测结果可以帮助临床选择合适的药物,指导治疗方案的设计。

遗传药理学的研究方法包括:①表型分型,即通过检测个体的代谢能力来间接地分析其基因变异。选择某些药物代谢酶的特定底物作为探针药物,给受试者口服之后,采集血样或尿样,采用

HPLC 等手段分析测定血样或尿样中的原形药物和代谢物,计算药物与代谢物的比值,将受试者区分为慢代谢(PM)、中代谢(IM)、快代谢(EM)和极快代谢(UM)四种类型。②基因分型,即提取受试者的 DNA,直接分析其基因变异。目前常采用聚合酶链反应(PCR)和限制性片段长度多态性分析(RFLP)的方法,样本不必抽血,多取自口腔黏膜刮片或唾液、发根,不要求药物的稳态浓度,也不必考虑合并用药、疾病状态和依从性,可快速准确地得出患者药物代谢的分型。通过基因型测定,我们可以了解患者的遗传多态性,评价药物疗效和不良反应的个体差异,进行个体化给药。

今后,患者的遗传药理学信息将以基因芯片的形式储存和调用,医师与药师可以根据患者药物代谢的遗传背景制订给药方案,在给药时"量体裁衣",这就弥补了 TDM 的不足,为临床个体化给药开辟了一个新的途径。

三、制订个体化给药方案的方法

(一) 依据血药浓度进行个体化给药方案设计

1. 一点法预测维持剂量　虽然利用药动学参数设计给药方案是最科学可靠的方法,但是求算药动学参数尤其是个体的药动学参数往往需要采集较多的血样。"一点法"是在应用初次剂量 $D_{试}$ 后的消除相某一时间(t_1)测得血药浓度(C_1),根据测定结果及规定的稳态平均血药浓度,再借助正常人的药动学参数计算调整剂量。

需要注意:①该方法一般只适用于有线性动力学特性的药物;②该方法操作简单但准确性较差,误差的大小由消除常数 K 值(或 $t_{1/2}$)而定,因此 K 值的变动须在可接受的误差范围内,不能用于半衰期在规定范围以外的患者;③取样需在消除相进行。

2. 重复一点法　此法是对"一点法预测维持剂量"的改进,是在测得"一点法"中的血药浓度 C_1 后,在一定的 τ 时间间隔后给予第 2 个相同剂量 $D_{试}$,并在消除相的相同时间(t_2)测得血药浓度(C_2),以此可求出参数 K 值和 V_d,然后根据这两个参数,进一步计算要达到有效的稳态血药浓度所需要的药物剂量 $D_{需}$。

依据的公式如下:

$$K = [\ln C_1 / (C_2 - C_1)] / \tau$$

$$V_d = D_{试} e^{-kt} / C_1$$

$$D_{需} = K \cdot V_d \cdot C_{ss} \cdot \tau / F$$

式中,τ 为给药时间间隔;C_{ss} 为欲达到的稳态血药浓度;F 为药物的生物利用度。

该方法适用于一些药动学参数与正常值或群体参数偏离较大的患者,但应注意:①该方法只适合于初次和第 2 次给药,不是在给药过程中的任意两次连续给药,也不能在血药浓度达到稳态时使用;②必须在消除相采样取血;③两次取血的时间间隔等于两次给药的时间间隔。

例:以 250mg 为维持量,每 6 小时给某患者静脉注射某药。第 1 次给药后经 5 小时取血 1 次,第 2 次给药后经 5 小时再取血 1 次,两次浓度分别为 6.6μg/ml 和 10μg/ml。欲使 C_{ss} 为 10μg/ml,应如何调整剂量?

解:已知 $\tau=6$ 小时,$C_1=6.6\mu g/ml$,$C_2=10\mu g/ml$,$D_{\text{试}}=250mg$,$t=5$ 小时

$$K=\left[\ln C_1/(C_2-C_1)\right]/\tau=\left[\ln 6.6/(10-6.6)\right]/6=0.111h^{-1}$$

$$V_d=D_{\text{试}}e^{-kt}/C_1=250\times e^{-0.111\times 5}/6.6=21.75L$$

$$D_{\text{需}}=K\cdot V_d\cdot C_{ss}\cdot\tau=0.111\times 21.75\times 10\times 6=144.9mg$$

3. 稳态一点法 即按常规的给药方案(给药间隔、给药剂量)给药,达稳态后,在某一个给药间隔采血测定其药物浓度,若此浓度与目标浓度相差较大,可根据公式对原有的给药方案进行调整,也称"比例法"。

$$D'=D\times C'/C$$

式中,D' 为校正剂量;D 为原剂量;C' 为目标浓度;C 为原浓度。

此法简单易行,但对于半衰期长的药物需耗费较长时间。需要注意:①该方法适用于血药浓度与剂量呈线性关系的药物;②采血必须在血药浓度达到稳态后进行,且在下一次给药前采血,所测得的浓度为偏谷浓度。

例:某患者口服地高辛,每次 $125\mu g$,1 次/12 小时,预期稳态偏谷浓度为 $0.9\mu g/L$,TDM 实测的稳态偏谷浓度为 $0.5\mu g/L$,应如何调整地高辛的剂量?

解:根据公式 $D_1/D_2=C_{\text{min}1}/C_{\text{min}2}$,则 $D=125\times 0.9/0.5=225\mu g$。

即给药间隔不变,调整地高辛的剂量为每次 $225\mu g$。

4. Bayesian 反馈法 Bayesian 反馈法是借助群体药代动力学研究和计算机辅助技术,将患者 $1\sim 2$ 点血样浓度反馈的信息与群体药代动力学参数信息相结合,较为准确地计算出个体药动学参数,进而制订或优化个体化给药方案。具体步骤如下:

(1)根据大量患者的血药浓度数据建立群体数据库。数据库应有代表性,如应包括各种年龄、体重及心、肝、肾功能;应囊括各时相的信息,如包括吸收相、分布相、消除相各个时段。

(2)使用群体动力学计算机程序估算出群体药动学参数。

(3)测得患者的 $1\sim 2$ 个血药浓度,将相应的血药浓度和时间输入 Bayesian 反馈程序,求得该患者准确的药动学参数。

(4)应用该个体的药动学参数调整给药方案,如此反复,使血药浓度达到期望的范围内。

Bayesian 反馈法采样次数少,并采用计算机软件进行数据处理和结果分析,快速便捷,获得的个体药动学参数准确性高;对于药动学参数偏离群体值的个体,如老年人、婴幼儿、妊娠期妇女、心力衰竭及肝、肾功能不全者尤为适用。Bayesian 反馈成为 TDM 的热点之一。

(二)血清肌酐法

即依据血清肌酐消除率设计肾衰竭患者的给药方案。肾脏是药物及其代谢产物的重要排泄器官,因而肾衰竭必然会影响许多药物的消除,所以在肾衰竭条件下,应当针对患者的肾衰竭状况制订合理的个体化给药方案。

临床上,肌酐清除率是用于评价肾功能的最常用的指标之一,通常由血清肌酐计算肌酐清除率,计算公式如下:

ER-13-3

案例:血清肌酐法设计肾衰竭患者的给药方案

$$Cl_{cr(男)} = (140-age) \times BW / (72 \times S_{cr})$$

$$Cl_{cr(女)} = Cl_{cr(男)} \times 0.9$$

式中，Cl_{cr}为肌酐清除率（ml/min）；age 为年龄（年）；BW 为体重（kg）；S_{cr}为血清肌酐（mg/dl）。Cl_{cr}的正常值男性为120，女性为108。肌酐清除率如低于正常值，说明患者的肾功能有损伤，会影响对药物的清除，故此时药物的清除速率常数需要进行相应的校正，公式为：

$$K_{患者} = K_{正常} \{ [(Cl_{cr患者} / Cl_{cr正常} - 1) \times F_u] + 1 \}$$

F_u为药物由肾排泄的分数，可从常用的药动学参数表中查到。此公式适用于所有药物，但由于本法是通过血清肌酐计算得出的 K 值，因此对于主要经肾小球滤过排泄的药物结果较为可靠，否则会有较大的误差。

点滴积累　∨

1. 个体化给药就是根据个体患者的具体情况而"量身定制"的给药方案，以消除个体差异的影响，保证药物治疗的安全、有效，实现最佳的药物治疗效果。

2. 个体化给药的一般步骤为明确诊断→选择适当的药物及给药途径→确定初始给药方案→给药→［观察临床结果，测定药物浓度］→处理数据，求出动力学参数后制订或调整给药方案→给药。

3. 肝功能不全患者个体化给药的原则包括合理选择药物，尽量避免选用对肝脏有损害的药物；用药期间注意临床观察，并定期检查肝功能；改善生活方式，戒除烟酒嗜好；科学正规治疗，避免盲目用药。

4. 肾功能不全患者个体化给药的原则包括详细了解患者肾功能受损的程度及患者是否有合并症；充分熟悉药物特性，避免使用有严重肾损害的药物；定期化验肾脏功能；综合考虑肝、肾功能，合理制订或调整用药方案。

5. 制订个体化给药方案的方法主要有一点法、重复一点法、稳态一点法、Bayesian 反馈法和血清肌酐法。每种方法各有特点，应根据用药时间和患者自身的特点选择合适的方法。

实训项目二十一　苯妥英钠血药浓度监测及个体化给药

【实训目的】

1. 熟悉血药浓度监测的工作流程，能够对血样进行处理并运用紫外分光光度法或高效液相色谱法对苯妥英钠的血药浓度进行检测。

2. 能结合苯妥英钠的药动学相关资料及患者的病理、生理情况等，初步对测定结果进行分析和解释，并提出用药建议。

【实训准备】

1. **仪器**　紫外分光光度计或高效液相色谱仪、离心机、恒温水浴锅、涡旋混合器等。

2. 材料及试剂 苯妥英钠标准品;空白人血清、患者(苯妥英钠用药者)血清;紫外分光光度法还需准备 7mol/ml 氢氧化钠溶液、高锰酸钾溶液、1mol/L 磷酸缓冲液(pH 6.8)、二氯甲烷、环己烷等试剂;HPLC 法还需准备甲醇(色谱纯)、乙酸乙酯(分析纯)、纯化水等。

【实训步骤】

(一) 紫外分光光度法

1. 对照品溶液制备　精密称取苯妥英钠对照品 0.025g,加新沸过放冷的蒸馏水定容至 25ml,制备对照品溶液。

2. 标准曲线制备　分别取新配的苯妥英钠对照品溶液 5、10、20、40 和 80μl,各加入 0.5ml 空白人血清,混匀,加 pH 6.8 磷酸盐缓冲液 0.5ml,漩涡混合后加二氯甲烷 5.0ml,振荡 10 秒,离心(3000r/min)10 分钟,吸取下层有机层 4.0ml,用 7mol/L NaOH 2.0ml 回提,吸取碱液层,55℃ 水浴加热,除去残留的二氯甲烷,然后加 0.5ml 饱和高锰酸钾溶液混匀后,80℃ 水浴加热 20 分钟,放冷,加 2.5ml 环己烷,漩涡混合,离心(3000r/min)10 分钟,取上层溶液,以环己烷为空白,于 250nm 处测定吸收度(A),以 A 对药物浓度(c)回归,求算标准曲线方程、线性范围及定量限。

3. 血药浓度测定　取患者血清 0.5ml,从加 pH 6.8 磷酸盐缓冲液 0.5ml 开始,同上述标准曲线的制备操作,测得吸收值 A,代入回归方程,求得血清药物浓度。

4. TDM 结果解释　结合相关资料对实际测定的结果进行解释,并提出用药建议。

(二) 高效液相色谱法

1. 精密称取干燥至恒重的苯妥英钠 20.0mg 至 50ml 量瓶中,加水溶解并稀释至刻度,得 400.00mg/L 的标准贮备液。再精密吸取标准贮备液 10ml 置于 50ml 量瓶中,加水溶解并稀释至刻度,得 80.00mg/L 的苯妥英钠对照品溶液。

2. 标准曲线制备　吸取 80.00mg/L 的苯妥英钠对照品溶液,分别配制成 0.0、2.5、5.0、10.0、20.0 和 40.0mg/L 的含药标准血清,每份含药标准血清各取 0.3ml,加入乙酸乙酯 4ml 后混旋振荡 5 分钟,再离心(4000r/min)15 分钟后取上清液 3ml 于 50℃ 水浴中经氮气挥干,取残渣用 0.1ml 甲醇复溶后,取 20μl 进样,测定。以外标法峰面积定量,求算标准曲线方程、线性范围及定量限。

色谱条件:ODS-C$_{18}$柱(4.6mm×150mm,5.0μm);流动相为甲醇-水(50:50);检测波长为 254nm;流速为 1ml/min;分析时间为 20 分钟。

3. 血样处理及血药浓度测定　取患者待测血清 0.3ml,按前述血样处理方法和色谱条件进样,测定计算血药浓度。

4. TDM 结果解释　结合相关资料对实际测定的结果进行解释,并提出用药建议。

【实训思考】

作为药师,除了准确及时地测定药物浓度外,还需要重点收集哪些资料,以科学合理地解释测定结果?

目标检测

一、单项选择题

1. 治疗药物监测可简称为（　　）

 A. HDL   B. ACE   C. ADR

 D. TDM   E. LDL

2. 药物治疗作用的强弱与维持时间的长短理论上取决于（　　）

 A. 受体部位活性药物的浓度   B. 药物从体内消除速度的快慢

 C. 药物的吸收速度   D. 生物利用度

 E. 生物半衰期

3. 下列关于用药个体差异的叙述正确的是（　　）

 A. 不同年龄的患者用药剂量不同

 B. 不同性别的患者用药剂量不同

 C. 不同体重的患者用药剂量不同

 D. 不论何种药物不同患者的剂量都应不同

 E. 相同药物给予相同剂量但药物效应因人而异的反应

4. 不需要进行药物浓度监测的情况为（　　）

 A. 某些药物长期使用时

 B. 特殊人群用药时

 C. 需要合并使用多种药物时

 D. 判断药物中毒或剂量不足时

 E. 药物本身具有客观而简便的效应指标时

5. 不需要监测药物浓度的药物是（　　）

 A. 地高辛   B. 雷尼替丁

 C. 卡马西平   D. 甲氨蝶呤

 E. 茶碱

6. 下列不是常用的药物浓度监测方法的是（　　）

 A. 分光光度法   B. 气相色谱法

 C. 高效液相色谱法   D. 免疫学方法

 E. 容量分析法

7. 关于给药个体化叙述正确的是（　　）

 A. 不同的民族给予不同的剂量

 B. 不同的种族给予不同的剂量

 C. 根据每个患者的具体情况制订给药方案

 D. 不同的性别给药剂量不同

E. 不同的年龄给药剂量不同

8. 影响药物效应的生理因素包括( )

    A. 年龄、性别、肥胖、性格   B. 年龄、性别、肥胖、遗传和其他

    C. 年龄、性别、肥胖、生活环境   D. 年龄、性别、遗传、生物因素

    E. 年龄、性别、遗传、环境因素

9. 下列指标中不属于肝功能试验的是( )

    A. ALT   B. AST   C. BUN

    D. ALP   E. γ-GT

10. 个体化给药的步骤是( )

    A. 明确诊断→选择药物及给药途径→给药→测药物浓度

    B. 明确论断→选择药物及给药途径→制订给药方案→给药→观察临床结果→修改给药方案→给药

    C. 明确诊断→制订给药方案→给药→测药物浓度→修订给药方案→给药

    D. 明确诊断→选药→给药→观察临床结果→测药物浓度→修订给药方案→给药

    E. 明确诊断→选择适当的药物及给药途径→确定初始给药方案→给药→观察临床结果，测定药物浓度→处理数据,求出动力学参数后制订或调整给药方案→给药

二、多项选择题

1. 需要进行药物浓度监测的药物包括( )

    A. 治疗指数高的药物   B. 安全范围窄的药物

    C. 毒副作用强的药物   D. 具有非线性药代动力学特征的药物

    E. 具有线性药代动力学特征的药物

2. 下列药物中需要进行药物浓度监测的是( )

    A. 西咪替丁   B. 茶碱

    C. 地高辛   D. 色甘酸钠

    E. 磷酸苯丙哌林

3. 治疗药物监测的意义体现在( )

    A. 促进临床合理用药   B. 控制药品质量

    C. 为新药研制提供依据   D. 为老药改进提供依据

    E. 有利于实现给药方案个体化

4. 给药个体化步骤中,对初始给药方案进行调整的依据是( )

    A. 测定的血浆半衰期   B. 患者的临床症状

    C. 测定的血药浓度   D. 测定的生物利用度

    E. 所观察的临床效果

5. "重复一点法"制订个体化给药方案的特点是( )

A. 只需取一次血样　　　　　　　B. 需取两次血样

C. 需取四次血样　　　　　　　　D. 给药必须是初次和第 2 次给药

E. 取血时间间隔应等于给药时间间隔

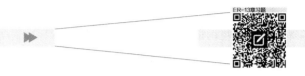

（赵丽霞）

第十四章

用药评价

导学情景 ╲╱

情景描述：

据统计，2016 年某三甲医院的质子泵抑制剂用量严重超过国家标准，为此医院开展了针对 PPI 的药物评价。

学前导语：

本章节我们将学习药物利用研究、药物流行病学研究、循证医学和药物经济学评价等用药评价的方法，希望以此来指导临床安全、合理用药。

扫一扫，知重点

药物是一把双刃剑，它在具有诊断、预防和治疗疾病作用的同时，也可能带来对人体的有害作用，如不良反应和药源性疾病，严重的药源性疾病使成千上万的用药者罹难，造成药害。几千年前，中医就有"是药三分毒"的说法。药物治疗可能存在即发性、近期或远期危害，这方面的教训是沉痛的。2002 年 10 月，WHO 宣布欧洲的住院患者中有 15% 是因为选药不当、剂量不当、药品质量低劣等药害而入院的；我国 7 岁以下的儿童因不合理使用抗生素造成耳聋的数量占总体聋哑儿童的比例高达 30% ~ 40%，滥用耳毒性药物仍是儿童后天致聋的主因。2012 年，在国际药学联合会（International Pharmaceutical Federation，FIP）100 周年大会上，WHO 指出"超过半数药剂由于不适当的处方、配给、销售，未被正确服用"；"卫生保健系统相关方如能更合理地用药并协调其专长、资源及相关举措，在全球范围内每年将可能节约 5000 亿美金的医疗健康花费，这个数字占到全球医疗健康支出的 8%"。同时，新的药物不断增加，医药费用增长迅速，必须进行用药的风险-效益比评估，以防止公共资源的浪费和不合理用药。

知识链接

反应停事件

沙利度胺最早由德国格仑南苏制药厂开发，1957 年首次被用作处方药。沙利度胺推出之始，科学家们认为它能控制妊娠期妇女的精神紧张，防止恶心，并有安眠作用。因此，此药又被称作"反应停"。20 世纪 60 年代前后，欧美至少 15 个国家使用这种药物治疗妊娠反应，很多人使用沙利度胺后恶心、呕吐的症状得到明显改善，该药一度成为"妊娠期妇女的理想选择"（当时的广告用语）。于是，

"反应停"被大量生产、销售,仅在当时的联邦德国就有近 100 万人服用过"反应停","反应停"每月的销量达到了 1 吨。 在联邦德国的某些州,患者甚至不需要医师处方就能购买到"反应停"。 但随即而来的是,许多出生的婴儿短肢畸形,形同海豹,被称为"海豹肢畸形"。 1961 年,这种症状终于被证实是妊娠期妇女服用"反应停"所致。 随即该药被禁用,然而,受其影响的婴儿已多达 1.2 万名。 从此,药物的致畸作用引起人们的高度重视。

第一节　概述

药物治疗不仅要求治愈疾病,还要求防止可能或潜在的药品不良反应及药源性疾病的发生,就必须加强用药评价,加强合理用药宣传。用药评价是对使用的药品在治疗效果、不良反应、用药方案、贮存稳定性及药物经济学等方面客观的、实事求是的评论及估价工作,其结论对指导临床安全、有效和经济用药具有重要意义。目前,用药评价的方法主要有药物利用研究方法、药物流行病学研究方法、循证医学方法、药物经济学方法等。本章主要讨论上市后的用药评价。

一、药品临床评价

(一) 药品临床评价的分期

药品临床评价(drug clinical evaluation)分为两个阶段,即上市前药品临床评价和上市后药品临床再评价。根据《药物临床试验质量管理规范》(GCP)的规定,一个新药在上市前要经过 I 、II 和 III 期临床试验,称为上市前药物临床评价阶段;批准上市后还要经过 IV 期临床试验,上市后的临床试验称为狭义的药品临床再评价阶段。广义的上市后药品临床再评价贯穿在药品的整个生命周期中,是大规模的人群使用中随时都在进行的临床评价。

1. 新药的临床评价

(1) I 期临床试验:初步的临床药理学及人体安全性评价试验阶段。观察人体对新药的耐受程度和药动学,试验对象主要为健康志愿者,试验样本数一般为 20 ~ 30 例。

(2) II 期临床试验:治疗作用的初步评价阶段。初步评价药物对目标适应证患者的治疗作用和安全性,为 III 期临床试验研究的设计和给药方案的确定提供依据。试验对象为目标适应证患者,试验样本数多发病不少于 300 例,其中主要病种不少于 100 例,要求多中心即在 3 家及 3 家以上医院进行。在我国,II 期临床试验后可申请新药的试生产。

(3) III 期临床试验:新药得到批准试生产后进行的扩大的临床试验阶段。进一步验证药物对目标适应证患者的治疗作用和安全性,评价利益与风险关系,为药物注册申请获得批准提供充分的依据。

(4) IV 期临床试验:上市后药品临床再评价阶段。试验样本数常见病不少于 2000 例,考察药品在广泛使用条件下的疗效和不良反应;评价药品在普通或特殊人群(包括小儿、妊娠期及哺乳期妇女、老人及肝肾功能不全患者)中使用的利益与风险关系;改进给药剂量等。此期可以不限定为单一用药,考察各种给药方案下的疗效与适应证,观察单一给药和联合用药过程中的不良反应和药物相互作用。

2. 上市前药物临床评价的局限性 上市前药物临床评价是按照研发实验设计的要求进行的,受到病例数少、观察时间短、研究对象局限、考察不全面等许多因素的限制,不能充分反映临床上可能遇到的多变且复杂的实际问题。一些发生频率低于1%的不良反应,一些需要长时间应用才能发生的或停药后迟发的药品不良反应,老年人、妊娠期妇女、婴幼儿及18岁以下的未成年人,以及肝、肾功能不全等特殊人群的用药反应在此期间可能不被发现。此外,上市前临床试验可能会因试验设计不严谨、药物研制单位或研究人员的主观偏倚,导致对药物有效性和安全性的评价失实,此虽属非正常现象,但有可能发生。

3. 上市后药品临床再评价的必要性 由于新药评价存在诸多的局限性,因此药品批准上市只表明该药品具备了在社会范围内使用的条件,并不意味着对其评价的结束。对于从事临床评价工作的医师和药师,上市后药品再评价不仅包括临床试验完成的"新药",也包括所有在市场上销售的"老药"。

药师是做好药品上市后评价的主要力量,要随时注意收集、整理有关药品在使用中的各种信息,还要对更广泛的人群、更复杂的用药条件、更长的用药时间、更多样的用药方案以及用药时和停药后的各项临床指标进行监察,从而在对药品的有效性、安全性研究逐步完善的同时,进行药物经济学研究,客观、全面地对药物作出准确的评价,为合理用药提供依据。

药品临床评价涉及的学科面很广,甚至包括人文与社会科学。为了做好药品评价,对人们的用药安全负责,国家药品监督管理部门专门成立了药品临床评价中心(国家药品不良反应监测中心)。

(二) 药品临床评价的特点与意义

1. 药品临床评价的特点

(1) 先进性和长期性:药品临床评价的结论应该是建立在临床医学、临床药学、药理学、药剂学、药物治疗学、药物流行病学、药物经济学及药事管理学等多学科的新进展的基础之上的,只有用前沿的医药学理论和实践知识才能准确地进行评价。美国医学会每年都聘请数以百计的医药学专家,编写出版《药品临床评价》,该书的内容和文献不断更新,对及时了解和评价市场上各种药物的现状、促进合理用药起指导和借鉴作用。

(2) 适用性和对比性:药品临床评价重在临床实践,即重在适用性。由于患者的情况千差万别,性别、年龄、生理、病理、心理、遗传等各个方面都不相同,因而出现的不良反应和用药问题多种多样,解决措施也不尽相同。随着药品的数量和种类不断增多、价格上涨,药物经济学也成了药品临床评价的重要内容之一,尤其是将不同治疗药物的疗效、不良反应、给药方案等和价格放在一起来进行横向比较,对医师处方和药师推荐药品颇有助益。

(3) 公正性和科学性:药品临床评价必须讲究科学性和诚信,强调公平和公正,一切为了保证药品再评价结果的可靠性、为了保证公众的合理用药、为了保障公众的健康。评价结论不能受行政管理、生产经营企业、医疗机构等单位或个人的干预和干扰。为了防止偏倚,在药品临床评价中强调采用循证医学的手段,不能单凭少数人和单位的临床经验;而是应该要求以多中心、大样本、随机、双盲、对照的方法,运用正确的数理统计得出结论。

2. 药品临床评价的意义

(1)保证用药安全:为临床提供及时、准确、广泛的药物信息,发现问题药品及时引起重视,必要时停止使用,保证用药安全。例如减肥药芬氟拉明、盐酸西布曲明,胃动力药西沙必利、口服降血糖药曲格列酮等先后被 FDA 撤出市场。

(2)促进合理用药:根据用药对象的不同情况"量体裁衣",提出更适合患者的用药方案,为医师处方提供参考,为社区患者提供指导,让患者用最小的代价获得最大的效益。例如异丙嗪注射液因其血管给药外漏可导致严重的组织损伤、坏死而修改其说明书,增加警示性提示;阿司咪唑的说明书修改为仅限于过敏性鼻炎,剂量为 3mg。

(3)扩展使用范围:药品临床评价不仅解决新药临床前研究的局限性,也解决上市前临床研究的局限性。药品在上市后的临床实践过程中,由于不断地进行药品临床评价、不断地改进和创新,有些药物还可以发现更多的药理活性和其他治疗作用,从而发现新的适应证,涵盖新的适用人群,使药品的使用范围扩大。

知识链接

药品上市后临床实践中开发的新适应证

药物	原适应证	新增加适应证
普萘洛尔	抗心律失常	降压、抗偏头痛、预防心肌梗死
利多卡因	局部麻醉	抗心律失常、复合麻醉
异丙嗪	抗组胺	强化麻醉
金刚烷胺	抗病毒	抗帕金森病
阿司匹林	解热镇痛	抗血栓形成、预防冠心病
阿托品	解痉	解救有机磷酸酯类中毒

从整体上看,药物固有的科研学术特性、商品经济特性、临床治疗特性、福利保健特性及社会需求特性决定了其多个方面的价值和作用。因此,面对纷繁复杂的情况,面对众多新药不断上市的局面,科学、客观、全方位、多视角地评价药物应该是医药工作者共同努力的方向。

二、治疗药物的评价

(一)治疗药物的有效性评价

1. 药效学评价 临床疗效评价一般属于药物的 Ⅱ、Ⅲ 期临床验证,以观察药物的明确、客观疗效指标为目的。如抗高血压药的降压水平、抗菌药物的杀(抑)菌率、抗肿瘤药对瘤体抑制的程度、降脂药的降脂达标率等。此外,还要观察药物使用后患者的症状变化及对疾病过程的感觉程度。

进行疗效评价应严格选择合适的病例,分组应考虑年龄、性别、疾病的程度等因素,使其具有可比性。由于各类疾病情况不一,病例不能强求一律。一般说来,功能性疾病病例数宜多,如高血压;器质性疾病病例数可少些,如肿瘤等。疗效评价除被评价药物与安慰剂对比外,被评价药物与已知同类药物对比评价也是药物临床疗效评价的主要形式。

2. 药动学评价 由于药物的体内过程存在个体差异,受药物、机体、环境等多种因素的影响,所以了解药物的药动学参数及其可能的影响因素有助于评价、比较药物和药物治疗的特点,有助于制订个体化给药方案。如生物利用度、吸收速率常数、半衰期、血浆蛋白结合率、表观分布容积、首关效应与药物剂型、给药剂量、给药次数、给药途径之间的关系。

3. 药剂学评价 药物剂型和给药途径是根据病情需要和药物的理化性质来确定的,疗效与毒性均可因给药途径不同而产生明显差别。生物药剂学是研究药物及其剂型在体内的过程,阐明剂型因素和人体生物因素与药效关系的一门学科。其目的主要是正确评价药剂质量,设计合理的剂型及制剂工艺,研究药物制成某种剂型、某种途径给药是否有很好的吸收,从而有效地发挥作用。

生物利用度是决定和评价药物治疗效应的重要指标,反映药物在体内的吸收及利用的速度和程度。同一药物由于溶解度、颗粒大小、晶型、剂型、配方、生产工艺、产地等不同,会造成药物吸收与疗效的差异。例如不同药厂生产的地高辛片,服用后血药浓度可相差 7 倍;钙拮抗剂尼莫地平,几种生产厂家的产品的相对生物利用度相差近 50% ,该药具较强的肝脏代谢首关效应,因此需将影响尼莫地平生物利用度的因素与给药方案结合起来。

(二)治疗药物的安全性评价

药物的安全性评价包括上市前和上市后安全性评价。

1. 药品上市前安全性评价 主要针对药品的毒理学、致癌性、致畸性和生殖毒性、不良反应和禁忌证等,但因样本量小、受试范围窄、观察时期有限,一些发生率相对较低或迟发的不良反应难以观察到。

2. 药品上市后安全性评价 可来自于上市后的大范围用药研究,包括特殊人群(妊娠期及哺乳期妇女、儿童、老年人及肝、肾功能损害者等)用药、药物相互作用、用药过量及人种间安全性差异等。因此,要及时关注药物警戒信息及实践中出现的用药错误,从而降低发生差错的风险,降低医疗风险,提高用药的安全性。

药物用于临床需要进行一系列安全性试验。除进行动物实验外,要对药物上市前和上市后的安全性进行广泛的、长期的、大量的临床观察和不良反应监察。药物研究、开发、上市是一个漫长的过程,影响药物应用的因素不仅仅是其是否具有很好的治疗价值,其安全性也是一个重要因素。因此,世界各国对药物研究中的安全性试验和评价做了许多严格的规定和要求。例如 2000 年原国家药品监督管理局发文(国药管办〔2000〕523 号)禁止含有苯丙醇胺(PPA)的药物在临床继续使用,即基于PPA 上市后发现对人体存在严重不良反应。又如奥美替丁(oxmetidine)是继西咪替丁、雷尼替丁上市后的一强效组胺 H_2 受体拮抗剂,美国在临床试验中发现可引起患者 ALT 升高,因此临床试验终止。对上述三种组胺 H_2 受体拮抗剂的进一步研究发现,奥美替丁的不良反应与其影响人体代谢有关,西咪替丁、雷尼替丁则无这种不良反应,药品的安全性结论是决定是否淘汰这些药品的重要依据。

案例分析

案例:曲伐沙星由辉瑞公司开发,于 1997 年 12 月上市,至 1999 年上半年大约已有 250 万的患者接受其治疗。但在这一年半的时间中,FDA 收到 100 份服用曲伐沙星后肝中毒的报告,其中 14 例严重肝坏死,6 例死亡。FDA 于 1999 年 6 月决定严格限制曲伐沙星的使用,仅用于威胁生命且其他药物无法治愈的感染。随后,欧盟决定暂停曲伐沙星在欧洲的销售。克林沙星由 Warner Lambert(华纳兰伯特,已与辉瑞合并)公司研制,是最早被发现对 G^- 菌有较好作用的氟喹诺酮类药物之一,其Ⅲ期临床试验已经完成,由于其光毒性和降低血糖的不良反应,Wainer Lambert 公司仅申请其注射剂上市,并限用于住院重症患者。经过重新评价其风险与效益,决定停止其上市申请。从氟喹诺酮类药物曲伐沙星和克林沙星的撤市和取消新药审批,分析药品安全性评价的意义。

分析:两药均属于氟喹诺酮类药物,在上市后或临床试验期间因其安全性问题,在经过风险-效益评估后,作出了撤市和停止新药审批的决定,避免了对人群的更多伤害,说明药物临床评价能降低用药风险、减少药害事件的发生。

(三) 治疗药物的生命质量评价

1. **生命质量**　又称生活质量、生存质量。WHO 定义其是不同文化和价值体系中的个体对他们的生活目标、期望、标准,以及与所关心的事物有关的生活状态的体验,包括生理、心理、社会功能和物质状态4 个方面。

2. **健康相关生命质量**　是指在疾病、意外损伤及医疗干预的影响下,测定和个人生活事件相关的主观健康状态和人体满意度。即个体对于个人生活的满意度及对个人健康状况的自我感觉。

3. **健康相关生命质量评价**　包括生理状态、心理状态、社会功能状态、主观判断和满意度。治疗药物的生命质量评价方法不仅单纯考虑治疗药物对疾病本身的改变作用,同时强调或侧重患者对药物治疗结果的心理、生理和生活感觉及满意程度。如患者对药物治疗疾病效果的感觉如何;患者在药物治疗后,自体功能状况如体力、活动能力、生活能力如何;心理健康状况和生理健康状况如何;社会综合能力如何。

4. **治疗药物的生命质量评价的几种关系**

(1) 疾病预后与生命质量的关系:抗肿瘤药物的毒性作用是客观存在的,但是不同抗肿瘤药物的毒性不同。如大剂量甲氨蝶呤与亚叶酸合用,可以预防叶酸缺乏,降低大剂量甲氨蝶呤的毒性反应。这样的联合用药方案既改善了疾病的预后,又因减少了抗肿瘤药物的不良反应而提高了患者的生命质量。

(2) 药物不良反应与生命质量的关系:抗高血压药物需长期甚至终身服用,此类药物的不良反应直接关系到患者的生命质量。如降压效果甚好的血管紧张素转化酶抑制剂卡托普利,其咳嗽的不良反应往往是患者停药或不能服用该药的主要原因;而血管紧张素Ⅱ受体拮抗剂氯沙坦钾氢氯噻嗪片的咳嗽发生率明显低于卡托普利,在发挥较好降压作用的同时,明显提高了患者的生活质量。

（3）临床疗效与生命质量的关系:由于血糖升高而引起的众多并发症是糖尿病的特性之一。噻唑烷二酮类药物罗格列酮在高效持久地控制血糖的同时,可明显降低由糖尿病引发的心血管疾病的危险因素,如降低舒张压、降低高甘油三酯血症患者的甘油三酯水平等,大大改善了患者的生命质量。

（4）不同药疗方案及费用与生命质量的关系:随着抗肿瘤药物研究的进展,各种类型的抗肿瘤药物的上市为医师和患者提供了多种选择的机会,但不同化疗药物的治疗方案及费用常直接影响肿瘤化疗的效果和患者的生活质量。

目前,对于高血压、艾滋病、哮喘、胃功能障碍、鼻咽炎、风湿性关节炎等疾病的治疗均已有规定内容的专用测量表,有关疾病治疗生命质量测量方法的研究正在我国逐步开展,但主要以药物治疗的生命质量方面的研究为主,药学工作者应予以重视。

（四）治疗药物制剂的质量评价

国民经济的迅速发展推动了医药工业的发展,但各国医药产业品种、结构和政策发展的不平衡,地区经济和文化教育及卫生事业发展的不平衡,造成医药市场的差异,如青霉素制剂的杂质减少,致敏原减少,过敏反应发生率明显降低;过去万古霉素由于杂质可引起的毒性作用曾一度停用,现因其产品质量的提高而毒性作用降低,又重新用于临床。因此,应对药品质量及时作出评价。

一个药品安全、有效、稳定、经济的基本前提是质量合格。控制质量的标准包括法定标准、企业标准和研究用标准三大类。其中,法定标准是药典。药典作为最后裁决标准,是在安全、有效的前提下可正常生产、使用药品的质量标准,具有普遍适用性,但并不是最高技术标准,所用的检测方法不一定是当时最先进的手段,而要受国家经济状况、科技实力和相关人员素质等因素的制约。药品质量标准的高低直接影响用药安全,关系到群众的切身利益,也是促进产业发展及提升监管水平的需要。

我国药品生产以仿制药为主,因产地（国别）、质量控制技术条件不一致、厂家生产条件的差异,造成药品品种质量的差异。所以必须进行药物一致性研究,才能提高药品的安全性和有效性,保障人民用药安全、有效。

（五）治疗药物的经济学评价

药物经济学(pharmacoeconomics)是应用经济学的原理和方法提高药物资源的合理配置,促进临床合理用药,控制药品费用增长,为药品的市场营销提供科学的依据,为政府制定药品政策提供决策依据。其任务是评价临床药物治疗方案以及药物治疗方案与其他方案如手术及其他各种治疗项目(如临床药学服务)相对比疾病治疗的相对经济效果,为临床合理、经济、科学使用药物提供依据。

（六）治疗药物的方便性评价

治疗药物的方便性评价主要从药品使用的方便性、贮存、运输、携带的方便性,获得的方便性,药品包装的方便性进行评价。如胰岛素制成口服制剂、增加抗生素口服制剂品种、平喘药物气雾剂及气雾剂辅助器的产生、心血管药物缓释和控释剂型的应用均是在治疗药物的方便性评价的基础上出现的。

点滴积累 V ···

1. 用药评价是对使用的药品在治疗效果、不良反应、用药方案、贮存稳定性及药物经济学等方面的客观的、实事求是的评论及估价工作。

2. 药品临床评价分为两个阶段,即上市前药物临床评价和上市后药品临床再评价。

3. 治疗药物的评价包括治疗药物的有效性评价、安全性评价、生命质量评价、品种的质量评价、经济性评价、方便性评价等。

4. 药品评价的特点包括先进性和长期性、适用性和对比性、公正性和科学性。

第二节 药物利用研究方法的用药评价

一、概述

随着新药的不断涌现和药物消费结构的变化,药物滥用、误用所引起的中毒事件时有发生;药物消费的迅速增长,使得人们对药物利用的效果和药费负担的敏感性也在逐渐增加。因此,药物利用研究被愈来愈多地应用于药品评价中。

药物利用研究(studies of drug utilization)是对全社会的药物市场、供给、处方及其使用的研究,其重点是药物利用所引起的医药的、社会的和经济的后果以及各种药物和非药物因素对药物利用的影响。目的是力求实现用药的合理性,即不仅要从医疗方面评价防病治病的效果,还要从社会、经济等方面评价其合理性,以获得最大的社会效益和经济效益。药物利用研究涉及药剂学、药理学、药事管理学、社会人类学、行为学和经济学等诸多学科领域。药物利用研究可应用于以下几个方面:①作为计算药物不良反应发生率的额定数据;②提示药物应用的模式,通过对给药方法、给药剂量、使用频率、使用成本、治疗进展的研究,确定药物治疗的安全性、有效性和经济性;③提示药物消费分布与疾病谱的关系,预测药品的需求量和需求结构,为指定药品的生产、引进、销售计划提供依据;④监测某些药物的滥用情况;⑤反映国家人口素质和健康状况;⑥提示药物消费的基本状况,了解药物临床应用的实际消费,促进形成适合我国国情的药物消费结构。

二、药物利用研究的分类

从时间上看,药物利用研究可分为前瞻性研究、现况研究和回顾性研究。回顾性研究往往较容易实施,费时少,但不能有效地估算费用-效益关系。而前瞻性和现况研究可测定或预测研究的结果,对患者的合理用药有直接的好处。

从研究性质上看,药物利用研究可分为定量研究和定性研究。

1. 定量研究 定量研究(quantitative studies)是对某个国家、区域、地区或单位在不同水平上的药物利用的时态量化研究。其主要内容是:①通过区域性随机抽样调查所提供的资料(年龄、性别、社会阶层、疾病发病率及其他特征），应用统计学的方法，对有关的药物利用研究数据进行量化分析，以测算人群的药物利用率，比较药物利用率的地区差异，对药物利用的临床效果、药物的销售价格和消费结构及其社会、经济效益作出评价，也可以作为计算药物不良反应发生率的额定数据，预测特定疗法范畴内用药可能发生的特殊问题（如麻醉性镇痛药、镇静催眠药等）；②用作疾病流行的一个最原始性的标志（如充血性心力衰竭的药物利用数据）；③监测某些指定性药物或常规性药物的作用、有效性；④通过处方分析计算每个患者的平均处方数、每张处方的平均成本、某种药物的处方频度，从而规划药物的进口、生产、销售、招标采购的数量以及费用，社会保险及国家防疫保健的财政补贴标准等。

2. 定性研究 定性研究（qualitative studies）是对药物利用的质量、必要性和恰当性进行评价，从而提供一个可供对照的、明确的、超前决策性的技术规范。主要侧重于药物使用的质量评价，如安全性和有效性，常采用权威性的或公认的药物使用标准，如规定每种药物每日剂量范围和处方量、药物使用的适应证等。

总的说来，不论是定量研究还是定性研究，均为探索一种既不忽视患者的需要，又不违背社会合法需要的效益的平衡。从技术角度而言，是在上市后的调研中，通过大样本的有效应用，采用不同的设计、衡量与评审，实现生命质量和健康状况衡量的数据化。

三、药物利用研究的标准

根据药物利用研究的特点，其评价标准可分为结构性标准、过程性标准和结果性标准。结构性标准是观察单位人口的统计学和生态学特征；过程标准是指在什么时候，什么地方，如何给予药物治疗，给予什么药物；结果性标准主要是评价药物利用的最佳结果。结果性标准在药物利用评价中往往难以制订和运用。

四、药物利用研究的方法

药物利用研究可通过临床使用所获得的药物利用数据，如处方剂量、医药市场信息、药物情报等，运用临床药理学和医药统计学的方法进行评价，并在药物的剂型、质量、使用方法、价格等方面与同类产品进行比较，进而得出综合性的评价结果。

（一）处方用药剂量的衡量方法

以处方为依据进行处方用药的量化分析，从而用于药物利用研究的各个方面。

1. 限定日剂量方法 限定日剂量（defined daily dose，DDD）是某一特定药物为治疗主要适应证而设定的用于成人的平均日剂量。WHO 根据临床药物应用情况，人为制订每日用药剂量，并建议用 DDD 作为测量药物利用的单位。例如地西泮作为抗焦虑药使用，平均日剂量为 10mg，则地西泮的一个 DDD 就是 10mg；抗消化性溃疡药雷尼替丁的平均日剂量为 0.3g，则它的一个 DDD 就是 0.3g。

采用 DDD 作为标准的剂量单位，可根据药物总用量来估计用药人数，测算可能接受某一特定药物治疗的样本人数，使用药人次的计算标准化，给各种水平上进行的药物利用研究数据比较提供一个相对性标准，从而用于不同国家、地区、医院及不同时间内药物利用的动态比较。还可用于描述和比较药物利用的模式,测算药物不良反应比率的分母数据,了解药物与不良反应的因果关系,分析药物利用问题形成的流行病学背景,监测药物治疗的有效性等。

使用 DDD 时,必须符合两点基本假设,一是患者接受药物治疗,有良好的依从性;二是用于主要适应证的日平均剂量。根据 DDD 的定义,使用时必须保证特定药物、特定适应证、特指用于成人和特指日平均剂量。几种药物主要适应证的成人平均日剂量见表 14-1。

表 14-1 几种药物主要适应证的成人平均日剂量(DDD)

药物	适应证	平均日剂量	DDD 值
地西泮	焦虑	10mg	10mg
苯巴比妥	镇静催眠	100mg	100mg
布桂嗪	镇痛	180mg	180mg
雷尼替丁	消化性溃疡	300mg	300mg

由于各国的用药情况不尽一致,部分 DDD 值可参阅各国药典、《临床用药须知》或其他权威性医药学书籍中规定的治疗药物剂量,并与临床医师共同讨论制订。

限定日剂量数(DDD$_s$)表示以限定日剂量为单位的某药品的消耗量,又称用药频度或用药人数。可测算接受某一特定药物治疗的患者人数,使各种水平上进行的药物利用研究数据有一个相对的标准。

用药人数(DDDs)= 药物的总用量/DDD 值

例:某日雷尼替丁(150mg×30 片/盒)用于治疗消化性溃疡的用量为 5 盒,则预计该日的用药人数为 75 人。计算过程如下:

DDDs =(150×30×5)/300 = 75

值得注意的是,DDD 方法存在着明显的局限性:①它只是药物利用研究中用于比较不同研究结果的技术性测量单位,而不是推荐给临床的实用剂量,不同区域的人群用药情况不尽相同,即不同国家或地区人群的 DDD 值可能存在差异。②DDD 值只考虑药物的主要适应证的用药剂量,未能包括病程的不同时期的用药剂量,当剂量变异大(如抗生素)或一种药物用于一种以上的适应证(如阿司匹林)或有合并用药情况等因素时,利用 DDD 值研究要注意其限度,如上述情况混入样本中,会对研究结果造成偏差;大样本的研究中,患者的依从性不易保证,可能造成结果不准确。③DDD 值是成人的日平均剂量,不适用于儿童的药物利用研究,如未能将儿童用药从总量中剔除,会造成用药人数的预测结果偏低。

2. 处方日剂量方法 处方日剂量(prescribed daily doses,PDD)是用于论证 DDD 合理性的另一种衡量单位,是从有代表性的处方样本中得出的日平均处方剂量,较 DDD 方法能更准确地反映人群药物暴露的情况。但 PDD 值有可能因为处方缺少一个明确的指标,在推算时发生问题。如使用胰岛素病例的处方会因为胰岛素的多次补充,造成其剂量在处方与处方之间发生改变;某些药物如口服降血糖药的 PDD 值可能低于相应的 DDD 值。尽管 PDD 可用于接受药物人群数的测算,但这一衡量方法不能以超出安全剂量或低于有效剂量的处方样本作为药物利用的定量研究。

3. 药物利用指数方法 由于 DDD 方法只能从宏观上测算药物的利用状况,而不能反映医师的用药处方习惯。1985 年,Ghodse 对 DDD 方法加以补充,提出药物利用指数(drug utilization index, DUI)分析方法,即采用总 DDD 数除以患者的总用药天数,来测量医师使用某药的日处方量,分析医师用药的合理性。

$$DUI = 总\ DDD\ 数/总用药天数$$

DUI>1.0,说明医师的日处方剂量大于 DDD;DUI<1.0,说明医师的日处方剂量低于 DDD。

通过对 DUI 的测算,分析医师对特定药物的处方用量,可以了解医师的用药习惯,发现用药的流行趋势,估计用药可能出现的问题,监测用药的合理性,防止药物滥用或误用。本法在资料收集时,要尽可能考虑到影响用药的各种因素,包括患者的性别、年龄、用药品种数、各药的总剂量、日剂量、总使用天数以及药物的使用方式等相关信息,保证资料完整、来源可行、数据处理方便。目前,该法对精神药物的利用研究报道较多,对考察精神药物的使用是否合理、加强精神药品的管理是很有意义的。

案例分析

案例:某月某医院共使用精神药物处方 1636 张,其中男性 703 张、女性 933 张,患者的平均年龄为(44.93±9.21)岁。请通过药物利用研究分析药物的使用是否合理。

分析:根据《中国药典》《新编药物学》和《临床用药须知》等,并与临床医师共同探讨确定常用精神药物的 DDD,分别列出精神药物的总 DDD 数和 DUI,结果地西泮、布桂嗪的 DUI 较大,硝西泮、阿普唑仑、苯巴比妥三种药物的 DUI 小于或趋向于 1.0。进一步分析,地西泮处方中有一部分是长期服用的患者,布桂嗪与癌症患者的用量较大有关,提示滥用药物的倾向不明显。

药物利用数据还可以通过医师对规定时限内的处方数量、货币价值、处方类型的描述,或者药剂科对相同时限内药物消耗量及配方分类的分析粗略估算出来,但这种衡量不可能了解不对症给药、剂量错误、用药时间间隔或疗程不适合等问题。同时,以处方量高或低为特征的单张定量化数据也不可能完全反映医师诊治患者数的多少和疾病的分类与严重性,其研究得到的单位含量的测算都只能是真正消耗量的近似值。因此,用于药物利用"恰当性"评估的数据,还都必须与当时患者的适应证、性别特征、药物剂量、药物使用方式等相联系。但在实际应用中,医师处方常常受到专业水平、商业广告、管理制度等因素的影响以及执行处方制度不完整、医师与药剂科缺乏联系和伪造处方等因素的干扰。因此,通过处方提供的与临床相关的药物利用数据都有某种局限性。

(二) 医药市场信息分析

通过医药市场信息分析,可以了解医药市场的产品结构及消费结构变化趋势、价格变化趋势、宏观调控趋势、产品的市场占有率和增长率,预测新开发或新上市的品种的市场前景。

1. 金额排序分析 选定某区域或单位一段时间内一定样本数的药品,按购药金额、药品消耗金额、销售金额等或数量大小顺序排列,以此数据为基础做统计处理,分析社会的用药特点和用药趋势,供药厂、药品营销部门、医疗单位参考。

2. **购药数量分析** 购药数量分析同金额排序分析相比,能更直接地反映市场用药情况和基本趋势,排除单价昂贵的药品在金额排序分析中以销售金额为标准得出的偏性结论。主要是通过比较不同时间段药品销售的数量,来分析领先药品的动态和趋势,为医药工业的生产和经营提供依据。

3. **处方频数分析** 以医院处方作为信息资料,将认定的处方药物按处方数多少进行排序,做处方频数研究,以便于从市场动态中得到启示。

4. **用药频度分析** 利用估计的用药人数进行用药频度分析,评价药物在临床中的地位,以补充购药金额排序分析法中由于药品价格悬殊造成的不足。用药频度分析可以了解每日用药费用、购药金额与用药人次的关系、剂型与用药人次和购药金额的关系、药物使用频度与疗效的关系等,可以估计药费可接受的水平,评估地区用药水平,分析药品消费结构和市场分布。

具体做法是:①确定 DDD 值(限定日剂量值)。②以药品的总购入量除以相应的 DDD 值求得该药的 DDDs,即用药人数。③分别计算与购入量对应的总金额数,以总金额数除以 DDDs 求得每日的治疗费用。④对总购药金额、总购入量、DDD 值、DDDs 进行数据处理,求得购药金额序号(B)和用药人次序号(A)。⑤求得购药金额序号与用药人次序号的比值(B/A),此比值是反映购药金额与用药人次是否同步的指标。⑥结果分析,比值等于 1.0,表明同步性好,该药品的价格和接受程度一致;比值远大于 1.0,说明价格便宜,接受程度高;比值小于 1.0,说明药价偏高且患者的接受程度较低。

5. **药名词频分析** 词频分析是文献计量分析方法之一,是通过统计分析国内医药期刊中药名出现的频率,定性分析药名词频与药物应用之间的关系,并为定量分析提供药名频次资料。

(三) 药物情报分析

从宏观上讲,药物情报分析就是揭示药物的分布、使用和发展趋势,为药物的生产、经营、临床应用、开发和药政管理提供依据。情报来源包括药典、药品集、工具书、刊物、专利文献等药学书刊,也包括微型胶片、光盘数据库、医药学专业网站等非书刊资料,以及 WHO、世界各国药事管理组织发布的政策、法规和法令,药品开发、药品使用等各个环节的有关资料。

药物利用情报质量的高低关系到研究成果的好坏,情报质量标准的衡量指标有新度、深度、广度、准确度、信息量和信息有效度。要对情报资料作出综合性的总体判断,包括可靠性判断、先进性判断和适用性判断,经过鉴别筛选后对资料进行整理。情报资料的分析与综合是情报研究工作的主要阶段,现代系统分析技术在情报资料研究中已得到广泛应用,主要有综合归纳法、对比分析法、相关分析法、因果关系法、背景分析法、趋势处理法等。这些分析方法同样适用于药物利用的定性或定量研究。

五、药物利用的影响因素

药物利用的影响因素很多,综合起来有药物因素与非药物因素两大类。

(一) 药物因素

1. **药剂学因素** 包括药物组成、剂型、生产环境和制备工艺、储存、价格、质量等,都在不同程度上影响药物的利用,既影响着个体对药物的选择使用,更影响着上市后长时间的群体应用。如储存或包装不当,一些药品就会引湿、吸潮、风化、挥发、氧化,在温度较高或有光照射时发生分解变质,含量降低,疗效减弱,甚至产生不良反应。

2. 给药方法与药物效应 药物利用除涉及治疗药物的选择外,还涉及给药途径、用法、用量、给药时间与间隔、疗程是否合适等各个方面。随着疗效高、不良反应小的新药不断涌现,一些原来使用广泛而作用效果不太显著的药物渐渐被取代,可见药物疗效是影响药物利用的一个重要因素。

给药途径的选择直接影响药物疗效的发挥,选择不当会延误治疗,造成药物浪费和不良反应发生。口服是常用的给药方法,方便、经济、安全,但不适用于昏迷、抽搐、呕吐的患者;静脉注射剂量准确、给药迅速,但不方便;舌下给药只适用于少数易穿透黏膜的药物;气管炎、哮喘患者采用气雾剂效果较好。

3. 不良反应 随着医护药技人员对药品安全性认识的提高、患者自我保护意识的增强和对药物治疗质量要求的提高,药物不良反应已经成为影响药物利用的一个重要因素。

(二) 非药物因素

这些因素包括社会经济发展水平、人口健康状况及疾病谱变化、公众健康意识、社会医疗体制和管理制度、国家医疗水平、医药市场以及患者的用药依从性等。

点滴积累

1. 药物利用研究可通过临床使用所获得的药物利用数据,采用处方剂量的研究方法、医药市场信息分析、药物情报分析等方法,运用临床药理学和医药统计学的方法进行评价,并在药物的剂型、质量、使用方法、价格等方面与同类产品进行比较,进而得出综合性的评价结果。

2. 药物利用研究的标准可分为结构性标准、过程性标准和结果性标准。

3. 限定日剂量(DDD)是以某一特定药物为治疗主要适应证而设定的用于成人的平均日剂量,作为测量药物利用的单位。

4. 药物利用指数(drug utilization index,DUI)分析方法即采用总 DDD 数除以患者的总用药天数,来测量医师使用某药的日处方量,分析医师用药的合理性。

5. 利用估计的用药人数进行用药频度分析,可以了解每日用药费用、购药金额与用药人次的关系、剂型与用药人次和购药金额的关系、药物使用频度与疗效的关系等,可以估计药费可接受的水平,评估地区用药水平,分析药品消费结构和市场分布。

第三节　药物流行病学方法的用药评价

一、概述

20 世纪 80 年代以前,国外报道的世界重大药害事件达 17 起。药源性危害产生的原因多种多样,都是药品上市后由于用药人群的多样性和复杂性造成的。不仅表现在性别、年龄、职业和不同的病理、生理、心理因素的差异,也与环境、经济和文化等背景因素有关。为了解药源性疾病发生的规律,减少和杜绝药害,保证用药安全,从而加快药物不良反应监测与研究的开展,由临床药理学和流行病学等学科相互渗透,形成了药物流行病学(pharmacoepidemiology)。1995年4月我国首届全国药物流行病学学术会议,将药物流行病学定义为一门运用流行病学的原理、方法研究药物在人群中的应用及效应的学科。其主要内容如下:①以流行病学方法科学地发现用药人群中的药品不良反应,保证用药安全;②在众多药品中挑选和推荐经过科学评价的药品,保障合理用药;③建立用药人群的数据库,使药品上市后的管理监测方法规范化和实用化,提高药物警戒(pharmacovigilance,PV)工作的质量,有助于减少药物不良事件(adverse drug events,ADE);④研制实用药物不良反应因果关系判断程序图或逻辑推理流程图;⑤研究处方者的决策因素,改善其处方行为,提高处方质量;⑥通过研究,推动合理用药;⑦以社会人群为基础对抗菌药合理应用与控制病原体耐药性的研究与成果进行系统、深入、有效的推动与实践。

二、药物流行病学研究方法

药物流行病学主要对药物上市后进行监测,对广大的用药人群进行研究,常用的方法有描述性研究、分析性研究和实验性研究。

(一) 描述性研究

描述性研究是药物流行病学研究的起点,研究与药物有关的事件在人群、时间和地区的频率分布特征和变动趋势,通过对比提供药物相关事件发生和变动原因的线索,为进一步的分析研究打下基础。它不设对照组,通过比较分析,提供各种可能性。

1. **病例报告** 药物上市后引起罕见的不良反应甚至药源性疾病(DID)的初次报道多来自于医师的病例报告,因此,病例报告在发现这些可疑的 ADR 或 DID 中具有重要的作用。但是对药物与常见或迟发的 ADR 或 DID 的联系,在个体水平上很难探测,病例报告在这方面的作用较小。

2. **生态研究生态** 研究是在群体水平上研究某种因素与疾病之间的关系,以群体为观察和分析单位,通过描述不同群体中某种因素的暴露状况与疾病的频率,分析该暴露因素与疾病的关系。分为生态比较研究和生态趋势研究两种类型。

(1) 生态比较研究(ecological comparison study):是生态学研究中应用较多的一种方法。是观察不同人群或地区某种疾病的分布,然后根据疾病分布的差异,提出病因假设,从而为病因探索提供线索。如描述胃癌在全国各地区的分布,得到沿海地区的胃癌死亡率较其他地区高,从而提出沿海地区环境中如饮食结构等可能是胃癌的危险因素之一。

生态比较研究也可应用于评价社会设施、人群干预以及在政策、法规的实施等方面的效果。

(2) 生态趋势研究(ecological trend study):是连续观察不同人群中某因素平均暴露水平的改变和(或)某种疾病的发病率、死亡率变化的关系,了解其变动趋势;通过比较暴露水平变化前后疾病频率的变化情况,来判断某因素与某疾病的联系。生态趋势研究中,很典型的例子是沙利度胺(反应停),从上市起至销售量达到高峰,再到从市场上撤除,其2年中的销售曲线与胎儿短肢畸形发病及其消长曲线相一致,并且两者刚好相隔一个孕期,提示沙利度胺可能是导致短肢畸形的原因。生态学研究只是为病因分析提供线索,因果关系的确定还必须采用分析性研究和实验性研究。

3. **ADR 监测** 上市后 ADR 监测的目的是广泛收集大人群样本中非预期的不良反应及其发生率和严重程度的报告,以补充新药上市前资料的不足,提高用药的安全性。这就要求临床医师和药师对任何一个新的诊断、非预期的病情恶化或既往疾病的改善,都应弄清是否与药物使用有关;对治疗前并不存在的任何突发的和主诉症状也应加以详细记录和分析,对可疑或肯定的 ADR 及时上报,对上报的大样本的 ADR 资料进行汇总,并生成药物流行病学的信号。参见药品不良反应监测与报告及预防。

4. **横断面调查** 又称横断面研究(cross-sectional study),是研究在某一特定时间和特定范围人群中的药物与相关事件的关系。反映疾病在某一时间点上的剖面,研究某人群暴露于药物后发生不良反应的分布状态,它是描述流行病学中应用最为广泛的方法,在药物利用研究领域的应用也很普遍。如通过对冠心病及其危险因素的调查,发现高血压、高血脂、超重、吸烟及有关职业与冠心病的关系,从而为降低危险因素、减少冠心病的发生提供依据。对于镇静催眠药在老年人群中的滥用情况调查属于此类研究。通常有普查和抽查两种方式。

(二) 分析性研究

分析性研究包括病例对照研究和定群研究。

1. **病例对照研究(case-control study)** 又称回顾性研究,主要是比较病例组和对照组用药与否,所发生的效应是否有差异而得出的客观结论,特别适用于罕见病的研究。该法设计严密,用很小的样本就可以获得有价值的结果。如对妊娠期妇女用己烯雌酚保胎导致所生的女婴成年后发生阴道腺癌的病例对照研究,仅用 8 例妊娠期妇女及 32 例对照者就得出了正确结论。在建立对照组时,要注意分析、控制各种偏倚,并应将已知的风险因素进行匹配,病例的选择要排除已知病因者,如研究药物性肝损伤时,各种肝炎病例必须排除;对照组不应当有使用某种怀疑药物的疾病,如研究水杨酸制剂和瑞氏综合征的关系,应当排除那些因类风湿关节炎或其他风湿性疾病而入院的儿童,因为这些儿童很有可能使用阿司匹林;为了增加研究的把握度,最好增加对照人数,如采用 1∶4~1∶2 的研究。

2. **定群研究(cohort study)** 又称队列研究或群组研究,主要用于检验病因假设。通过追踪用药组与非用药组某种疾病(不良反应)发生的情况,判断药物与不良反应之间的关系。与临床试验的不同之处在于它的研究对象不是随机的,与病例对照研究相比,减少了偏倚的发生,还可以计算出与药物相关事件的发生率。如沙利度胺(反应停)与短肢畸形、左旋咪唑与脑炎综合征等的关联就是通过定群研究确证的。

定群研究有前瞻性和回顾性两种类型。前瞻性研究是研究对象分组后,通过直接观察或其他方法确定发生的病例;而回顾性研究其研究对象的暴露情况和结局都确定。定群研究所需的对象数量较大、观察时间较长,不适用于少见病。随着药品上市后监测的完善和大型数据库链接的实现,"计算机化"的定群在 ADR 研究中发挥日益重要的作用。

（三）实验性研究

实验性研究（experimental study）一般指在医院或社区内进行的随机、双盲、以对照为基础的实验研究。由于可比性强,再经过数理统计,是研究结果最可信的评价药物疗效的方法,但不能用于所有的 DID 和 ADR 的确证。

三、药物流行病学研究的应用价值

药物流行病学能够促进药物的应用和发展,药理学和流行病学方法能够扩展疾病病因学的知识,我国社会的健康状态将从药学、临床医学和流行病学的相互关系中获益,通过研究药物在人群中产生的效应,为临床医疗和药事管理部门提供合理用药的依据。药物流行病学还可通过药物利用情况的调查研究,了解药物在广大人群中的实际应用情况,查询药物使用指征是否正确,查明药物使用不当的原因、纠正办法、药源性疾病的机制与防治措施,促进合理用药,提高生命质量。具体体现在以下几个方面:

1. **样本更大,数据估测更确切**　由于药物效应在上市前的试验样本数有限,其结果也必定有局限性。药物上市后,可在用于治疗的同时,对效应做非实验性的流行病学研究。因此,通过积累比新药临床试验大得多的患者数据,可更确切地估测药物治疗的效应和不良反应的发生率。

2. **可长期进行**　新药临床试验时间受限,因而可在上市后研究那些滞后的药物反应。如妊娠期妇女暴露于己烯雌酚,使女性子代一二十年后发生子宫颈癌或阴道细胞腺癌的相关性研究只有在上市后的研究中才能发现。

3. **可在特殊人群中进行**　由于种种原因,新药临床试验一般不在老年人、儿童、妊娠期妇女等人群中进行,对这些人群的药物效应研究必然只有在上市后才能进行。

4. **可研究其他疾病、其他药物对药物效应的影响**　新药临床研究一般是尽可能地找各个方面都相同的对象,以降低结果的不稳定性,增加检出确实存在的组间差异的可能性。因此,一些患有其他疾病或正在使用其他药物的患者不会作为受试对象。而药物上市后,可探寻其他疾病、其他药物等因素对药物效应的影响。

5. **可进行药物应用的研究**　医师处方的方式、患者用药的方式会因多种因素的影响而变化,这在药物上市前难以预料。要研究用药的实际情况及使用方式的变化因素,只有在药物上市后才能进行。

6. **可进行过量用药对人体影响的研究**　新药临床试验时安排周详,几乎不发生过量用药的情况。因此,只有在药物上市后,在社会人群的使用过程中才可能观察到严重超量用药时对人体的影响。

7. **可进行药物经济学研究**　近年来,社会对医疗费用越来越敏感,已开始应用药物经济学的研究方式评价使用药物的费用和价值。药物的价值涉及的不仅仅是药物本身,药物如引起不良反应或药源性疾病,那么治疗成本可能远远超过药物本身的价值;而药物如缩短疗程,则可能大大节约用药开支,节约医药资源。在药物上市前,虽也能预测和药物使用有关的经济问题,但严密的研究只有在上市后才能进行。

案例分析

案例：自血脂调节药他汀类和贝丁酸类上市后，不断有肌溶解症发生的报道。为了研究两者之间的关系，美国 FDA 药品评价研究中心开展了相关研究，美国医学会会刊（JAMA，2004，292：2585-2590）发表了对美国 11 个地区 252 460 例采用血脂调节药治疗的患者的定群研究。调查项目包括：①单用或合理用药；②用药者的年龄、性别及糖尿病、肝病、肾病的百分比；③横纹肌溶解症的例数（包括单用和联合用药）。

分析：结果表明采用阿托伐他汀、普伐他汀和辛伐他汀单药治疗发生肌溶解症的危险性相似而且很低。另外，联合使用他汀类及贝丁酸类则危险性增加，特别是老年糖尿病患者联合使用阿托伐他汀、普伐他汀与一种贝丁酸类，肌溶解症的发生率增至 5.98%，而西立伐他汀与贝特类联合治疗肌溶解症的发生率增加至 10.35%。西立伐他汀联合贝特类治疗 10 例，就可能有 1 例发生肌溶解症。因此，2001 年美国 FDA 决定将西立伐他汀撤出市场。

点滴积累 ∨

1. 药物流行病学是运用流行病学的原理、方法研究药物在人群中的应用及效应的学科。其主要内容是发现用药人群中的药品不良反应，保证用药安全、促进合理用药；提高药物警戒工作的质量，减少不良反应和不良事件的发生；改进医师的处方决策，提高处方质量。

2. 药物流行病学研究方法有描述性研究、分析性研究和实验性研究。可以克服上市前药物临床评价的局限性，在病例数、观察时间、研究对象等许多因素上，充分反映临床上可能遇到的多变且复杂的实际问题。

第四节 循证医学方法的用药评价

一、概述

当今医学与药学信息浩如烟海、真伪混杂，必须去伪存真。要科学而正确地对上市药品的疗效进行临床评价，就离不开循证医学和循证药物信息。

知识链接

循证医学的建立

1972 年，英国流行病学家、内科医师 Archie Cochrane（阿奇·柯克朗）在《疗效与效益：健康服务中的随机对照试验》中提出了医药学保健措施中循证的思想。1992 年，在英国牛津成立了以 Archie Cochrane 命名的英国 Cochrane 中心。1993 年在牛津召开了第一届 Cochrane 年会，正式成立国际 Cochrane 协作网。依照以证据为基础的医学（evidence based medicine）及药学信息（evidence based drug information）即循证医学与循证药学信息，是 20 世纪 90 年代医药学信息领域的重大进展。

1. **循证医学**（evidence-based medicine，EBM）　又称有据医学、求证医学、实证医学，即遵循证据的医学，其核心是在医疗决策中将临床证据、个人经验与患者的实际情况和医院三者相结合。

2. **循证药物信息**（evidence-based drug information，EBDI）　是以多中心、大样本、随机、双盲、对照的临床试验为主体，以计算机/数据库技术实现高效准确的数据统计为手段，对社会人群的医学/药学效应作出客观评估，而得到充足证据的药物信息，指导医药卫生决策与防治方案的制定。

2001 年英国 Cochrane 中心联合循证医学和临床流行病学领域最权威的专家，根据研究类型分别制定了详细的分级并沿用至今，将证据分为 5 级，但每个级别都有细分。

推荐强度分 A～D 四级：A. 结果一致的 I 级临床研究的结论；B. 结果一致的 II、III 级临床研究的结论或 I 级临床研究的推论；C. IV 级临床研究的结论或 II、III 级临床研究的推论；D. V 级临床研究的结论或任何级别的多个研究有矛盾或不确定的结论。

证据级别分别是：1a 同质 RCT 的系统评价；1b 单个 RCT（可信区间窄）；1c 全或无病案系列；2a 同质队列研究的系统评价；2b 单个队列研究（包括低质量的 RCT，如随访率<80%）；2c 结果研究，生态学研究；3a 同质病例对照研究的系统评价；3b 单个病例对照；4 病例系列研究（包括低质量的队列和病例对照研究）；5 基于经验未经严格论证的专家意见。

例如抑肽酶（aprotinin）针剂用于减少外科手术出血，包括原位肝移植（证据等级 C-2）、全髋关节置换（证据等级 C-1）及心脏外科急症如急性心肌梗死时使用重组组织型纤溶酶原激活剂、尿激酶或链激酶的出血控制（证据等级 C-3）。

二、循证医学的要素与证据分类

（一）循证医学的三个要素

循证医学是建立在证据、医务人员技能、患者价值三个要素结合的基础之上的。提倡医师将个人的临床实践和经验与外部得到的最好的临床证据结合起来，为患者的诊治作出最佳决策，使患者获得最佳的临床预后和生活质量。

1. **最佳证据**　证据是循证医学的基石。应尽可能提供和应用当前最可靠的临床研究证据，特别是以患者为中心的关于诊断、预后、治疗、预防及康复等各个方面的高质量的临床研究证据。依据基础医学研究理论，找到更敏感、更准确的疾病诊断方法，更有效、更安全的以及更方便、更价廉的治疗方法。

2. **临床经验**　是医师（或药师）长期实践积累的对个体患者的诊治经验。如果忽视医师个人的临床专业技能和经验，临床实践将有被外在证据左右的危险，因为再好的证据也不一定适合或适用于某一具体患者，应该对研究对象、研究方案、研究结果进行辩证分析和评价，结合具体病例采用有效、合理、实用和经济可承受的证据。

3. **患者选择**　是指根据患者对诊治方案的特殊选择和需要、对疾病的担心程度以及对治疗手段期望的不同而采取不同的治疗措施。合格的临床医师必须诚心诚意地服务于患者，临床决策时运用积累的临床经验，迅速地对就诊患者的健康状况作出综合评价，提出可能的诊断以及拟采用的治疗方案。

临床医师只有结合上述三个要素有机地进行综合考虑,才能与患者在诊断和治疗上获得共识,达到最佳的治疗效果和生活质量。

(二) 证据分类

循证医学中的证据主要指临床人体研究的证据,包括病因、诊断、预防、治疗、康复和预后等方面的研究。USP DID 评价信息质量时,依据治疗质量和可靠程度,使用参考文献所提供证据的等级表,请参加编写药物信息数据库的专家填写,证据亦分为 5 级。

Ⅰ级:为按照特定病种的特定疗法收集所有质量可靠的随机对照试验(randomized controlled trail, RCT)后所做的系统评述(systematic review, SR)。SR 包括 meta 分析(meta-analysis)、汇总分析、荟萃分析。这是国际公认的为某种疾病的防治提供的最有效、最安全、最可靠的依据。

Ⅱ级:证据来自于单个样本量足够的随机对照试验结果,但样本量太小可能得出假阳性或假阴性的结论,或者将其结果用于多数患者会不太可靠。

Ⅲ级:证据来自于设有对照组但未用随机方法分组的试验。

Ⅳ级:证据来自于无对照的系列病例观察,其可靠性较Ⅱ、Ⅲ级低。

Ⅴ级:证据来自于专家根据个人多年的临床经验提出的描述性研究,如个案报告、系列报道及临床事例。

如抑肽酶用于结肠直肠外科手术以减少吻合口渗漏的否定性结论,USP DID 对文献出处/赞助单位、设计/方法/目的、用法、结果/结论、研究缺陷的评述性意见都要在所列的表格上填写清楚。该用法的文献证据档次为Ⅰ级,说明结论可靠。除了 USP DID 外,美国卫生保健政策研究所(AHCPR)分别于 1992 年及 1994 年也制定了类似的证据等级评定标准。

三、循证医学的实践

1. 用于疾病的诊断和治疗 循证医学改变了许多医师多年来形成的单凭书本和经验进行诊治的习惯和行为。如在英国,过去对低血容量、烧伤和低血浆白蛋白患者的常规治疗方法是补充白蛋白,但是柯克朗系统评述(Cochrane systematic review, CSR)证实,这种常规治疗方法使苏格兰和威尔士每年 1000~3000 人死亡,因而英国医师开始改变盲目使用白蛋白的行为。

2. 用于学校的教学和科研 循证医学作为一门实用课程已被多国的医学院校开设。循证医学有助于医学科研选题和技术评估,在开题报告的查新一栏应有 CSR,以证明其项目的科学性和先进性。

3. 用于行政的参考和决策 各国政府卫生行政机构和药品监管机构在制定各种疾病的防治指南、国家基本药物、非处方药目录、医疗保险目录等以及药品淘汰时都要参考循证医学的研究结果,根据 CSR 进行决策。例如我国颁布的《中国高血压防治指南》(2005 年修订版)、《中国脑血管疾病防治指南》(2005)等,英国颁布的《骨质疏松防治指南》,澳大利亚颁布的《晚期乳腺癌治疗指南》等。

4. 用于新药开发和药品临床评价 新药开发必须有科学严谨的论证,国际上的制药企业为了摆脱无序竞争和低水平重复,都会根据 CSR 掌握市场信息,提高新药报批的成功率。在科学评价药物疗效方面,循证医学和循证药物信息起着重要作用。

案例分析

案例:国际上有关他汀类药物的循证医学研究很多,如用辛伐他汀与安慰剂对照随访5年以上冠状动脉事件的"心脏保护研究";对1677名高危受试者比较4年后存活率的"冠状动脉介入降脂治疗研究";用阿托伐他汀与安慰剂对照的"急性冠脉综合征降脂治疗";"阿伐他汀类糖尿病协助研究";"阿托伐他汀/普伐他汀疗效评估及抗感染治疗"等。

分析:他汀类药物的治疗益处是:①冠状动脉事件减少,死亡率下降;②冠状动脉成形、旁路移植术减少;③脑卒中减少;④总死亡率下降。

对他汀类药物的总评价是:①降低LDL 18%~55%,降低TG 7%~30%;②升高HDL 5%~15%;③主要副作用是肝脏ALT、AST升高和横纹肌溶解症;④绝对禁忌证是肝脏疾病,相对禁忌证是与某些药物(如吉非罗齐)的相互作用。

点滴积累 ∨

1. 循证医学提倡医师将个人的临床实践和经验与外部得到的最好的临床证据结合起来,为患者的诊治作出最佳决策,使患者获得最佳的临床预后和生活质量。循证医学的三个要素是最佳证据、临床经验、患者选择。

2. 循证医学中的证据主要指临床人体研究的证据,包括病因、诊断、预防、治疗、康复和预后等方面的研究。循证医学的证据分为5个级别。

3. 循证医学的应用范围包括:①用于疾病的诊断和治疗;②用于学校的教学和科研;③用于行政的参考和决策;④用于新药开发和药品临床评价。

第五节 药物经济学方法的用药评价

ER-14-2

药物经济学方法
的用药评价

一、概述

随着新的药物和新的治疗手段不断出现,以及人口数量的增长和老龄化出现,使得医疗总需求在不断增加,医疗费用迅速增长,给社会、医疗保险机构、家庭和患者都带来了沉重的经济负担;同时随着人民生活水平的提高和卫生保健意识的不断增强,社会卫生资源的有限性又难以满足人们日益增长的卫生需求。由于政府、医疗保险机构与卫生系统、患者之间的观点和利益不同,在选择医疗卫生产品和医疗服务时存在明显的矛盾。

药物经济学(pharmacoeconomics)起源于20世纪70年代,是通过成本分析对比不同药物治疗方案或药物治疗方案与其他治疗方案的优劣,将现代经济学的基本原理和方法用于临床治疗中,结合药物流行病学、决策学、统计学从全社会角度开展研究,设计合理的临床药学服务方案,以最大限度地保证有限的卫生保健资源发挥最大效用为目的的综合性应用科学。为提高药物资源的合理配置,促进临床合理用药,控制药品费用增长,为药品的市场营销和政府制定药品政策提供决策依据。

二、药物经济学评价的作用

1. **更新药物评价指标** 随着药物经济学的研究,"经济"成为指导临床诊疗决策和合理用药的一个因素,衡量和评价药物发展的指标为"安全、有效、经济"。对同种疾病而言,不同的药物治疗方案有时可达到相同的治疗效果。因此,对不同药物治疗方案的经济学评价,可帮助临床医师和患者在取得相同治疗效果的同时,获得更加经济的治疗方案。

2. **完善药物治疗方案** 从剂型、给药途径、配伍、药物来源(国产/进口)等进行对比分析,对药物治疗与其他疗法进行经济学评价,选择比较合理的药疗方案。如抗癌药物的全身治疗与局部介入用药治疗方案的比较,药物治疗与其他治疗方法如手术治疗、物理疗法的比较等。

3. **药师实施临床药学服务的经济效益评价** 临床药师参与制订药物治疗方案,可提高药物治疗的合理性,减少药费开支;实施合理用药宣传,提高患者的用药依从性和药物治疗效率等;提高药学服务质量,实现社会效益和经济效益。

4. **指导现行临床药物治疗方案的制订** 对已有病例资料中的药物治疗结果进行回顾性评价与分析,得出不同的药物治疗方案对同类或同种疾病治疗产生的经济学效果,用于指导现行临床药物治疗方案的选择与实施。

5. **制定《国家基本药物目录》和《国家基本医疗保险药品目录》的依据** 对上市药品的经济学评价,为政府制定国家基本药物目录、药品报销目录、医院用药目录、临床药物治疗指南等提供经济学依据。制定《国家基本药物目录》和《国家基本医疗保险药品目录》,既要考虑临床需要,又要考虑药物治疗过程中的检查费、化验费、住院费等其他费用,还要考虑药物的成本-效益比。药物经济学研究有助于将那些成本-效果好的药物选进用药目录,同时转变医师的用药指导思想,规范医师的用药行为,阻止不合理用药,降低医药费用的过度增长,降低患者和社会的负担。

6. **指导新药研制生产** 新药的投入资金多,企业风险大,研究周期长,成功率相对较低。据统计,至少有1/3的新药上市后不能替代市场上原有的"老药"。因此,药品上市前后都应进行药物经济学评价,包括制订药品价格等。

7. **提高药品管理水平** 通过药物经济学的研究,制定"新医改"的政策,完善国家基本药物制度等药品管理法律法规,提高药品管理水平。

三、药物经济学的研究方法

药物经济学评价的用药结果主要有效果、效益和效用三种形式。效果是以客观指标表示的用药结果,如发病率、治愈率、不良反应发生率等。效益是转化为货币值的用药结果。效用是以主观指标表示的用药结果,如患者对治疗结果的满意程度、舒适程度和与保健相关的生活质量等。药物经济学的研究主要有最小成本分析、成本-效果分析、成本-效用分析和成本-效益分析等。

(一) 最小成本分析

最小成本分析(cost-minimum analysis,CMA)是成本-效果分析的一种特例,它是在几种药物治疗方案所得的临床效果完全相同的情况下,比较何种方案的成本最小。这一方法的应用范围较局限,因其要求几种方案的药物临床治疗效果(包括疗效、副作用、治疗时间)完全相同,其差异没有统计学意义。该方法可用于两种或多种药物治疗方案的选择,虽然只对成本进行量化分析但也需要考虑效果,这是最小成本分析与成本分析的区别,因为成本分析仅关注投入成本。最小成本分析可以为总体医疗费用的控制和医疗资源优化配置提供基本信息。

（二）成本-效果分析

成本-效果分析(cost-effectiveness analysis,CEA)主要比较健康效果的差别和成本的差别,其特点是不用货币作单位,而采用临床指标作单位,如抢救的患者人数、延长生命的时间单位(年)、治愈率(%)和降低血压的单位(mmHg)等。其结果以单位健康效果增加所需的成本值(即成本-效果分析比值)来表示,目的在于评估和比较改进生命质量(quality of life)所需费用的大小和每增加一个质量生命年所需费用的多少,以此来描述人们在身心健康上花费一定费用所获得的最大满意程度。通常有两种表示方法,即成本-效果比值法、增量成本与增量效果比值法。

1. 成本-效果比值法 成本与效果的比值,即每产生一份效果所需的成本。如每延长生命 1 年所需的成本、每治愈 1 例胃溃疡患者的费用或每确诊 1 种疾病所需的成本等。通过成本与效果比值,可以对治疗方案作出评价。比值越低,即产生一份效果所需的成本越低,该方案越有益。

2. 增量成本与增量效果比值法 也称额外成本与额外效果比值法。确定了成本-效果比值后,即确定了某方案产生一份效果的平均成本,要考察给予一增量成本是否产生增量效果,可以进行增量成本与增量效果比值的考察。假设对方案 A 和方案 B 两种方案进行比较时,可以存在这样两种情况,即方案 A 所需的成本比方案 B 少,但所取得的效果也较少;或者方案 A 比方案 B 所需的成本多,但所取得的效果也比方案 B 多。在这种情况下,若两种方案均可接受,往往结合增量成本与增量效果比值对方案进行优选。一般增量成本与增量效果比值越低,则表明产生一份增量效果所需的增量成本越低,该方案的实施越有益。若方案 A 的增量成本与增量效果比值低于方案 B,则方案 A 优于方案 B。

成本-效果分析虽然受到其效果单位的限制,不能进行不同临床效果之间的比较,但其结果易被临床医务人员和公众接受,是药物经济学较为完备的评价方法和常用手段。

（三）成本-效用分析

成本-效用分析(cost-utility analysis,CUA)是在结合考虑用药者意愿、偏好和生活质量的基础上,比较不同治疗方案的经济合理性。该方法用于定量测定由于健康状况的改变所获得的最大效用,"效用"指用于测量消费者接受医疗服务的费用和达到的满意程度。从某种程度上讲,成本-效用分析和成本-效果分析均用货币来衡量成本,并且测量结果也都采用临床指标作为最终结果的衡量参数。所不同的是成本-效果为一种单纯的生物指标(如延长寿命时间、增加体重等),成本-效用分析中的结果则与生活质量密切相关,由于注意到患者对生活质量的要求,所以采用效用函数变化,其常用单位是生活质量调整年(quality life years,QALY)。此方法可进行不同疾病药物治疗措施的比较,是近年来受到推崇的药物经济学研究方法。然而,不同疾病影响患者生活的不同方面,通用的生活质量指标各学者的意见不一,更不能反映疾病的特殊性,故成本-效用分析的合理性尚有争议。

（四）成本-效益分析

成本-效益分析（cost-benefit analysis，CBA）是比较单个或多个药物治疗方案或其他干预之间所消耗的成本和结果值（效益）的一种方法，其成本和效益均用货币单位来表示。效益可以是多个方面的，如效益是挽救了生命、改善了患者的生活质量或降低了发病率，那么与生存者相当的货币价值、改善生活质量或避免因发病所消耗医药卫生资源的货币价值就是效益。

成本-效益分析法是一种费用和结果均以钱数（货币）进行测量和评估，并据此计算和比较钱数得失净值或费用与效益比值的经济学分析方法。当然，健康的结果转化成货币价值有一定的难度。但是，如果将医疗保健作为人力资本的一种投资或者将医疗保健作为满足人的生命健康需求的一种消费，健康的结果就可以用货币价值来表示。

成本-效益分析既可以比较不同药物对同一疾病的治疗效益，也可以进行不同疾病治疗措施间的比较，也适用于全面的卫生以及公共投资决策。然而，许多中、短期临床效果变化（例如患病率、死亡率、残疾状态）难以用货币单位衡量，有关长期效果的数据资料很少或者很不全面，而且公众很难接受以货币单位衡量生命、健康的价值，尽管这些从经济学角度是可以衡量的。所以，成本-效益分析在卫生经济学以及药物经济学研究中的应用远远少于成本-效果分析。

需要注意的是，在药物经济学研究中成本的概念应该是整个医疗成本，不仅包括药品的费用，还要包括住院费、诊疗费以及治疗不良反应的费用和非医疗费用。有时新药的费用是高的，但是起效快、疗效好、不良反应少，因此提高了药物治疗效率，缩短了住院时间，总体住院费用反而下降。从整个社会的角度来看，药物经济学研究中所讲的成本包括直接成本、间接成本和隐性成本。

知识链接

直接成本、间接成本和隐性成本

直接成本：是指用于药物治疗或其他治疗所花费的代价或资源的消耗，它由两部分组成，一是直接医疗费用，包括提供的药品与服务、医师的诊断和治疗、护理、检验、住院等消耗的一切费用；二是非医疗费用，包括家属陪护、食宿和交通等费用。一般情况下只计算直接医疗费用，而非医疗费用因条件差别大，并且一般情况下所占的比例小，多数研究未计算，应在分析中加以说明。

间接成本：是指由于伤病或死亡所造成的工资损失，包括休学、休工、过早死亡所造成的工资损失等。由于评价困难，费用差别很大，多数研究也未包括在内。或者以当地政府公布的人均收入作为参考，加以计算，应在分析中加以说明。

隐性成本：一般是指因疾病引起的疼痛、精神上的痛苦、生活与行动的某些不便，或因诊断治疗过程中带来的担忧、痛苦等难以确定、无法用货币确切表示的费用，主要用于生命质量的考核，在成本-效用分析中使用。在其他几种分析方法中多数也未计算在内，应在分析中加以说明。

药物经济学研究的四种方法主要差别在于对用药结果的不同测量上，每种方法各有其优缺点，其比较见表14-2。

表 14-2 药物经济学研究方法比较

项目	最小成本分析	成本-效果分析	成本-效用分析	成本-效益分析
研究对象	多种方案	多种方案	多种方案	一种或多种方案
研究基础	效果一致	同一临床效果	不同药物或疾病	不同药物或疾病
研究内容	成本	成本、效果	成本、效用	成本、效益
表示单位	货币单位	临床效果指标	生活质量调整年	货币单位
分析结果	成本	成本-效果比值	成本-效用比值	净效益
疾病间比较	不能	不能	能够	能够
与非医疗开支比较	不能	不能	不能	能够

四、药物经济学研究中需注意的问题

药物经济学与一般自然科学研究不同,涉及面很广,必须在广泛查阅资料的基础上综合考虑。

1. **要明确服务对象和分析观点** 服务对象包括全社会卫生行政管理者、保险公司、医师和患者。由于我们的目的是有效地分配社会拥有的有限资源,使其配置合理,故应采取全社会的观点。尤其是大型的药物经济学研究,要考虑所有的社会成本和效益,重点应放在全社会的福利变化。在成本测算中,观点与立场不同则成本的计算项目就不同,如看病的交通费,从患者和社会立场看是直接成本,但从卫生和保险部门立场看就不算直接成本。再如劳动者患病后的补偿,对支付费用的政府来说是成本,但对患者本人是一种获取,对社会来说则是既非成本又非获取的货币转移,经济学上称之为转移付费。

2. **对成本项目要心中有数,取舍有据** 在大型药物经济学研究开题前,一定要花时间搜集整理资料,尤其对成本项目要分别加以衡量与评价,如非市场项目和社会间接成本的估价(包括医护人员花费的时间、患者及其家属花费的时间、生病住院造成的损失);成本的分摊(除直接医疗服务成本直接计算外,后勤、医技和管理科室的服务成本都要采用分摊);投资性成本(如折旧期和折旧额等)和隐性成本的计算问题。这些都应通盘考虑,做到取舍有据。

3. **对某些治疗方案的评价** 要考虑区分不确定因素和进行敏感度分析不确定因素的来源有参数、分析模型与分析者。进行敏感度分析可以避免这些不确定因素,减少可能发生的误差。在样本数方面,样本数太小则不能说明问题,结论的可靠性差;但样本数太大,工作量也会相应增加,一般样本数取决于给定的统计学差异所需要观察的最小数。

在药物经济学研究中也存在偏倚和依从性的问题,这些在药物流行病学中都有介绍。

点滴积累 ∨

1. 药物经济学为提高药物资源的合理配置,促进临床合理用药,控制药品费用增长,为药品的市场营销和政府制定药品政策提供决策依据。

2. 药物经济学的研究方法有最小成本分析、成本-效果分析、成本-效用分析和成本-效益分析等。

3. 药物经济学研究中所讲的成本包括直接成本、间接成本和隐性成本。

实训项目二十二 药物应用情况的调查与评价

【实训目的】

1. 学会全面、辩证地评价药物的应用。

2. 熟悉药物应用的调查方法、药物使用评价的意义及注意事项。

3. 了解医院、药店或社区药物的使用状况,提出合理的评价意见。

【实训准备】

1. 常用抗菌药物的使用情况调查表。

2. 常用抗菌药物的处方。

3. 医院用药情况调查数据。

【实训步骤】

1. 常用抗菌药物的用药调查

(1) 方法:分组到医院、药店或社区卫生服务站进行抗菌药物使用情况调查。

(2) 处方抗菌药物的使用情况调查:从成人普通处方(除急诊、高干、传染、儿科、中药)中随机抽样 100 张处方;设定为每病例 1 张处方,填写处方用药情况调查表(表 14-3),并统计每次就诊平均用药品种数、每张门诊处方的平均用药金额、就诊使用抗菌药物的百分率、就诊使用针剂的百分率、每张抗菌药物处方的平均用药金额。

表 14-3 处方抗菌药使用情况调查表

日期: 年 月 日 填表人:

序号	年龄	诊断	药品品种数	抗菌药使用情况[1]			处方金额(元)
				通用名,规格,包装,数量	用法/用量	用药途径[2]	
1							
2							
… …							
99							
100							
100 张处方统计分析:	A 处方用药总品种数 =			B 平均用药品种数(A/100)=			
	C 使用抗菌药物的处方数 =			D 就诊使用抗菌药物百分率(C/100)= %			
	E 处方总金额 =			F 处方平均金额(G/100)=			
	G 使用抗菌药物的处方总金额 =			H 每张抗菌药物处方(平均金额 I/C)=			

注:(1) 本项统计的抗菌药物包括抗生素类和合成抗菌药类,如抗皮肤感染药、抗眼科感染药及含庆大霉素、喹诺酮类或其他复方止泻药。不含植物成分的抗菌药、抗结核病药、抗麻风病药、抗真菌药、抗病毒药、抗寄生虫药

(2) ①口服;②肌内注射;③静脉注射;④外用;⑤其他

2. 医院用药情况调查 某医院2011—2012年度药品购入情况统计见表14-4和表14-5。

表14-4 2011—2012年度进口药、"合资药"、国产药购入情况统计

分类	2011年1季度	2011年2季度	2011年3季度	2011年4季度	2012年1季度	2012年2季度	2012年3季度	2012年4季度
全部药品购入总金额(万元)	3434.1	35 497.4	36 151.3	36 458.8	41 685.6	43 730.3	44 524.2	44 467.7
其中进口药占总金额(%)	28.32	30.2	30.75	28.64	29.29	29.85	29.22	28.22
"合资药"占总金额(%)	34.387	34.2	33.56	33.97	34.24	32.48	32.6	33.17
国产药占总金额(%)	37.3	35.6	35.69	37.39	36.47	37.67	38.18	38.61
100个领先药品购入总金额(万元)	26 142.2	26 120.6	25 815.5	25 565.1	30 031.9	30 375.3	31 082.9	30 388.9
100个领先药品占总金额(%)	75.05	73.58	71.41	70.12	72.04	69.46	69.81	68.34
100个领先药品占全部进口药总额(%)	94.49	93.16	93.27	93.67	94.03	93.83	94.36	94.14

表14-5 2011—2012年度购入药品中各大类药排序及所占份额统计

分类		2011年1季度	2011年2季度	2011年3季度	2011年4季度	2012年1季度	2012年2季度	2012年3季度	2012年4季度
抗感染药	排序	1	1	1	1	1	1	1	1
	份额%	34.72	32.99	33.83	30.42	33.35	29.89	33.19	28.38
心血管系统用药	排序	2	2	2	2	2	2	2	2
	份额%	15.01	15.11	13.86	15.39	15.12	14.34	12.72	14.71
消化系统用药	排序	3	3	3	3	3	3	3	3
	份额%	8.88	8.81	8.32	8.90	8.48	8.96	8.12	8.46
神经系统用药	排序	5	5	5	5	5	4	4	4
	份额%	6.03	5.93	6.25	6.13	6.25	6.55	6.50	7.02
体液平衡药物	排序	6	4	4	4	4	5	5	6
	份额%	5.74	5.99	6.72	6.26	6.27	6.32	6.47	6.41
影响生长代谢药物	排序	8	8	9	6	6	6	7	5
	份额%	4.69	5.00	5.07	5.79	5.77	5.88	5.50	6.50
生物制品	排序	9	9	8	9	7	7	6	7
	份额%	4.14	4.71	5.18	5.28	5.23	5.79	6.45	6.20
激素类药	排序	4	6	6	8	8	8	8	8
	份额%	6.11	5.82	5.38	5.40	4.78	5.61	5.24	5.26

续表

分类		2011年1季度	2011年2季度	2011年3季度	2011年4季度	2012年1季度	2012年2季度	2012年3季度	2012年4季度
抗恶性肿瘤药物	排序	7	7	7	7	9	9	9	9
	份额%	4.69	5.33	5.24	5.42	4.40	5.05	4.74	5.07
血液及造血系统药物	排序	10	10	10	10	10	10	10	10
	份额%	3.17	3.89	3.08	3.42	3.00	3.97	3.63	4.15
呼吸系统用药	排序	12	11	11	12	12	11	11	11
	份额%	1.92	2.12	2.41	2.38	2.48	2.78	3.00	3.10
维生素类药物	排序	11	12	12	11	11	12	12	12
	份额%	2.88	2.02	2.02	2.53	2.74	2.10	2.05	2.24
利尿和脱水药	排序	13	13	13	13	13	13	13	13
	份额%	1.33	1.60	1.85	1.80	1.52	1.87	1.56	1.53
其他药品	排序	14	14	14	14	14	14	14	14
	份额%	0.68	0.69	0.79	0.87	0.81	0.90	0.84	0.96

分别绘制2011年1季度~2012年4季度购入药品金额变化图和2011年1季度~2012年4季度每季度不同来源药品购入金额变化图。从两张变化图中我们可以找出什么规律、说明什么问题（提示：比较每季度用药的相对稳定性、上下浮动百分数，观察国产药、"合资药"、进口药品份额的变化趋势，分析可能的原因）。

3. 分组讨论 汇总小组研究结果，书面讨论抗菌药物和医院用药情况的调查分析结果，并提出评价意见。在总结讨论的基础上每组推出1位同学代表，参加班级汇报答辩，指导教师进行点评。

【实训思考】

1. 通过医院抗菌药物的调查，如何判断是合理用药还是滥用、乱用抗菌药物？

2. 医院药品使用调查统计可以从哪些方面入手，建立数据可靠、结果可行的数学模型？

目标检测

一、单项选择题

1. 广义地说，药物评价应包括（ ）

 A. 新药临床研究和药物上市后再评价 B. 药物临床评价

 C. 新药的临床前研究 D. 临床评价和非临床评价

 E. 临床前研究和上市后药品的质量评价

2. 药物临床评价是根据医药学的最新学术水平，对已批准上市的药品（ ）

 A. 是否符合经济、适当的原则作出科学评估

 B. 是否符合要求作出科学评估

 C. 是否符合有效性原则作出科学评估

 D. 是否符合安全、有效、经济的合理用药原则作出科学评估

E. 是否符合安全、有效、适当的合理用药原则作出科学评估

3. Ⅳ期临床试验的试验样本数为常见病不少于（   ）

A. 800 例   B. 1000 例   C. 1600 例

D. 2000 例   E. 3000 例

4. 新药Ⅳ期临床试验很难发现"发生频率低于 1% 的不良反应"，其原因是（   ）

A. 病例数少   B. 观察时间短   C. 研究对象的局限

D. 考察不全面   E. 没有合并用药

5. 提示医师用药合理的药物利用指数的表示方法是（   ）

A. DUI>1.0   B. DUI<1.0   C. DUI = 1.0

D. DDDs>1.0   E. DDDs = 1.0

6. 运用 DDD 值分析方法的基础条件不包括（   ）

A. 特定药物   B. 特定适应证   C. 特指用于成人

D. 特指平均日剂量   E. 特定医疗机构

7. 循证药物信息的主体是（   ）

A. 临床试验

B. 多中心、大样本、对照的临床试验

C. 随机、双盲、对照的临床试验

D. 多中心、双盲、对照的临床试验

E. 多中心、大样本、随机、双盲、对照的临床试验

8. 循证医学的五个证据分类中，Ⅰ级证据是（   ）

A. 按照特定病种的特定疗法收集所有质量可靠的随机对照试验后所做的系统评述

B. 单个样本量足够的随机对照试验结果

C. 设有对照组但未用随机方法分组的试验

D. 无对照的系列病例观察

E. 证据来自于专家个人多年的临床经验提出的描述性研究

9. 成本是指在整个治疗过程中所投入的全部（   ）

A. 财务资源、物质资源和社会资源的消耗

B. 财力资源、物质资源和能量资源的消耗

C. 财力资源、物质资源和人力资源的消耗

D. 人力资源、物质资源和精力资源的消耗

E. 物质资源、财力资源和体力资源的消耗

10. 最小成本分析法进行药物经济学研究的突出特点是可获得（   ）

A. 干预最小的方案   B. 成本与效果比值

C. 增量成本与增量效果比值   D. 成本与结果均用货币表示

E. 考虑患者意愿、偏好和生命质量

11. 以下不属于药物经济学研究要收集的效果资料的是(　　)

  A. 存活时间　　　　　　　　　　B. 心理、健康咨询费

  C. 特定时间段的就诊、急诊或就医次数　　D. 各种生物学检品的检验结果

  E. 每年的病情发作或恶化次数

12. 成本-效用分析的特点是(　　)

  A. 成本和治疗结果均用货币表示

  B. 假定临床效果完全相同

  C. 是成本-效果分析的一种特例

  D. 治疗结果采用临床指标表示,如治愈率

  E. 治疗结果考虑用药者意愿、偏好和生活质量

13. 成本-效果分析的特点是(　　)

  A. 成本和治疗结果均用货币表示

  B. 假定临床效果完全相同

  C. 是成本-效用分析的一种特例

  D. 治疗结果采用临床指标表示,如治愈率

  E. 治疗结果考虑用药者意愿、偏好和生活质量

14. 成本-效益分析的要求是(　　)

  A. 成本和治疗结果均用货币表示

  B. 假定临床效果完全相同

  C. 是成本-效用分析的一种特例

  D. 治疗结果采用临床指标表示,如治愈率

  E. 治疗结果考虑用药者意愿、偏好和生活质量

二、多项选择题

1. 药物利用研究常用的方法有(　　)

  A. 限定日剂量　　　　　B. 药物利用指数　　　　　C. 药物滥用指数

  D. 用药频度分析　　　　F. 用药序列分析

2. 通过用药频度分析,可以(　　)

  A. 了解每日用药费用　　　　　　B. 了解药物使用频度与疗效的关系

  C. 估计药费可接受的水平　　　　D. 评估地区用药水平

  E. 分析药品消费结构和市场分布

3. 治疗药物的评价包括(　　)

  A. 治疗药物的有效性评价　　　　B. 治疗药物的安全性评价

  C. 生命质量评价　　　　　　　　D. 品种的质量评价

  E. 药物价格评价

4. 药物流行病学研究方法包括(　　　)

    A. 描述性研究　　　　　　B. 分析性研究　　　　　　C. 实验性研究

    D. 横断面研究　　　　　　E. ADR 监测

5. 循证医学的三个要素是(　　　)

    A. 最佳证据　　　　　　　B. 汇总分析　　　　　　　C. 临床经验

    D. 患者选择　　　　　　　E. 系统评述

6. 下列属于药物经济学中的直接成本的是(　　　)

    A. 药品与服务　　　　　　B. 医师的工资　　　　　　C. 误工所造成的工资损失

    D. 患者的差旅费　　　　　E. 患者的伙食费

7. 药品费用控制方法有(　　　)

    A. 药物利用评价　　　　　　　　　　B. 药品价格控制

    C. 风险共担合同　　　　　　　　　　D. 制定医疗保险用药目录

    E. 制定国家基本药物目录

8. 药物经济学评价的作用主要体现在(　　　)

    A. 指导新药的研制　　　　　　　　　B. 确定药物的适用范围

    C. 规范医师用药　　　　　　　　　　D. 用于制定医疗保险用药目录

    E. 帮助患者正确选择药物

ER-14章习题

（刘红霞）

第十五章

简易医疗器械

ER-15章PPT

导学情景 ∨

情景描述:

　　某日早上9点,市计量质检院业务受理大厅工作人员准时为群众免费检测血压计。 张大爷患有高血压,他听说免费检测的消息后前来排队检测他的血压计。 通过检测,他的电子血压计不合格,高出标准值20kPa。 张大爷说:"还好今天前来检测血压计,要不然一直在使用'问题'血压计,如果因此导致吃错药就麻烦了。"

学前导语:

　　随着国民健康意识的不断增强,人们越来越重视身体的健康,具有预防、诊断、治疗、保健的医疗器械逐渐走入老百姓的家里。 但人们在使用器械的同时,往往缺乏对医疗器械的购买、注意事项及保养的相关知识。 本章我们将学习常见简易医疗器械的用途、使用方法和注意事项。

ER-15-1

扫一扫,知重点

　　医疗器械(medical devices)是指单独或者组合使用于人体的仪器、设备、器具、材料或者其他物品,包括所需要的软件;其用于人体体表及体内的作用不是用药理学、免疫学或者代谢的手段获得的,但是这些手段对疾病的治疗有一定的辅助作用。随着医疗器械企业与医疗服务行业的逐步融合,简易特别是家用医疗器械区别于医院使用的医疗器械,主要适用于家庭,又因其具有智能、简单、小巧、携带方便等特点,能满足人们对家庭保健器械日益增长的使用需求。我国目前的简易家用医疗器械主要分为治疗仪、检测器械、保健器械、护理康复器具四大类。其中,体温计、血糖仪、血压计、按摩器械等已成为家用消费品的标配。因此,学习常用简易医疗器械知识,为消费者提供安全、合理、有效、经济的指导工作,是药学技术人员的职责之一。

第一节　体温计

一、玻璃体温计

(一) 基本原理与构成

　　玻璃体温计(clinical thermometer)又称医用温度计,由感温泡、毛细孔(管)、真空腔组成。它是利用水银在感温泡与毛细孔(管)内的膨胀作用来测量温度的。测量体温时,感温泡内的水银体积膨胀,可上升到毛细孔(管)内的某位置,管内水银柱的长度发生明显的变化。当与体温达到热平衡时,水银柱不再伸长。当体温计离开人体后,外界气温较低,水银遇冷体积收缩,在狭窄的曲颈部分断开,使已升入管内的部分水银退不回来,仍保持水银柱在与人体接触时所达到的高度。

玻璃体温计可分为新生儿棒式(口腔用、腋下用、肛门用)、三角型棒式(口腔用、肛门用)、元宝型棒式(口腔用)和内标式(腋下用)四种型式。新生儿棒式体温计的测量范围在 30～40℃,其余型式的体温计的测量范围一般在 32.0～42.9℃。

（二）用途

主要用来测量人和动物的体温。

（三）测量方法

1. 测量　玻璃体温计可用于测腋温、舌下温和肛温,在医疗机构和家庭中最常测腋温。腋温的测量方法如下:玻璃体温计从消毒容器内取出,将水银柱度数甩至 35℃ 以下备用。腋下如有汗液,擦干,将体温计的水银端(即温度计前段 1/3 处)放在腋窝深处紧贴皮肤,嘱受测者上臂自然下垂,夹紧体温计,在测量过程中确保体温计和皮肤紧密接触,防止脱落或掉落。测 5～10 分钟,取出体温计,读数。口腔测温时,先将温度计消毒干净,再将水银端置于患者舌下部位,闭口 3 分钟。直肠测温时,先用润滑剂润滑水银端后轻轻插入肛门 3～4cm,3 分钟后取出。

2. 读数　选择光线充足的环境,手持无水银一端,视线与体温计表面相平,以体温计长轴方向为轴,慢慢地旋转体温计,直到可观测到水银柱(温度计中间的银线)为止,水银柱顶端相对应的刻度数值即为所测的体温。摄氏体温计的分度值为 0.1℃,即每 1℃ 分成 10 小格,每小格为 0.1℃。读取体温数据后,用浸有消毒液的纱布擦净使用过的体温计或将体温计浸泡在消毒液中以备再次使用。

知识链接

体温计的发展

　　第一个体温计是伽利略（1564-1642 年）在 16 世纪时发明的气体体温计。 1714 年德国物理学家华伦海特发明了华氏温标,1742 年又发明了摄氏温标,从此实现了体温计的刻度标准化。 1858 年德国医师冯德利希提出并实施了将体温测量用于临床诊断。 1865 年英国的阿尔伯特发明了目前临床工作仍在使用的玻璃体温计: 体温计用于储存水银（汞）的细管里有一狭道,当体温计接触人体后,水银柱表面很快升到与体温对应的数值处,取出体温计后水银柱不下降而是在狭道处断开,使水银柱表面始终保持在与体温对应的数值处。 随着电子技术的发展,20 世纪 70 年代出现了电子体温计,80 年代初出现了会讲话的体温计,到 80 年代中期出现了"膜状液晶体温计"。 1988 年,我国计量科学研究院制成新型电子呼吸脉搏体温计,利用它可以对医院中整个病区的患者进行集中遥测,将患者的体温、呼吸、脉搏情况存储到计算机中,实现测量的自动化。

（四）经营、选购和使用注意事项

1. 检查　经营、购买、使用时应检查玻璃体温计有无裂纹,以免水银泄漏、中毒。

2. 特殊人群使用　婴幼儿、精神障碍、昏迷及不能用鼻呼吸者应测肛温,不能测口温。

3. 消毒　玻璃体温计使用完毕后应用自来水冲洗干净,浸泡在75%乙醇中备用。也可用肥皂水洗净后保存备用,使用前用棉球蘸取75%乙醇,擦拭消毒量温棒部分,为避免机件受损,请勿以75%乙醇或其他溶液接触量温棒以外的机件。

4. 使用前体温计度数甩到35℃以下。取放体温计与甩表时要保持空间,不触及其他物品,以防损坏水银端。

5. 口腔测量前,应避免吃冷、热食物或饮料,如已食用,须待20分钟后方可测量。刚洗完澡,必须20分钟左右才能测腋温,以免影响测温结果。患有腹泻及严重肛肠疾病不可采用直肠测温法,刚坐浴过的要等30分钟才能测温。

6. 若测量时间未到,则需重新测量,时间需重新计算。

二、医用电子体温计

玻璃体温计易碎且测量时间较长,对急重病患者、老年人、婴幼儿等使用不方便。电子体温计能快速准确测量人体体温,读数方便,测量时间短,测量精度高,能记忆并有蜂鸣提示,尤其是不含水银,对人体及周围环境无害,特别适合于家庭、医院等场合使用。

（一）基本原理与构成

医用电子体温计(clinical electronic thermometer)是通过传感器或电路将测量到的体温数值显示出来的电子仪器,由感温元件、电池和液晶显示元件组成。

（二）用途

主要用来测量人和动物的体温。

（三）使用方法与读数

1. 使用前,用75%乙醇消毒体温计头部。

2. 按压开关,蜂鸣器发出蜂鸣音,显示器出现上次测量的温度,持续2秒,发现℃指示灯闪烁,表示电子体温计可以测量温度了。

3. 当温度计测量好体温,指示灯停止闪烁,蜂鸣5秒后可取出电子体温计,显示屏出现所测的温值,读数。

（四）经营、选购和使用注意事项

1. 目前,医用电子体温计有两种类型:塑料封装型和玻壳封装型,以前者常见。塑料封装型的密封性差,不能浸入75%乙醇中消毒,否则会造成电路故障。玻壳封装型可浸入75%乙醇中消毒,但易碎,故不适用于婴幼儿。经营时应仔细查看和核对(必要时国家药品监督管理局网站上核对)该产品的生产许可证号、注册证号、产品标准。

2. 玻璃体温计、医用电子体温计属于国家强制检定计量器具,无论是在产品质量还是在监督管理方面基本上比较规范,用于体温测量时准确度较稳定。多年来,很多新型体温计是以保健用品的形式出现在市场上,尚未受到国家有关部门严密有效的监督管理,选用时应慎重,建议将其作为发热的快速筛选工具,有经营范围的药品零售行业应该置于医疗器械柜(台)经营。

知识链接

新型体温计

目前除玻璃体温计、电子体温计外，还有根据各种原理研制出的如红外线体温计、片式体温计等。红外线体温计分为耳式和额式，测定时间为 1～3 秒，其优点是快速、安全。 片式体温计又称为可弃式体温计，这种体温计只有名片大小，长 6～7cm、宽 0.5cm 左右，上面布满了一些附有数字、排列整齐的圆点。 在进行体温测试后，某一数值以下的圆点会全都变暗，而其余圆点颜色不变，使用者即可根据上述变化确定体温。 其价格不高，体积较小、便于携带和储存，本身污染性非常小，可一次性使用，特别适用于医疗机构以避免交叉感染。

点滴积累 ∨

1. 体温计是测量人体温度的基本医疗仪器，严格识别体温计类型，弄清检测体温的注意事项，正确操作常用体温计和新型体温计是体温测量的关键。

2. 正常人体温为 36～37℃，体温测量常用部位有三个：舌下、腋下、肛门，测量时必须对接触人体部位的体温计接点进行合理消毒，对不同部位检测的体温能准确进行温度换算。

3. 体温计测量体温必须在指定的温度适用范围内测量，一般测量时间为 5～10 分钟，受测者应该在正常状态下接受或自测体温，并及时准确记录，为临床诊断提供科学依据。

第二节　血压计

ER-15-2

水银血压计的使用

测量血压的仪器称为血压计（sphygmomanometer）。常用的血压计有水银（汞柱式）血压计和电子血压计。

用水银血压计测血压，被认为是无创血压测量的金标准，但操作需要专业培训，体积较大，携带不方便，水银泄漏容易造成污染。2013 年 1 月在联合国框架下达成的《水俣汞防治公约》规定，2020年全面禁止含汞血压计等产品的生产和贸易。电子血压计体积小、使用简便，常作为自我检查血压的工具。目前，临床上这两种血压计经常交替使用。

一、水银（汞柱式）血压计

水银（汞柱式）血压计在临床工作中最常用，有立式和台式两种。

（一）基本原理与构成

水银血压计是根据流体静力平衡原理，由连通器将贮汞瓶与示值管连通，当贮汞瓶内的水银表面受压后，迫使示值管内的水银（汞）柱升高而指示出压力值。其水银血压计主要由刻度标尺、贮汞瓶、臂带、橡胶球（袋、管）和示值管组成，常配合听诊器使用。

（二）用途

主要对人体上臂、大腿部位的动脉血压进行测量。血压计不能取代心脏检查，但可检测早期脉搏的不规则跳动。

（三）使用方法

1. 患者选择舒适体位（坐、平躺）、直立位，应坐在有靠背的椅子上，卷袖露臂，手掌向上，肘部伸直。无论何种体位，患者上臂中点与心脏应在同一水平上。姿势摆好5分钟后测量。

2. 打开血压计，垂直放妥，开启水银槽开关。使用大小合适的臂带，驱尽臂带内的空气，平整地环绕上臂中部，臂带内的气囊至少应包裹80%的上臂，下缘距肘窝2~3cm，松紧以能插入一指为宜。

3. 听诊器置肱动脉搏动最明显处，一手固定，另一只手握加压气球，关气门，注气至肱动脉搏动消失再升高20~30mmHg。缓慢放气，速度以水银柱每秒下降4mmHg为宜。

4. 当听诊器中出现第一声搏动声，此时水银柱所指的刻度即为收缩压；当搏动声变弱或消失时，此时水银柱所指的刻度为舒张压。一般测量2次取平均值，必要时测量双侧上肢血压对照，左侧较右侧高5~10mmHg。血压的国际通用单位为kPa，1kPa=7.5mmHg。

5. 测量结束，排尽臂带内的余气，扣紧压力阀门，整理后放入盒内；血压计盒盖右倾45°，使水银全部流回槽内，关闭水银槽开关，盖上盒盖，平稳放置。

（四）经营、选购和使用注意事项

1. **购买** 应购买汞柱升降灵活、无断开、无水银泄漏的血压计，检查有无破损。

2. **测量时的异常情况** 当血压听不清或异常时，应分析排除外界因素（剧烈运动后、情绪激动后、受测手臂过高或过低、血压计放置不平、胸件位置不对、贮汞瓶开关未打开、臂带松紧或宽窄不当等），然后将臂带内的气体驱尽，使汞柱降至零点，稍等片刻后再测量。

3. **防止水银外溢** 应竖直（贮汞瓶在下）搬动水银血压计，使用完毕应向右倾斜45°后关闭贮汞瓶开关，以免水银外溢。若已出现血压计水银外溢、泄漏现象，应及时用硫黄粉覆盖在水银面上（水银与硫黄发生化学反应，生成无毒且可溶于水的硫化汞），再倒入垃圾箱或冲入下水道。严禁水银未经处理就直接收集后倒入垃圾箱或冲入下水道，因为水银的毒性具有长达数10年的潜伏期。

4. **血压测量的精确度** 柯氏音法（即水银血压计配合听诊器使用测量动脉血压）是最经典、亦是临床工作最常用的血压测量方法，但这种方法所测得的血压数值并非是最精确的。因为柯氏音法测血压的重点在于测量者通过听诊器胸件进行听诊，而且听诊所测血压的精度受测量者的情绪、听力及环境噪声、受测者的紧张度等一系列因素的影响。

5. **血压测量的次数** 由于血压时刻在变化，患者每天详细记录血压值和测量条件，可帮助了解自己的血压变化，有助于健康管理，并为医师诊断病情时提供帮助。一般建议患者一天最好测3次血压（早、中、晚），测量时保持身心处于舒适、稳定状态，最好每天在同一时刻使用正确的测量姿势（手臂的位置平直于心脏的同高度位置，端坐，绑带环不能绑得太松或太紧。）测量2~3次，每次的测量时间间隔一般不少于5分钟，并做好记录。因为一般人在第1次测量时会因测量血压前的准备工作或心情紧张等原因，导致测出血压值偏高，接着第2次测量时由于紧张的情绪有所缓和，一般会比前次低5~10mmHg（0.7~1.3kPa）。

6. **核对产品身份** 经营时应仔细查看和核对（必要时国家药品监督管理局网站上核对）该产品的生产许可证号、注册证号、产品标准。

二、电子血压计

（一）基本原理与构成

电子血压计（digital electronic sphygmomanometer）是一种由使用者手动或血压计自动加压完成臂带充气过程，并以数字形式显示出收缩压和舒张压的电子仪器。它主要由气压系统和血压显示装置组成。

（二）用途

主要对人体上臂、手腕、大腿部位的动脉血压进行测量。

（三）常用电子血压计的分类及使用方法

1. 分类 电子血压计常用的为臂式和腕式。腕式电子血压计所测得的压力值为"腕搏压力值"，而老年人及有血液循环障碍（如糖尿病、高血脂、高血压等）的特殊人群，其手腕与上臂的血压测量值相差很大，建议选择臂式电子血压计。

2. 使用方法

（1）手腕式电子血压计：在安静、放松、自然的环境中，嘱患者移开手腕处的所有衣物，以便腕带缠绕在裸露的皮肤上，扣上腕带，松紧度以患者感觉舒适为主，血压计显示屏向上。将前臂向上弯曲，并贴近于胸前放置，使腕带与心脏平齐，右手轻托左胳膊肘。按开始键，待自动充气、完全放气后，就可以直接从显示屏读取血压数据。一般连测 2～3 次，取最低值。

（2）手臂式电子血压计：原理与水银血压计相近，测的是肱动脉。尽量保持坐姿进行测量，将裸露的手臂放在桌面上，掌心朝上，将臂带缠绕在上臂处。臂带缠绕高度与心脏保持同一水平位置，臂带下边缘处于肘关节以上 1～2cm 处。按开始/停止按钮，待自动充气、完全放气后，可直接从显示屏读取血压数据，记录数据。

（四）经营、选购和使用注意事项

1. 经营与购买 经营时应仔细查看和核对（必要时国家药品监督管理局网站上核对）该产品的生产许可证号、注册证号、产品标准。要购买信誉度较好品牌的电子血压计，并应有计量器具制造许可标志及编号，填写好服务信誉卡或保修卡。检查有无破损。

2. 操作注意事项 电子血压计使用时勿靠近处于开机状态的手机、电视机及正在使用的微波炉，以免测量受到干扰。血压被测人勿在喝酒、吸烟、喝咖啡、洗澡、运动、有尿意、情绪激动等条件下测量血压，因为这样的测量结果不能作为区分高血压、低血压的依据，而只能反映人体当时的血压水平。

知识链接

动态血压监测仪

动态血压监测仪（ambulatory blood pressure monitor，ABPM）是一种连续 24 小时实时监测、记录血压值的医疗设备，其操作简单、方便，可直接与电脑、打印机相连后输出多种分析图表。ABPM 仪器能较敏感、客观地反映实际的血压水平，帮助医师诊断高血压，剔除假性高血压、白衣性高血压，且便于医师制订有效的治疗方案、评价药物。

点滴积累 \

1. 血压计是检测人体心脏收缩压和舒张压的基本工具，测量人体血压时也可检测心率。 不同类型的血压计有不同的操作方法，但都必须在受测者身心处于舒适、稳定的状态下测量。

2. 应用血压计正确检测人体血压，必要时应在同一时段重复测量 3 次，并准确计数，一般测量单位用 mmHg 或 kPa 表示，在误差允许范围内取平均值，作为诊断疾病和临床用药的依据。

第三节 便携式血糖仪

测量血糖的仪器称为血糖检测仪（blood-glucose testing meter），分为检验科自动生化分析仪和便携式血糖仪。检验科自动生化分析仪检测是国际上通用的血糖测试法，但此方法需要抽取受测者的静脉血，并用离心机分离血液得到血浆以测定血糖，操作复杂、测量不便，且出结果较慢。20 世纪 70 年代发明的便携式血糖仪仅用一滴人体末梢血便可测定血糖，具有采血量少、使用方便、出结果快速的优点，受测者可自行测量。

一、基本原理与构成

目前市场上的便携式血糖仪（电化学生物感测技术）按照测糖原理分为电化学法测试和光反射技术测试两大类。电化学法采用检测反应过程中产生的电流信号原理来反映血糖值，即酶与葡萄糖反应产生的电子通过电流计数设施，读取电子的数量，再转化成葡萄糖浓度读数。光反射法是检测反应过程中试条的颜色变化来反映血糖值，即通过酶与葡萄糖反应产生的中间物（带颜色的物质），运用检测器检测试纸反射面的反射光强度，将这些反射光的强度转化成葡萄糖浓度，准确度更高。

便携式血糖仪为自我测量血糖值的体外诊断医疗器材，它是由血糖分析仪、一次性血糖试条（片）、附带采血器（采血笔）和质控物质（血糖分析仪检测片）组成的。

二、用途

主要用于糖尿病患者自测血糖、医疗机构快速血糖测试和糖尿病筛查。当血液轻触血糖试片采血端时，血液会自动吸入试片反应区内并开始测试，所需的血量约 1.5μl，并在 8 秒内显示血糖值，不需读秒、滴血与擦血。

三、测量方法

1. **开机** 直接按电源开关或直接插试条自动开机。

2. **用物准备** 将采血枪安装上一次性采血针，调节针的深度。检查试纸有效期，打开试纸盒，取试纸电极一端插入血糖仪端口,校准血糖仪显示的数值为试纸号。

3. 标本采集　用75%乙醇擦拭采血部位,待干后用采血枪刺指尖两侧,按压指尖,弃去第1滴血液,将第2滴血滴靠近插上血糖仪的试纸反应槽,试纸通过虹吸方式吸入血液进行检测。用棉签按压伤口止血,通常5秒内血糖仪显示屏显示血糖数值。

4. 操作后整理　拔出试纸条,卸下采血针,按照医疗器材废弃物法规丢弃。关机,收拾用物。

四、经营、选购和使用注意事项

1. 经营与购买　经营时应仔细查看和核对(必要时国家药品监督管理局网站上核对)该产品的生产许可证号、注册证号、产品标准。选购便携式血糖仪时应参照以下方面:①测量结果准确;②操作简便;③价格合理;④良好的售后技术服务(因涉及血糖仪的维修保养和试条的长期供应问题);⑤测定血糖数值范围宽;⑥适合环境温度;⑦检查有无破损。

2. 仪器使用注意事项　血糖仪必须配合使用同一品牌的试纸,不能混用。采血时不能用碘酒或碘附,因为碘会和试纸上的测试剂发生化学反应。请于初次开启试纸盒时,标记抛弃日期于瓶身标签上,试纸的有效期限为首次开封日起算90天。试纸在干燥、避光处保存。不同批号的试纸换用前先校准血糖,否则会影响测试结果。

3. 定期校准血糖仪。

4. 患者不宜通过检测结果自行诊断或未经医师许可更改自己的医疗方案。

5. 标准检测结果的判定　对照试片标签的品管液范围与检测结果,确认检测值是否落于范围内,当结果落于范围内,表示产品运作正常;若结果落于范围外,请重复检测,若第2次的检测结果仍然落于范围外,请向执业医师或专业的糖尿病医护人员咨询并及时与厂商血糖分析仪售后服务机构联系。

知识链接

无创式血糖仪

大多数糖尿病患者对常规有创血糖仪每天多次血糖测试感到厌烦和畏惧,因此对血糖监测实施并不严格,这就会导致血糖波动大、血糖控制不理想。寻找操作便捷、创伤性更小或完全无创、准确性高的血糖监控方式对患者和市场而言都有强烈的需求。

1. 通过体液测算血液中的葡萄糖含量　体液中可以检测到葡萄糖的存在。获取体液如尿液、泪液、组织间液等,通过无创伤或极微小的创伤即可以直接检测其中的微量葡萄糖,再通过与血糖建立的关联来反映血糖数值。

2. 利用光谱法对血糖进行测量　此方法从20世纪中期一直被探索使用于无创血糖测定。该方法的主要原理是利用红外线照射人体时,血糖会吸收一部分的红外线信号,根据这部分的吸收值来计算血糖浓度。

3. 能量代谢守恒法测量血糖　即综合应用温度传感器、湿度传感器、辐射传感器以及血样模块采集手指表面的生理指标,有时还会加入超声仪等协助测量血容量和血流速度,将多种信号集成从而计算出血糖浓度。

点滴积累　∨

1. 正常人的空腹血糖值为3.9～6.1mmol/L，饭后2小时的血糖值应该小于7.8mmol/L，维持正常血糖浓度对人体具有严格的生理学意义。

2. 血糖仪的正确使用，尤其采血部位的选择应该是自测时选身体末梢部位的全血，而医院是取静脉血离心后测血浆部分，对采血部位的消毒处理直接影响血糖值，真实检测血糖值能够准确反映人体的血糖水平，从而为疾病的诊断提供数据。

3. 血糖水平的高低对于临床合理用药具有直接的指导作用，因此要准确分析影响血糖高低的主要因素，排除非患者个体影响，得到准确的血糖值。

第四节　拔罐器

拔罐疗法(cupping therapy)属中医外治法的一种，也是中医治疗学的重要组成部分。它是以一系列特制的罐、筒等为工具，利用燃烧、抽吸、挤压等方法排出罐内空气，使罐、筒等吸附在人体表面穴位或治疗部位上，产生良性刺激以治疗疾病的一种物理疗法。因其具有操作简便、疗效好、见效快、使用安全、经济等优点，广泛应用于内科、外科、妇科、儿科、皮肤科、五官科等多种疾病的辅助治疗。拔罐器是拔罐疗法的主要器具。

一、常用罐具的分类方法

（一）根据罐具的材质分类

罐具根据所用材质而命名，包括竹罐、陶瓷罐、玻璃罐、橡胶罐、塑料罐、抽气罐、金属罐、兽角罐8种，分别由青竹、陶土、玻璃、橡胶、塑料、金属（如铁、铝、铜等）、兽角（如牛角、羊角）制成。

目前，在家庭和医疗机构最常用的是玻璃罐。玻璃罐的优点是罐体透明、吸附力强、易消毒，可用于全身各部，特别便于拔罐时观察罐内皮肤变化而掌握拔罐时间；缺点是导热快，易烫伤、破碎。

（二）根据罐具的排气方式分类

1. 抽气罐　由一种特制的罐具和一个抽气装置构成，分为连体式和分体式。

2. 注射器抽气罐　系将带锌皮橡胶瓶塞的青霉素瓶或类似的小药瓶的底去掉，并打磨光滑平整作罐具。

3. 空气唧筒抽气罐　分为橡皮排气球抽气罐和电动抽气罐。

4. 挤气罐　常见的有组合式和组装式两种。组合式是由玻璃喇叭筒的细头端套一橡皮球囊构成的；组装式是由装有开关的橡皮囊和橡皮管与玻璃或透明工程塑料罐连接而成的。

5. 双孔玻璃抽吸罐　外形和玻璃罐相似，在罐顶两侧有圆柱形的注入孔和排气孔。

（三）根据功能分类

随着科技的发展，出现了一系列有其他治疗作用的现代新型罐具。如集负压、温热、磁疗、电针等综合治疗方法为一体的电罐；磁疗与罐疗相结合的磁罐；罐内可放入药液、药片或药末的药物多功能罐;真空拔罐结合稀土发热体的远红外真空罐;罐具与其他治疗仪组成的复合罐具。

二、拔罐器的操作步骤

（一）评估与物品准备

1. 评估患者的临床表现及既往史、拔罐部位的皮肤情况、对疼痛的耐受程度、心理状况等,便于拟定治疗方案。

2. 检查所需器材、罐具是否齐备,擦净、消毒,按次序放置好。

3. 对患者讲明施术过程中的注意事项,消除其恐惧心理,增强治疗信心,争取理解和配合。

（二）体位

拔罐时患者的体位正确与否,直接关系到治疗效果。正确的体位应使患者感到舒适,肌肉放松,充分暴露拔罐部位。常用的拔罐体位有以下几种:

1. 仰卧位适用于头面,前额,胸,腹,上、下肢前面及手足部的穴位。

2. 俯卧位适用于肩,背,腰,骶部及上、下肢后侧的穴位。

3. 侧卧位适用于侧头面、侧肩、侧胸、髋部及膝部的穴位。

4. 俯伏坐位适用于头后部、颈、肩、背、腰、骶等部位的穴位。

5. 仰靠坐位适用于头面部、膝、腿前部等部位的穴位。

（三）选罐

根据治疗部位的面积、患者的体质强弱、胖瘦及所治疾病的需要,正确选择罐具和罐型。

（四）消毒

在确定的治疗部位用热毛巾擦洗干净,再用纱布擦干,为防止发生烫伤,一般不用75%乙醇或碘附消毒。如果施行针刺或刺络拔罐时,则必须以75%乙醇或碘附消毒,待皮肤干燥后再拔罐;如因治疗需要,必须在有毛发的地方或毛发附近拔罐时,为防止引火烧伤皮肤或造成感染,须剃光毛发,洗净擦干后再拔罐。医者双手可用肥皂水清洗干净,应用针罐法时应再用75%乙醇棉球擦拭。

（五）温罐

在秋冬季节或寒冷天气里拔罐,须将罐具底部用火烤或水烫预热,以使罐具温度和皮肤温度相当或稍高为宜。不可预热其口部,以防过热造成皮肤烫伤。

（六）定穴拔罐

暴露拔罐部位,保暖,遵医嘱选择拔罐部位及拔罐方法。

（七）观察反应

罐具全部吸附上后,应不断询问患者的感受,及时处理和调整不适。随时检查罐口吸附情况,以局部皮肤呈紫红色为度,疼痛、过紧、恶心、心悸或刺络拔罐出血过多应及时调整或起罐。罐口漏气或吸附不稳可重拔。

（八）拔罐时间

大号罐具吸力强,每次可留罐5～10分钟;中罐吸力较强,以留罐10～15分钟为宜;小罐吸力较小,以留罐 15 ~ 20 分钟为宜。

（九）拔罐次数

常规治疗一般每 10 次为 1 个疗程,每天或隔日拔罐 1 次,每个疗程间隔 3 ~ 5 天。

（十）起罐方法

提起抽气罐罐顶的塞帽,使空气注入罐内,罐具即可脱落。其他罐具起罐时要两手协作,一手握住罐体腰底部稍倾斜,另一手拇指或示指按压罐口边缘的皮肤,使罐口与皮肤之间产生空隙,待空气缓缓进入罐内后,轻轻将罐具取下,切不可用力硬拔或让空气进入太快,以免损伤皮肤、产生疼痛。拔罐可分为如下几种:

1. **留罐法**　即将拔罐拔于皮肤后停留 10 分钟左右(儿童 3 分钟左右,少女 5 分钟左右,妇女 7 分钟左右),皮肤细嫩者可根据人体耐受度为限。待拔罐部位皮肤充血淤血时起罐,若拔罐大而吸力强时,可适当缩短留罐时间。病重、病灶深及疼痛重者拔罐时间稍长,病灶浅及麻痹性疾患拔罐时间宜短;肌肉较厚处时间可以稍长,肌肉较薄处时间宜短;冬天拔罐时间可稍长,夏天宜短。这是最常用的方法,一般疾病均可用。

2. **闪罐法**　将罐拔住后,立即起下,如此反复多次地拔住起下、起下拔住,直至皮肤潮红。本法一般多用于不太平整、容易掉拔罐的部位,以及颜面等不宜留瘀斑的部位。

（十一）起罐后的处理

在拔罐处若出现点片状紫红色瘀点、瘀斑,或兼微热痛感,或局部发红,片刻后消失,恢复正常皮色,皆是拔罐的正常反应,一般不予处理。若因留罐时间较长,皮肤产生水疱时,可用消毒针刺破放水,擦涂甲紫药水防止感染;若针罐法、刺络拔罐法的针孔出血,可用干消毒棉球压迫止血;若局部严重出血,下次不宜在此部位治疗。所有程序处理结束后,让患者静息 20 分钟方可离开。

三、选购和使用注意事项

（一）购买

购买时,应选择罐口光滑、平整,罐体无破损、裂纹(口)的产品。注意产品的技术参数,如拉杆灵活无卡滞现象,在规定的负压下持续吸拔而且在规定时间内应无开裂、变形现象。罐体正常吸附于体表的规定时间内应不得自行脱落。注意产品的生产许可证号和产品批准文号。

（二）注意事项和禁忌证

1. **操作注意事项**　①拔罐时室内应保持温暖,避开风口以防止患者受凉;②患者应选择舒适的体位,否则留罐时改变体位易使罐具脱落;③患者过饱、过饥、过渴、酒后、过度疲劳或剧烈运动后不宜拔罐,待上述状况改变后再治疗;④拔罐时应根据所需拔罐的不同部位,选择不同口径的火罐,一般宜选择肌肉丰厚、富有弹性、没有毛发、无骨骼及关节、无凹凸处;⑤老年人、儿童、体质虚弱及初次接受拔罐者拔罐数量宜少,留罐时间宜短;⑥使用电罐、磁罐时,应注意询问患者是否带有心脏起搏器等金属物体,有佩戴者应禁用。

2. **禁忌证**　以下情况禁用拔罐疗法:①急性严重疾病、慢性全身虚弱性疾病患者,如严重心脏病、心力衰竭、呼吸衰竭及中、重度水肿等;②自发性出血倾向或伤后出血不止的患者,如患有血友病、血小板减少性紫癜、白血病等;③急性外伤性骨折、静脉曲张、体表大血管搏动(心尖区等)、疝气等部位;④皮肤疖疮、肿瘤(肿块)、溃烂、丧失弹性等部位,皮肤高敏、传染性皮肤病患者;⑤精神分裂症、全身抽搐痉挛、高度神经质、狂躁不安及不合作者;⑥眼、耳、口、鼻等五官孔窍部及会阴等部位;⑦淋巴结核及肺结核活动期的患者;⑧妊娠期妇女的腹部、腰骶部、乳房等部位;⑨经期妇女、婴幼儿;⑩骨折患者在骨折未完全愈合前不可拔罐,急性关节韧带扭伤者如韧带已发生断裂则不可贸然拔罐,疑难病症应在医师的指导下使用拔罐治疗。

（三）拔罐印色素

1. 罐印紫黑而暗一般表示供血不足、行经不畅有血瘀现象。

2. 罐印发紫并伴有斑块一般表示寒凝血瘀症。

3. 罐印呈散在紫点状且深浅不一、颜色暗一般表示气滞血瘀症。

4. 罐印鲜红而艳一般表示阴虚、气血两虚或阴虚火旺。

5. 罐印红而暗一般表示血脂高且有热邪。

6. 罐印灰白、触而不温多为虚寒或湿邪。

7. 罐印表面有皮纹或微痒一般表示风邪或湿症。

8. 罐体内壁有水汽表示该部位有湿气。

点滴积累 ∨

1. 采购和经营合格的拔罐器,为拔罐器治愈疾病节省时间和经济成本。

2. 正确使用拔罐器是治疗相应疾病的有效方法,应该根据病情准确选择使用部位,注意拔罐器的留置时间,根据患者的实际情况确定安放拔罐器的次数。

3. 按时观察患者使用拔罐器后的皮肤颜色变化和患者的生理反应,观察或处理拔罐印色素变化带来的不利因素,满足患者的真实需要。

第五节　卫生材料及敷料

一、脱脂棉纱布、脱脂棉粘胶混纺纱布

（一）基本构成

脱脂棉纱布(absorbent cotton gauzc)是经脱脂、漂白或染色、纯化而成的无味平织棉布,无明显的棉叶、棉籽壳或其他杂质。

脱脂棉粘胶混纺纱布(absorbent cotton and viscose gauze)是以棉线为经纱线、粘胶或棉与粘胶的混合线为纬纱线织成的、有织边的各种宽度的连续机织布,经脱脂、漂白或染色、纯化而成,无明显的棉叶、棉籽壳或其他杂质。

（二）用途

医疗机构用于患者皮肤或创面的清洁、吸收手术过程中的体内渗出液,与创面护理常用药物一

起使用及手术过程中支撑器官、组织等。家庭用于吸液(血)、敷药。

（三）选购和使用注意事项

1. 选购 YY0331-2006《脱脂棉纱布、脱脂棉粘胶混纺纱布的性能要求和试验方法》标准从产品实用的角度出发对产品提出了15项技术考核指标,同时针对每项技术指标制定了相应的试验方法。

成品出厂的脱脂棉纱布、脱脂棉粘胶混纺纱布有两种包装:无菌包装和非无菌包装。前者可以直接使用,后者须经环氧乙烷或高温高压蒸汽等消毒后方可使用。无菌包装者的每个单包装应标有灭菌方式,灭菌失效年、月,出厂日期或生产批号,包装破损禁用说明或标识,一次性使用说明或禁止再次使用标识。使用时如发现外包装破损或超过有效期应禁用。

2. 注意事项 根据中华人民共和国医药行业标准的最新规定,脱脂棉纱布、脱脂棉粘胶混纺纱布的称谓和行业标准已经代替了医用脱脂纱布的称谓和相关标准。

二、医用脱脂棉

医用脱脂棉(medical purified cotton)是棉花经除去夹杂物,脱脂、漂白、加工而成的。外观呈白色,无色斑、污点及异物,质地柔软而富有弹性,无异常气味。普通棉花容易吸收液体,常用于患者伤口包扎、保护、清理等。选购医用脱脂棉时,对吸水时间、吸水量、水中可溶物、醚中可溶物、pH、荧光物等应符合 YY0330-2002 医用脱脂棉标准要求。

一般出厂供应的医用脱脂棉成品有两种包装,一种是非无菌包装,另一种是无菌包装。无菌包装的医用脱脂棉可以直接使用,而非无菌包装的脱脂棉必须经消毒或灭菌后方可使用。医用脱脂棉对环氧乙烷有很高的吸附能力,由于环氧乙烷对人体有毒害作用,因此建议不采用环氧乙烷灭菌。

三、医用绷带

医用绷带是用来固定、保护手术或受伤部位的材料,是较为常见的医疗用品。正确使用医用绷带,不仅仅能够帮助伤口愈合,而且能够避免出现感染或者是其他对于伤口的二次伤害。医用绷带包括全棉纱布绷带、弹性绷带和石膏绷带,以前两者较为常用。

（一）全棉纱布绷带

1. 基本构成 是用纯棉纱织成的平纹原布,经脱脂、漂白、精制、裁剪而成的纱布带。有不同的规格和尺寸。

2. 用途 主要用于医疗机构及家庭的体外创口敷药后的包扎、固定。

3. 基本质量要求 应洁白、无黄斑、无污染、无严重织疵或断丝。在吸水时间、酸碱度、水中可溶物、醚中可溶物等的质量要求与医用脱脂棉基本相同。

4. 选购和使用注意事项 成品多以非灭菌医疗产品出售,必要时可与创口隔离后用于创口部位。

（二）弹性绷带

1. 基本构成 采用全棉纱与氨纶织造而成,有不同的规格和尺寸。

2. 用途 主要用于下肢静脉曲张患者、骨伤科等的固位包扎。

3. 基本质量要求 伸展率不小于1.8倍,回缩差不大于10cm。

4. 选购和使用注意事项 同全棉纱布绷带。

知识链接

"变色龙"绷带

2011年6月,德国慕尼黑的弗劳恩霍夫模块化固态技术研究所研制成功能指示伤口感染情况的新型绷带,伤口有被感染的迹象时,它会自动变成紫色。通常情况下,健康的皮肤和愈合的伤口偏酸性,其pH约为5或6。如果伤口被感染时为偏碱性,其pH >7。由于该绷带中含有一种能反映不同pH的特殊染料,这种染料在接触碱性物质会变成紫色。所以这种新型医用创伤绷带既能像其他普通绷带一样隔离伤口,又提供了一个能观察到伤口愈合状况的特殊窗口。

四、医用胶带

医用胶带(medical adhesive bandages)又称为粘贴胶带,是以织物为基材,涂以氧化锌、二氧化钛等制成的绷带。主要用于外科手术绊创,固定轻质敷料和导管等的包扎、加固等,除了具备黏结功能外,还应具备良好的灭菌功能。常见的医用胶布有棉布型、纸质型和PE型,不同类型的胶带有其特殊的功能和作用。

五、创可贴

创可贴(wound plaster)又称为创口贴,是人们生活中常用的必备品,更有人将它列为20世纪影响生活的十大发明之一。

知识链接

创可贴的发明

20世纪初在美国西部的一个小城,刚刚结婚的迪克森太太对烹调毫无经验,常在厨房切着手或烫着自己。她的丈夫埃尔·迪克森想,要是在太太受伤而无人帮忙时,能有一种包扎绷带以便她能自行包扎就好了。于是,他开始反复做起实验。最先,他先将一块纱布摆在桌子上、并涂上胶,然后将另一块纱布折成纱布垫放到涂胶纱布的中间,最后将一种粗硬纱布盖在涂胶纱布上。当迪克森太太又一次割破手时,她就自己剪下所需尺寸、揭下粗硬纱布,将她聪明丈夫发明的简易包扎绷带贴在伤口上。世界上第一片创可贴就这样诞生了!

(一)基本构成

创可贴由胶带、吸水层(也称为保护性复合垫)、隔离层等组成。胶带具有加压止血作用,吸水层通常为含苯扎溴铵或呋喃西林的止血纱布。随着技术发展创新,市场上陆续出现了透气型、防水型、超大型(针对于较大伤口)、含特殊药物、附加可溶性止血纱布等多种新型的创可贴,分别具有透气、防水、大面积覆盖伤口、杀菌、呵护皮肤、快速止血等优点。

(二) 用途

主要供小创口、擦伤等患处的止血、护创及静脉输液时输液针的固定和针孔保护用。

(三) 用法

创面清洁、消毒,撕开创可贴单片包装,将中间的吸水层覆盖在伤口处,再揭去两端的隔离层,并用暴露出的胶带粘贴面固定,松紧适当即可。单片创可贴使用不应超过 2 天,启封后忌用手接触吸水层。

(四) 选购和使用注意事项

1. 伤口过长、过深时不宜使用　伤口长度应不超过创可贴的吸水层长度,适用于切口整齐、清洁、表浅、较小而不需要缝合的切割伤。

2. 使用前消毒　使用创可贴前伤口应经过清洁消毒,不残留污物。

3. 注意观察伤口变化　定期更换,防止伤口感染化脓。若使用创可贴 24 小时后,伤口疼痛加重或有分泌物渗出,应及时停用创可贴,并抓紧时间去就近的医院进行正规的消毒处理,以免引起不必要的感染。伤口有以下情况禁用创可贴:①创伤严重、伤口有污染者;②被铁钉、刀尖扎伤等;③创面不干净或伤口内有异物时;④烫伤后出现溃烂、流黄水时;⑤已污染或感染的伤口、创面有分泌物或脓液的伤口;⑥动物咬伤;⑦皮肤疖肿。

4. 伤口保护　避免活动性出血,即创伤局部少活动、不沾水、避免污染;不要经常用手捏压伤口,严防挤撞伤口以避免其裂开。创可贴吸水后应及时更换。

点滴积累 ∨

1. 正确识别混纺纱布、医用绷带、医用胶带、创可贴等卫生材料或敷料的优劣,指导临床合理规范使用。

2. 让患者正确使用卫生材料或敷料是治疗或辅助治疗相关疾病的最有效的方法。

3. 合理妥善储存卫生材料或敷料是保证其质量稳定性的重要环节。

第六节　一次性使用无菌医疗器械

一、一次性使用无菌注射器和注射针

(一) 基本构成

一次性使用无菌注射器(sterile hypodermic syringes for single use)的型式为中头式、偏头式,其结构为二件型和三件型。三件型注射器是由外套、芯杆和橡胶活塞组成的;二件型注射器由外套和芯杆(芯杆的头部起活塞作用)组成。一次性使用无菌注射器应选用医用要求的润滑剂,以减轻芯杆滑动时的阻力。其单个包装中通常有匹配的一次性使用无菌注射针。

一次性使用无菌注射针(sterile hypodermic needles for single use)是由针座、连接部、针管和护套组成的。

（二）用途

主要供抽吸、稀释、溶解无菌药液,并立即进行皮内、皮下、肌内或静脉注射等。也可用于采集血液样本供临床诊断。

（三）进展

一次性无菌注射器的应用减少了注射过程中疾病交叉传染的发生,但由于注射器使用过程缺乏有效的管理,其造成的疾病交叉传染的发生率呈上升趋势,而且还对医护工作者的人身安全构成了一定的危害。为了满足国内医疗行业的要求,20世纪末作为一种新的医疗器械,一次性自毁式注射器和一次性安全式注射器开始在中国应用。

一次性自毁式注射器是使用后能防止重复使用的一次性注射器产品,在注射完毕后,依赖手工或机械力量,使推杆不能从针筒内抽出,达到自锁,或者活塞的密封性能被破坏,或者注射器的推杆能被推断,最终达到防止重复利用的目的。

一次性安全式注射器通过回抽针头、针头回缩或护套前移的方式,注射完成后其针头会自动锁定,不能再次使用,不仅控制疾病的交叉传染,还使医护工作者和患者得到保护,减少针刺伤害,是迄今为止最好的一种一次性无菌注射器。

知识链接

"智能"注射器

世界卫生组织2015年发布《世卫组织医用安全型注射器肌内、皮内和皮下注射指南》,呼吁到2020年,各国全部改用新的"无针注射器"等"智能"注射方式,一方面防止注射器的重复使用给患者带来危害,另一方面防止卫生工作者被针头刺伤而造成感染。

"智能"注射器包括"无针注射器""一次性自毁式注射器""自动回缩注射器"等,它们具有防止医务人员被针头意外刺伤而受到感染,以及防止注射器重复使用的功能,可避免现有的一次性注射器由于不规范操作被再次收集使用,以及患者反复使用针头注射而造成的不良后果。

（四）经营、选购和使用注意事项

1. **产品包装** 单个包装上应标有内装物的说明(包括公称容量),"无菌""无热原"字样,"一次性使用"或相当字样,失效日期的年和月;若附注射针,应注明规格。

2. **检查完整性** 在使用前检查单个包装的完整性,若已破裂须禁用并予以销毁。

3. **核对产品身份** 经营时应仔细查看和核对(必要时国家药品监督管理局网站上核对)该产品的生产许可证号、注册证号、产品标准。

4. **不得重复使用** 医疗机构对一次性使用的医疗器械不得重复使用;使用过的,应当按照国家《一次性无菌医疗器械使用及用后销毁制度》及有关规定销毁,并做好记录。

二、一次性使用输液器

（一）基本构成

一次性使用输液器（infusion sets for single use）分进气式输液器和非进气式输液器。进气式输液器适用于硬质容器，是由瓶塞穿刺器保护套、瓶塞穿刺器、带空气过滤器和塞子的进气器件、液体通道、滴管、滴斗、药液过滤器、管路、流量调节器、注射件、外圆锥接头和外圆锥接头保护套组成的。非进气式输液器适用于袋式塑料容器，除无进气器件外，其余配件与进气式输液器相同。

在一次性使用输液器的单个包装中，通常配有匹配的注射件（静脉输液针）。

（二）用途

主要用于重力输液式的一次性静脉输液（血）。

（三）使用方法

医务人员使用前检查输液器的消毒有效期及包装有无漏气，沿启封口拆开单个包装，取出输液器带针产品，拧紧静脉输液针，关闭流量调节器，去除保护套，将穿刺器插入输液瓶，挤压滴斗使其抽液至少 1/3 的滴斗高度，再打开流量调节器，排尽软管内的空气，将静脉输液针刺入静脉血管，调节到所需流量即可进行输液。

（四）经营、选购和使用注意事项

1. 单个包装上应标有内装物，包括"只能重力输液"字样；输液器"无热原""无细菌内毒素""仅供一次性使用"或同等说明，失效年月；使用说明，包括检查完整性和警示，滴管滴出 20 或 60 滴蒸馏水等于 1ml±0.1ml（1g±0.1g）的说明；如果有匹配注射件，应标称尺寸。其他参见一次性使用无菌注射器。

2. **注意事项**

（1）新生儿、青春期前的男性、妊娠期妇女和哺乳期妇女不宜使用 PVC 材质的输液器。

（2）输注脂肪乳等脂溶性液体和药物时不宜使用 PVC 材质的输液器，应使用非 PVC 材质的输液器（超低密度及 TPE）进行输注。

（3）在输注药品说明书所规定的避光药物时应使用避光输液器；在输注脂肪乳剂、化疗药物以及中药制剂时宜使用精密过滤输液器。

点滴积累 ∨

1. 注射器、注射针、输液器均为一次性使用医疗器械，切忌二次使用，应配套正确使用，与药品配套的专用注射器只能用于该药品的注射。

2. 经营、使用无菌医疗器械时，应仔细查看和核对该产品的生产许可证号、注册证号、产品标准等。

3. 使用无菌医疗器械是无菌包装，一定要保持无菌操作，防治交叉感染微生物和细菌等。

4. 注射器、注射针、输液器等使用过的医疗器械，应当按照国家《一次性无菌医疗器械使用及用后销毁制度》及有关规定销毁，并做好记录。

第七节　天然胶乳橡胶避孕套

天然胶乳橡胶避孕套(natural latex rubber condoms)是目前广泛使用的避孕套品种之一,按照美国 FDA 的定义,是由天然胶乳橡胶制成的套,用紧贴体表的胶膜完全覆盖男性生殖器,用于避孕、降低性疾病传播的风险。

一、基本质量要求

1. 设计　避孕套的开口端应为卷边。每只长度应不小于 160mm,宽度应在制造商标称值±2mm 范围内。

2. 爆破压力和体积　未经处理的避孕套承受的爆破压力应不小于 1.0kPa。避孕套宽度小于 50.0mm,爆破体积应不小于 16.0dm³;避孕套宽度大于或等于 50.0mm 且小于 56.0mm,爆破体积应不小于 18.0dm³;避孕套宽度大于 56.0mm,爆破体积应不小于 22.0dm³。

3. 针孔　每批可见和不可见以及撕裂的避孕套总和的接收质量限(acceptable quality limit,AQL)为 0.25。

4. 可见缺陷　每批可见缺陷的避孕套总和的 AQL 为 0.4。

5. 包装　每个避孕套应有单个包装,可将若干单个包装另行包装作为消费包装。单个包装或消费包装均应避光,单个包装的设计应容易撕开。

二、选购方法

1. 适宜的尺寸和型号　避孕套的规格按开口部直径大小可分为大、中、小、特小四种型号。35mm 为大号、33mm 为中号、31mm 为小号、29mm 为特小号,根据阴茎勃起的实际长度和粗细程度选择合适的型号。

2. 适宜的薄厚度　避孕套的厚度直接影响性心理和舒适度,超薄型的避孕套可以减少房事时的异物感,偏厚的避孕套可以增加使用时的防破裂保险系数。对于那些射精较快、早泄、年龄较大且自控力较差的男性来说,可选择厚一些的避孕套。

3. 根据双方的具体需求可选择不同的外观、色彩和香味,或能释放药物以达到延时、杀精、清爽体验的避孕套。

4. 质量标准　应购买经过医疗器械产品许可和注册的正规产品。国内产品应符合 GB7544 标准;进口产品应符合国际 ISO4047 标准。优质名牌的避孕套包装上标明为国家行政主管部门推荐产品,或青少年预防艾滋病基金企业。

5. 有效期　避孕套的保质期一般为 5 年,添加药物的为 3 年。

三、注意事项

1. 目前没有一种避孕套可达到 100% 的有效避孕及预防性病和艾滋病的感染,所以我国相关机构提倡性行为时使用避孕套、减少性伴侣,这样才可能控制性传播疾病的流行。

2. 避孕套应保存在阴凉、干燥处,避免阳光直射,不接触酸、碱、油,不应将其放置于贴身的口袋中或靠近其他热源以免老化。不使用发生粘连或变脆的避孕套。

3. 使用前应先查看避孕套有无针孔、撕裂、破损和包装上的有效期,有针孔、撕裂、破损和过期的均应禁用。

4. 小心撕开单个包装,避免使用剪刀等利器,避免被指甲、珠宝饰物、拉链、扣环等弄破。

5. 在阴茎勃起与对方身体有任何接触前戴上避孕套,戴套前挤出避孕套前段储精囊内的空气。如使用者对乳胶过敏应停止使用。

6. 射精后在阴茎仍勃起时立即从阴茎根部按住避孕套,抽出阴茎,用纸巾包好放进垃圾桶。摘下避孕套后应避免生殖器官的直接接触。

7. 避孕套为一次性使用非无菌用品,再次使用会增加传播疾病的感染及受孕概率。

案例分析

案例:一对年轻夫妇结婚1年多,生活很幸福,为工作暂不打算怀孕。但是他们每次性生活有些紧张,怕意外怀孕。他们曾经使用过避孕套,妻子还是怀孕了,他们想请教药师如何做才能两全其美呢?

分析:避孕套是常见的避孕方式之一,作为药师应指导人们正确使用。指导方式有首先到具有合法资质的药房或医疗器材商店购买,合法资质具有两证一照即经营许可证、GSP认证书、营业执照,同时还要仔细看证照上有没有经营此类特殊商品的范围,否则就是违法经营;第二要看避孕套包装有没有"CCC"标识、包装是否完好,购买时最好留下收银小票或发票。使用时要注意以下三点,第一要打开包装,检查避孕套的气密性和光滑性、浸润性,如果漏气就不能使用;第二要先将手洗净或消毒,手拿有圆环的一端,慢慢套在阴茎上向上滑动至底,避孕套一般使用是比较安全的,不要紧张而影响情绪;第三避孕套是一次性使用的特殊商品,不能调换或退货。

知识链接

早孕试纸的使用方法

确定检测时间:月经过期当天即可检测,或在同房后7～10天进行检测。检测方法:收集尿液(以第1次晨尿为佳),插入试纸条,5分钟内观察结果。检测结果的判断:阳性:试纸条上端和下端均有色带出现,表示怀孕;阴性:只在试纸条上端出现一条紫红色带而下端无色带出现,表示未怀孕;无效:无色带出现,说明试纸条已失效。使用试纸的注意事项:①不可超过MAX线;②及时检测尿液,可在室温放置8小时,冰箱放置24小时,检测时需恢复至室温;③测试时间为5分钟内读取结果,5分钟后结果无效;④在产品有效期内使用。

点滴积累 ⋁

1. 采购和经营合格的受孕测试器械，应注意验收外观和技术指标、批准文号及有效期等。

2. 正确介绍使用适宜型号的受孕测试器械，让受试者正确检测受孕情况。

3. 根据避孕套的技术指标和质量要求，选择正确的使用方法，避孕套是一次性使用的特殊商品，不能调换或退货。

实训项目二十三 血压计的使用

【实训目的】

1. 学会水银血压计、电子血压计的使用方法。

2. 熟悉两种血压计的构造、性能和测量方法。

3. 了解血压的生理变化、影响因素及测量时的注意事项。

【实训准备】

1. 受测者准备 应向受测者了解有无影响血压测量值的因素（如运动、情绪变化等）。一般让受测者至少休息5分钟，如若运动后休息20～30分钟。禁饮浓茶或咖啡，避免紧张、焦虑、情绪激动或疼痛，以消除对血压的影响。

2. 环境准备 测血压环境应保持安静、整洁、温度适宜。

3. 用物准备 水银血压计、听诊器、垫枕、电子血压计、计算器。

（1）水银血压计：测量前检查其是否完好，如臂带宽窄是否合适，示值管有无破损、上端是否和大气相通，橡胶管和橡胶球是否漏气，汞柱读数面顶端是否对准零点，水银是否充足（挤压裹紧的臂带，观察汞柱是否迅速升到示值管上端）。

（2）电子血压计：电池电量是否充足、仪器的零部件是否连接准确。

【实训步骤】

1. 教师讲解水银血压计、电子血压计的结构和性能，示教两种血压计测量人体肱动脉血压的方法，强调测量时的注意事项。

2. 学生分组，分别用水银血压计、电子血压计互测肱动脉血压，并记录结果。

（1）水银血压计测量方法：柯氏音法。

1）宣教：向受测者解释操作的目的、方法、配合事项以取得合作。

2）体位：受测者取坐位或仰卧位，手臂、心脏、血压计应在同一垂直高度水平位置上。卷衣袖露出上臂，必要时脱袖，以免袖口太紧而影响血压的测量值。被测上肢肘臂伸直，掌心向上，全身肌肉放松。

3）放置血压计：先将血压计平稳放置，打开盒盖呈90°位置，再打开贮汞瓶开关。

4）缠臂带：将臂带的橡胶袋中部对着肘窝平整地缠于上臂，臂带下缘距肘窝2～3cm，其松紧度以插入一指为宜。

5）放胸件:戴好听诊器,先触及肱动脉的搏动,再将听诊器的胸件紧贴肱动脉搏动最明显处,以一手轻压使听诊器和皮肤全面接触。注意不能压得太重,也不可将胸件掖在臂带内固定。

6）打气:关闭橡胶球气阀,打气至肱动脉搏动音消失后再加压 20~30mmHg。打气不可过猛、过快。

7）放气:以每秒 4mmHg 左右的速度缓慢均匀地放气,视线与汞柱面保持一致。放气不可过快或过慢。

8）读数:从听诊器中听到的第一声动脉搏动音时,汞柱所指的刻度即为收缩压。随后动脉搏动音逐渐增强,直到动脉搏动音突然减弱或消失时,汞柱所指的刻度即为舒张压。儿童、妊娠、严重贫血或主动脉瓣关闭不全等情况下,听诊声音不消失,此时改定为以变音为舒张压。取得舒张压读数后,快速放气至零点水平。

9）解臂带:测毕,取下臂带,驱除余气,整理、卷平臂带,放入血压计盒内。

10）关闭血压计:将血压计向右倾 45°,使水银全部流入贮汞瓶内,关闭贮汞瓶开关,盖盒盖。

11）记录:所测的血压值采用分数式,即收缩压/舒张压表示。

12）重复测量:应重复测量 2 次,每次相隔 1~2 分钟,且部位、体位要一致,取 2 次读数的平均值记录。如果,2 次读数的收缩压或舒张压读数相差大于 5mmHg,应再隔 2 分钟,测第 3 次,然后取 3 次读数的平均值。

13）测量血压的影响因素:①臂带宽窄:过宽会使血压值偏低,过窄则偏高;②臂带缠绕的松紧度:过松血压值偏高,过紧则偏低;③手臂位置:高于心脏水平测得值偏低,反之偏高;④放气速度:太慢测得值偏高,太快读数不清;⑤视线位置:高于汞柱面测得值偏低,反之偏高;⑥测量血压应做到"四定":定时间、定部位、定体位、定血压计;⑦偏瘫者测量血压:应检测健侧手臂血压。

（2）电子血压计测量方法:准备、测量步骤及测量的影响因素基本同水银血压计。测量时需注意以下事项:①在左手臂测量时,应将臂带的标记置于手臂内侧,空气管正对着手掌的中指;在右手臂测量时,将臂带的标记置于手臂内侧而空气管置于肘下侧。②自动测压过程,受测者不能有动作,否则因肌肉运动可使测压失败(冬日注意保暖、防止颤抖)。③测压时臂带(或腕带)应保持与心脏在同一水平位置上。

3. 学生分组互测血压结束后,将受测同学用两种血压计测量的收缩压和舒张压数值全部记录整理后进行统计学处理,分析两种血压计测量的收缩压和舒张压有无显著性差异,并写出实验报告。

【实训思考】

1. 血压受测者在何种状态、何种姿势下测得的血压值较为准确?

2. 当不同类型的血压计测得同一人同一时段的血压不同时,血压值以何种类型的血压计较为准确?为什么?

3. 能用听诊器结合水银血压计判断收缩压和舒张压吗?

目标检测

一、单项选择题

1. 医疗器械最重要的质量特性是(　　)

　　A. 有效性　　　　B. 诊断性　　　　C. 预防性　　　　D. 安全性　　　　E. 治疗性

2. 新生儿棒式体温计的测量范围是(　　)

　　A. 0～42℃　　　B. 30～40℃　　　C. 32～40℃　　　D. 30～42℃　　　E. 35～42℃

3. 临床工作中最经典的测量动脉血压的方法是(　　)

　　A. 水银血压计

　　B. 电子血压计

　　C. 半自动电子血压计

　　D. 水银血压计配合使用听诊器

　　E. 电子血压计配合使用听诊器

4. 对电子血压计说法正确的是(　　)

　　A. 测量范围为0～40kPa(0～300mmHg)

　　B. 不能手动加压来完成臂带的充气过程

　　C. 计量单位只能用千帕斯卡(kPa)

　　D. 分辨力应为0.1kPa(1mmHg)

　　E. 示值最大允许误差为±0.5kPa(±3.75mmHg)

5. 关于避孕套下列说法错误的是(　　)

　　A. 为一次性使用

　　B. 不应放置于贴身的口袋中

　　C. 单个包装中取出的新避孕套已发黏、发脆,因仍在有效期内,故可放心使用

　　D. 正确使用可有效防止怀孕

　　E. 正确使用有助于防止性病传播

6. 用于体外创口敷药后包扎、固定的是(　　)

　　A. 脱脂棉纱布　　　　B. 医用脱脂棉　　　　C. 医用胶带

　　D. 创可贴　　　　　　E. 全棉纱布绷带

7. 医用胶带明示具有"弹力"或"弹性",恢复长度应不大于全伸展长度的(　　)

　　A. 80%　　　B. 75%　　　C. 88%　　　D. 90%　　　E. 99%

8. 创可贴适用于(　　)

　　A. 创伤严重、伤口有污染者

　　B. 创面不干净或伤口内有异物时

　　C. 烫伤后出现溃烂、流黄水时

　　D. 已污染或感染的伤口,创面有分泌物或脓液的伤口

　　E. 小创口、擦伤等患处的止血、保护创面

9. 关于一次性使用无菌注射针的质量要求叙述,错误的是(　　)

　A. 注射针的酸碱度(pH)之差不超过 0.1

　B. 针座与保护套的配合应良好,保护套不得自然脱落

　C. 无菌、无热原

　D. 针尖:规格为 0.3~0.6mm,刺穿力≤0.70N

　E. 注射针针管有良好的刚性、韧性、耐腐蚀性

10. 下列不是一次性使用输液器的基本质量要求的是(　　)

　A. 输液流速　　　　　　B. 微粒污染　　　　　　C. 容量允差

　D. 药液过滤器滤过率　　E. 拉伸强度

11. 关于医用脱脂棉说法正确的是(　　)

　A. 用于外科手术及家庭的吸血、敷药

　B. 白度应不低于 80 度

　C. 吸水时间:应于 5 秒内沉入液面以下

　D. 可含有氧化锌、二氧化钛等粘贴物质

　E. 干燥失重应不大于 11.0%

二、多项选择题

1. 玻璃温度计可分为(　　)

　A. 三角型棒式　　　　　B. 外标式　　　　　　　C. 元宝型棒式

　D. 内标式　　　　　　　E. 新生儿棒式

2. 选购和使用便携式血糖仪时应注意(　　)

　A. 售后技术服务良好

　B. 在使用前应仔细阅读使用说明书

　C. 要向专业人员学会正确的使用方法

　D. 购买与仪器适配的血糖试条

　E. 同一医疗机构应选购同一类型的便携式血糖仪

3. 下列情况禁用拔罐疗法的是(　　)

　A. 精神分裂症、抽搐、高度神经质及不合作者

　B. 身体较为虚弱者

　C. 患有血友病

　D. 婴幼儿

　E. 老年人

4. 关于一次性使用无菌注射器的叙述正确的是(　　)

　A. 注射器内表面不得有润滑剂

  B. 应观察注射器上有无微粒和异物

  C. 在使用前发现单包装破裂,可灭菌后再使用

  D. 生物性能应无菌、无热原

  E. 外观不得有毛边等缺陷

5. 避孕套的技术指标有(　　)

  A. 爆破压力   B. 体积   C. 针孔   D. 长度   E. 可见缺陷

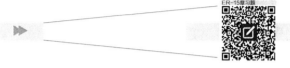

（吕　颖）

参考文献

1. 陈新谦,金有豫,汤光.新编药物学.17 版.北京:人民卫生出版社,2011.

2. 蒋红艳.常见病例处方分析及用药分析能力训练.北京:科学出版社,2011.

3. 向敏,缪丽燕.基础药学服务.北京:化学工业出版社,2012.

4. 王长连,洪常青.实用药学服务知识与技能.北京:人民卫生出版社,2012.

5. 程德云.临床药物治疗学.4 版.北京:人民卫生出版社,2012.

6. 李俊.临床药理学.5 版.北京:人民卫生出版社,2013.

7. 秦红兵.药学服务实务.北京:人民卫生出版社,2013.

8. 杨宝峰.药理学.8 版.北京:人民卫生出版社,2013.

9. 国家食品药品监督管理总局执业药师资格认证中心.药学综合知识与技能.7 版.北京:中国医药科技出版社,2015.

10. 李俊.临床药物治疗学总论.北京:人民卫生出版社,2015.

11. 闫素英.药学服务与沟通技能.北京:人民卫生出版社,2015.

12. 许杜娟.药学服务实务.北京:中国医药科技出版社,2016.

13. 丁选胜.药学服务概论.北京:人民卫生出版社,2016.

14. 姜远英,文爱东.临床药物治疗学.4 版.北京:人民卫生出版社,2016.

15. 印晓星,张庆柱.临床药理学.北京:中国医药科技出版社,2016.

目标检测参考答案

第一章 绪 论

一、单项选择题

1. B；2. E；3. A；4. C；5. B；6. D；7. B；8. E；9. C；10. C

二、多项选择题

1. ABCDE；2. ABCE；3. ABDE；4. ABCDE；5. ABCE；6. ABCDE

第二章 药学服务道德与药学服务礼仪

一、单项选择题

1. C；2. A；3. D；4. E；5. B；6. B；7. D；8. B；9. E；10. A

二、多项选择题

1. ABC；2. ABCE；3. ABCDE；4. ABCDE；5. ABE

第三章 药 学 监 护

一、单项选择题

1. D；2. A；3. A；4. A；5. D；6. B；7. C；8. A；9. A；10. E

二、多项选择题

1. ABC；2. ABCD；3. ABCDE；4. ADE；5. ACDE

第四章 药学信息服务

一、单项选择题

1. A；2. C；3. D；4. B；5. C；6. E；7. E

二、多项选择题

1. ABCD；2. ABCDE；3. ABCE；4. ABC；5. BCDE；6. ABCDE；7. BCE

第五章　健康教育与健康促进

一、单项选择题

1. B；　2. C；　3. C；　4. A；　5. A；　6. E；　7. C；　8. A；　9. A；　10. C

二、多项选择题

1. ABCD；　2. BCDE

第六章　处　方　调　剂

一、单项选择题

1. C；　2. B；　3. C；　4. D；　5. D；　6. E；　7. B；　8. A；　9. B；　10. C

二、多项选择题

1. ABCDE；　2. BCD；　3. ACE

第七章　静脉用药集中调配

一、单项选择题

1. B；　2. D；　3. E；　4. A；　5. C；　6. E；　7. A；　8. B；　9. D；　10. E；　11. A；

12. A

二、多项选择题

1. ABCDE；　2. ACDE；　3. BC；　4. ABCDE；　5. AB

第八章　常见症状的自我药疗

一、单项选择题

1. A；　2. A；　3. C；　4. E；　5. C；　6. D；　7. D；　8. E；　9. E；　10. C；　11. B；　12. D；

13. D；　14. E

二、多项选择题

1. ABCDE；　2. ABCDE；　3. BCDE；　4. ABCDE；　5. BDE；　6. ABDE；　7. CDE；

8. ABCDE

第九章 常见疾病的自我药疗

一、单项选择题

1. E; 2. A; 3. D; 4. D; 5. E; 6. E; 7. D; 8. C; 9. E; 10. D; 11. A; 12. D

二、多项选择题

1. ABCDE; 2. ABCDE; 3. ABC; 4. DE; 5. ABCDE; 6. ABC

第十章 常见疾病的用药指导

一、单项选择题

1. C; 2. C; 3. D; 4. E; 5. E; 6. A; 7. C; 8. B; 9. B; 10. A; 11. E; 12. E; 13. C; 14. A; 15. B; 16. D; 17. E; 18. E; 19. D

二、多项选择题

1. ABCDE; 2. ACDE

第十一章 特殊人群的用药指导

一、单项选择题

1. B; 2. D; 3. A; 4. D; 5. B; 6. C; 7. D; 8. B; 9. B; 10. D; 11. C; 12. A; 13. D; 14. E; 15. E

二、多项选择题

1. ABCD; 2. CE; 3. ABDE; 4. ABCE

第十二章 药品不良反应监测、报告及预防

一、单项选择题

1. E; 2. C; 3. C; 4. B; 5. D; 6. B; 7. C; 8. E; 9. C; 10. B; 11. D

二、多项选择题

1. CD; 2. ABCDE; 3. ABE; 4. ABDE; 5. ACE

第十三章　治疗药物监测与个体化给药

一、单项选择题

1. D；　2. A；　3. E；　4. E；　5. B；　6. E；　7. C；　8. B；　9. C；　10. E

二、多项选择题

1. BCD；　2. BC；　3. ABCDE；　4. CE；　5. BDE

第十四章　用　药　评　价

一、单项选择题

1. E；2. D；3. D；4. A；5. B；6. E；7. E；8. A；9. C；10. A；11. B；12. E；
13. D；14. A

二、多项选择题

1. ABD；　2. ABCDE；　3. ABCDE；　4. ABCDE；　5. ACD；　6. ABDE；　7. ABCDE；　8. AD

第十五章　简易医疗器械

一、单项选择题

1. D；　2. B；　3. D；　4. A；　5. C；　6. E；　7. A；　8. E；　9. A；　10. C；　11. B

二、多项选择题

1. ACDE；　2. ABCDE；　3. ABCD；　4. BDE；　5. ABCDE

附录一

常用实验室检查参考值

一、血常规检查

1. 白细胞计数 (WBC)

成人末梢血 : (4.0 ~ 10.0) × 10⁹/L

成人静脉血 : (3.5 ~ 10.0) × 10⁹/L

新生儿 : (15.0 ~ 20.0) × 10⁹/L

6 个月 ~ 2 岁儿童 : (5.0 ~ 12.0) × 10⁹/L

2. 白细胞分类计数 (DC)

中性粒细胞 : 0.50 ~ 0.70 (50% ~ 70%)

嗜酸性粒细胞 : 0.01 ~ 0.05 (1% ~ 5%)

嗜碱性粒细胞 : 0 ~ 0.01 (0% ~ 1%)

淋巴细胞 : 0.20 ~ 0.40 (20% ~ 40%)

单核细胞 : 0.03 ~ 0.08 (3% ~ 8%)

3. 红细胞计数 (RBC)

男性 : (4.0 ~ 5.5) × 10¹²/L

女性 : (3.5 ~ 5.0) × 10¹²/L

新生儿 : (6.0 ~ 7.0) × 10¹²/L

儿童 : (3.9 ~ 5.3) × 10¹²/L

4. 血红蛋白 (Hb)

男性 : 120 ~ 160g/L

女性 : 110 ~ 150g/L

新生儿 : 170 ~ 200g/L

5. 血小板计数 (PLT)

(100 ~ 300) × 10⁹/L

6. 红细胞沉降率 (ESR)

Westergren 法 : 男 : 0 ~ 15mm/h

女 : 0 ~ 20mm/h

二、尿液检查

1. 尿液酸碱度(pH)

干化学试带法:晨尿:pH 5.5~6.5

随机尿:pH 4.5~8.0

2. 尿比重(SG)

干化学试带法:成人晨尿:1.015~1.025

成人随机尿:1.003~1.030(一般为1.010~1.025)

新生儿:1.002~1.004

3. 尿蛋白(PRO)

干化学试带法:定性:阴性或弱阳性

定量:<100mg/L

<150mg/24h

4. 尿葡萄糖(GLU)

干化学试带法:定性:阴性

5. 尿胆红素(BIL)

干化学试带法:定性:阴性

6. 尿胆原(URO)

干化学试带法:定性:阴性或弱阳性(阳性稀释度在1:20以下)

7. 尿液隐血(BLD)

尿血红蛋白试管法:阴性

尿肌红蛋白试管法:阴性

8. 尿沉渣白细胞(LEU)

干化学试带法:定性:阴性

镜检法:正常人混匀一滴尿WBC:0~3/HPF

离心尿WBC:0~5/HPF

混匀尿全自动尿有形成分分析仪法:男性WBC:0~12/μl

女性WBC:0~26/μl

9. 尿沉渣管型

镜检法:0或偶见(0~1/HPF透明管型)

10. 尿沉渣结晶

正常的尿液中有少量磷酸盐、草酸盐和尿酸盐等结晶

11. 尿酮体(KET)

定性:阴性

12. 尿肌酐

碱性苦味酸法:男性:8.8~17.6mmol/24h

女性:7.0~15.8mmol/24h

儿童:8.8~13.2mmol/24h

13. 尿尿酸

磷钨酸还原法:2.4~5.4mmol/24h

14. 尿淀粉酶

碘-淀粉比色法:100~1200U

三、粪便检查

1. 粪外观

黄褐色;婴儿为黄色,均为柱状软便。有臭味,有少量黏液但肉眼不可见

2. 粪隐血

阴性

3. 粪胆原

阴性

4. 粪便细胞显微镜检查

红细胞:无

白细胞:无或偶见

上皮细胞:偶见

细菌:正常菌群

真菌:少量

寄生虫卵:无致病性虫卵

四、肝功能与乙肝血清学检查

1. 血清丙氨酸氨基转移酶(GPT)

速率法:成人<40U/L

2. 血清天冬氨酸氨基转移酶(GOP)

速率法:成人<40U/L

3. 血清 γ-谷氨酰转移酶(γ-GT)

速率法:男性≤50U/L

女性≤30U/L

4. 血清碱性磷酸酶(ALP)

成人<40~110U/L 儿童<250U/L

5. 血清总蛋白、白蛋白和球蛋白

总蛋白(TP)双缩脲法:新生儿:46~70g/L

成人:60~80g/L

白蛋白溴甲酚氯法:新生儿:28~44g/L

成人:35~55g/L

球蛋白:20~30g/L

A/G 比值:(1.5~2.5):1

6. 乙型肝炎病毒表面抗原(HBsAg)

ELISA 法或化学发光法:阴性

7. 乙型肝炎病毒表面抗体(HBsAb)

ELISA 法或化学发光法:阴性

8. 乙型肝炎病毒 e 抗原(HBeAg)

ELISA 法或化学发光法:阴性

9. 乙型肝炎病毒 e 抗体(HBeAb)

ELISA 法或化学发光法:阴性

10. 乙型肝炎病毒核心抗体(HBcAb)

ELISA 法或化学发光法:阴性

五、肾功能检查

1. 血清尿素氮(BUN)

速率法:成人:3.2~7.1mmol/L

婴儿、儿童:1.8~6.5mmol/L

2. 血肌酐(Cr)

Taffe 法:男性:62~115μmol/L

女性:53~97μmol/L

苦味酸法:全血:88.4~176.8μmol/L

血清:男性:53~106μmol/L

女性:44~97μmol/L

六、血液生化检查

1. 淀粉酶(AMY)

速率法:血清:80~220U/L

2. 血清总胆固醇(TC)

两点终点法:3.1~5.7mmol/L

胆固醇酯/总胆固醇:0.60~0.75

3. 甘油三酯(TG)

一点终点法:0.56~1.70mmol/L

4. 低密度脂蛋白(LDL)

两点终点法:1.9~3.61mmol/L

5. 极低密度脂蛋白(VLDL)

0.21~0.78mmol/L

6. 高密度脂蛋白(HDL)

直接遮蔽法:1.04~1.55mmol/L

附录二

处方管理办法

ER-附录二

附录三

药品不良反应报告和监测管理办法

ER-附录三

药学服务实务课程标准

（供药学、中药学、药品经营与
管理、药品服务与管理等专业
用）

ER-课程标准